CB071461

ECOCARDIOGRAFIA 3D EM TEMPO REAL DAS CARDIOPATIAS CONGÊNITAS

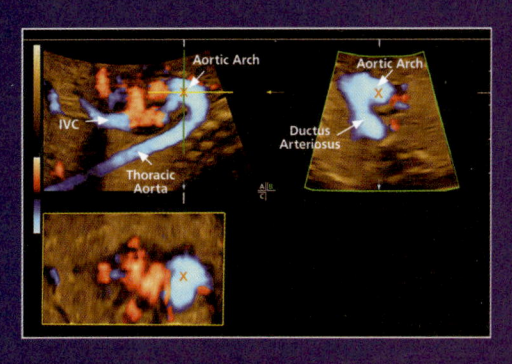

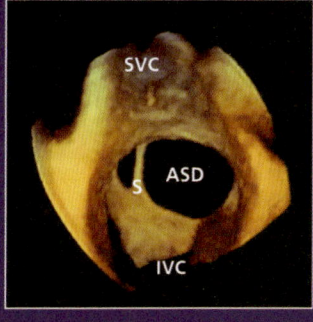

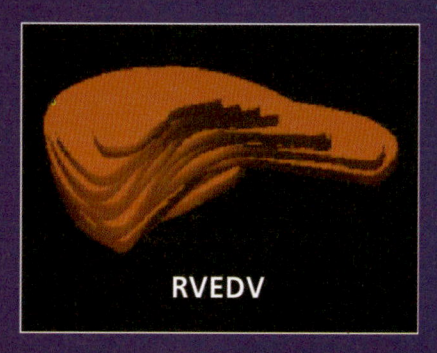

ECOCARDIOGRAFIA 3D EM TEMPO REAL DAS CARDIOPATIAS CONGÊNITAS

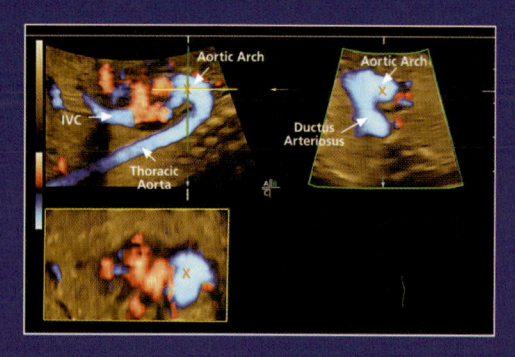

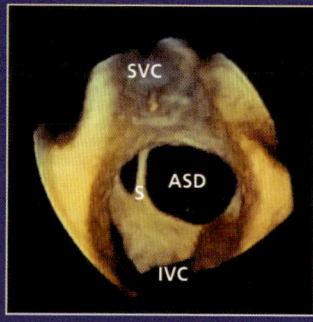

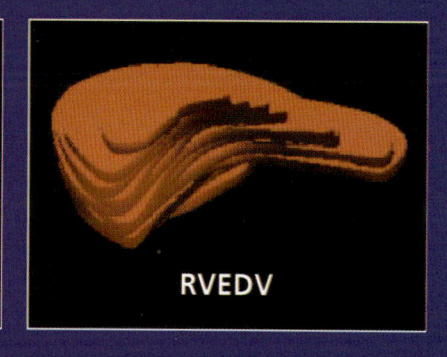

Do Feto ao Adulto

Shuping Ge, MD, FACC, FASE
Department of Pediatrics
Section of Cardiology
St. Christopher's Hospital for Children
Drexel University College of Medicine
Philadelphia, Pennsylvania
Department of Pediatrics
Deborah Heart and Lung Center
Browns Mills, New Jersey

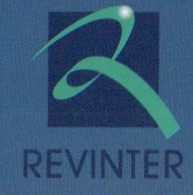

REVINTER

Ecocardiografia 3D em Tempo Real das Cardiopatias Congênitas – Do Feto ao Adulto
Copyright © 2016 by Livraria e Editora Revinter Ltda.

ISBN 978-85-372-0636-2

Todos os direitos reservados.
É expressamente proibida a reprodução
deste livro, no seu todo ou em parte,
por quaisquer meios, sem o consentimento,
por escrito, da Editora.

Tradução:
NELSON GOMES DE OLIVEIRA
Médico, RJ

Revisão Técnica:
LUCIANA PAEZ ROCHA
Graduação em Medicina pela Faculdade de Medicina de Petrópolis, RJ
Pós-Graduação em Terapia Intensiva pelo Instituto de Pós-Graduação Médica do Rio de Janeiro
Pós-Graduação em Cardiologia pelo Instituto de Pós-Graduação Médica do Rio de Janeiro
Médica do Serviço de Cardiologia Intensiva do Hospital Barra D'Or – Rio de Janeiro, RJ
Coordenadora do Serviço de Emergência do Hospital Rio Mar – Rio de Janeiro, RJ

CIP-BRASIL. CATALOGAÇÃO-NA-PUBLICAÇÃO
SINDICATO NACIONAL DOS EDITORES DE LIVROS, RJ
G26e

Ge, Shuping
  Ecocardiografia 3D em tempo real das cardiopatias congênitas: do feto ao adulto/ Shuping Ge ; tradução Nelson Gomes de Oliveira, Luciana Paez Rocha. - 1. ed. - Rio de Janeiro : Revinter, 2016
    il.

  Tradução de: Real-time 3d echocardiography for congenital heart disease from fetus to adult
    Inclui bibliografia e índice
    ISBN 978-85-372-0636-2

  1. Ecocardiografia. 2. Coração - Doenças - Ultrassonografia. I. Título.

15-20338   CDD: 616.1207543
                  CDU: 616.12-07

Nota: A medicina é uma ciência em constante evolução. À medida que novas pesquisas e experiências ampliam os nossos conhecimentos, são necessárias mudanças no tratamento clínico e medicamentoso. Os autores e o editor fizeram verificações junto a fontes que se acredita sejam confiáveis, em seus esforços para proporcionar informações acuradas e, em geral, de acordo com os padrões aceitos no momento da publicação. No entanto, em vista da possibilidade de erro humano ou mudanças nas ciências médicas, nem os autores e o editor nem qualquer outra parte envolvida na preparação ou publicação deste livro garantem que as instruções aqui contidas são, em todos os aspectos, precisas ou completas, e rejeitam toda a responsabilidade por qualquer erro ou omissão ou pelos resultados obtidos com o uso das prescrições aqui expressas. Incentivamos os leitores a confirmar as nossas indicações com outras fontes. Por exemplo e em particular, recomendamos que verifiquem as bulas em cada medicamento que planejam administrar para terem a certeza de que as informações contidas nesta obra são precisas e de que não tenham sido feitas mudanças na dose recomendada ou nas contraindicações à administração. Esta recomendação é de particular importância em conjunto com medicações novas ou usadas com pouca frequência.

Título original:
Real-Time 3D Echocardiography for Congenital Heart Disease – From Fetus to Adult
Copyright © by PMPH-USA, LTD.
ISBN-13 978-1-60795-155-1

Livraria e Editora REVINTER Ltda.
Rua do Matoso, 170 – Tijuca
20270-135 – Rio de Janeiro – RJ
Tel.: (21) 2563-9700 – Fax: (21) 2563-9701
livraria@revinter.com.br – www.revinter.com.br

Dedicatória

À minha mulher Rose, filha Joy e filho Andrew, pela compreensão, apoio e amor.

Sumário

Prefácio ix
Apresentação xi
Colaboradores xiii

Capítulo 1
Abordagem Ecocardiográfica Tridimensional à Análise Segmentar Sequencial do Coração Congenitamente Malformado 1
Robert H. Anderson, BSc, MD, FRCPath ◆ Anthony M. Hlavacek, MD

Capítulo 2
Instrumentação para Ecocardiografia Tridimensional em Tempo Real 19
Lissa Sugeng, MD, MPH ◆ Sonal Chandra, MD

Capítulo 3
Projeções Ecocardiográficas Tridimensionais em Tempo Real Normais do Sistema Cardiovascular – Uma Abordagem Sistemática 29
Fadi G. Hage, MD ◆ Navin C. Nanda, MD

Capítulo 4
Ecocardiografia Tridimensional com Doppler Colorido em Tempo Real 41
Shuping Ge, MD

Capítulo 5
Medição Quantitativa dos Volumes, Massa e Função dos Ventrículos Esquerdo, Direito e Único 55
Rula S. Balluz, MD, MPH ◆ Shuping Ge, MD

Capítulo 6
Ecocardiografia Tridimensional de Defeito Septal Atrial 77
David A. Roberson, MD ◆ Vivian Wei Cui, MD

Capítulo 7
Avaliação Ecocardiográfica Tridimensional de Defeito Septal Ventricular 95
Sinai C. Zyblewski, MD ◆ Anthony M. Hlavacek, MD ◆ Robert H. Anderson, BSc, MD

Capítulo 8
Avaliação Ecocardiográfica Tridimensional de Defeito Septal Atrioventricular 117
Jeffrey F. Smallhorn, MBBS, FRACP, FRCP(C)

Capítulo 9
Lesões Obstrutivas do Lado Esquerdo do Coração 137
Leng Jiang, MD ◆ CuiZhen Pan, MD

Capítulo 10
Ecocardiografia Tridimensional das Anomalias Complexas do Trato de Saída 163
David A. Roberson, MD ◆ Vivian Wei Cui, MD

Capítulo 11
Ecocardiografia Tridimensional do Coração Univentricular 179
David A. Roberson, MD ◆ Vivian Wei Cui, MD

Capítulo 12
Avaliação Ecocardiográfica Tridimensional da Valva Mitral 195
Jeffrey F. Smallhorn, MBBS, FRACP, FRCP(C)

Capítulo 13
Avaliação Ecocardiográfica Tridimensional da Valva Tricúspide 209
Jeffrey F. Smallhorn, MBBS, FRACP, FRCP(C)

Capítulo 14
Ecocardiografia Fetal Tridimensional e Tetradimensional 225
Greggory R. DeVore, MD

Capítulo 15
Adultos com Cardiopatia Congênita 257
Fadi G. Hage, MD ◆ Navin C. Nanda, MD

Capítulo 16
Ecocardiografia 3D Matricial Transesofágica 277
Lissa Sugeng, MD, MPH ◆ Sonal Chandra, MD

Índice Remissivo 293

Prefácio

Durante as últimas quatro décadas, a ecocardiografia 3D (3DE) evoluiu de uma imagem estática tremida e bizarra para uma série de imagens dinâmicas em escala de cinza e Doppler em cores disponíveis ao toque de um botão. Ela se tornou uma tecnologia integrada, inovadora e promissora na ecocardiografia, a tecnologia de imageamento mais comumente usada para doenças cardiovasculares. Uma vez que a tecnologia 3DE esteja disponível em quase todos os sistemas-padrão e em alguns dos portáteis, e como a literatura e a evidência se tornam cada vez mais disponíveis, há uma crescente necessidade de aprender, reaprender e aplicar esta tecnologia, entre nós que cuidamos de fetos, crianças e adultos com cardiopatia congênita.

Eu tive a sorte de conseguir reunir uma equipe de colaboradores internacionalmente renomados com importante experiência e *expertise* em 3DE relacionada com a cardiopatia congênita para escrever um livro lidando com esta necessidade especial. Dispus os capítulos em três grupos: os Capítulos 1 a 5 apresentam conceitos e considerações gerais de 3DE em cardiopatias congênitas, incluindo 3DE de análise segmentar sequencial, instrumentação de 3DE, incidências normais de 3DE, Doppler 3D colorido e quantificação 3D de volumes, massa e função dos ventrículos esquerdo, direito e único. Os Capítulos 6 a 13 relacionam-se com 3DE das principais cardiopatias congênitas, tanto simples quanto complexas. Finalmente, os Capítulos 14 a 16 discutem o uso especial da 3DE em fetos e adultos, bem como o uso da 3DE transesofágica.

Este livro não teria sido possível sem o entusiasmo, o profissionalismo e a perseverança de muitos indivíduos dedicados, incluindo, mas não se limitando a Mr. Jason Malley, previamente da PMPH-USA, que primeiro chegou a mim com sua visão sobre um livro deste tipo; Diana Winter do Academic Publishing Services no Drexel University College of Medicine por organizar, editar e rever provas de muitos materiais e, finalmente, Linda Mehta da PMPH-USA pelo seu profissionalismo e eficiência em trazer este projeto à realização.

Também devo muito aos meus colegas no Heart Center at St. Christopher's Hospital for Children, Drexel University College of Medicine e no Department of Pediatrics at Deborah Heart and Lung Center pelo seu apoio entusiástico a este projeto e por organizarem cobertura das minhas responsabilidades clínicas, educacionais e administrativas, quando necessário, de modo que eu pudesse me concentrar no projeto.

Por último, mas não menos importante – acredito que posso dizer isto em nome de todos os colaboradores – agradeço aos nossos *trainees* e, acima de tudo, aos nossos pacientes que são sempre fontes de inspiração para o nosso trabalho de cada dia.

Shuping Ge, MD, FACC, FASE
Philadelphia, Pennsylvania and Browns Mill, New Jersey

Apresentação

Este texto é o primeiro livro dedicado à ecocardiografia 3D em tempo real (RT3DE) de cardiopatia congênita (CHD) de fetos a adultos. É uma publicação de multiautoria com base em evidência, de alta qualidade, extremamente bem ilustrada, abrangente, sobre as aplicações da ecocardiografia tridimensional em tempo real de cardiopatias congênitas. Texto abrangente e ilustrações de alta qualidade são abundantes, por um grupo internacional de peritos em anatomia e imageamento de cardiopatia congênita.

O conteúdo inclui: Capítulo 1, uma revisão da abordagem ecocardiográfica 3D à análise segmentar sequencial de cardiopatia congênita (Drs. Robert Anderson e Anthony Hlavacek); Capítulo 2, sobre instrumentação para RT3DE (Drs. Lissa Sugeng e Sonal Chandra); Capítulo 3, sobre incidências normais (Drs. Fadi Hage e Navin Nanda); Capítulo 4, sobre Doppler de fluxo volumétrico em tempo real (Dr. Shuping Ge); e Capítulo 5, sobre medição de volumes, massa e função dos átrios e ventrículos (Drs. Rula Balluz e Shuping Ge).

Os oito capítulos seguintes consistem em uma série de tratados 3D anatomicamente orientados lidando com anatomia de vários defeitos conforme avaliados por RT3DE: Capítulo 6, defeitos septais atriais (Drs. Roberson e Cui); Capítulo 7, defeitos septais ventriculares (Drs. Zyblewski, Hlavacek e Anderson); Capítulo 8, defeitos septais atrioventriculares (Dr. Jeffrey Smallhorn); Capítulo 9, defeitos obstrutivos cardíacos esquerdos (Drs. Jiang e Pan); Capítulo 10, defeitos complexos do trato de saída (Drs. Roberson e Cui); Capítulo 11, cardiopatias univentriculares (Dr. Roberson e Lui); Capítulo 12, defeitos da valva mitral (Dr. Smallhorn); e Capítulo 13, defeitos da valva tricúspide (Dr. Smallhorn).

Os capítulos finais do livro focam outros tipos de aplicações da RT3DE: Capítulo 14, sobre ecocardiografia 3D fetal (Dr. Greggory DeVore); Capítulo 15, sobre adultos com CHD (Drs. Hage e Nanda); e, finalmente, Capítulo 16, sobre 3DE matricial transesofágica (Drs. Sugeng e Chandra).

Para aqueles de nós que tratam de fetos, crianças e adultos com CHD, ficamos intrigados com a poderosa ferramenta da RT3DE não apenas pela capacidade que nos dá de "segurar os corações malformados nas nossas mãos e examiná-los em 3D, e em movimento", mas também pela capacidade de medir tamanho, volume, fluxo e função de maneira tão direta, qualitativa e quantitativa como nunca antes foi possível com qualquer tecnologia precedente. É nossa esperança que esta nova tecnologia e sua aplicação generalizada nos habilitem a aperfeiçoar a nossa compreensão, tratamento e resultado de CHD. Já vimos um volume crescente de evidência nas aplicações clínicas estabelecidas e emergentes da RT3DE em CHD; evidência que conduziu à necessidade de um texto como este para tornar possível o uso mais amplo da RT3DE no tratamento de CHD.

Em suma, este livro é fundamentado em evidência, abrangente, bem referenciado e *extremamente* bem ilustrado. É certo que constituirá uma adição importante às bibliotecas de cardiologistas pediátricos, especialistas em cardiopatia congênita em adulto, perinatologistas OB e ecocardiografistas fetais, bem como especialistas em imageamento cardíaco geral com um interesse em cardiopatia congênita.

— David J. Sahn, MD
*Professor of Pediatrics, Diagnostic Radiology,
OB/GYN and Biomedical Engineering
Division of Pediatric Cardiology
Oregon Health & Science University
Portland, Oregon*

Colaboradores

Robert H. Anderson, BSc, MD [1, 7]
Division of Pediatric Cardiology
Department of Pediatrics
Medical University of South Carolina
Charleston, South Carolina

Rula Balluz, MD, MPH [5]
Section of Pediatric Cardiology
Drexel University College of Medicine
Heart Center for Children
St. Christopher's Hospital for Children
Philadelphia, Pennsylvania

Sonal Chandra, MD [2, 16]
Health System Clinician in Medicine–Cardiology
Department of Medicine
Division of Cardiology
Northwestern Universiy
Feinberg School of Medicine
Chicago, Illinois

Greggory R. DeVore, MD [14]
Director, Fetal Diagnostic Center
Pasadena, California

Shuping Ge, MD [4, 5]
Department of Pediatrics
Chief, Section of Cardiology
St. Christopher's Hospital for Children
Drexel University College of Medicine
Philadelphia, Pennsylvania
Acting Chair, Department of Pediatrics
Deborah Heart and Lung Center
Browns Mills, New Jersey

Fadi G. Hage, MD [3, 15]
Division of Cardiovascular Diseases
University of Alabama at Birmingham
Section of Cardiology
Birmingham Veterans Affairs Medical Center
Birmingham, Alabama

Anthony M. Hlavacek, MD [1, 7]
Division of Pediatric Cardiology
Department of Pediatrics
Medical University of South Carolina
Charleston, South Carolina

LengJiang, MD [9]
Professor of Medicine
Tufts University School of Medicine
Boston, Massachusetts
Visiting Professor
Shanghai Institute of Cardiovascular Diseases
ZhongShan Hospital
Fudan University
Shanghai, China

Navin C. Nanda, MD [3, 15]
Division of Cardiovascular Diseases
University of Alabama at Birmingham
Birmingham, Alabama

CuiZhen Pan, MD [9]
Professor of Medicine
Shanghai Institute of Cardiovascular Diseases
ZhongShan Hospital
Fudan University
Shanghai, China

David A. Roberson, MD [6, 10, 11]
Associate Professor of Pediatrics
Chicago Medical School
Chicago, Illinois
Director of Pediatric Echocardiography
The Heart Institute for Children
Hope Children's Hospital
Oak Lawn, Illinois

Jeffrey F. Smallhorn, MBBS [8, 12, 13]
Professor of Pediatrics
University of Alberta
Division of Pediatric Cardiology
Stollery Children's Hospital
Edmonton, Alberta, Canada

Lissa Sugeng, MD, MPH [2, 16]
Associate Professor of Medicine
Department of Internal Medicine (Cardiology)
Section of Cardiovascular Medicine
Yale University School of Medicine
New Haven, Connecticut

Vivian Wei Cui, MD [6, 10]
Imaging Research Coordinator
The Heart Institute for Children
Hope Children's Hospital
Oak Lawn, Illinois

Sinai C. Zyblewski, MD [7]
Division of Cardiology
Children's Hospital
Medical University of South Carolina
Charleston, South Carolina

ECOCARDIOGRAFIA 3D EM TEMPO REAL DAS CARDIOPATIAS CONGÊNITAS

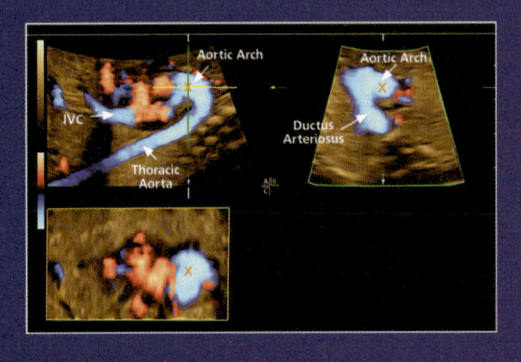

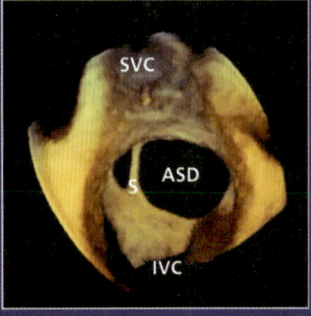

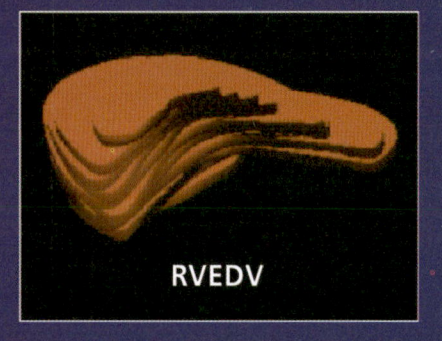

CAPÍTULO 1

ABORDAGEM ECOCARDIOGRÁFICA TRIDIMENSIONAL À ANÁLISE SEGMENTAR SEQUENCIAL DO CORAÇÃO CONGENITAMENTE MALFORMADO

Robert H. Anderson, BSc, MD, FRCPath
Anthony M. Hlavacek, MD

RESUMO

Foi a introdução da análise segmentar que revolucionou a análise e descrição do coração congenitamente malformado. A abordagem segmentar, então, evoluiu para análise segmentar sequencial, inicialmente com a impressão ganha por alguns de que havia diferenças fundamentais entre as abordagens. As diferenças percebidas são mais aparentes que reais, como agora é demonstrado pela interrogação usando ecocardiografia tridimensional (3DE). A resolução atualmente disponível, usando-se esta técnica permite agora que a morfologia seja apresentada com tanta precisão, se não mais, durante a vida, como quando pegamos os corações necropsiados em nossas mãos. Escolhemos imagens estáticas para ilustrar os pontos salientes de análise. As imagens escolhidas mostram os princípios da análise segmentar. Presumimos que as técnicas usadas para demonstrá-los, utilizando a 3DE, serão ilustradas com muito mais detalhes dentro dos capítulos que se seguem, formando o corpo deste livro.

INTRODUÇÃO

O advento da análise segmentar[1] revolucionou a análise e a descrição do coração congenitamente malformado. À medida que o sistema evoluiu, diferenças importantes, aparentemente, emergiram na abordagem à descrição e nos termos usados para descrever os vários arranjos. Na realidade, estas diferenças eram mais aparentes que reais. A resolução atualmente disponível, empregando-se ecocardiografia tridimensional (3DE), permite agora que a morfologia seja apresentada com tanta, se não mais, precisão durante a vida, como quando pegamos os corações necropsiados em nossas mãos. Isto permitiu esclarecimento de muitas controvérsias precedentes. Neste capítulo, resumiremos a evolução da análise segmentar sequencial,[2] enfatizando como o sistema se adaptou à luz das tecnologias recém-desenvolvidas. Não fazemos nenhuma tentativa de ser totalmente abrangentes na nossa escolha de ilustrações, mas, em vez disso, escolhemos imagens para ilustrar os pontos salientes de análise. Está bem-aceito que imagens estáticas não mostram a morfologia com, aproximadamente, o mesmo detalhe que o obtido com conjuntos de dados de movimento. Esperamos, todavia, que nossas imagens mostrem os princípios da análise segmentar sequencial. As técnicas usadas para demonstrá-los, utilizando 3DE, são ilustradas em muito maior detalhe dentro dos capítulos que se seguem para formar o corpo deste livro.

BASE DA ANÁLISE SEGMENTAR SEQUENCIAL

Como o coração normal, o coração congenitamente malformado retém o arcabouço de três componentes principais, a saber, as câmaras atriais, a massa ventricular e os troncos arteriais (Fig. 1-1). Existe limitado potencial de variação em cada um destes segmentos cardíacos denominados. Há, também, maneiras muito limitadas pelas quais os segmentos podem ser unidos. Foi o aparecimento da ecocardiografia em corte transversal que tornou possível detectar em vida as variações anatômicas potenciais através das junções entre os blocos de construção cardíacos. Conexões juncionais, contudo, não podem ser estabelecidas sem conhecimento da morfologia dos segmentos individuais, e, assim, os arranjos dos segmentos permanecem como o ponto de partida para análise.[1] Permanece muito aceito descrever os próprios arranjos juncionais em termos de concordância e discordância. É menos bem apreciado, no entanto, que, quando introduzidos pela primeira vez, estes termos foram usados para definir a harmonia entre os arranjos topológicos dos segmentos, mais do que a maneira pela qual os componentes eram unidos. Assim, concordância descrevia a associação de *situs solitus* à topologia ventricular de mão direita (alça d) ou *situs inversus* com topologia ventricular de mão esquerda (alça l), independentemente de como as câmaras atriais fossem ou não conectadas aos ventrículos subjacentes.[1] Quando nós sugerimos que a abordagem segmentar deveria incorporar descrições da morfologia juncional, chamando nossa versão de análise segmentar sequencial,[2] usamos os termos "concordância" e "discordância" para descrever conexões específicas entre os átrios e os ventrículos. Isto criou desnecessários confusão e desacordo. Por essa razão, atualmente, nós descrevemos conexões atrioventriculares concordantes ou discordantes em vez de concordância e discordância. Dessa maneira e de outras, a análise segmentar sequencial evoluiu com a passagem do tempo.[3,4] Apesar das alterações em terminologia introduzidas durante esta evolução, ela continua a seguir suas regras iniciais básicas e simples. Morfologia, união ou não união juncional e relações dos componentes segmentares são reconhecidas como três facetas individuais da constituição cardíaca. Cada uma pode, agora, ser determinada com extrema precisão, usando-se 3DE. Nós mantemos nossa crença em que, ao descrever estas características, clareza é mais importante que brevidade. Foi o desejo de atingir clareza ideal que conduziu às alterações nas descrições feitas durante o processo de evolução da análise segmentar sequencial. Nós não apresentamos desculpas por estas alterações,[5] que erradicaram pontos inicialmente ilógicos do sistema, para proveito do mesmo.

Importância do método morfológico

A análise segmentar[1] depende da capacidade de distinguir a morfologia das câmaras atriais e ventriculares individuais e de reconhecer a natureza dos troncos arteriais que se originam da massa ventricular. Quando o coração é congenitamente malformado, estas câmaras, ou os troncos arteriais, podem não possuir algumas das características morfológicas que mais obviamente os caracterizam no coração normal. Por exemplo, a característica mais óbvia do átrio esquerdo morfologicamente normal é sua conexão com as veias pulmonares. Apesar de tudo, o átrio esquerdo pode ser reconhecido em corações com conexão venosa pulmonar totalmente anôma-

Figura 1-1

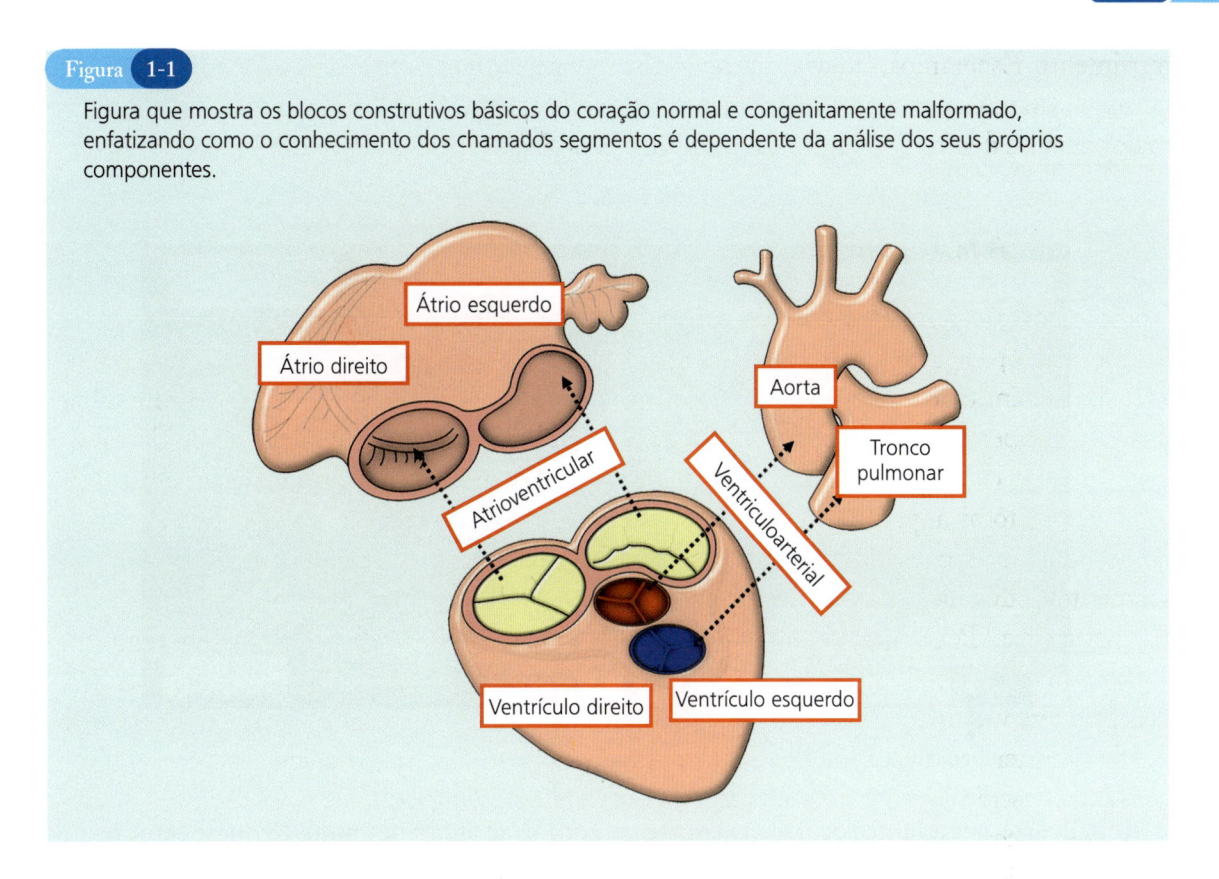

Figura que mostra os blocos construtivos básicos do coração normal e congenitamente malformado, enfatizando como o conhecimento dos chamados segmentos é dependente da análise dos seus próprios componentes.

la, ainda que as veias pulmonares sejam conectadas a locais extracardíacos. O reconhecimento de tais fatos provocou a sensível sugestão de que as estruturas dentro do coração deveriam ser definidas em termos da sua morfologia intrínseca, em vez de com base em outras estruturas que elas próprias eram variáveis. Este conceito gerou o estabelecimento do chamado método morfológico.[6,7] Foi a aplicação do método à análise segmentar sequencial que removeu suas sugestões inicialmente ilógicas.[5]

Quando examinamos como o conceito foi usado para definir a morfologia das câmaras atriais, segue-se, então, que as conexões das grandes veias são excluídas como marcadores de dextralidade ou sinistralidade, simplesmente porque elas nem sempre se conectam com sua câmara atrial prevista. Morfologia septal é, também, de pouco auxílio, uma vez que o septo possa ser ausente, enquanto os vestíbulos atriais são desqualificados como marcadores, sendo comparáveis morfologicamente nos dois átrios. É o apêndice do átrio que é mais constante quando as câmaras atriais são congenitamente malformadas. A estrutura dos apêndices, além disso, quando julgada pela extensão dos músculos pectíneos que eles contêm, sempre distingue entre dextralidade e sinistralidade morfológicas.[8] Estas características, juntamente com as diferenças típicas em forma e morfologia juncional, podem, agora, ser distinguidas, empregando-se a 3DE (Fig. 1-2). É também um fato que o seio coronário ocupa a junção atrioventricular morfologicamente esquerda, um canal venoso coletor, sendo ausente da junção morfologicamente direita. Este aspecto anatômico, junto com a extensão dos músculos pectíneos e a forma dos apêndices, deve agora permitir que dextralidade e sinistralidade atriais sejam sempre estabelecidas durante a vida, usando-se interrogação com 3DE.

A 3DE ganha também proeminência ao avaliarmos o valor do método morfológico, conforme aplicado à massa ventricular. Os ventrículos se estendem das junções atrioventriculares às

Figura 1-2A e B

Imagens de 3DE comparando a aparência triangular rombuda do apêndice atrial morfologicamente direito, sua junção larga ao restante da câmara atrial, e a extensão dos músculos pectíneos dentro do átrio em relação à junção atrioventricular, em A, em relação à natureza tubular do apêndice atrial morfologicamente esquerdo e sua junção estreita com o corpo do átrio esquerdo, em B.

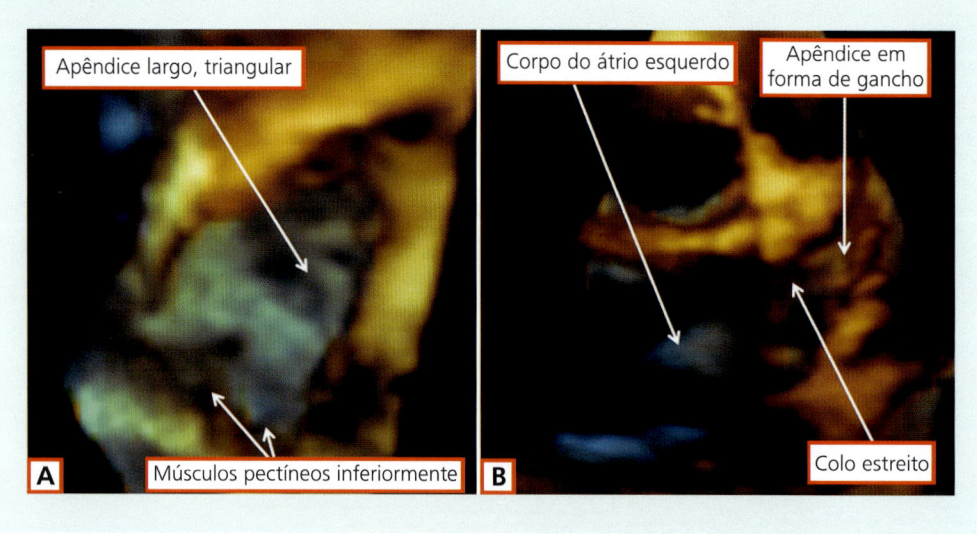

A: Apêndice largo, triangular; Músculos pectíneos inferiormente
B: Corpo do átrio esquerdo; Apêndice em forma de gancho; Colo estreito

ventriculoarteriais. Dentro da massa ventricular, conforme assim definido, há quase sempre dois ventrículos. Estes ventrículos, não importando quão malformados eles possam ser, são mais bem analisados de maneira tripartida, reconhecendo-se os componentes de entrada, trabecular apical e de saída (Fig. 1-3A). Destes três componentes, é o componente trabecular apical que está mais universalmente presente em ventrículos normais, malformados e incompletos. É, então, o padrão das trabeculações apicais que melhor diferencia o ventrículo morfologicamente direito do esquerdo. São estes componentes apicais que formam a base dos ventrículos incompletos, que são desprovidos de um componente de entrada ou um de saída, ou às vezes de ambos estes componentes. Quando a morfologia dos ventrículos individuais é identificada de acordo com o miocárdio apical, todos os corações com dois ventrículos podem facilmente ser analisados de acordo com a maneira pela qual os componentes de entrada e saída são partilhados entre os componentes trabeculares apicais. Quando descrevendo a massa ventricular global, é também necessário descrever a maneira pela qual os dois ventrículos são eles próprios relacionados um com o outro. Os dois padrões, que são imagens em espelho um do outro, podem ser conceituados em termos da maneira pela qual, falando figuradamente, a superfície palmar das mãos pode ser posta sobre a superfície septal do ventrículo morfologicamente direito. No ventrículo morfologicamente direito do coração normal, independentemente da sua posição no espaço, é a superfície palmar da mão direita que pode ser posta sobre a superfície septal, de tal modo que o polegar ocupe a entrada, e os dedos se encaixem na saída (Fig. 1-3B). A superfície palmar da mão esquerda se encaixa então de maneira comparável dentro do ventrículo morfologicamente esquerdo, mas é a mão direita que é tomada como árbitro para as finalidades de categorização. O padrão usual, portanto, pode ser descrito como topologia ventricular de mão direita. O padrão de imagem em espelho, descrito como topologia de mão esquerda, é encontrado no coração normal imageado em espelho, ou na variedade de transposição congenitamente corrigida, encontrada com arranjo atrial usual. Com este padrão, é a superfície palmar da mão esquerda que se encaixa na superfície

Figura 1-3A e B

A, Um coração que foi dissecado para mostrar como o ventrículo morfologicamente direito normal possui componentes de entrada (injeção), trabeculares apicais, e de ejeção (saída). Esses componentes são também facilmente reconhecidos no ventrículo morfologicamente esquerdo. B, Esta Figura mostra como é só a superfície palmar da mão direita que pode ser colocada sobre a superfície septal do ventrículo com o polegar na valva tricúspide e os dedos no infundíbulo. Esta é a essência da chamada topologia ventricular de mão direita.

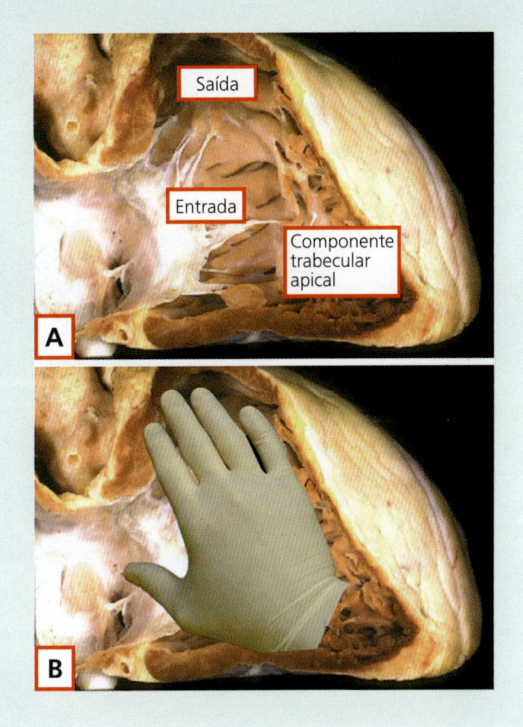

septal do ventrículo morfologicamente direito com o polegar na entrada e os dedos na saída. Estas características são facilmente visualizadas utilizando-se a 3DE (Fig. 1-4).

Quando se está determinando a identidade dos troncos arteriais, não existem características intrínsecas que possibilitem que uma aorta seja distinguida de um tronco pulmonar, ou de um tronco arterial comum ou solitário, mas os padrões de ramificação dos troncos são geralmente suficientemente característicos para permitir as distinções necessárias (Fig. 1-5). A aorta dá origem a pelo menos uma artéria coronária, junto com a maior parte das artérias sistêmicas. O tronco pulmonar dá origem diretamente a ambas, ou a uma ou a outra, das artérias pulmonares. Um tronco comum supre diretamente as artérias coronárias, sistêmicas e pulmonares. Na ausência das artérias pulmonares intrapericárdicas, não se pode declarar com certeza se o tronco arterial presente dentro da cavidade pericárdica é comum ou aórtico. Por conseguinte, ele é mais bem descrito como sendo solitário. Agora deve ser possível distinguir todos estes padrões, empregando-se a 3DE.

Análise segmentar sequencial básica

O primeiro passo na análise sequencial é estabelecer o arranjo das câmaras atriais, um aspecto frequentemente descrito em termos do *situs* atrial. Atenção, então, é concentrada em como o miocárdio atrial é unido à massa miocárdica ventricular em torno dos orifícios das valvas ou valva atrioventricular. Mais frequentemente há duas junções atrioventriculares, embora elas possam estar presentes em formato comum. A 3DE é uma ferramenta ideal para identificar estas cone-

Figura 1-4A e B

Conforme mostrado nos painéis A e B, a essência da topologia ventricular de mão direita é facilmente demonstrada usando-se 3DE.

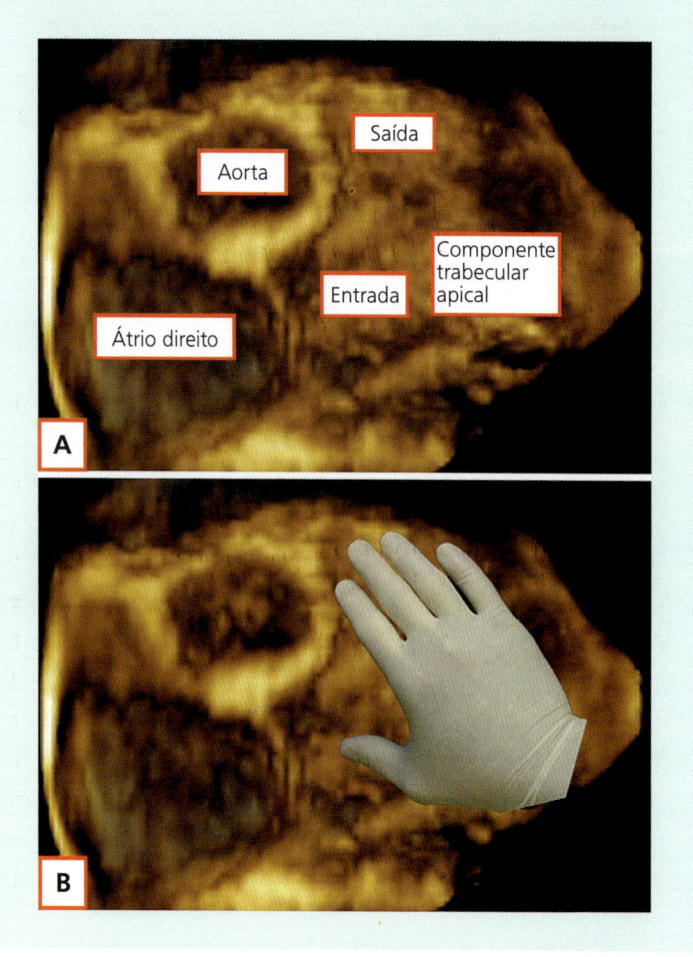

xões anatômicas através das regiões juncionais atrioventriculares, e permite análise separada da valva ou valvas que guarnecem as junções. Assim, a técnica mostra como, no coração normalmente construído, há duas valvas atrioventriculares, cada uma guarnecendo uma junção atrioventricular separada (Fig. 1-6A). Essa interrogação também revela como a junção pode ser uma estrutura comum, guarnecida por uma valva comum (Fig. 1-6B). A presença da junção comum não altera o modo global pelo qual o miocárdio atrial é conectado à massa ventricular. Em algumas circunstâncias, como quando os apêndices atriais são isoméricos, a descrição completa da disposição juncional, exige também, descrição da topologia ventricular, enquanto as relações das câmaras dentro da massa ventricular devem ser descritas, quando elas se desviarem do esperado.

A interrogação, então, se desloca para as junções ventriculoarteriais. Estas devem ser analisadas em termos das conexões dos ventrículos com os troncos arteriais, a morfologia das valvas arteriais que as guarnecem, a morfologia dos tratos de ejeção e as relações dos grandes troncos arteriais.

Diagnóstico clínico a seguir requer que um catálogo seja feito de todas as malformações cardíacas associadas e, quando pertinente, não cardíacas. Isto deve incluir características, como a localização do coração e o arranjo dos outros órgãos torácicos e abdominais. Embora aspectos, co-

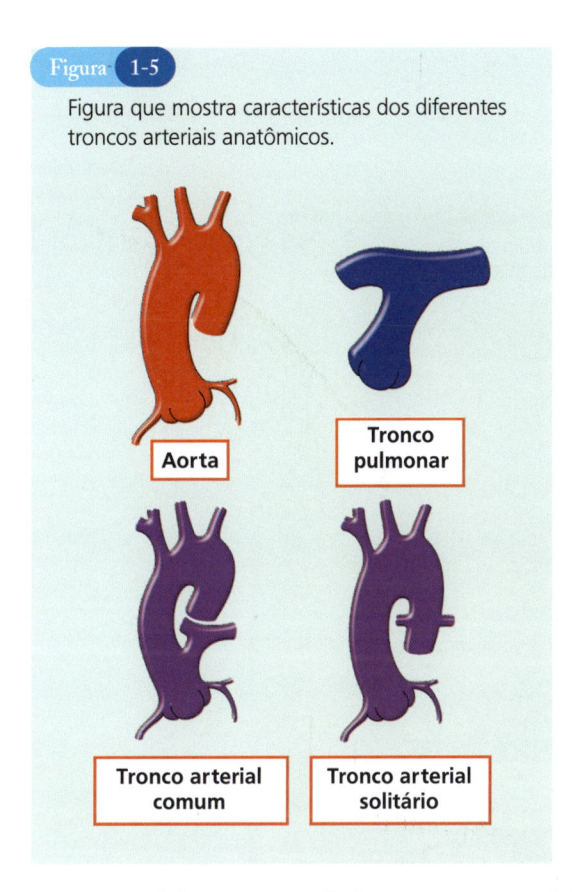

Abordagem Ecocardiográfica Tridimensional à Análise Segmentar Sequencial do Coração Congenitamente Malformado

Figura 1-5

Figura que mostra características dos diferentes troncos arteriais anatômicos.

- Aorta
- Tronco pulmonar
- Tronco arterial comum
- Tronco arterial solitário

mo anatomia brônquica, não sejam facilmente mostrados usando-se 3DE, outras técnicas 3D são agora disponíveis para revelar estes aspectos com extrema precisão (Fig. 1-7). Quando cada sistema de órgãos é analisado pelo seu próprio mérito, e não designado de acordo com alterações observadas em outros sistemas, então, não existe algo como "situs ambiguus".

Arranjo atrial

Quando as grandes veias drenam para suas câmaras atriais morfologicamente apropriadas, então, quase sempre este achado significa a presença de arranjo atrial usual ou de imagem em espelho. A presença de conexões venosas marcadamente anormais constitui um indicador da provável presença da chamada heterotaxia visceral. Neste contexto, é um erro procurar usar as conexões venoatriais como marcador de arranjo atrial, uma vez que isto fosse uma negação do método morfológico. Na era atual, deve agora ser possível determinar, clinicamente, a morfologia dos apêndices atriais. Uma vez que todos os corações possuam dois desses apêndices, cada um dos quais só pode ser de tipo morfologicamente direito ou esquerdo, há apenas quatro padrões possíveis (Fig. 1-8). Com os arranjos usual e de imagem em espelho, o apêndice morfologicamente direito está em um lado do coração, e o apên-

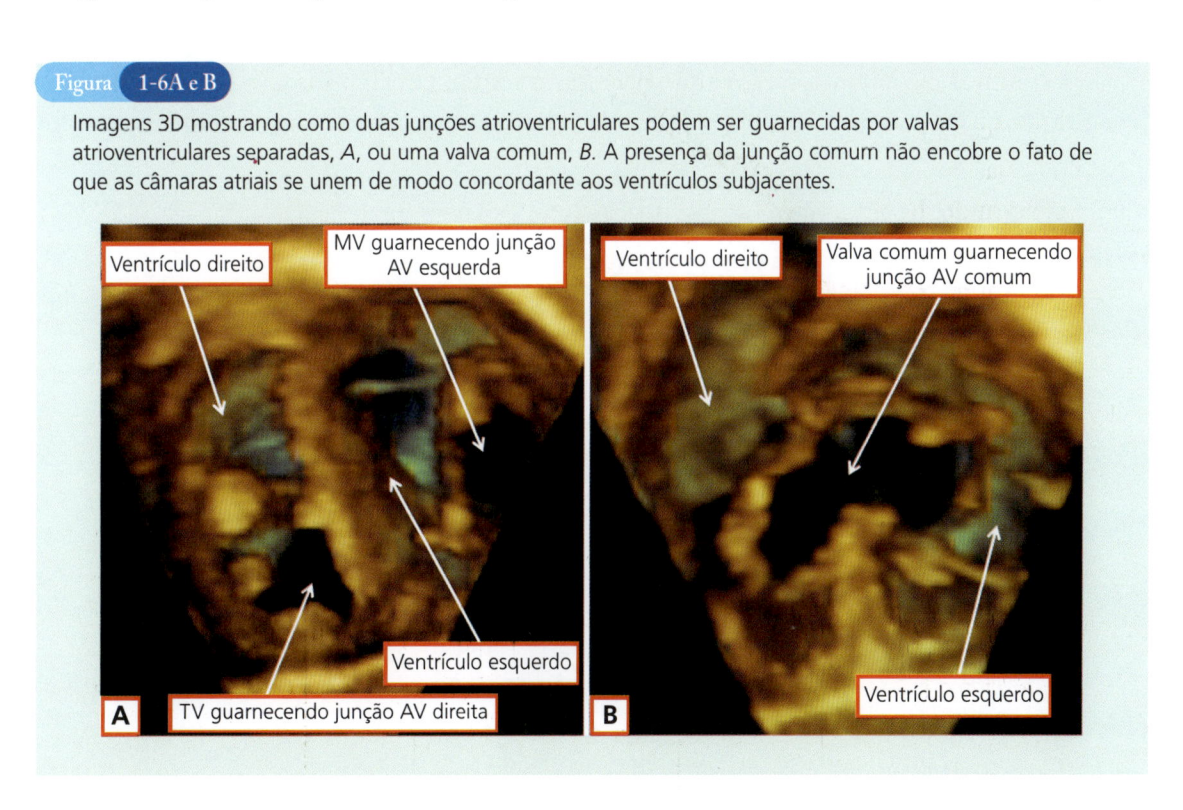

Figura 1-6A e B

Imagens 3D mostrando como duas junções atrioventriculares podem ser guarnecidas por valvas atrioventriculares separadas, *A*, ou uma valva comum, *B*. A presença da junção comum não encobre o fato de que as câmaras atriais se unem de modo concordante aos ventrículos subjacentes.

A: Ventrículo direito; MV guarnecendo junção AV esquerda; Ventrículo esquerdo; TV guarnecendo junção AV direita

B: Ventrículo direito; Valva comum guarnecendo junção AV comum; Ventrículo esquerdo

Figura 1-7

Imagem de tomografia computadorizada que mostra como a anatomia brônquica é facilmente distinguida, revelando como o brônquio morfologicamente esquerdo é significativamente mais longo do que o seu parceiro morfologicamente direito.

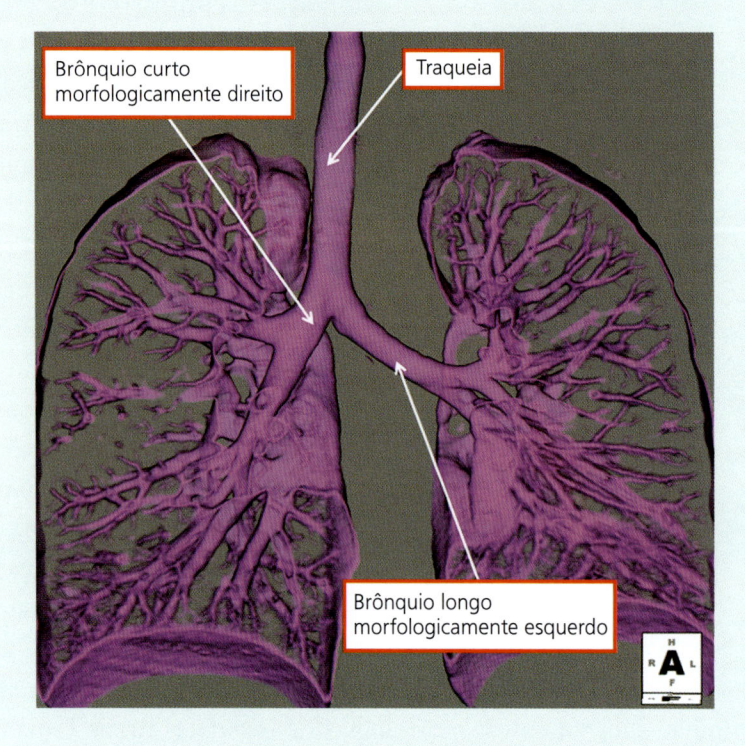

dice morfologicamente esquerdo no outro. Os dois outros arranjos mostram isomerismo, os apêndices tendo a mesma morfologia em ambos os lados do coração. Identificação direta destes padrões, para o interrogador experiente, deve agora ser possível, usando 3DE. Na maioria das situações clínicas, no entanto, raramente é necessário confiar em identificação direta. Isto acontece porque, quase sempre no contexto da chamada heterotaxia, a morfologia dos apêndices é em

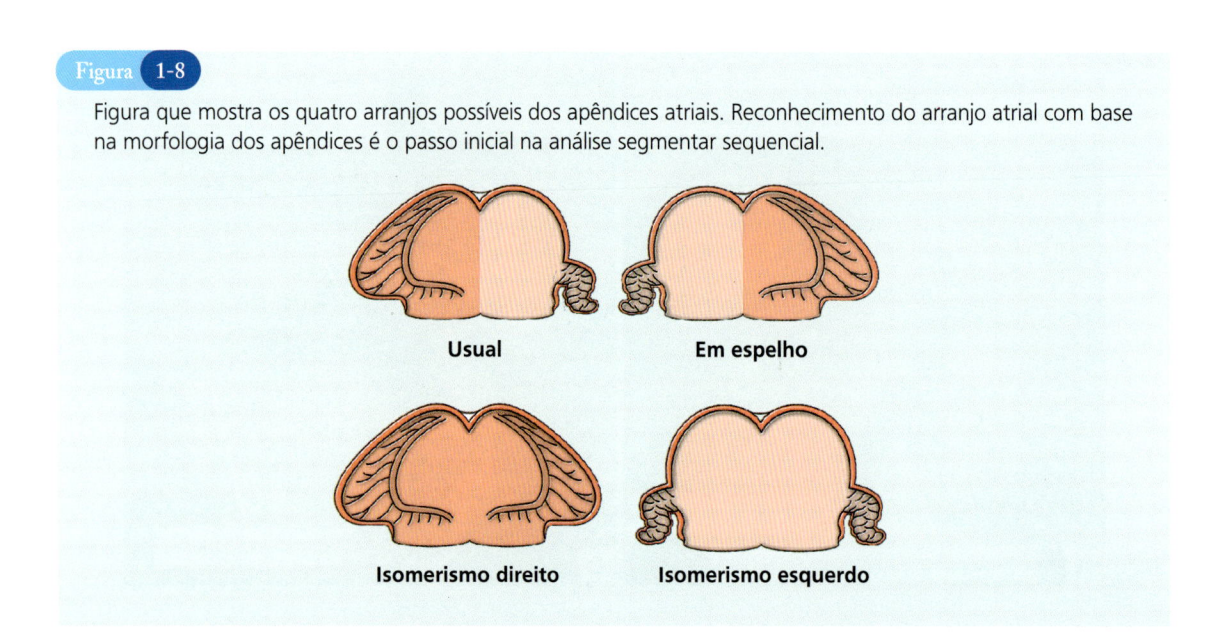

Figura 1-8

Figura que mostra os quatro arranjos possíveis dos apêndices atriais. Reconhecimento do arranjo atrial com base na morfologia dos apêndices é o passo inicial na análise segmentar sequencial.

harmonia com os arranjos dos pulmões e brônquios. Assim, no contexto de heterotaxia, os pulmões e a árvore brônquica são quase sempre simétricos. Quando for suspeitada heterotaxia, portanto, presença ou ausência de isomerismo dos apêndices atriais pode quase sempre ser inferida da anatomia brônquica, que é mais bem mostrada por tomografia computadorizada. Inferências semelhantes às providas pelo arranjo brônquico podem, também, geralmente, ser obtidas não invasivamente, quando ultrassonografia em corte transversal é usada para imagear os grandes vasos abdominais,[8] ainda que com menos precisão do que a fornecida pelo estabelecimento da anatomia brônquica. Quando os apêndices atriais são lateralizados, a veia cava inferior e a aorta situam-se em lados opostos da coluna vertebral, com a veia cava no lado do apêndice morfologicamente direito. No contexto de isomerismo direito, os grandes vasos geralmente situam-se no mesmo lado da coluna, com a veia cava anterior. Uma veia ázigo carregando o sangue venoso caval inferior, jazendo no mesmo lado e posterior à aorta abdominal, é quase sempre um indicador de isomerismo esquerdo. Interrupção da veia cava inferior pode, às vezes, ser encontrada nos contextos de arranjo usual ou de imagem em espelho, mas, nestas últimas circunstâncias, a anatomia intracardíaca tende a ser normal, de modo que deve haver pouco espaço para confusão. Falando de modo geral, isomerismo direito é também associado à ausência do baço, enquanto isomerismo esquerdo é tipicamente associado a baços múltiplos. A associação entre morfologia atrial e arranjo esplênico, apesar de tudo, é longe de constante.[8-10] É menos útil clinicamente, portanto, subclassificar heterotaxia com base na morfologia esplênica. É muito melhor descrever ambos o estado do baço e a morfologia dos apêndices, a última característica a seguir concentrando atenção no coração, e armando o cenário para análise sequencial continuada.

As junções atrioventriculares

No coração normal, o miocárdio atrial é contíguo ao miocárdio ventricular em torno dos orifícios de ambas as valvas mitral e tricúspide (Fig. 1-6), ainda que separado eletricamente pelos tecidos isolantes das junções atrioventriculares. Em corações anormais, para analisar com precisão a morfologia das junções atrioventriculares, é necessário primeiro conhecer o arranjo atrial e a seguir relacionar este com a morfologia das câmaras na massa ventricular. Em cada coração, uma vez que haja duas câmaras atriais, existe o potencial para formação de duas conexões atrioventriculares. Como já vimos, duas junções, se presentes, podem ser guarnecidas por uma valva comum em vez de valvas atrioventriculares direita e esquerda separadas (Fig. 1-6B). Uma de duas conexões atrioventriculares pode ser bloqueada por uma valva imperfurada, mas esse arranjo não encobriria a presença de duas conexões atrioventriculares reconhecíveis. Em alguns pacientes, no entanto, uma ou outra das conexões atrioventriculares pode ser completamente ausente, o miocárdio de um dos átrios, então, não tendo conexão direta com o miocárdio ventricular subjacente, sendo separado inteiramente da massa ventricular pelos tecidos fibroadiposos do sulco atrioventricular. É este arranjo que produz a forma mais comum de atresia valvar atrioventricular (Fig. 1-9).

Em termos da morfologia global das junções atrioventriculares, todos os pacientes caem em um de três grupos. No primeiro grupo, de longe o mais comum, cada câmara atrial é conectada real ou potencialmente, mas separadamente, a um ventrículo subjacente. No segundo grupo, as câmaras atriais são conectadas a apenas um ventrículo, embora, nesta situação, dois ventrículos estejam quase sempre presentes, o segundo sendo incompleto e rudimentar. No terceiro grupo, o mais raro, uma conexão atrioventricular está ausente, a junção atrioventricular solitária sendo conectada a dois ventrículos por uma valva cavalgando. Este arranjo é uniatrial, mas biventricular.[11]

Figura 1-9

Imagem 3D que mostra como, na variedade mais comum de atresia tricúspide, o assoalho muscular do átrio morfologicamente direito é separado da base da massa ventricular pelos tecidos fibrogordurosos do sulco atrioventricular direito. Isto é ausência da conexão atrioventricular direita (RAVC). O ventrículo direito é, então, incompleto, porque lhe falta o seu componente de entrada.

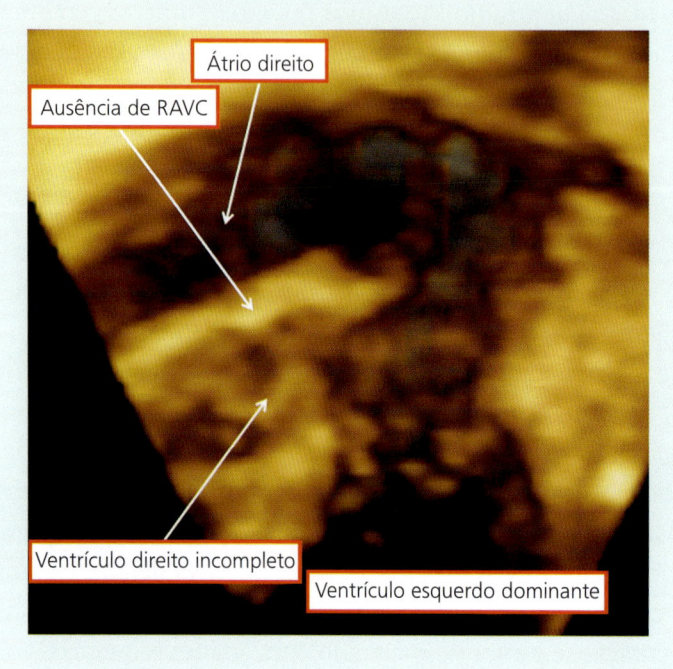

Em pacientes com conexões atrioventriculares biventriculares, o padrão produzido pode ser concordante, discordante, ou biventricular e misto. Conexões concordantes, com cada átrio conectado a um ventrículo morfologicamente apropriado, são de longe o padrão mais comum. Conexões discordantes são encontradas, mais frequentemente, no contexto de transposição congenitamente corrigida. O padrão misto é encontrado em pacientes com isomerismo direito ou esquerdo. Em virtude da natureza isomérica dos apêndices, o arranjo não pode ser concordante ou discordante, uma vez que, necessariamente, metade do coração esteja conectada concordantemente, e a outra metade conectada discordantemente, independentemente do tipo de isomerismo ou do padrão topológico da massa ventricular. A variedade mista, portanto, requer especificação de ambos, o arranjo atrial e a topologia ventricular, para tornar completa a descrição. Previamente descrita como sendo ambígua, qualquer ambiguidade potencial é removida, quando são fornecidos detalhes de ambos, o tipo de isomerismo e o padrão da topologia ventricular.

Três arranjos juncionais são possíveis nos pacientes que têm conexões atrioventriculares univentriculares. O primeiro é conexão atrioventricular com dupla entrada, independentemente de se as junções atrioventriculares no lado direito e no lado esquerdo forem guarnecidas por duas valvas atrioventriculares (Fig. 1-10) ou por uma valva comum. Os outros dois arranjos são ausência de conexão atrioventricular no lado direito (Fig. 1-9) ou no lado esquerdo. Os pacientes com qualquer das conexões atrioventriculares univentriculares podem ter apêndices atriais em arranjo usual, em imagem de espelho, ou isoméricos. Cada tipo de conexão pode ser encontrado quando as câmaras atriais são conectadas a um ventrículo esquerdo dominante, um ventrículo direito dominante, ou muito raramente a um ventrículo solitário e morfologicamente indeterminado. A morfologia ventricular deve sempre ser determinada e descrita nos pacientes com qualquer das conexões atrioventriculares univentriculares, uma vez que a mesma conexão possa

Figura 1-10

Imagem 3D em eixo curto mostrando ventrículo esquerdo com dupla entrada através de duas valvas atrioventriculares separadas. O ventrículo direito, que não tem nenhuma conexão com as câmaras atriais, é novamente incompleto, e, neste caso, grosseiramente hipoplástico por causa da presença de atresia pulmonar. A aorta se origina do ventrículo esquerdo dominante.

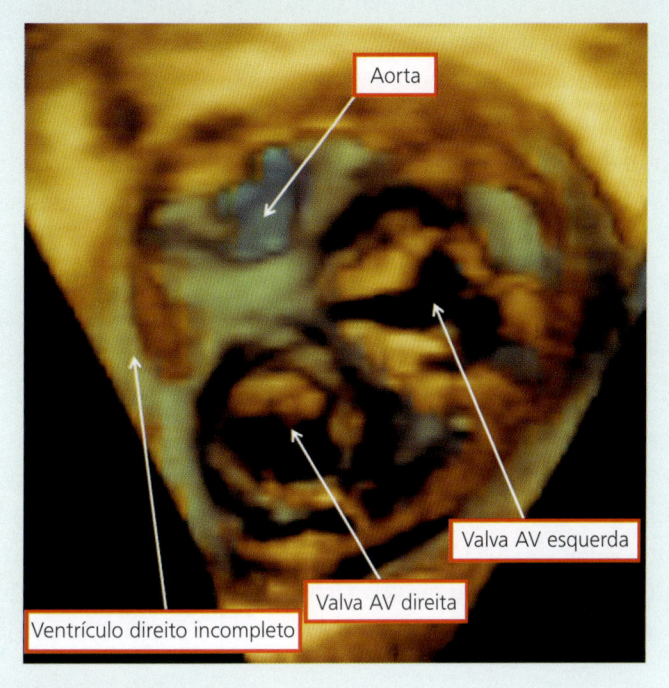

existir com diferentes morfologias ventriculares.[8] Para o morfologista, isto pode ser realizado tomando-se nota dos padrões trabeculares apicais dos ventrículos. Para o clínico, as relações entre ventrículos dominante e incompleto são, quase sempre, suficientemente constantes para fornecer a informação necessária. Ventrículos direitos incompletos, sejam posicionados no lado direito ou esquerdo, são sempre carregados nos ombros da massa ventricular, em localização anterossuperior. Este achado, portanto, indica que o ventrículo dominante é de morfologia esquerda. Em contraste, ventrículos esquerdos incompletos são posicionados posteroinferiormente, mais geralmente em posição no lado esquerdo, mas, às vezes, no lado direito, indicando que o ventrículo dominante é morfologicamente direito. Só muito raramente serão encontrados corações com uma câmara ventricular solitária de morfologia indeterminada. Na prática clínica, no entanto, pode ser difícil distinguir o ventrículo verdadeiramente solitário de ventrículos esquerdo ou direito aparentemente solitários em que o ventrículo incompleto é demasiado pequeno para ser demonstrado.

A morfologia das valvas que guarnecem a área juncional atrioventricular global, dentro das restrições impostas pelas próprias conexões, constitui uma característica independente dos pacientes com corações congenitamente malformados. Quando as cavidades de ambas as câmaras atriais se comunicam diretamente com a massa ventricular, as conexões atrioventriculares direita e esquerda podem ser guarnecidas por duas valvas patentes, por uma valva patente e uma valva imperfurada, por uma valva comum, ou por valvas cavalgando e sobrepondo-se. Estes arranjos podem todos ser encontrados com conexões concordantes, discordantes, mistas ou de dupla entrada. Ou a valva no lado direito ou no lado esquerdo pode ser imperfurada, produzindo atresia, mas no contexto de uma conexão atrioventricular potencial em oposição a uma ausente. Uma valva comum (**Fig. 1-6B**) guarnece tanto conexões atrioventriculares direitas quanto esquerdas, independentemente da sua morfologia. Uma valva cavalga quando seu aparelho de tensão é fixado a ambos os lados de um septo no interior da massa ventricular. Ela é sobreposta quando seu anel é conectado a ventrículos em ambos os lados de uma estrutura septal. Uma valva direita, uma valva esquerda ou uma valva comum pode cavalgar, pode ser sobreposta, ou pode cavalgar e sobrepor-se (Fig. 1-11). A valva atrioventricular solitária está, geralmente, dedicada inteiramente a um ventrículo, mas pode cavalgar, sobrepor-se ou cavalgar e sobrepor-se. São estes últimos padrões que produzem o grupo extremamente raro de conexões uniatriais, mas biventriculares.[11]

A presença de uma valva atrioventricular sobreposta tem uma influência adicional na descrição, uma vez que o grau de dedicação da junção atrioventricular sobreposta determine a natureza precisa das conexões atrioventriculares. Corações com valvas sobrepostas são anatomicamente intermediários entre aqueles com, por um lado, conexões atrioventriculares biventriculares e, por outro lado, univentriculares. 3DE é a técnica ideal com a qual dividir este espectro. Quando a maior parte de uma junção sobreposta é conectada a um ventrículo que já recebe a outra conexão atrioventricular, então a conexão é dupla entrada. Se a junção superposta for conectada predominantemente a um ventrículo não conectado ele próprio ao outro átrio, cada átrio é classificado como conectado ao seu próprio ventrículo (Fig. 1-11).

Ao descrever as valvas atrioventriculares, os adjetivos "mitral" e "tricúspide" estão tendo conexões atrioventriculares biventriculares e junções atrioventriculares separadas, cada uma guarnecida pela sua própria valva. A valva tricúspide é, então, sempre encontrada no ventrículo morfologicamente direito, e a valva mitral no ventrículo morfologicamente esquerdo. Em corações com conexões atrioventriculares biventriculares, mas com uma junção comum, em contraste, a

Figura 1-11

Imagem 3D, em eixo curto, mostrando sobreposição e cavalgamento da valva atrioventricular direita. A superposição descreve o compartilhamento da junção atrioventricular entre os ventrículos, enquanto o cavalgamento é definido com base na localização do aparelho de tensão valvar dentro de ambos os ventrículos. A estrela mostra o septo ventricular muscular. Neste paciente, a maior parte da junção sobreposta permanece conectada ao ventrículo direito, de modo que as conexões atrioventriculares são concordantes.

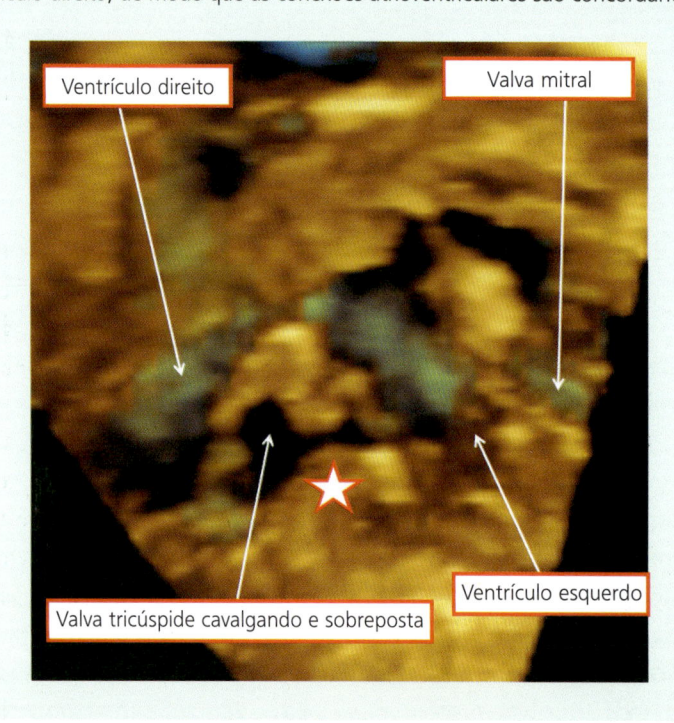

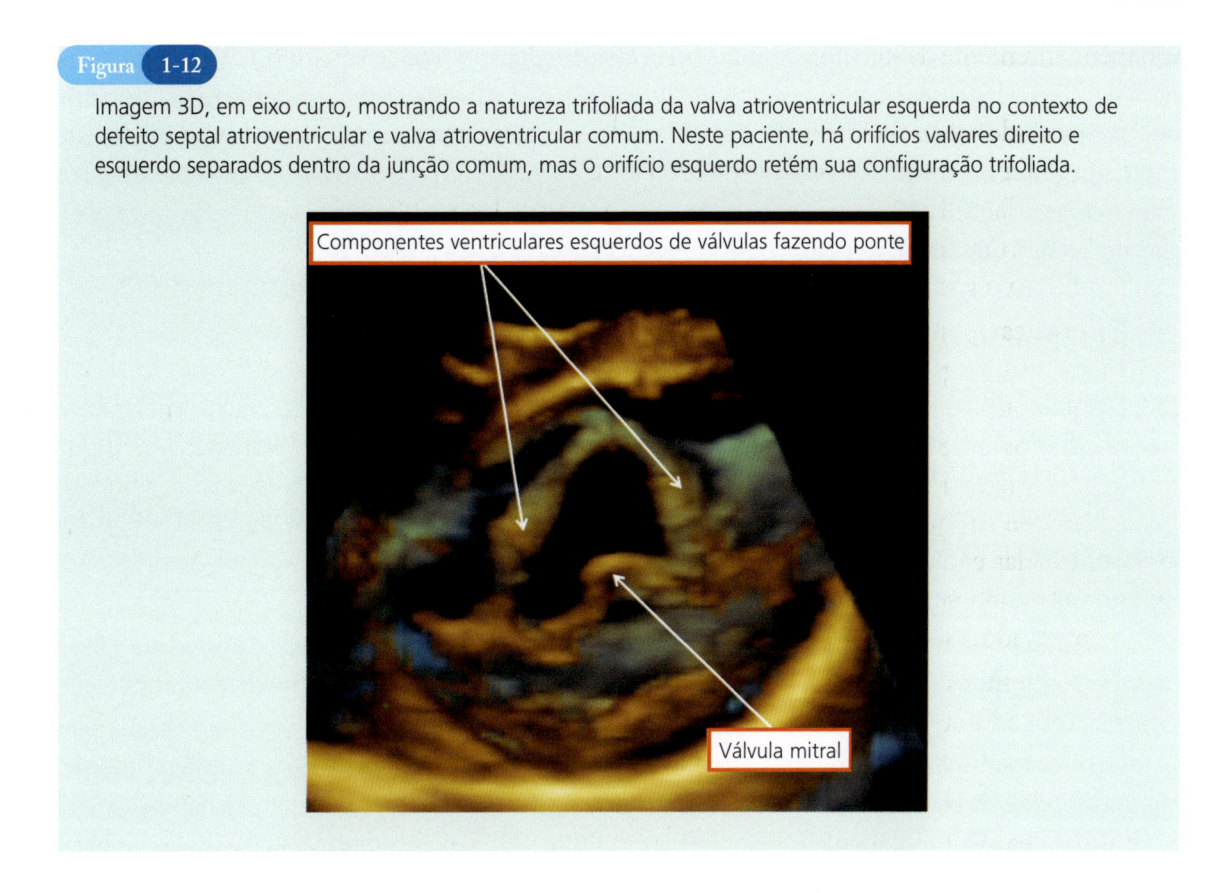

> **Figura 1-12**
>
> Imagem 3D, em eixo curto, mostrando a natureza trifoliada da valva atrioventricular esquerda no contexto de defeito septal atrioventricular e valva atrioventricular comum. Neste paciente, há orifícios valvares direito e esquerdo separados dentro da junção comum, mas o orifício esquerdo retém sua configuração trifoliada.

valva comum não possui componentes mitral e tricúspide, mesmo quando ela é dividida em componentes direitos e esquerdos. O componente esquerdo da junção comum neste contexto é guarnecido por uma valva com três válvulas (Fig. 1-12), em contraste com a configuração bifoliada das válvulas que guarnecem o orifício valvar mitral normal. Em corações com conexão de dupla entrada, duas valvas, se presentes, são novamente mais bem consideradas direita e esquerda (Fig. 1-10), em vez de mitral ou tricúspide. Similarmente, quando uma conexão é ausente, embora seja geralmente possível deduzir a natureza presuntiva da valva solitária restante a partir de conceitos de morfogênese, isto nem sempre é prático ou útil. A valva pode sempre ser acuradamente descrita como sendo direita ou esquerda.

Relações ventriculares

Os arranjos topológicos podem ser modificados por rotação ou torção, responsabilizando-se pelos chamados corações entrecruzados e subindo escada–descendo escada. Quando descrevendo essas relações ventriculares inesperadas, pode ser necessário levar em consideração coordenadas para direita-esquerda, anterior-posterior e superior-inferior. A 3DE torna possível analisar a posição dos componentes ventriculares um com relação ao outro. A posição e relações dos ventrículos incompletos com os ventrículos dominantes devem, também, ser descritas em pacientes com conexões ventriculares incompletas. Neste contexto, as relações são independentes das conexões e da morfologia ventricular. Por exemplo, embora o ventrículo direito incompleto seja, normalmente, anterior e no lado direito na atresia tricúspide clássica, ele pode ser anterior e no lado esquerdo sem alterar marcadamente a apresentação clínica e os achados hemodinâmicos. Similarmente, em corações com ventrículo com dupla entrada, a posição do ventrículo incompleto desempenha apenas um pequeno papel na determinação da apresentação clínica. Ao descrever a posição de ventrículos incompletos, deve ser tomada nota da sua localização com relação ao ventrículo dominante em termos das coordenadas direita-esquerda, anterior-posterior e superior-inferior. O achado de um ventrículo incompleto localizado anterossuperiormente o identifica como sendo de morfologia direita, enquanto ventrículos incompletos localizados posteroinferiormente são sempre de morfologia esquerda. Ao usar a 3DE, portanto, é mais fácil para o clínico usar estas relações para identificar a morfologia do ventrículo dominante, em vez de confiar no reconhecimento do padrão das trabeculações apicais ventriculares.

As junções ventriculoarteriais

Ao analisar as junções ventriculoarteriais, atenção deve ser dirigida separadamente para a maneira pela qual os troncos arteriais se originam dos ventrículos, suas relações um com o outro, e a morfologia infundibular. Esta abordagem minimiza controvérsias, como o papel do "cone bilateral" no diagnóstico do ventrículo com dupla saída. Se as conexões, morfologia infundibular e relações arteriais forem descritas independentemente, com termos mutuamente excludentes, então, não há espaço para confusão.

As conexões ventriculoarteriais podem ser concordantes, discordantes, de dupla saída e única saída. Única saída pode ela própria assumir uma de quatro formas. Um tronco comum é encontrado quando ambos os ventrículos são conectados por uma valva arterial comum (**Fig. 1-13**) a um tronco que dá origem diretamente às artérias coronárias, pelo menos uma artéria pulmonar, e a maior parte da circulação sistêmica. Um tronco arterial solitário existe quando não é possível identificar qualquer remanescente de um tronco pulmonar atrésico dentro da cavidade pericár-

Figura 1-13

Imagem 3D, em eixo curto, mostrando uma junção ventriculoarterial comum, que é a característica fenotípica de um tronco arterial comum. Análise em eixo longo mostrou que o tronco supria diretamente as circulações arterial coronariana, sistêmica e pulmonar. Observar a continuidade fibrosa entre as válvulas das valvas troncular e mitral, e que o tronco se origina predominantemente do ventrículo direito.

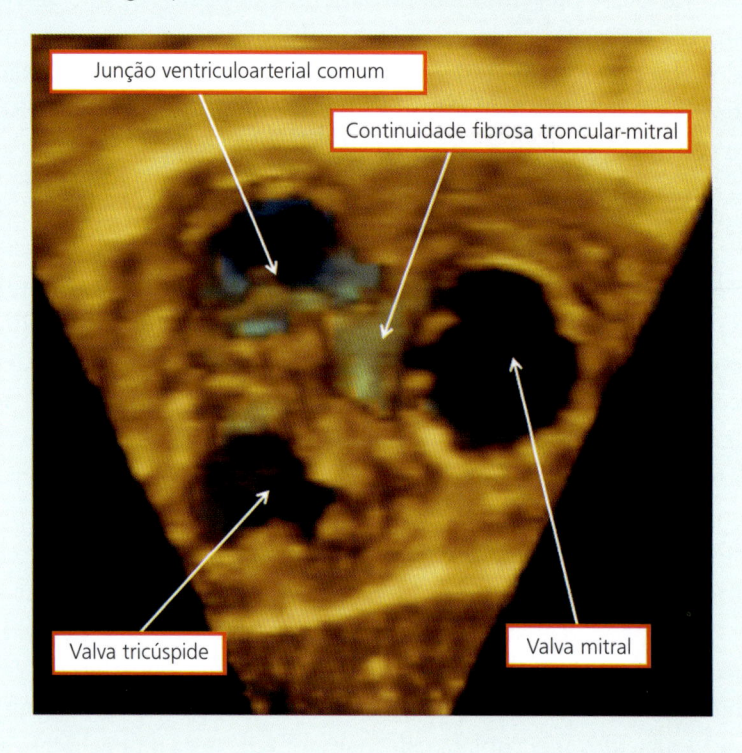

dica. As outras formas de saída única, a saber, tronco pulmonar único com atresia aórtica, e tronco aórtico único com atresia pulmonar, são descritas só quando, usando técnicas clínicas, não for possível estabelecer a conexão precisa de um tronco arterial atrésico a uma cavidade ventricular subjacente. Se sua conexão puder ser estabelecida, mas ele for constatado imperfurado, a conexão apropriada é descrita, e a valva imperfurada é, a seguir, classificada separadamente.

Há menos modos de conexão nas junções ventriculoarteriais do que nas junções atrioventriculares. Uma valva arterial comum (Fig. 1-13) existe apenas quando há também um tronco arterial comum. Cavalgamento de uma valva arterial é impossível, uma vez que as valvas arteriais não possuam aparelho de tensão. Assim, os modos de conexão potencialmente variáveis são para haver duas valvas perfuradas, uma ou ambas que podem ser sobrepostas, ou uma valva perfurada e uma imperfurada. O grau de cavalgamento de uma valva arterial determina as conexões ventriculoarteriais precisas. Como no caso das junções atrioventriculares, o advento da 3DE agora torna possível atribuir uma valva superposta ao ventrículo que suporta a maior parte da sua circunferência. Se mais da metade de uma valva aórtica sobreposta for demonstrada conectada ao ventrículo esquerdo, o tronco pulmonar sendo conectado ao ventrículo direito, então, as conexões ventriculoarteriais são apropriadamente descritas como sendo concordantes (Fig. 1-14). Em contraste, se mais da metade da valva aórtica sobreposta for demonstrada conectada ao ventrículo direito nesta situação, então, a conexão ventriculoarterial efetiva é dupla saída. O julgamento é feito com base no eixo curto ventricular, determinando-se as proporções da junção cavalgada suportada pelo ventrículo direito em comparação com o ventrículo esquerdo.

Figura 1-14

Neste paciente, com a imagem mostrada em eixo curto, o orifício da valva aórtica é sobrejacente à crista do septo ventricular muscular. A morfologia infundibular permite o diagnóstico de tetralogia de Fallot. Quando as fixações das válvulas da valva aórtica são avaliadas em eixo curto, a maior parte da raiz aórtica é suportada acima do ventrículo esquerdo (*linha tracejada vermelha*). As conexões ventriculoarteriais efetivas, portanto, são concordantes.

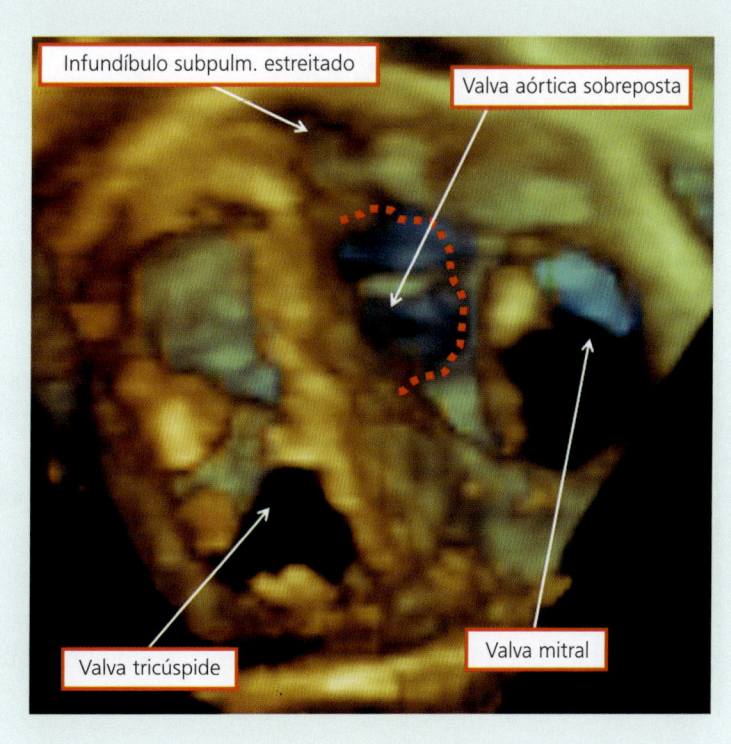

Figura 1-15

Conjunto de dados 3D, em orientação oblíqua subcostal, mostrando ambos os troncos arteriais originando-se do ventrículo morfologicamente direito. A curvatura cardíaca interna, ou prega ventriculoinfundibular (*seta com duas pontas*), se interpõe entre as válvulas das valvas aórtica e mitral, e a valva pulmonar é também suportada por um infundíbulo muscular completo. Neste caso, portanto, o paciente tem cones bilaterais. Ambos os troncos arteriais, apesar de tudo, ainda podem-se originar inequivocamente do ventrículo morfologicamente direito quando há continuidade fibrosa entre as válvulas das valvas aórtica e mitral. Se identificada, esta característica não desmentiria o fato de que a conexão ventriculoarterial permaneceu sendo uma de dupla saída.

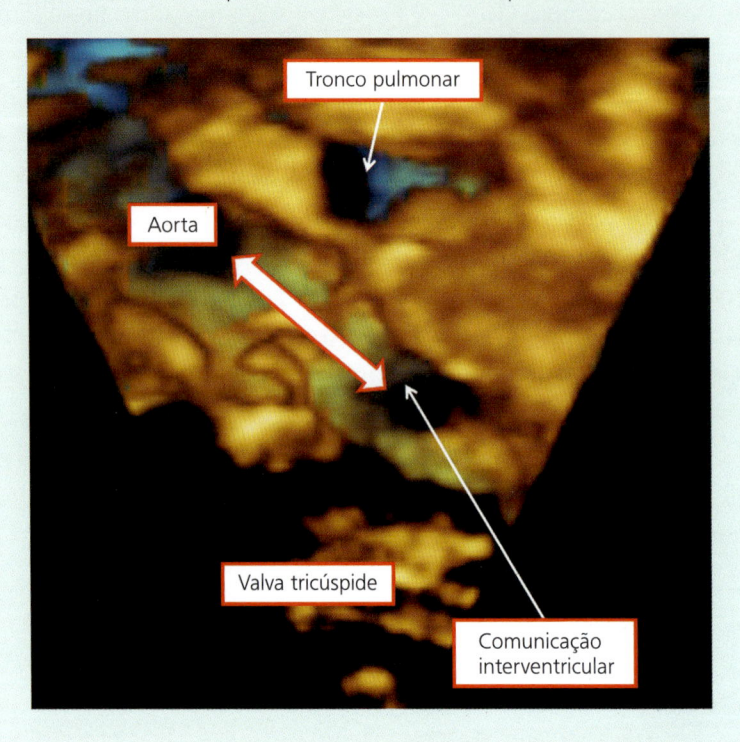

Ecocardiografia tridimensional também permite que as regiões infundibulares sejam reconhecidas como os componentes de saída da massa ventricular. Quando analisadas desta maneira, elas não criam problema de reconhecimento e descrição. A morfologia das partes de saída ventriculares é variável em qualquer coração. Potencialmente, cada ventrículo pode possuir um funil muscular completo como sua parte de saída, e assim cada valva arterial pode ser suportada por um infundíbulo completo. Na maioria dos corações, alguma parte da musculatura infundibular é apagada de tal modo que haja continuidade fibrosa entre as válvulas de uma das valvas arteriais e as valvas atrioventriculares. Mais frequentemente, é a parte morfologicamente ventricular esquerda da prega ventriculoinfundibular, ou curvatura cardíaca interna, que é atenuada, de modo que há continuidade fibrosa entre as válvulas da valva mitral e a valva arterial suportada pelo ventrículo esquerdo. Quando ambos os troncos arteriais são conectados ao ventrículo morfologicamente direito, a prega ventribuloinfundibular frequentemente persiste em sua inteireza, e há descontinuidade valvar atrioventricular-arterial bilateral (**Fig. 1-15**). Muitos corações em que ambas as valvas arteriais são conectadas inequivocamente ao ventrículo direito, apesar de tudo, têm continuidade valvar atrioventricular-arterial. Esses corações inequivocamente possuem uma conexão ventriculoarterial de dupla saída. A prega ventriculoinfundibular, portanto, não necessita ser intacta bilateralmente para justificar o diagnóstico de ventrículo direito com dupla saída.

A característica final das junções ventriculoarteriais é as relações das grandes artérias e suas valvas. As relações valvares são mais bem descritas em termos de coordenadas direita-esquerda e anterior-posterior. Nota também deve ser tomada do arranjo dos troncos arteriais. Ou o tronco pulmonar espirala em torno da aorta enquanto ele ascende, ou os dois troncos ascendem de modo paralelo. Troncos espiralados são, frequentemente, associados a conexões ventriculoarteriais concordantes, e troncos paralelos a conexões discordantes ou dupla saída, mas não há valor preditivo nestas relações. As raras condições de "má posição anatomicamente corrigida" e "discordância ventricular isolada" são grandemente simplificadas quando se concebe que estes termos arcanos são usados para descrever pacientes com conexões ventriculoarteriais concordantes, mas com troncos arteriais paralelos em vez de espiralados.[12] A 3DE mostra também a lateralidade do arco aórtico, que pode passar pela direita ou esquerda da traqueia, e permite que a posição da aorta descendente seja definida com relação à coluna vertebral.

MALFORMAÇÕES ASSOCIADAS

A maioria dos pacientes com coração congenitamente malformado têm conexões intersegmentares normais, juntamente com morfologia e relações normais. Nesses contextos, as malformações associadas é que serão as principais anomalias. As características morfológicas e clínicas específicas destas anomalias são descritas nos capítulos restantes deste livro, juntamente com as técnicas requeridas pelo ecocardiografista 3D para ilustrar os seus aspectos morfológicos. Consideração deve também ser dada à posição dentro do tórax do próprio coração, e do ápice cardíaco, ou quanto a isso, à identificação de um coração posicionado fora da cavidade torácica, chamada *ectopia cordis*. Uma posição anormal do coração dentro do tórax é mais bem considerada uma malformação associada, uma vez que a má posição cardíaca não deva ser promovida como um diagnóstico principal. Isto não é para diminuir a importância da má posição cardíaca, ainda que apenas para interpretar um eletrocardiograma, mas saber que o coração é malposicionado não dá informação concernente à sua arquitetura interna. É necessária análise segmentar sequencial completa para determinar estas características.

CONCLUSÕES

As máquinas agora disponíveis para interrogação 3DE são, atualmente, tão sofisticadas que todos os aspectos das anatomias cardíacas normal e anormal devem ser vistos com exatamente tanta facilidade durante a vida quanto na sala de necrópsia, com a vantagem adicional de que estudos seriados durante a vida, agora permitem o estabelecimento da história natural e não natural das várias lesões. Os conjuntos de dados de movimento produzidos pelas máquinas fornecem muito mais informação do que as imagens estáticas que nós selecionamos para mostrar os princípios da análise segmentar sequencial. Contudo, as lições que estão sendo aprendidas com o uso desta nova técnica devem agora resolver as controvérsias inúteis a respeito de nomenclatura que confundiram os clínicos nas últimas décadas.

REFERÊNCIAS

1. Van Praagh R. The segmental approach to diagnosis in congenital heart disease. *Birth Defects Orig Artic Series*. 1972;8:4–23.
2. Shinebourne EA, Macartney FJ, Anderson RH. Sequential chamber localization–logical approach to diagnosis in congenital heart disease. *Br Heart J*. 1976;38(4):327–340.
3. Anderson RH, Ho SY. Sequential segmental analysis–description and categorization for the millenium. *Cardiol Young*. 1997;7:98.
4. Anderson RH, Shirali G. Sequential segmental analysis. *Ann Pediatr Cardiol*. 2009;2(1):24–35.
5. Jacobs ML, Anderson RH. Nomenclature of the functionally univentricular heart. *Cardiol Young*. 2006;16(Suppl 1):3–8.
6. Lev M. Pathologic diagnosis of positional variations in cardiac chambers in congenital heart disease. *Lab Invest*. 1954;3(1):71–82.
7. Van Praagh R, David I, Wright GB, Van Praagh S. Large RV plus small LV is not single LV. *Circulation*. 1980;61(5):1057–1059.
8. Huhta JC, Smallhorn JF, Macartney FJ. Two dimensional echocardiographic diagnosis of situs. *Br Heart J*. 1982;48(2):97–108.
9. Anderson C, Devine WA, Anderson RH, *et al.* Abnormalities of the spleen in relation to congenital malformations of the heart: A survey of necropsy findings in children. *Br Heart J*. 1990;63(2):122–128.
10. Uemura H, Ho SY, Devine WA, Anderson RH. Analysis of visceral heterotaxy according to splenic status, appendage morphology, or both. *Am J Cardiol*. 1995;76(11):846–849.
11. Anderson RH, Rigby ML. The morphologic heterogeneity of "tricuspid atresia" [editorial note]. *Int J Cardiol*. 1987;16:67.
12. Cavalle-Garrido T, Bernasconi A, Perrin D, Anderson RH. Hearts with concordant ventriculoarterial connections but parallel arterial trunks. *Heart*. 2007;93(1):100–106.

CAPÍTULO 2

INSTRUMENTAÇÃO PARA ECOCARDIOGRAFIA TRIDIMENSIONAL EM TEMPO REAL

Lissa Sugeng, MD, MPH ◆ Sonal Chandra, MD

RESUMO

Este capítulo abrange o desenvolvimento histórico dos métodos ecocardiográficos tridimensionais (3DE) até suas atuais iterações, desde aquisição *gated* bidimensional (2D) não sequencial e sequencial e os primeiros exploradores volumétricos 3D em tempo real até o desenvolvimento da atual tecnologia de arranjo matricial completamente sampleada. Os principais avanços na 3DE foram atribuídos à tecnologia aperfeiçoada de cristais de ultrassom, eletrônica mais eficiente e capacidades mais poderosas de computação. Discutiremos modos de aquisição (ângulo estreito, *zoom* e grande angular e, recentemente, aquisição de dados de volume total de um batimento); apresentação *(display)* da imagem (renderização de volume, renderização de *wireframe* e de superfície, planos de corte, orientação e reconstrução multiplanar) e análise quantitativa.

INTRODUÇÃO

A ecocardiografia sofreu uma grande transformação desde os sinais do tipo picador de gelo até uma aproximação "semelhante à vida" da anatomia cardíaca verdadeira em três dimensões. Alguns podem mesmo acrescentar o tempo como a "quarta" dimensão. A ecocardiografia tridimensional (3DE) foi concebida por volta da época em que a ecocardiografia bidimensional (2DE) foi estabelecida como uma modalidade clínica. A evolução da ecocardiografia de duas para três dimensões constitui uma progressão natural, possibilitada por uma combinação de avanços em tecnologia de ultrassom, *hardware* de computador e eletrônica. Este capítulo abrange o desenvolvimento histórico dos métodos 3D até seus exemplares atuais.

PERSPECTIVA HISTÓRICA

Aquisição *gated* 2D não sequencial

O conceito do imageamento 3D inicialmente envolveu múltiplas imagens 2D, que eram adquiridas a partir de várias janelas acústicas, usando-se ou um localizador acústico (método de *spark gap*) ou um campo magnético para determinar a localização espacial enquanto estava sendo *gated* a um eletrocardiógrafo (ECG).[1–5] As imagens eram, então, reformatadas no tempo e espaço em um formato cartesiano. Embora este método resultasse principalmente em moldados de *wire-*

frame, esta abordagem estabeleceu uma larga base de evidência, demonstrando a precisão superior da 3DE em comparação a 2DE para estimar volumes e função ventriculares esquerdos. Usando este método, pesquisadores validaram volumes ventriculares esquerdo e direito *in vivo* e *in vitro* e demonstraram a superioridade da 3DE em comparação à 2DE tradicional. As imagens de *wireframe* foram uma maneira típica de *display* (apresentação na tela), porque traçados endocárdicos estavam sendo efetuados durante a análise. Infelizmente, o método se comprovou inviável para uso clínico, porque a aquisição de imagens era demorada, o equipamento não era portátil, e o tempo pós-processamento e a análise eram longos. Em esforços subsequentes, Levine *et al.*[2] empregaram esta técnica para estudar a anatomia da valva mitral, provando que ela não era um plano anular chato, mas em vez disso um anel em forma de sela localizado mais alto no aspecto anteroposterior do que nos planos lateromediais.

Aquisição 2D sequencial *gated*

Um método alternativo de coleta de dados afinal emergiu, exigindo colocação de um explorador em uma janela acústica única a fim de obter múltiplas imagens 2D sequencialmente *gated* ("ativadas") pelo ECG e a respiração.[6,7] Esta abordagem empregou inicialmente um método de escaneamento à mão livre que exigia que o usuário movesse o aparelho lentamente sobre a região de interesse (**Fig. 2-1**). Um localizador eletromagnético afixado ao explorador rastreava a posição da imagem durante a fase de aquisição. Os exploradores transtorácicos e transesofágicos

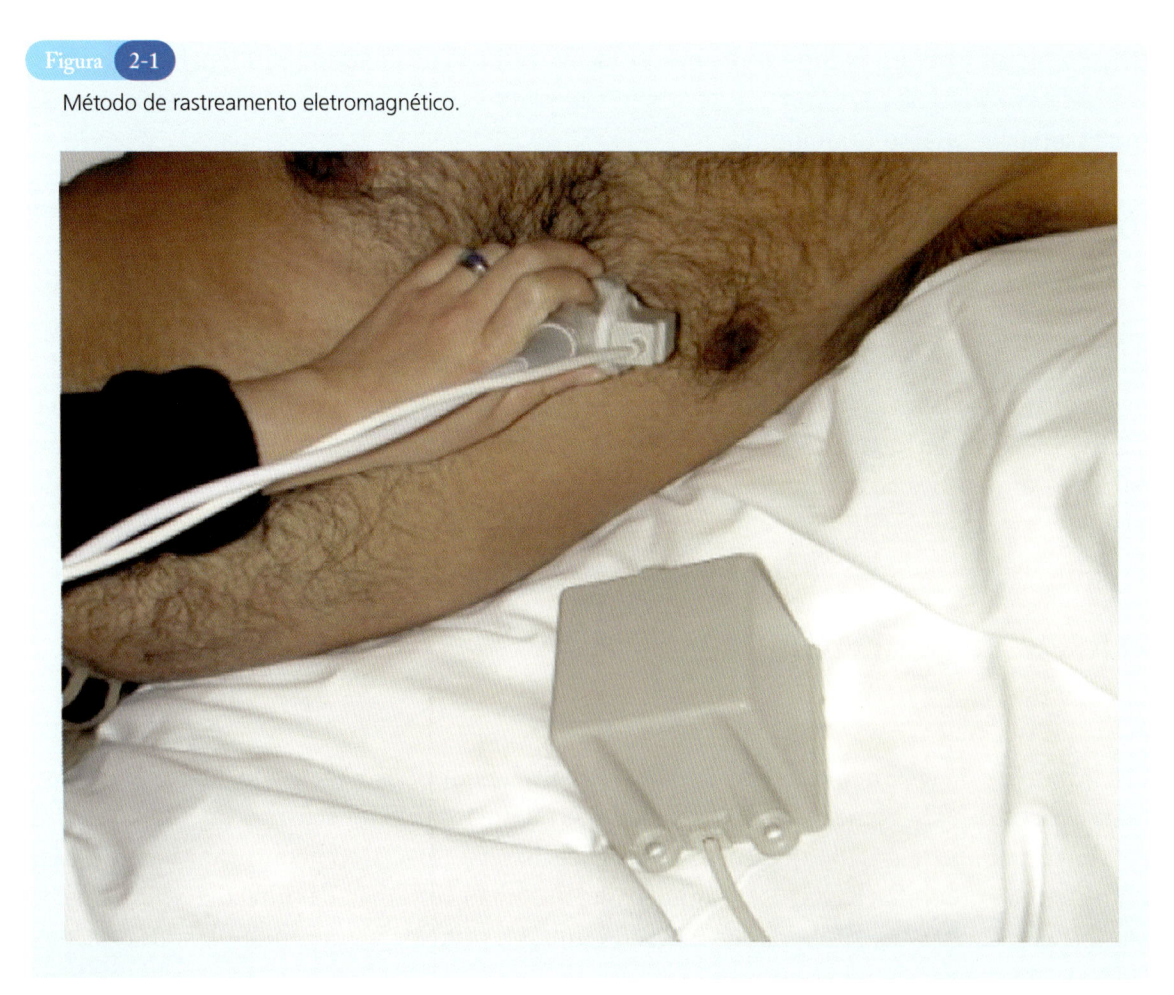

Figura 2-1

Método de rastreamento eletromagnético.

comercialmente disponíveis eram montados em um aparelho mecânico, e as imagens eram adquiridas pelo movimento incremental coordenado do explorador ao longo de uma certa distância (escaneamento paralelo) enquanto angulando (escaneamento em leque) ou rodando 180° (escaneamento rotacional), como mostrado na **Figura 2-2A-C**. O método de escaneamento paralelo não era exequível quando usado transtoracicamente; em vez disso, seu uso era limitado a janelas transesofágicas. Foi inventado um grande explorador transesofágico que obtinha dados em um modo paralelo, usando um explorador de ultrassom em arranjo de fase que se movia sobre um "trilho". Embora o explorador permitisse imageamento ecocardiográfico transesofágico de alta resolução para reconstrução 3D *on-line*, ele não foi amplamente aceito em razão do tamanho e inflexibilidade do transdutor.

Em meados dos anos 1990, uma das primeiras soluções evitando um aparelho mecânico emergiu sob a forma de um explorador transesofágico comercialmente disponível que possibilitava rotação eletrônica do plano de imageamento por 180°, parando a cada 3° a 5° para obter imagens 2D, enquanto *gateado* ao ECG e respiração. O explorador transtorácico foi desenhado similarmente (**Fig. 2-2D**). Estas imagens eram a seguir arranjadas no tempo e no espaço em um formato cartesiano para permitir adicional manipulação e quantificação da imagem. Este processo foi também afinal adaptado para um explorador transtorácico. A técnica possibilitava visualização de

Figura 2-2A, B, C e D

Método sequencial 2D múltiplo *gated*. Aquisição de dados era efetuada em uma janela acústica com um explorador afixado a um aparelho motorizado em um método paralelo A, um modo semelhante a um leque B, ou em método rotacional C. Avanços adicionais neste método usaram um método rotacional impulsionado eletronicamente D.

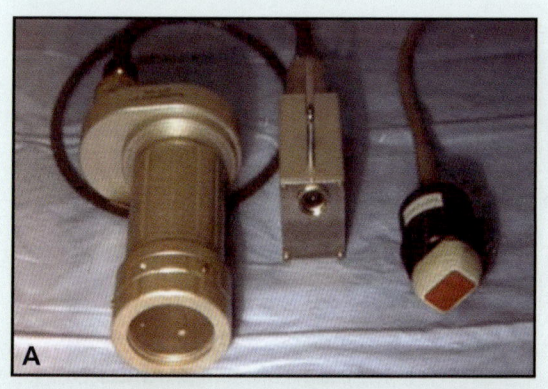

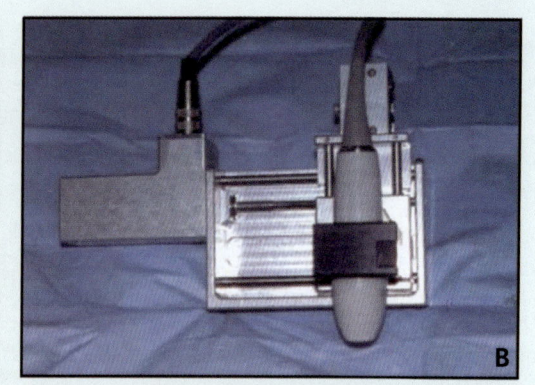

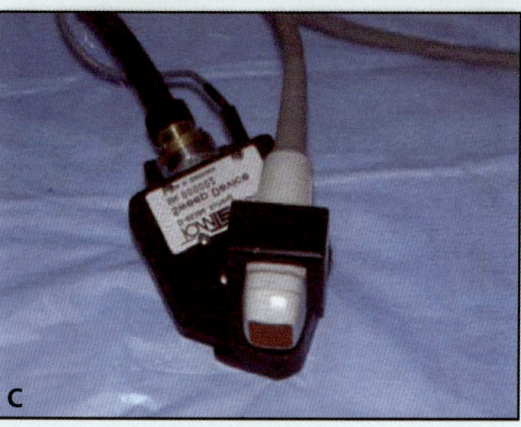

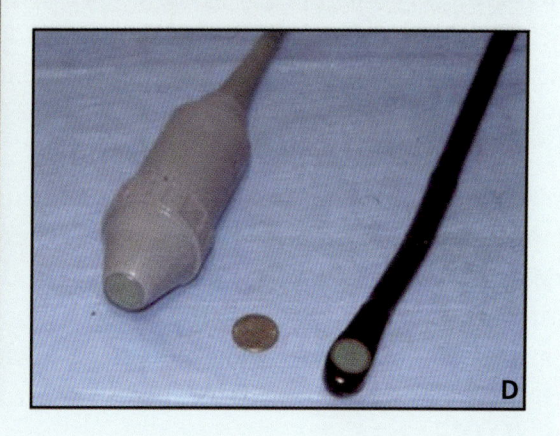

informação anatômica bem como dados volumétricos quantitativos, permitindo medições 2D simples derivadas dos dados 3D. Globalmente, um método de aquisição 2D sequencial *gated* foi uma solução mais prática para imageamento 3D do que o método precedente, mas ele ainda exigia uma máquina de ultrassom e um computador separado para aquisição de dados, processamento da imagem e exibição. Um processo de aquisição impulsionado eletronicamente reduziu a dependência do computador para coordenar a aquisição, desse modo facilitando a portabilidade e eficiência em configuração; entretanto, ele não ajudou no problema do longo tempo de aquisição. Este método continuou a exigir processamento e análise de imagem *off-line*; portanto ela não era verdadeiramente em tempo real. Adicionalmente, com respiração aumentada, arritmias e pequenos movimentos do operador, artefatos eram comuns com este tipo de coleta de dados.

Aquisição volumétrica

Dadas as limitações da coleta de dados *gated* de multicortes, outra abordagem ao imageamento 3D foi colher imagem de um volume maior com um explorador de arranjo matricial. Este explorador volumétrico 3D em tempo real de primeira geração consistia em, aproximadamente, 256 elementos que permitiam imageamento em planos ortogonais simultâneos, o que possibilitava *display* de vários planos em eixo curto (arranjo matricial esparso). Usando esta tecnologia, os investigadores provaram que 3DE não somente fornecia volumes e função ventriculares esquerdos e direitos precisos, mas também oferecia um método alternativo de imageamento de esforço com planos de *scan* simultâneos ortogonais e planos "C".[8] Embora processamento de imagem *off-line* adicional fosse necessário para produzir uma reconstrução 3D, o conceito foi uma inovação importante na ecocardiografia que conduziu a mais esforços no desenvolvimento da tecnologia atual com base em explorador.

ECOCARDIOGRAFIA 3D EM TEMPO REAL ATUAL

A ecocardiografia tridimensional está agora mais evidente na prática clínica em virtude da sua natureza de tempo real verdadeiro. A capacidade de apresentar imagens 3D imediatamente em uma máquina de ultrassom evita a reconstrução demorada (minutos a horas) requerida pelos métodos 3D mais antigos. Além disso, a capacidade de efetuar imageamentos 2D e 3D com o mesmo explorador, a qualidade aperfeiçoada da imagem e a disponibilidade de pacotes de análise quantitativa *on-cart* (no carro) tiveram o maior impacto sobre o seu uso ubíquo atual. Estes grandes avanços em 3DE foram atribuídos à tecnologia aperfeiçoada de cristal ultrassônico, eletrônica mais eficiente, e mais poderosas capacidades de computação.

Imageamento ecocardiográfico tridimensional é efetuado usando-se um transdutor de arranjo matricial totalmente *sampleado* que, em contraste com o explorador de arranjo esparso, consiste em milhares de elementos (até 3.000, dependendo do fornecedor), o que permite imageamento 2DE tradicional, de onda pulsada, onda contínua e *color* Doppler adicionalmente ao imageamento 3D (Fig. 2-3A).[9]

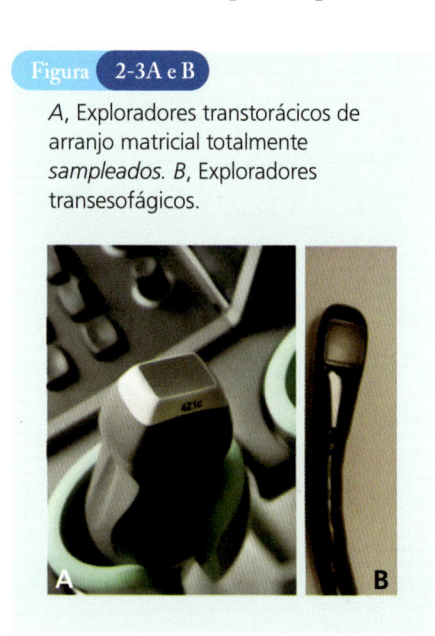

Figura 2-3A e B

A, Exploradores transtorácicos de arranjo matricial totalmente *sampleados*. *B*, Exploradores transesofágicos.

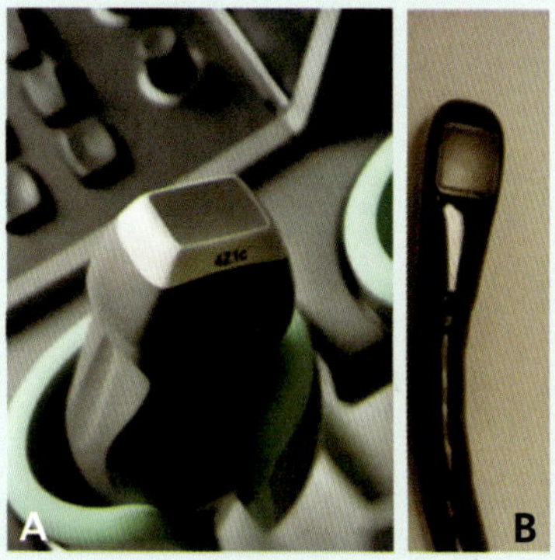

Desde que o primeiro explorador de arranjo matricial transtorácico se tornou comercialmente disponível, em 2003, o desenvolvimento se acelerou, e outros exploradores foram introduzidos no mercado com variados métodos de aquisição, *display* e *software* para análise quantitativa. Até este momento, tornou-se disponível transdutor de arranjo matricial totalmente *sample-ad* (Fig. 2-3B) oferecendo imageamento 3D em tempo real. A aquisição de dados de volume 3D é tipicamente *gateada* pelo ECG com ou sem parada da respiração ou com base em tempo estabelecido na máquina. As imagens podem ser vistas, manipuladas na sua orientação ou na apresentação, e analisadas com *software* quantitativo *on-line*. Dados de volume são armazenados como dados nativos DICOM (Digital Imaging and Communications in Medicine), que podem, então, ser pós-processados, e as imagens são exibidas como *clips* de cinema.

Independentemente do fornecedor, passos comuns são necessários para efetuar 3DE: aquisição, *display* de imagem (renderização, planos de corte e orientação) e análise quantitativa.

Modos de aquisição

Há três modos de aquisição: ângulo estreito (*live 3D*, 3D ao vivo), *zoom*, e ângulo aberto (volume completo). Todos os três modos de aquisição constituem imageamento verdadeiro 3D adquirido em um batimento, como mostrado na Figura 2-4.

Modo de ângulo estreito. Aquisição de ângulo estreito (*live* 3D) é útil para ver imagem 3D preliminar a fim de determinar a janela e ajustes de ganho apropriados. A probabilidade de ganhar informação adicional ao mudar de 2D para o modo *live* 3D (Fig. 2-4A-C) é diminuída.

Modo *zoom*. O modo *zoom* é valioso quando se necessita focalizar uma região definida de interesse, como uma válvula, uma massa, um aneurisma ou outra anormalidade focal. As vantagens de ambos os modos, de ângulo estreito e *zoom*, além de serem em tempo real, são que, em ambos, os limites do setor servem para autossegmentar a área de interesse, e o número de artefatos é diminuído pela aquisição em um batimento. Aquisição em um batimento é particularmente útil em pacientes com fibrilação atrial ou bigeminismo ventricular (Fig. 2-4D-F).

Modo de ângulo aberto (volume total). Modo de ângulo aberto *(full volume)* é comumente usado para obter uma região grande de interesse como câmaras cardíacas ou elementos estruturais, como valvas, que exigem frequências mais altas de quadros. *Gating* pelo ECG é comumente usado com ou sem parada na respiração (Fig. 2-4G-I). O tempo de aquisição aumenta, à medida que o conjunto de dados de volume aumenta em tamanho. O número de ciclos cardíacos exige uma faixa entre dois e sete batimentos para aquisição em escala de cinza e entre 7 e 14 batimentos para 3D em cores. O problema mais frequente com este tipo de coleta de dados é um artefato linear que é evidente entre os subvolumes, chamado "artefato de costura" *(stitch artifact)* que ocorre a partir de ciclos respiratórios aumentados ou irregulares, arritmias, ou movimento do operador, resultando em desalinhamento dos subvolumes. Atualmente, o artefato de costura é evitado com o uso de modo em um batimento, volume total, e embora a resolução temporal mais alta seja preservada, isto acontece à custa da resolução espacial. Por isso, os usuários têm que pesar suas opções: uma aquisição em multibatimentos com mais alta resolução espacial, resolução temporal igual ou mais baixa e possíveis artefatos, contra uma solução em único batimento.

Conforme discutido na seção sobre "Modo de ângulo aberto", pode-se escolher o tamanho do conjunto de dados de volume em cada modo de aquisição; esta opção é conhecida como "densida-

24 Ecocardiografia 3D em Tempo Real das Cardiopatias Congênitas

Figura 2-4A, B, C, D, E, F, G, H e I

Modo de aquisição. Há três modos de aquisição: aquisição de ângulo estreito ou 3D ao vivo *A–C*; aquisição *zoom D–F*; e aquisição de ângulo aberto ou volume total *G–I*. Os painéis *B, E* e *H* são imagens transtorácicas, e os painéis *C, F* e *I* são imagens transesofágicas.

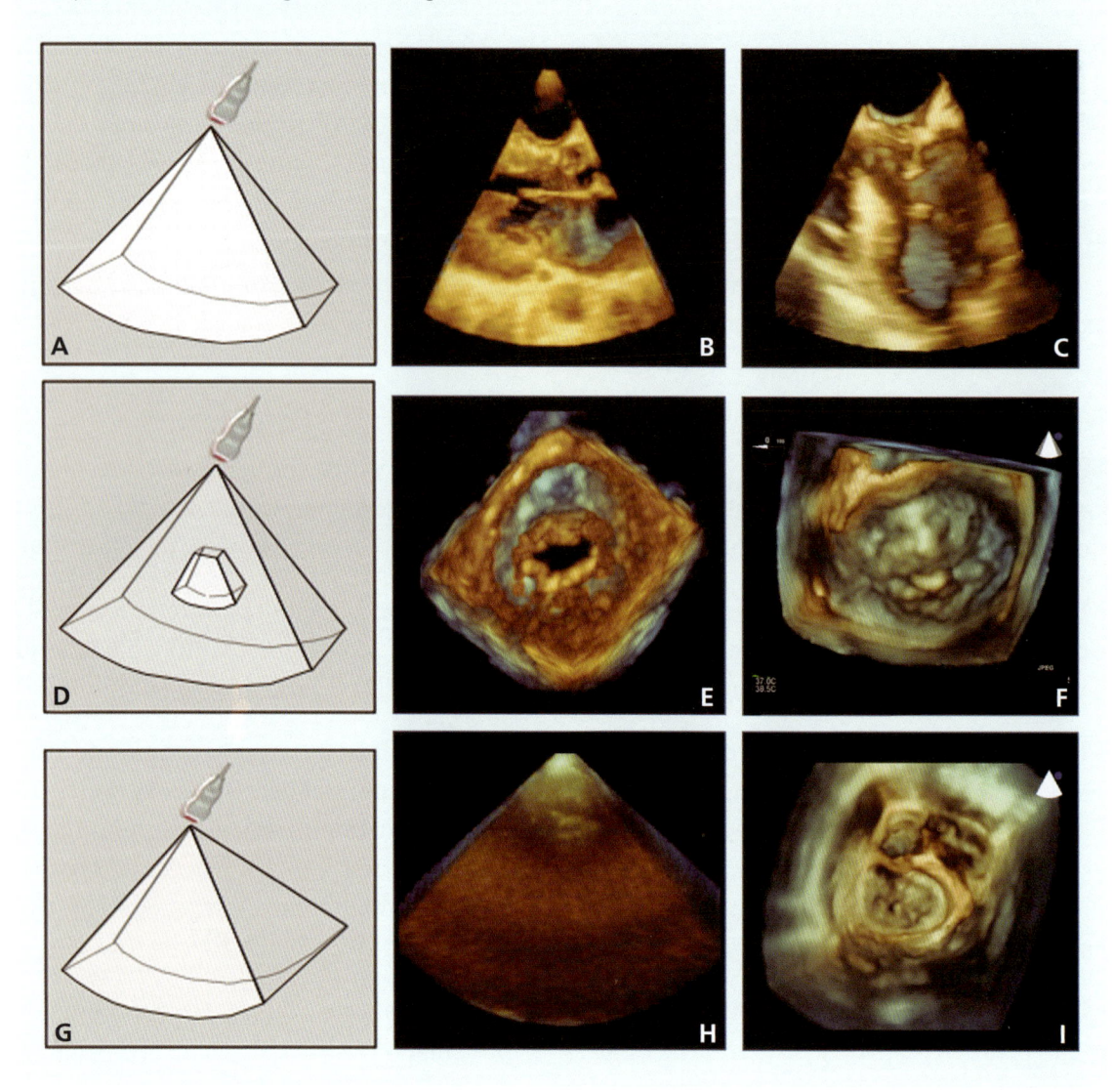

de" ou "tamanho do volume". O tamanho do conjunto de dados de volume é inversamente relacionado com a densidade de linhas: quanto menor o volume, mais alta a densidade de linhas; em contraposição, quanto maior o volume, mais baixa a densidade de linhas. A escolha do tamanho pode depender da região de interesse. Por exemplo, quando se está imageando a valva aórtica, é preferível um volume pequeno com alta densidade de linhas; em pacientes com uma raiz aórtica dilatada, escolhe-se um volume médio ou grande para encaixar o objeto de interesse dentro do setor.

Para aumentar ainda mais a renderização 3D, algoritmos, chamados, controles "de visão" (visões A–H, disponíveis em iE33, Philips Healthcare, Andover, MA), fornecem ao operador uma escolha dos tipos de aparências em 3D. As visões F a H são as mais altas em resolução, com a visão H como a escolha preferida em virtude do sombreamento azul que aumenta ainda mais a tridimensionalidade da imagem. Controles semelhantes são disponíveis em outros sistemas. A maioria dos controles de renderização, que incluem ganho, compressão, suavização e correção de escala de cinza (gama), pode ser manipulada após aquisição. Não obstante, os ajustes de ganho são importantes quando se quer otimizar a qualidade de imagem durante a aquisição. Os dois controles que não são possibilitados pós-aquisição são compensação de ganho de tempo e compensação de ganho lateral *(time-gain* e *lateral-gain)*.

Um conceito em imageamento 3D que é chave para aquisição de dados pelo acesso transtorácico ou transesofágico é manter a região de interesse no meio do setor, porque a densidade de linhas é mais alta no meio. Imageamento fora de eixo ou encurtamento pode levar à má qualidade de imagem ou mesmo exclusão do ápice em um modo de volume total, quando adquirindo imagem do ventrículo esquerdo. Outro ponto importante em 3DE é que a qualidade da imagem 3D é fortemente dependente da qualidade de imagem 2D. Além disso, um artefato de imagem 2D se torna um artefato de imagem 3D.

Display (Exibição)

Uma vez obtido um volume 3D, vários métodos de exibição são disponíveis para informação 3D: renderização de volume; renderização de *wireframe* e de superfície e reconstrução multiplanar (MPR) (**Figs. 2-4I** e **2-5A-C**). O modo de *display* 3D renderizado em volume é usado para demonstrar imagens anatômicas e patológicas com toda a informação de *voxels*. *Display* de imagem renderizado a volume pode abranger diversas funções pós-processamento, incluindo renderização, planos de corte e orientação. Renderização envolve estabelecer limiares para determinar quais *voxels* se tornam estruturas cardíacas. Os valores que são abaixo do limiar estabelecido se tornam parte da cavidade. Esta função usa controles de ganho para aumentar ou diminuir os limiares. Conforme dito na seção precedente, os ganhos devem ser ajustados durante o tempo de aquisição, particularmente durante o modo *live 3D*. Os ganhos não devem ser baixos demais ou altos demais, porque esses ganhos limitarão a faixa após aquisição. Ajustes ideais são difíceis de definir, mas não devem ser estabelecidos altos demais para evitar *cluttering* (entulhamento) de cavidade, nem baixos demais para evitar *drop out* (perda). Opacificação determina a transparência das estruturas cardíacas; ela é ajustada por meio do botão *compress* (compressão). *Smoothing* (suavização) pode ser aplicada nas margens para melhorar a aparência.

Outros algoritmos específicos do fornecedor de ultrassom podem aumentar a tridimensionalidade de uma imagem 3D. Planos de corte podem ser necessários, se a região de interesse estiver dentro de um conjunto maior de dados de volume, especialmente quando adquiridos usando-se um modo de *full-volume* (volume total). Há diferentes abordagens para planos de corte, dependendo do fornecedor. Orientação e *display* padrão de uma imagem 3D é importante; entretanto, não há consenso até esta data. Em geral, a orientação com base no ponto de vista do cirurgião tem sido usada especificamente para ver valvas doentes.

Em contraste com o modo precedente, renderização de superfície é um resultado de traçados de margens endocárdicas ou rastreamento dos folhetos das valvas. Em vez de demonstrar a informação anatômica, são derivados parâmetros mais quantitativos, como volume, função, dimensões, ângulo e área. Uma imagem de *wireframe* ("esqueleto") é o *display* inicial depois que as margens são rastreadas (**Fig. 2-5A**). Se uma superfície ou cobertura for colocada sobre a reconstrução *wireframe*, ela se torna uma exibição 3D renderizada por superfície (**Fig. 2-5B**).

Figura 2-5A, B e C

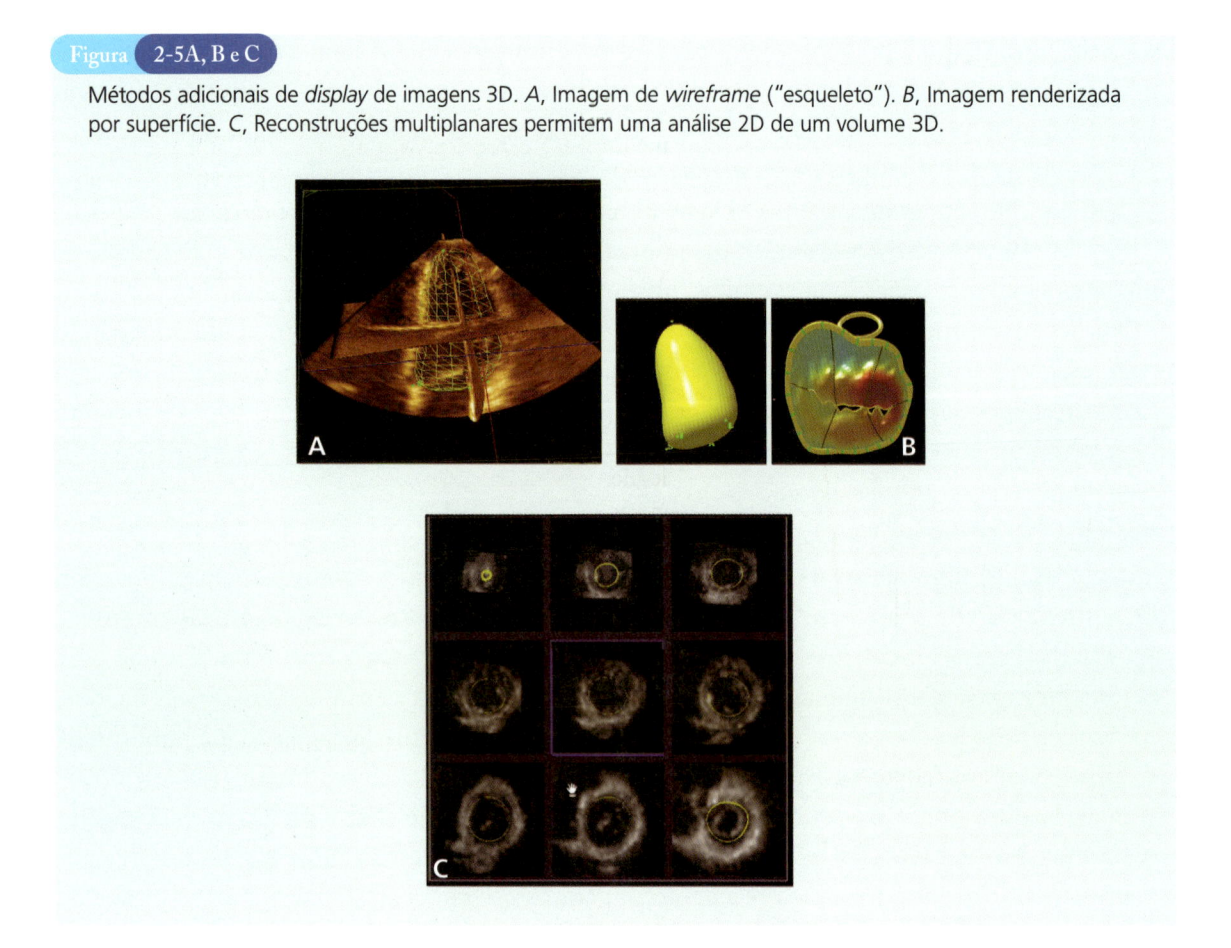

Métodos adicionais de *display* de imagens 3D. *A*, Imagem de *wireframe* ("esqueleto"). *B*, Imagem renderizada por superfície. *C*, Reconstruções multiplanares permitem uma análise 2D de um volume 3D.

Reconstrução multiplanar

Finalmente, dados 3D de volume são exibidos em fatias 2D de uma maneira paralela, como uma pilha em eixo curto ou de uma maneira triplanar ao longo do eixo longo ventricular esquerdo (Fig. 2-5C). Esta visão MPR é tipicamente mostrada como dois planos ortogonais e um eixo curto. Medições bidimensionais podem ser feitas em visão de MPR; por exemplo, a área da valva mitral pode ser medida na estenose mitral.

Análise quantitativa

Múltiplos pacotes são agora disponíveis *on-cart* (no carro) para possibilitar medições simples 2D, como distância, área, ângulo e perímetro, e análise 3D de volume ventricular esquerdo ou direito, função e *strain* 3D. Análise da valva mitral, embora atualmente em modo estático, pode quantificar uma longa lista de parâmetros do aparelho mitral e ângulo mitral-aórtico.

Como um componente integrante da 3DE, a análise quantitativa destas medidas será discutida em detalhes nos capítulos correlatos deste livro para os leitores interessados.

REFERÊNCIAS

1. King DL, King DL Jr, Shao MY. Three-dimensional spatial registration and interactive display of position and orientation of real-time ultrasound images. *J Ultrasound Med*. 1990;9:525–532.
2. Levine RA, Handschumacher MD, Sanfilippo AJ, et al. Three-dimensional echocardiographic reconstruction of the mitral valve, with implications for the diagnosis of mitral valve prolapse. *Circulation*. 1989;80:589–598.
3. Nixon JV, Saffer SI, Lipscomb K, Blomqvist CG. Three-dimensional echoventriculography. *Am Heart J*. 1983;106:435–443.
4. Geiser EA, Ariet M, Conetta DA, et al. Dynamic three-dimensional echocardiographic reconstruction of the intact human left ventricle: technique and initial observations in patients. *Am Heart J*. 1982;103:1056–1065.
5. Linker DT, Moritz WE, Pearlman AS. A new three-dimensional echocardiographic method of right ventricular volume measurement: In vitro validation. *J Am Coll Cardiol*. 1986;8:101–106.
6. Delabays A, Pandian NG, Cao QL, et al. Transthoracic real-time three-dimensional echocardiography using a fan-like scanning approach for data acquisition: methods, strengths, problems, and initial clinical experience. *Echocardiography*. 1995;12:49–59.
7. Flachskampf FA, Franke A, Job FP, et al. Three-dimensional reconstruction of cardiac structures from transesophageal echocardiography. *Am J Card Imaging*. 1995;9:141–147.
8. Sheikh K, Smith SW, von Ramm O, Kisslo J. Real-time, three-dimensional echocardiography: feasibility and initial use. *Echocardiography*. 1991;8:119–125.
9. Sugeng L, Weinert L, Thiele K, Lang RM. Real-time three-dimensional echocardiography using a novel matrix array transducer. *Echocardiography*. 2003;20:623–635.

CAPÍTULO 3

POJEÇÕES ECOCARDIOGRÁFICAS TRIDIMENSIONAIS EM TEMPO REAL NORMAIS DO SISTEMA CARDIOVASCULAR – UMA ABORDAGEM SISTEMÁTICA

Fadi G. Hage, MD • Navin C. Nanda, MD

RESUMO

Este capítulo descreve um estudo simplificado e padrão da ecocardiografia transtorácica tridimensional (3DTTE) que depende das projeções bidimensionais (2D) já familiarizadas e dos padrões de orientação anatômica com o objetivo de exibir de uma maneira consistente as estruturas cardíacas e interpretar patologia cardíaca. O exame 3D usa as mesmas janelas de aquisição que são usadas no exame ecocardiográfico 2D (eixo longo paraesternal esquerda, apical, supraesternal, supraclavicular, paraesternal direita e subcostal) adquiridas pelas posições padrão de transdutor que são familiares aos ecocardiografistas. Depois da aquisição de um conjunto de dados piramidal de volume total, são usados planos de corte sagitais, coronais e transversos para dissecar o coração.

INTRODUÇÃO

O desenvolvimento da ecocardiografia transtorácica tridimensional (3DTTE) em tempo real ao vivo revolucionou a prática da ecocardiografia.[1] A tecnologia ecocardiográfica atual é resultado de uma sucessão de inovações desde o modo M para a ecocardiografia bidimensional (2DE) seguida pelo Doppler e o Doppler colorido, a ecocardiografia transesofágica (TEE), o Doppler contrastado e tecidual, e a ecocardiografia 3D. A 3DTTE é capaz de fornecer informação benéfica em cima da 2DTTE e 2DTEE tradicionais e permite uma perspectiva anatomicamente mais realista das estruturas cardíacas. Com o objetivo de aproveitar de modo completo o valor potencial da 3DE, é importante o uso de uma abordagem sistemática.

PRINCÍPIOS DE AQUISIÇÃO DE IMAGEM

Os transdutores de arranjo de fase 3D atuais permitem imageamento instantâneo 3D renderizado em volume, Doppler colorido e harmônico.[2] O transdutor é composto de milhares de pequenos elementos, cada um dos quais é capaz de produzir um feixe de ondas ultrassônicas. Controlando o tempo de disparo dos elementos, a fase dos feixes de ondas pode ser mudada, e a direção da frente de onda pode ser alterada. Dessa maneira, o feixe de ultrassom escaneia o eixo dos X de um ponto a outro. Esta linha de escaneamento em seguida executa mudança de direção do azimute ao longo do eixo dos Y para formar uma imagem de setor em 2D, e mudança de direção em elevação ao longo do eixo dos Z para formar o conjunto de dados em 3D piramidal, contendo dados de imageamento ao longo de todos os três eixos coordenados perpendiculares (Fig. 3-1).[2]

Portanto, aquisição de imagem em tempo real é capaz de fornecer um conjunto de dados piramidal com uma região larga de interesse que pode incluir o coração inteiro em pacientes pediátricos sem mover o transdutor. Uma vez que esta imagem seja adquirida ao longo de vários batimentos cardíacos, é desejável, embora não obrigatório, que o sujeito seja capaz de prender sua respiração a fim de minimizar o artefato de movimento associado à respiração.

Figura 3-1
O feixe escaneador efetua mudança de direção de azimute ao longo do eixo Y de uma maneira em arranjo de fase e produz imagens de setor em 2D. A imagem de setor 2D efetua mudança de direção em elevação ao longo do eixo Z e finalmente produz um conjunto piramidal de dados de 3D. Cortesia de Philips Medical Systems, Bothell, WA. (Reproduzida com permissão de Wang et al.[2] [Fig. 2].)

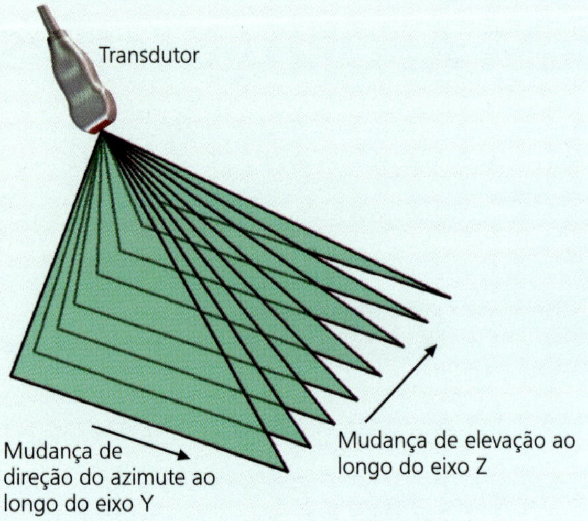

PROTOCOLO DE EXAME 3D

Com 3DTTE, as estruturas do coração são apresentadas em imagem de uma maneira realista que não exige reconstrução mental pelo ecocardiografista. Entretanto, como as imagens podem ser projeções de qualquer perspectiva, o desafio é adquirir imagem metódica e sistematicamente das várias estruturas cardíacas sem deixar passar achados importantes. A fim de efetuar isto dentro de um tempo razoável, compreendendo que há ilimitados *displays* de imageamento que podem ser usados, alguns propuseram uma abordagem simplificada e padrão para imageamento 3DTTE que depende das projeções já familiarizadas de 2DTTE e de padrões de orientação anatômica para exibir de modo consistente as estruturas cardíacas e interpretar patologia cardíaca.[3]

Diferentemente de outras modalidades de imagem, como tomografia computadorizada e imagem de ressonância magnética, que exibem imagens com relação à posição anatômica padrão do corpo humano, a ecocardiografia tradicionalmente tem exibido imagens com relação ao ventrículo esquerdo. A razão para esta distinção é que os ecocardiografistas estão interessados em imagem do ventrículo esquerdo em eixos longo e curto verdadeiros. Isto é particularmente importante porque o eixo do corpo humano faz ângulo com o eixo do coração. Usar o eixo do corpo resultaria em encurtamento do ventrículo esquerdo pela perspectiva (Fig. 3-2). Assim, a projeção de eixo curto paraesternal exibe o eixo curto verdadeiro do ventrículo esquerdo; a projeção de quatro câmaras apical exibe o eixo longo horizontal do ventrículo esquerdo; e a projeção de duas câmaras apical apresenta o eixo longo vertical do ventrículo esquerdo.

O exame 3D usa as mesmas janelas de aquisição que são usadas no exame ecocardiográfico 2D: a paraesternal esquerda, apical, supraesternal, supraclavicular, paraesternal direita e subcostal usando as posições padrão de transdutor que são familiares para os ecocardiografistas (Fig. 3-3). O *display* pressupõe que o paciente está ereto em pé e de face para o observador.

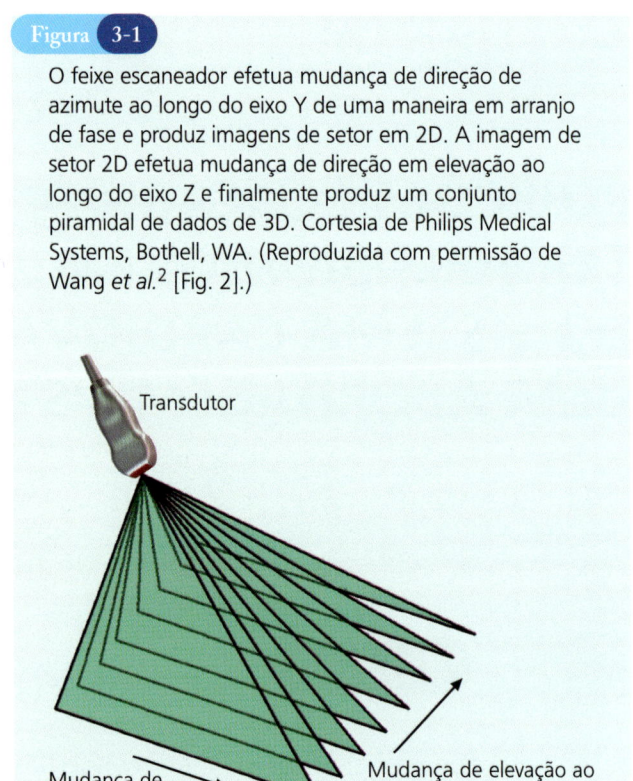

Figura 3-2

Planos de corte usados para 3DE. O eixo longo do coração está em ângulo ao eixo do corpo. Os planos do coração são em referência ao próprio coração e não ao eixo corporal. (Reproduzida com permissão de Nanda et al.[3] [Fig. 2].)

Eixo do corpo *versus* Eixo do coração

Planos do coração

Eixo longo (sagital)

Eixo curto (transverso)

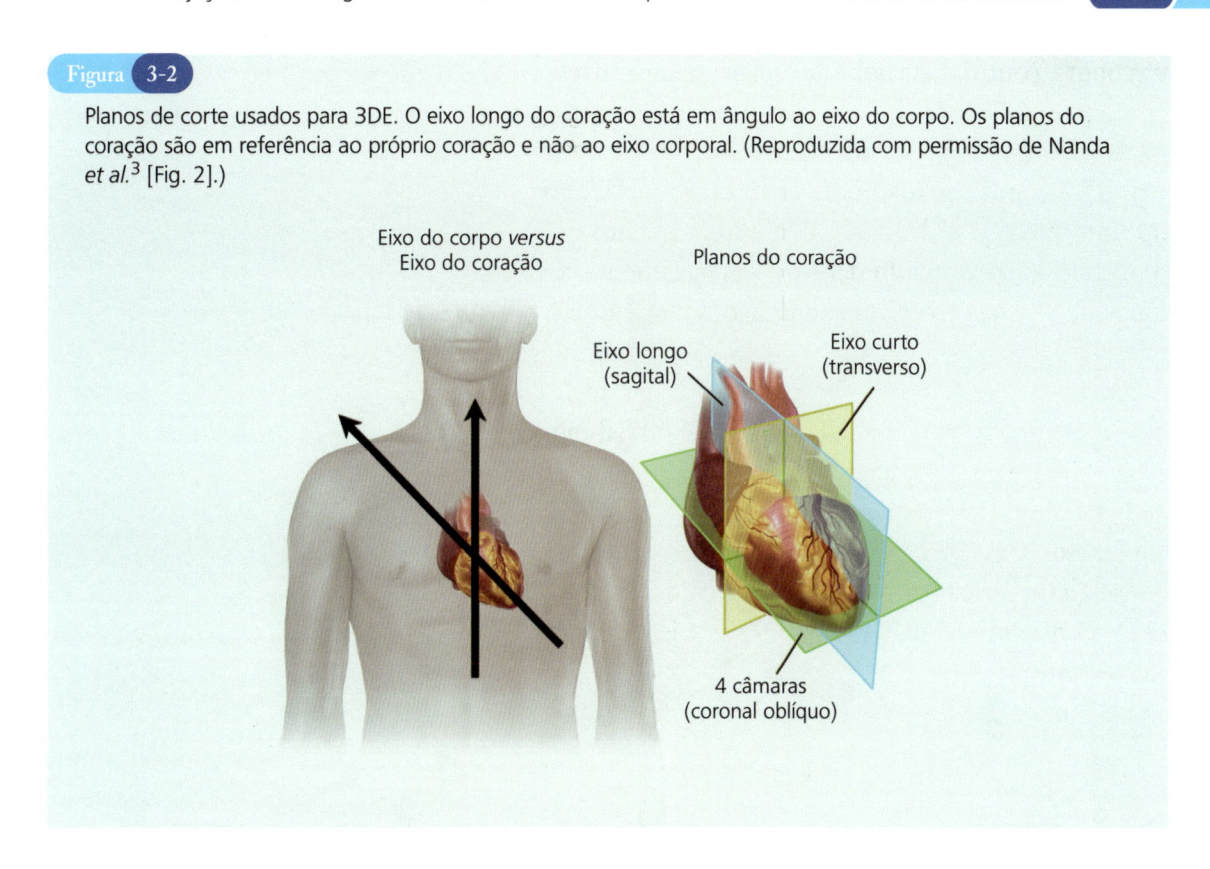

4 câmaras (coronal oblíquo)

Depois da aquisição de um conjunto de dados piramidal de volume total, planos de corte são usados para dissecar o coração. Isto pode ser realizado à beira do leito ou em um momento mais tarde, se mais conveniente, porque o conjunto de dados *(dataset)* pode ser armazenado. Nós observamos que isto pode ser de grande valor para a pessoa que está lendo as imagens, mas não efetuando o exame porque visualizar uma estrutura particular não depende das visões capturadas

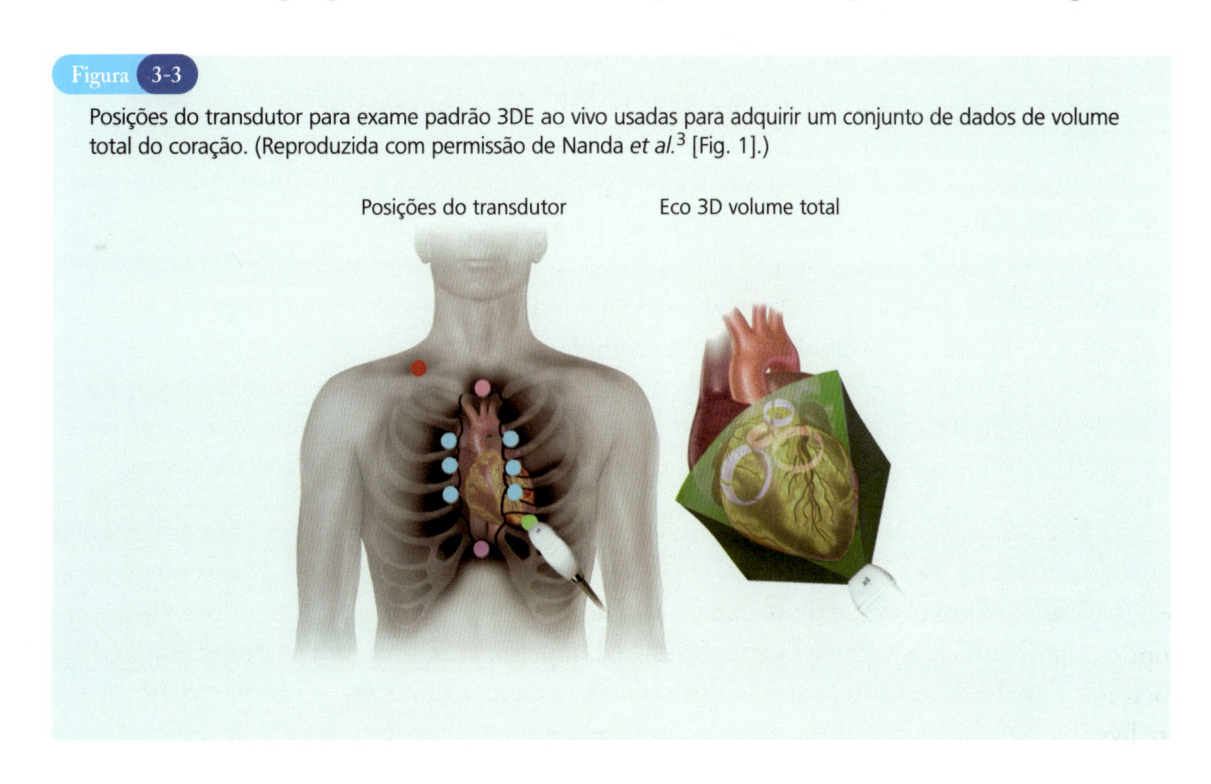

Figura 3-3

Posições do transdutor para exame padrão 3DE ao vivo usadas para adquirir um conjunto de dados de volume total do coração. (Reproduzida com permissão de Nanda et al.[3] [Fig. 1].)

Posições do transdutor

Eco 3D volume total

Figura 3-4

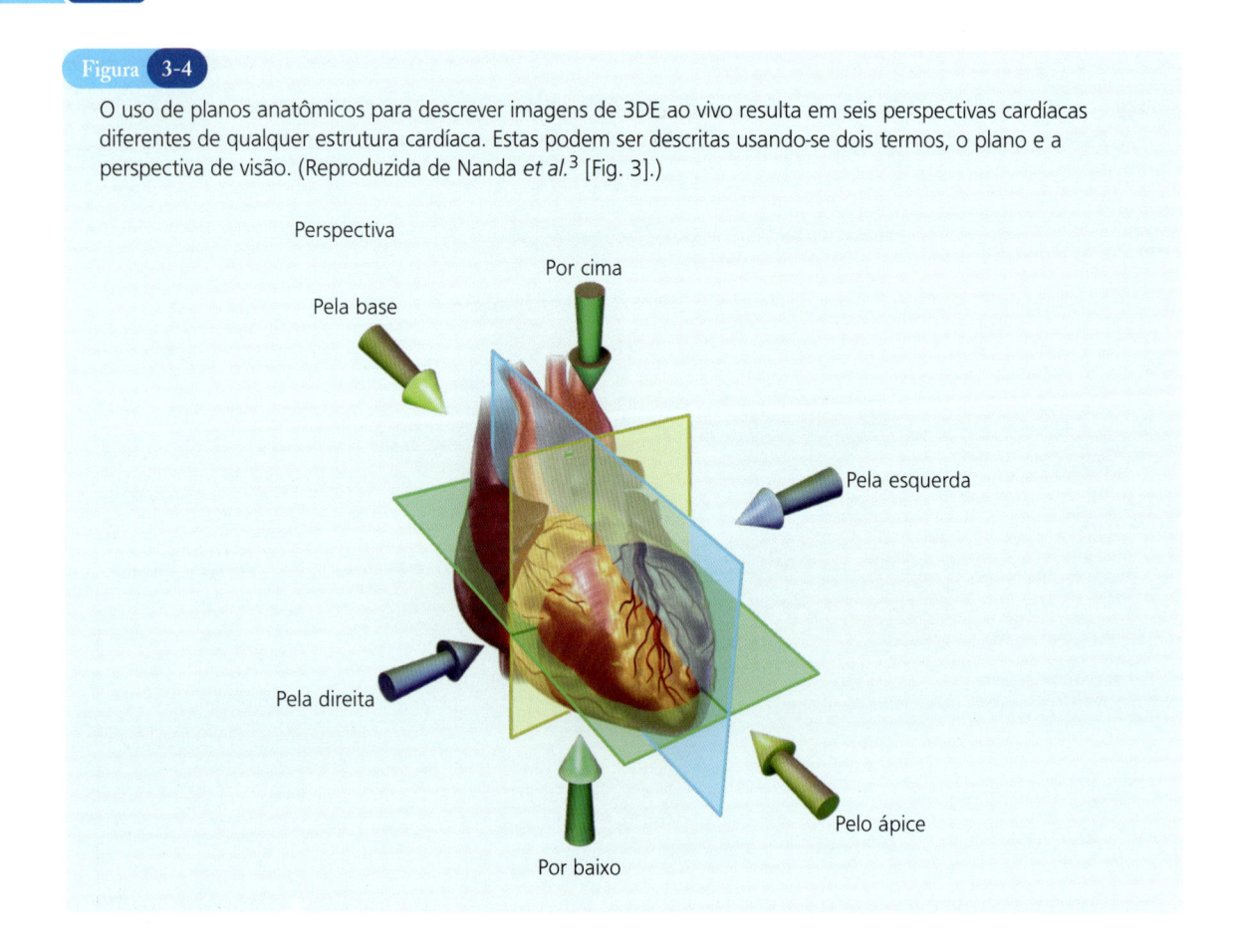

O uso de planos anatômicos para descrever imagens de 3DE ao vivo resulta em seis perspectivas cardíacas diferentes de qualquer estrutura cardíaca. Estas podem ser descritas usando-se dois termos, o plano e a perspectiva de visão. (Reproduzida de Nanda et al.[3] [Fig. 3].)

pelo ecocardiografista. A dissecção permite a visualização de estruturas 3D usando uma tela 2D. Para esta finalidade, os planos de dissecção são, também, orientados com relação ao coração em vez de à orientação do coração com relação ao corpo. Estes planos, que são, geralmente, codificados em cores, são perpendiculares uns aos outros (**Figs. 3-2** e **3-4**).[3]

Plano sagital: o plano sagital é um plano longitudinal, de eixo longo, vertical que divide o coração em partes direita e esquerda. Isto pode ser visualizado como um controle esquerda-direita ou lateral. Uma projeção de eixo longo paraesternal é conseguida, usando-se um plano sagital.

Plano coronal: o plano coronal é outro plano vertical que divide o coração em partes anterior e posterior. Este é um controle de topo-fundo ou de elevação. Uma projeção de quatro câmaras apical é conseguida, usando-se um plano coronal.

Plano transverso: o plano transverso é um plano de eixo curto que disseca o coração em partes superior e inferior. Este é um controle frente-atrás ou de profundidade. Uma projeção de eixo curto paraesternal do coração é conseguida, usando-se um plano transverso.

O uso destes planos de dissecção resulta em seis perspectivas diferentes a partir das quais qualquer estrutura pode ser visualizada (**Fig. 3-4**). Estes planos de dissecção ou de corte podem ser mais facilmente compreendidos como uma analogia da dissecção anatômica do coração, mas com a capacidade de manobrar "sem emenda" de uma projeção para outra.[3] Por essas razões, o coração pode ser secionado e estas seções exibidas, consecutivamente, como ver as páginas em um livro. Com o ápice exibido para baixo, o coração pode ser dissecado, usando-se seções sagitais

(**Fig. 3-5**), coronais (**Fig. 3-6**) ou transversas (**Fig. 3-7**). Além disso, existe disponível *software* que permite dissecar ao longo de planos oblíquos que não correspondem a qualquer dos planos perpendiculares acima, se surgir a necessidade de ver uma estrutura cardíaca por uma perspectiva diferente a fim de completar um exame abrangente.

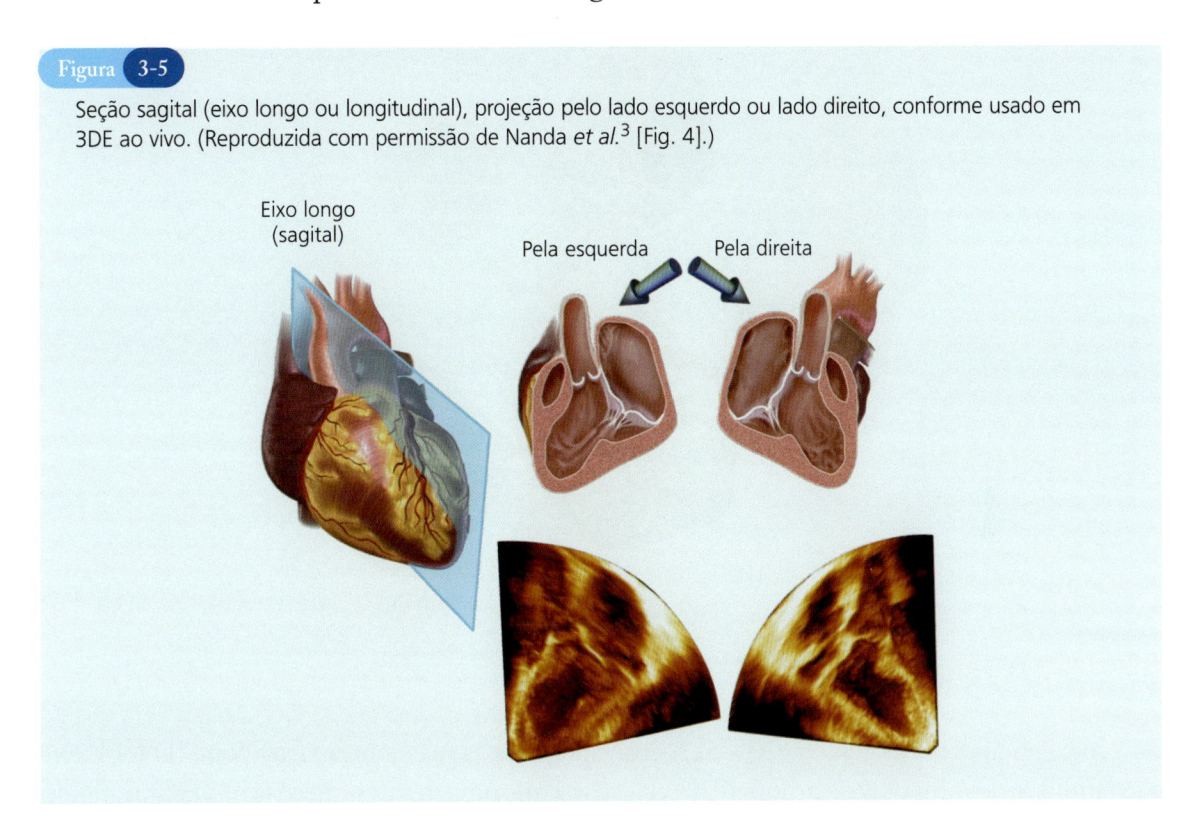

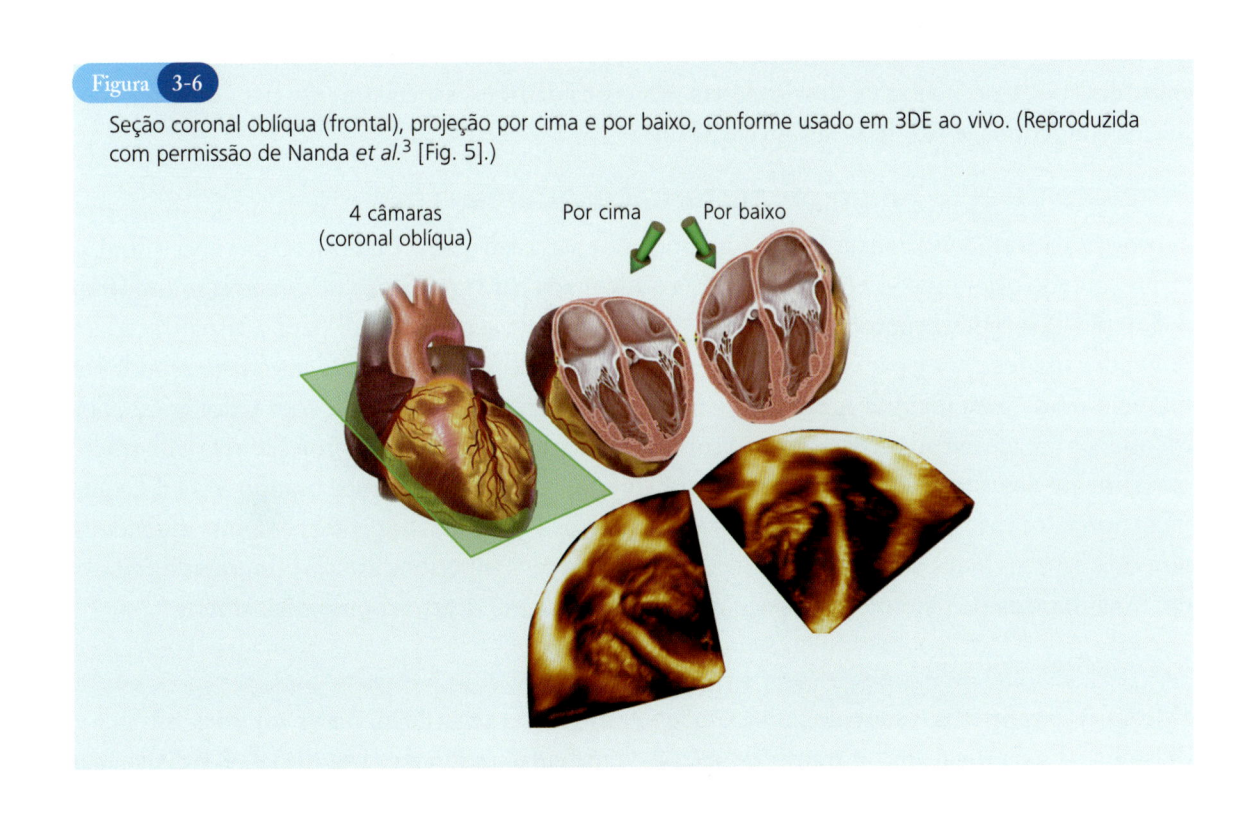

Figura 3-5
Seção sagital (eixo longo ou longitudinal), projeção pelo lado esquerdo ou lado direito, conforme usado em 3DE ao vivo. (Reproduzida com permissão de Nanda et al.[3] [Fig. 4].)

Figura 3-6
Seção coronal oblíqua (frontal), projeção por cima e por baixo, conforme usado em 3DE ao vivo. (Reproduzida com permissão de Nanda et al.[3] [Fig. 5].)

Figura 3-7

Secção transversa (eixo curto), projeção pela base ou pelo ápice, conforme usado em 3DE ao vivo. (Reproduzida com permissão de Nanda et al.[3] [Fig. 6].)

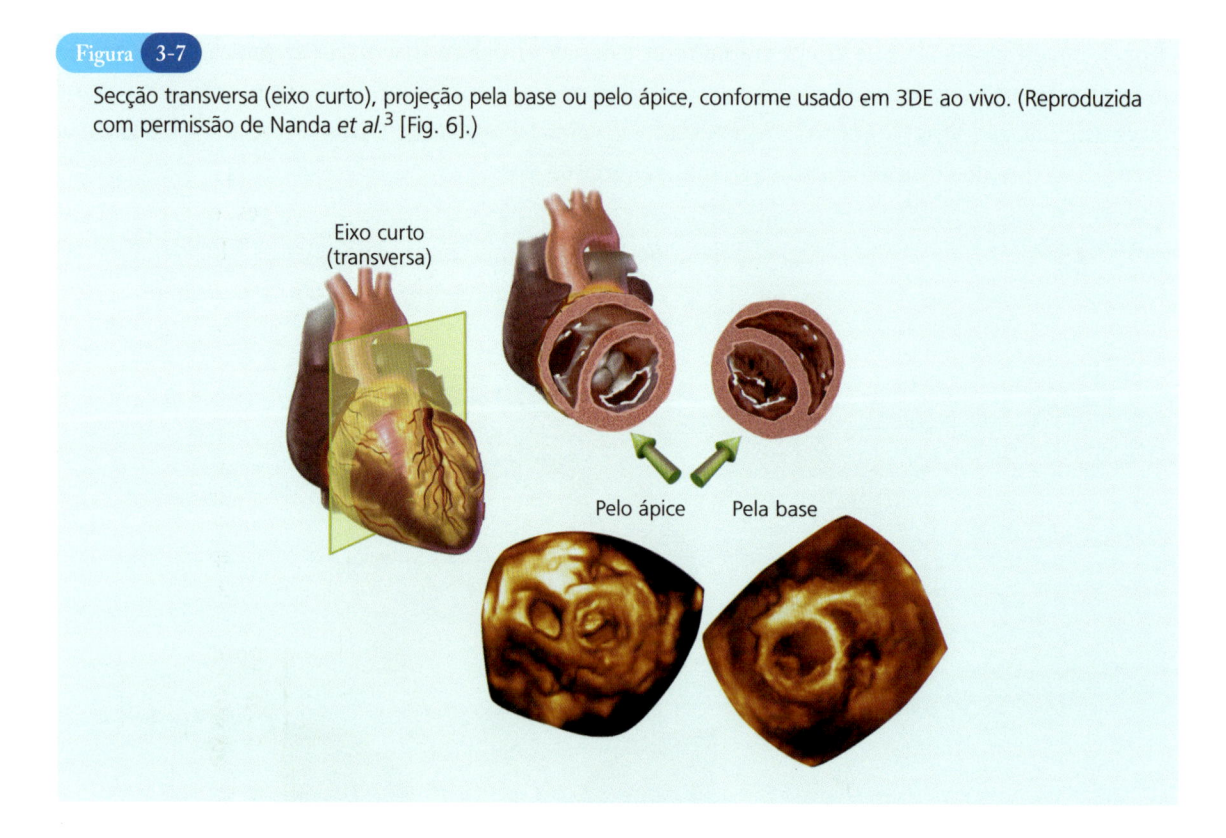

PROJEÇÕES PADRÕES

As projeções padrões usadas com 3DTTE correspondem às suas contrapartes com 2DTTE que são familiares a todos os ecocardiografistas. Uma vez que uma destas projeções seja capturada em 3D, o conjunto de dados pode, então, ser secionado, conforme detalhado anteriormente para se obter uma riqueza de informação pela visualização das estruturas cardíacas a partir de diferentes perspectivas e a qualquer profundidade.[2] Como no caso do exame 2D, a visualização de algumas estruturas pode necessitar de desvio destas projeções padrões, especialmente para defeitos cardíacos congênitos, e isto deve ser incentivado.

Projeção de eixo longo paraesternal esquerda

A projeção de eixo longo paraesternal esquerda pode ser usada para visualização da valva mitral, o átrio esquerdo e do septo interventricular. Ela é adequada para a avaliação de estenose mitral (Fig. 3-8) e defeitos septais ventriculares (Fig. 3-9).[4,5] Ela pode ser muito útil para a visualização de remendos usados para reparo de defeito septal ventricular (Fig. 3-10).[2] Esta abordagem pode ser também usada para identificar estruturas normais e diferenciá-las de entidades patológicas. Por exemplo, o espaço livre de eco posterior à aorta ascendente proximal nesta projeção tem sido tradicionalmente descrito como a artéria pulmonar direita, mas nós mostramos usando 3DTTE que, na maioria dos casos, este espaço corresponde à veia cava superior (Fig. 3-11). Alguns indivíduos têm dois espaços livres de eco que correspondem à veia cava superior e artéria pulmonar direita, e, em uma minoria de pacientes, o espaço representa realmente a artéria pulmonar direita.[6]

Projeções apicais

Pelo ápice, o ventrículo esquerdo inteiro pode ser capturado a fim de medir os volumes sistólico e diastólico finais e calcular a fração de ejeção ventricular esquerda (Fig. 3-12).[2] Este acesso demonstrou fornecer avaliação precisa e rápida dos volumes ventriculares esquerdos e da fração de ejeção com boa correlação com imagem de ressonância magnética sem suposições geométricas, assim superando muitas das deficiências da 2DTTE.[7-9] Uma vantagem da 3DTTE é sua capacidade de dizer se o ventrículo esquerdo está encurtado pela perspectiva, uma limitação particularmente comum da 2DTTE. Além disso, as projeções apicais de duas, três, quatro e cinco câmaras podem todas ser visualizadas por cortes do mesmo conjunto de dados 3D. Uma proje-

Figura 3-8
3DE ao vivo em estenose mitral. Uma imagem 3DE ao vivo da projeção de eixo longo do lado esquerdo do coração em diástole. O átrio esquerdo (LA) está aumentado, e há abertura restrita do orifício mitral (seta). (Reproduzida com permissão de Wang et al.[2] [Fig. 9B].)

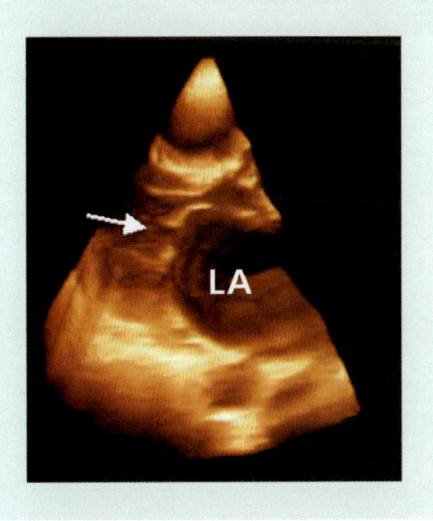

Figura 3-9
3DE ao vivo usando exibição de ângulo estreito em um paciente com um defeito septal ventricular. O defeito é visualizado claramente (seta). LA, átrio esquerdo; LV, ventrículo esquerdo; RV, ventrículo direito. (Reproduzida com permissão de Wang et al.[2] [Fig. 7A].)

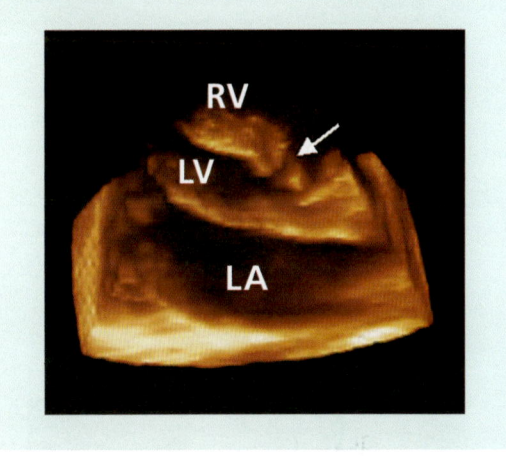

Figura 3-10A e B
Imagens de 3DTTE ao vivo/tempo real de um defeito septal interventricular que foi reparado com um remendo (seta), em duas perspectivas. A, Projeção de eixo longo do lado esquerdo do coração visto pelo aspecto superior. B, O eco da parede torácica foi removido, e o remendo aparece separando os ventrículos direito e esquerdo (RV e LV). (Reproduzida com permissão de Wang et al.[2] [Fig. 11].)

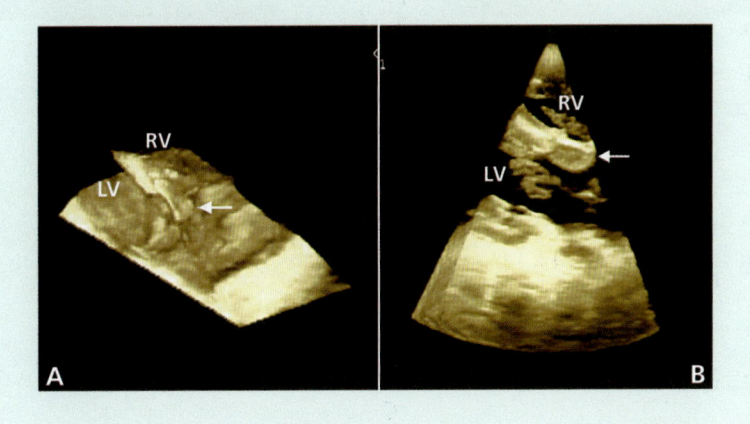

Figura 3-11A e B

A, Identificação por 3DTTE em tempo real ao vivo da veia cava superior (SVC) atrás da aorta (Ao) imageada pela projeção de eixo longo paraesternal. Um espaço livre de eco limitado atrás da aorta é imageado por uma projeção de eixo longo paraesternal. B, Inclinação do volume total do conjunto de dados 3D mostra que o espaço livre de eco, limitado (*ponta de seta*) é contínuo com o átrio direito. Isto é compatível com SVC. IVC, veia cava inferior; LA, átrio esquerdo; LV, ventrículo esquerdo; RA, átrio direito; RV, ventrículo direito; TV, valva tricúspide. (Reproduzida com permissão de Burri et al.[6] [Fig. 2A e C].)

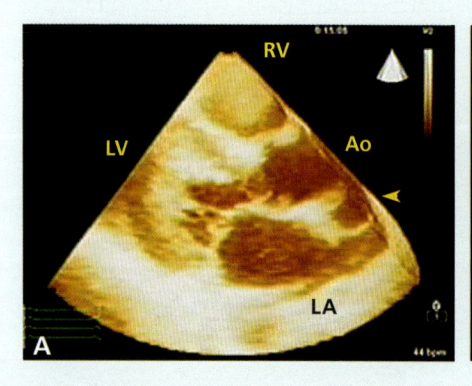

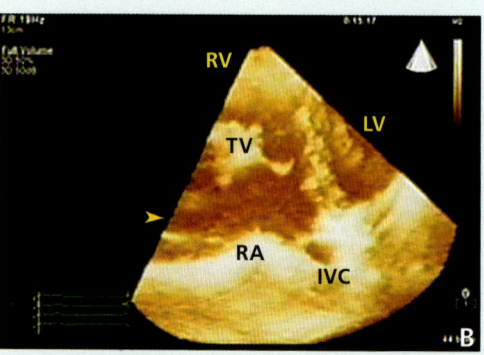

Figura 3-12

3DTTE em tempo real ao vivo. Exame apical. Volume 3D reconstruído do ventrículo esquerdo. (Reproduzida com permissão de Wang et al.[2] [Fig. 13D].)

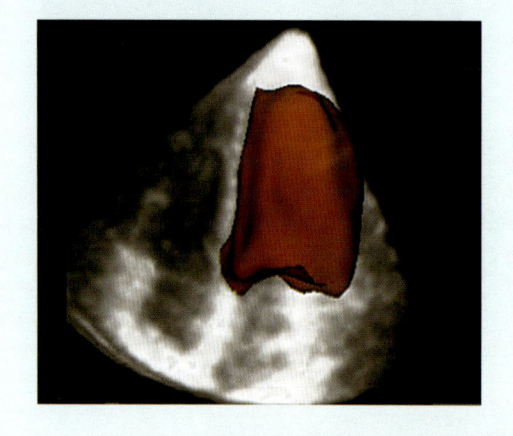

Figura 3-13

3DTTE em tempo real ao vivo. Exame apical. Corte do conjunto de dados 3D apical permite visão de todas as quatro valvas cardíacas simultaneamente. Isto não é possível usando-se 2DE padrão. AV, valva aórtica; MV, valva mitral; PV, valva pulmonar; TV, valva tricúspide. (Reproduzida com permissão de Philips Medical Systems, Bothell, WA.)

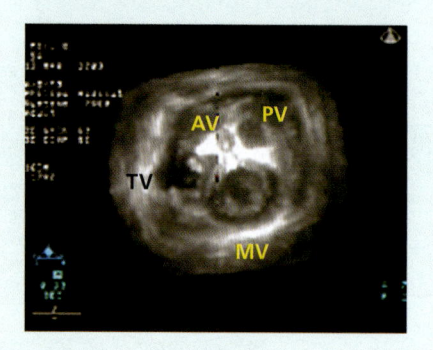

ção especialmente interessante que pode facilitar a apreciação da relação anatômica das valvas pela visualização de todas as quatro valvas cardíacas simultaneamente, de uma maneira não possível com 2DTTE, pode também ser obtida pela projeção apical (Fig. 3-13).[2]

Projeção supraesternal

A projeção supraesternal é a projeção que permite visualização da aorta ascendente, arco aórtico e aorta descendente proximal. Por esta projeção também se pode adquirir imagem dos vasos originados do arco aórtico, das artérias pulmonares e das veias inominadas (Fig. 3-14).[10]

Projeção supraclavicular

Pela projeção supraclavicular, a extensão inteira da veia cava superior e a junção da veia cava inferior com o átrio direito podem ser bem visualizadas. Esta projeção pode, também, complementar a projeção supraesternal para obter imagem do arco aórtico e das principais artérias e das veias adjacentes (Fig. 3-15).[10]

Projeção paraesternal direita

A janela paraesternal direita proporciona uma projeção essencial no exame 3DTTE. Esta projeção pode ser muito útil especialmente em pacientes com aumento cardíaco direito, derrame pericárdico, ou dilatação da aorta ascendente, que empurram o pulmão direito para longe do esterno e propiciam uma projeção inobstruída das estruturas cardíacas.[10] Em pacientes com defeito septal atrial, por exemplo, o septo inteiro pode ser visualizado de frente. Esta projeção é especialmente útil para avaliação da margem do defeito e da relação entre o defeito e as estruturas adjacentes, o que é crucial para decidir sobre o uso de um aparelho percutâneo para fechar o defeito (Fig. 3-16).[11-13] Também por esta projeção, as veias cavas superior e inferior e a conexão do seio coronário ao átrio direito bem como as veias pulmonares entrando no átrio esquerdo podem ser bem visualizadas. Esta projeção pode ser também usada para visualizar o apêndice atrial direito e os três folhetos da valva tricúspide, que são difíceis de ver com 2DTTE. Outras estruturas que podem ser vistas por esta projeção incluem a aorta ascendente, a origem e parte proximal da artéria coronária principal esquerda, e a valva pulmonar e artéria pulmonar com seus ramos.

Figura 3-14
Exame 3DE supraesternal ao vivo demonstrando um segmento longo da artéria inominada (IA) ramificando-se do arco aórtico. AA, aorta ascendente. (Reproduzida com permissão de Patel et al.[10] [Fig. 5a].)

Figura 3-15
Exame 3DTTE supraclavicular ao vivo. Imagem encurtada pela perspectiva demonstra ambas as veias inominadas direita e esquerda (RIV e LIV) se juntando para formar a veia cava superior (SVC), que, em seguida, entra no átrio direito (RA). Uma válvula venosa (V) é projeção na entrada da SVC. Outra válvula venosa (V1) é visualizada na junção da veia ázigo (AZ) e a SVC. A veia cava inferior (IVC) é também mostrada entrando no RA inferiormente. AA, aorta ascendente; CT, crista *terminalis*. (Reproduzida com permissão de Patel et al.[10] [Fig. 4A].)

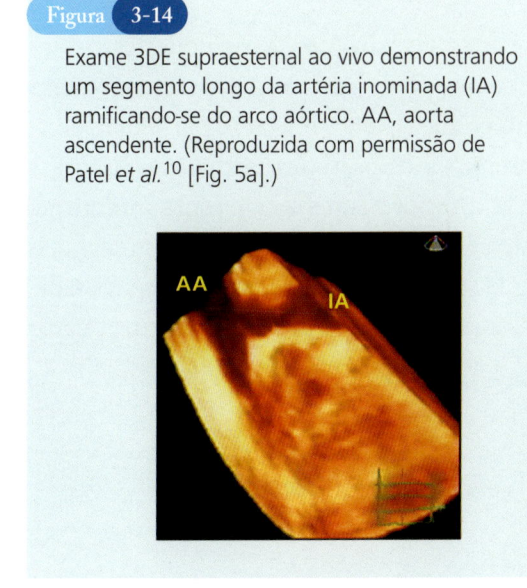

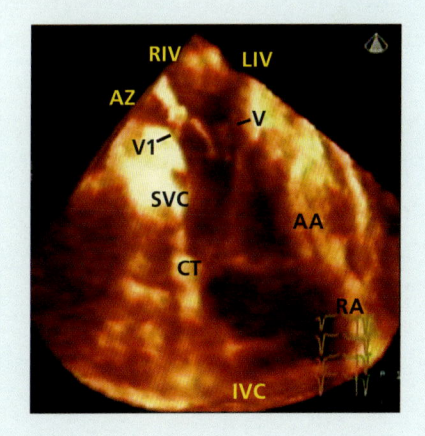

Figura 3-16 A, B e C

Exame TTE paraesternal direito 3D ao vivo do septo atrial e veias cavas superior e inferior. *A*, O septo atrial (*), a entrada da veia cava superior (SVC) no átrio direito, a base do apêndice atrial direito (RAA), valva tricúspide (TV) e átrio esquerdo (LA) são mostrados. *B*, A imagem precedente foi inclinada para ver o septo atrial (*) de face e para demonstrar mais claramente a entrada das veias pulmonares superior e inferior direitas (RUPV e RLPV) no LA. *C*, A entrada do seio coronário (CS) no átrio direito está mostrada. Um segmento mais longo da SVC está demonstrado. RA, átrio direito; RV, ventrículo direito. (Reproduzida com permissão de Patel *et al.*[10] [Fig. 1A-C].)

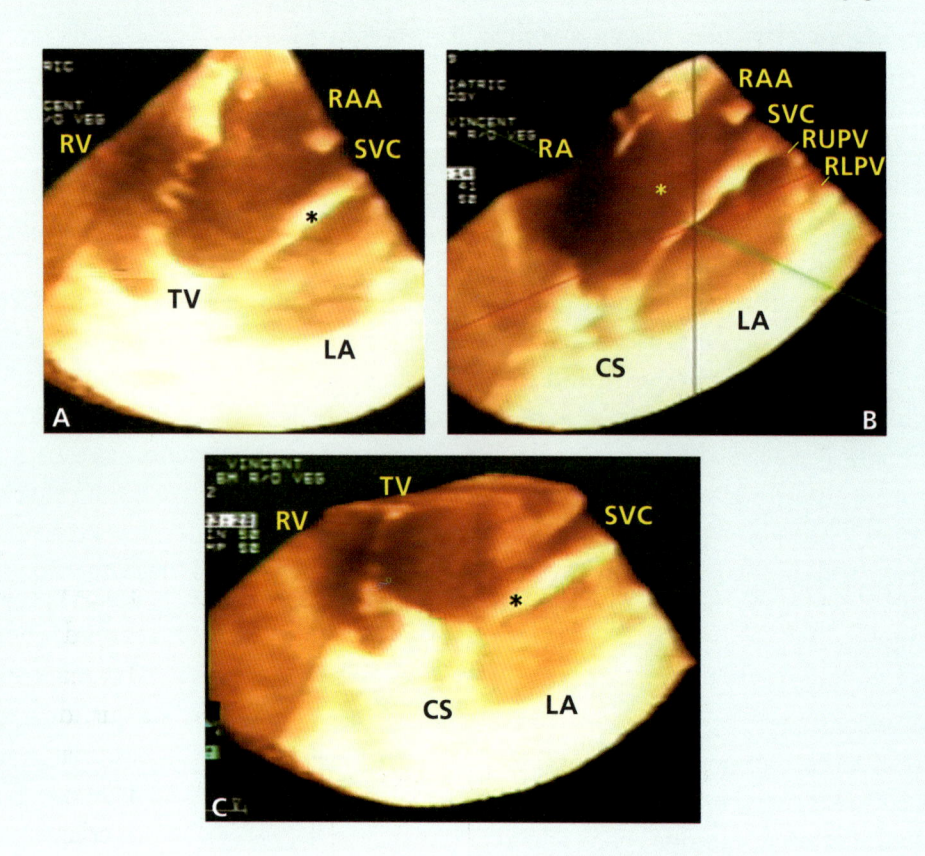

Projeção subcostal

A projeção subcostal pode ser extremamente valiosa para a visualização de qualquer estrutura cardíaca em pacientes com janelas acústicas difíceis pelas projeções tradicionais de uma maneira muito semelhante ao exame 2DTTE (Fig. 3-17).[14] Em crianças, esta projeção é particularmente atraente para visualizar os ventrículos esquerdo e direito, os átrios, todas as quatro valvas cardíacas, a artéria pulmonar e sua bifurcação, as veias cavas inferior e superior e o septo interatrial. Na projeção subcostal, o feixe ultrassônico interrogador é perpendicular ao septo interatrial, o que proporciona melhor avaliação desta estrutura do que outras projeções e possibilita a visualização de defeitos septais atriais e outros defeitos congênitos, como será descrito em outros capítulos.

Figura 3-17

3DTTE em tempo real ao vivo. Exame subcostal. Demonstra diversas estruturas anatômicas obtidas por corte de conjuntos de dados 3D adquiridos por via subcostal. A *seta* denota o ápice ventricular direito. AS, septo interatrial; AV, valva aórtica; LA, átrio esquerdo; LPA, artéria pulmonar esquerda; PV, valva pulmonar; RPA, artéria pulmonar direita. (Reproduzida com permissão de Nanda et al.[14] [Fig. 3-24G].)

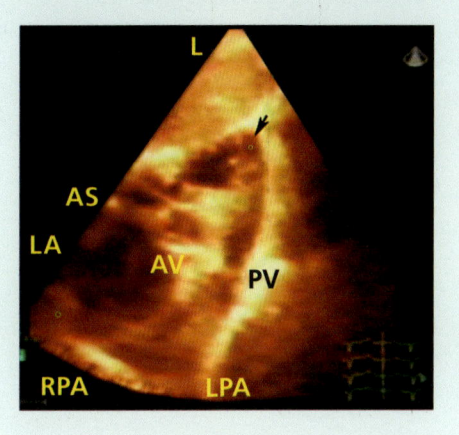

CONCLUSÃO

Até agora, 3DTTE tem sido usada como uma ferramenta que complementa, em vez de substituir, o exame 2DTTE.[15] Na prática, usamos 3DTTE para fornecer acréscimo de informação que não é fornecido pelo exame 2DTTE. Obviamente, se a janela acústica for inadequada e as imagens 2D forem subótimas, então 3DTTE não será capaz de melhorar a qualidade das imagens. Nessas situações, 2DTEE pode ser mais apropriada para fornecer a informação desejada. A 3DTEE pode ser útil ao combinar as vantagens de melhor qualidade de imagem e perspectiva 3D.[16] Entretanto, 3DTEE ainda não é, atualmente, disponível para bebês e crianças.

REFERÊNCIAS

1. Hage FG, Nanda NC. Real-time three-dimensional echocardiography: a current view of what echocardiography can provide? *Indian Heart J.* 2009;61(2):146–155.
2. Wang XF, Deng YB, Nanda NC, et al. Live three-dimensional echocardiography: imaging principles and clinical application. *Echocardiography.* 2003;20(7):593–604.
3. Nanda NC, Kisslo J, Lang R, et al. Examination protocol for three-dimensional echocardiography. *Echocardiography.* 2004;21(8):763–768.
4. Singh V, Nanda NC, Agrawal G, et al. Live three-dimensional echocardiographic assessment of mitral stenosis. *Echocardiography.* 2003;20(8):743–750.
5. Mehmood F, Miller AP, Nanda NC, et al. Usefulness of live/real time three-dimensional transthoracic echocardiography in the characterization of ventricular septal defects in adults. *Echocardiography.* 2006;23(5):421–427.
6. Burri MV, Mahan EF 3rd, Nanda NC, et al. Superior vena cava, right pulmonary artery or both: real time two-and three-dimensional transthoracic contrast echocardiographic identification of the echo-free space posterior to the ascending aorta. *Echocardiography.* 2007;24(8):875–882.
7. Qi X, Cogar B, Hsiung MC, et al. Live/real time three-dimensional transthoracic echocardiographic assessment of left ventricular volumes, ejection fraction, and mass compared with magnetic resonance imaging. *Echocardiography.* 2007;24(2):166–173.

8. Sugeng L, Mor-Avi V, Weinert L, *et al.* Quantitative assessment of left ventricular size and function: side-by-side comparison of real-time three-dimensional echocardiography and computed tomography with magnetic resonance reference. *Circulation.* 2006;114(7):654–661.
9. Mor-Avi V, Jenkins C, Kühl HP, *et al.* Real-time 3-dimensional echocardiographic quantification of left ventricular volumes: multicenter study for validation with magnetic resonance imaging and investigation of sources of error. *JACC Cardiovasc Imaging.* 2008;1(4):413–423.
10. Patel V, Nanda NC, Upendram S, *et al.* Live three-dimensional right parasternal and supraclavicular transthoracic echocardiographic examination. *Echocardiography.* 2005;22(4):349–360.
11. Mehmood F, Vengala S, Nanda NC, *et al.* Usefulness of live three-dimensional transthoracic echocardiography in the characterization of atrial septal defects in adults. *Echocardiography.* 2004;21(8):707–713.
12. Sinha A, Nanda NC, Misra V, *et al.* Live three-dimensional transthoracic echocardiographic assessment of transcatheter closure of atrial septal defect and patent foramen ovale. *Echocardiography.* 2004;21(8):749–753.
13. Singh A, Romp RL, Nanda NC, *et al.* Usefulness of live/real time three-dimensional transthoracic echocardiography in the assessment of atrioventricular septal defects. *Echocardiography.* 2006;23(7):598–608.
14. Nanda NC, Hsiung MC, Miller AP, *et al. Live/Real Time 3D Echocardiography.* Oxford, UK: Wiley-Blackwell; 2010.
15. Pothineni KR, Inamdar V, Miller AP, *et al.* Initial experience with live/real time three-dimensional transesophageal echocardiography. *Echocardiography.* 2007;24(10):1099–1104.
16. Ge S. How can we best image congenital heart defects? Are two-dimensional and three-dimensional echocardiography competitive or complementary? *J Am Soc Echocardiogr.* 2010 Jul;23(7):722–725.

CAPÍTULO 4

ECOCARDIOGRAFIA TRIDIMENSIONAL COM DOPPLER COLORIDO EM TEMPO REAL

Shuping Ge, MD

RESUMO

Ecocardiografia tridimensional com Doppler colorido em tempo real (RT3DCDE) qualitativa e quantitativa tornou-se parte integrante da ecocardiografia tridimensional (3DE) para avaliação de cardiopatias congênita e adquirida. Este capítulo apresenta uma súmula da evidência disponível sobre o uso de métodos de RT3DCDE qualitativa e quantitativa para examinar várias anormalidades de fluxo em cardiopatias congênitas (CHDs). Muitos destes métodos podem ser incorporados em estudos de 3DE de rotina para diagnóstico e avaliação de CHD. Avaliação qualitativa e semiquantitativa de fluxo e anormalidades de fluxo intra e extracardíaco bem como medições volumétricas de fluxo por RT3DCDE e aplicações clínicas em CHD são discutidas.

INTRODUÇÃO

Ecocardiografia com Doppler convencional, incluindo Doppler de onda pulsada, ondas contínuas e de fluxo em cores, constitui uma modalidade integrante para o diagnóstico e avaliação de cardiopatia congênita (CHD). Em 1994, Belohlavek et al.[1] desenvolveram um algoritmo para segmentar e reconstruir fluxos de Doppler colorido em três dimensões em humanos. Este trabalho demonstrou pela primeira vez a exequibilidade da reconstrução tridimensional (3D) de velocidades ao Doppler colorido selecionadas em cima da anatomia circundante para permitir apreciação de padrões espaciais complexos de velocidade e fluxo em doenças cardiovasculares.[1] O entusiasmo inicial conduziu ao desenvolvimento de sistemas comercialmente disponíveis que podem ser usados para reconstruir o fluxo laminar através dos orifícios das valvas cardíacas[2,3] e para visualizar fluxo turbulento em doenças das valvas.[4-6] Ao mesmo tempo, uma técnica 3D com Doppler quantitativa foi desenvolvida e validada para reconstruir sinais de velocidade para derivar fluxo volumétrico, usando estudos *in vitro* e *in vivo*.[7,8]

O uso clínico da ecocardiografia 3D Doppler tornou-se exequível depois que a ecocardiografia 3D (3DE) em tempo real veio a ser disponível no começo dos anos 2000.[9] Esta nova técnica foi primeiro usada para avaliar doença valvar qualitativa e quantitativamente.[10–12] Nós desenvolvemos uma nova técnica para medir fluxo volumétrico usando 3DE com Doppler em tempo real,[13] o que estimulou a comercialização desta técnica.[14] Outras aplicações, como aquisição de imagem de defeitos cardíacos complexos[15] e defeitos arteriais aórticos e pulmonares foram, também, demonstrados.[16]

Hoje, a ecocardiografia 3D com Doppler colorido em tempo real (RT3DCDE) se tornou parte integrante da 3DE para avaliação de cardiopatias congênita e adquirida.[17-19] Este capítulo resume a evidência disponível sobre o uso de métodos de RT3DCDE qualitativos e quantitativos para examinar várias anormalidades de fluxo em CHDs. Muitos destes métodos podem ser incorporados em estudos de 3DE de rotina para diagnóstico e avaliação de CHD (Tabela 4-1). Avaliações qualitativa e semiquantitativa de fluxo e anormalidades de fluxo intra e extracardíaco são discutidas primeiro, seguidas por medições de fluxo volumétricas por RT3DCDE e aplicações clínicas em CHD.

AVALIAÇÃO DE FLUXO QUALITATIVA: DEFEITOS INTRACARDÍACOS

Uma das primeiras aplicações de Doppler de fluxo colorido bidimensional (2D) é para demonstrar a propriedade, direção e magnitude do fluxo sanguíneo no interior do coração, como jatos de cor relacionados com doenças valvares, para diagnóstico e avaliação semiquantitativa de anormalidades de fluxo. O advento da RT3DCDE não apenas acrescenta outra dimensão à imagem destes eventos de fluxo, mas também permite a compreensão da interação do fluxo dentro das câmaras cardíacas e dos vasos.

Cardiopatia valvar

Valvopatias congênitas pré- ou pós-operatórias são comuns e podem levar à importante estenose e/ou regurgitação valvar. Muitos estudos *in vitro* e *in vivo* validaram a utilidade da RT3DCDE para o diagnóstico e avaliação de doenças das valvas, em comparação ao método Doppler 2D colorido (Tabelas 4-2 e 4-3).

Para avaliar a gravidade da regurgitação valvar, pode-se usar ecocardiografia 2D e Doppler conforme recomendado pela *American Society of Echocardiography* para medir (1) o tamanho do jato com ou sem normalização do tamanho de câmara; (2) a largura proximal do jato ou *vena contracta*; (3) o tamanho da região de convergência de fluxo proximal ou área de superfície de isovelocidade proximal (PISA); (4) características ao Doppler espectral; (5) tamanho da câmara ventricular e (6) volume regurgitante (RV) quantitativo, fração regurgitante e área efetiva do orifício regurgitante (EROA).[20]

Estudos mostraram que RT3DCDE é mais precisa e reprodutível para medição dos volumes do jato regurgitante, área da *vena contracta*, área de superfície de isovelocidade da região de

Tabela 4-1 Aplicações da RT3DCDE nas CHD
Avaliação qualitativa do fluxo
Defeitos intracardíacos • Cardiopatia valvar (p. ex., regurgitação mitral) • Defeitos de *shunt* da esquerda para a direita (p. ex., defeito septal ventricular)
Defeitos extracardíacos • Anormalidades aórticas e da artéria pulmonar (p. ex., coarctação da aorta) • Anormalidades venosas pulmonares
Medições de fluxo
SV e débito cardíaco Doenças valvares Defeitos de *shunt*

Ecocardiografia Tridimensional com Doppler Colorido em Tempo Real

Tabela 4-2 Uso da RT3DCDE para medir volume de jato regurgitante de valvopatia

Estudo				RT3DCDE versus graduação de angiografia		RT3DCDE versus volume regurgitante		RT3DCDE versus fração regurgitante	
				área do jato 2D	volume do jato 3D	área do jato 2D	volume do jato 3D	área do jato 2D	volume do jato 3D
De Simone et al., 1999[6]	MR nativa	3DR	n = 58	3DR versus angiografia e Doppler 2D	r = 0,73	r = 0,90	r = 0,66	r = 0,90	r = 0,68	r = 0,80
De Simone et al., 1999[21]	Reparo MR	3DR	n = 24	3DR versus Doppler 2D			r = 0,40[a]	r = 0,85	r = 0,45[a]	r = 0,71
De Simone et al., 1999[5]	MR nativa	3DR	n = 63	3DR versus Doppler 2D				r = 0,90		r = 0,76
Olu et al., 2006[22]	AR nativa	RT	n = 23	RT3DCDE versus 2DE				r = 0,93		r = 0,88
Sugeng et al., 2007[23]	MR/TR nativas	RT	n = 56	RT3DCDE versus PISA				r = 0,7–0,8		

3DR, reconstrução tridimensional; AR, regurgitação aórtica; MR, regurgitação mitral; PISA, área da superfície de isovelocidade proximal; RT, tempo real; TR, regurgitação tricúspide.
[a]P > 0,05.

Tabela 4-3 Medição da vena contracta usando RT3DCDE

Estudo					VC 3D vs. referência	VC 2D vs. referência	VC 3D × VTI versus referência	VC 2D × VTI versus referência
Mori et al., 1999[24]	AR	3DR	n = 6	3DR versus sonda de fluxo	r = 0,99		r = 0,99	
Ishii et al., 2001[25]	VSD	3DR	n = 19	3DR versus cateterismo			r = 0,95	
Khanna et al., 2004[11]	MR	RT	n = 44	RT3DCDE versus angiografia	r = 0,88	r = 0,55		
Fang et al., 2005[12]	AR	RT	n = 56	RT3DCDE versus angiografia/cirurgia	r = 0,95	r = 0,92		
Little et al., 2008[26a]	MR	RT	n = 61	RT3DCDE versus Doppler EROA	r = 0,87	r = 0,60		
Pothineni et al., 2008[27]	PR	RT	n = 82	RT3DCDE versus Doppler colorido 2D	r = 0,76		r = 0,76	
Marsan et al., 2009[28]	MR	RT	n = 64	RT3DCDE versus CMR			r = 0,94; MD = – 0,08 mL	MD = 2,9 mL
Shanks et al., 2010[29]	MR	RT	n = 30	RT3DCDE versus CMR			MD = – 2,32 mL	MD =– 12,4 mL

3DR, reconstrução tridimensional; AR, regurgitação aórtica; EROA, área do orifício regurgitante efetiva; MD, diferença média; MR, regurgitação mitral; PR, regurgitação pulmonar; RT, tempo real; VC, vena contracta; VSD, defeito septal ventricular; VTI, integral de velocidade-tempo.

convergência do fluxo, e volumes atriais ou ventriculares. Por essas razões, ela é superior e complementar à ecocardiografia 2D (2DE) e ecocardiografia com Doppler para as avaliações qualitativa e quantitativa de doença valvar.

Volume do jato por RT3DCDE

Uma das primeiras aplicações da RT3DCDE é para medir o volume do jato regurgitante por doença valvar. A Figura 4-1 demonstra a metodologia para medir volume de jato por RT3DCDE. Os estudos de validação estão sumarizados na Tabela 4-2.[5,6,21–23] A evidência disponível mostrou que RT3DCDE é superior a 2D com Doppler colorido para delinear tamanho e geometria do jato em cor e qualificar o volume do jato, RV e fração regurgitante, especialmente de jatos excêntricos.[5,21] Uma limitação importante é que a maioria destes estudos comparou RT3DCDE com técnicas quantitativas 2D e Doppler ou com angiografia. Justifica-se estudo futuro para validar estas técnicas usando referências mais precisas e independentes, como imagem de ressonância magnética cardíaca (CMR).

Figura 4-1A, B, C, D, E, F, G, H e I

Medição do volume do jato por 2DE e RT3DDE. *A*, Método semiquantitativo para estimar gravidade do jato conforme efetuada em dois planos (projeções de duas e de quatro câmaras). Área do jato e área atrial esquerda foram traçadas. *B–I*, Metodologia usada para calcular a razão do volume do jato para atrial. Inicialmente, o jato foi alinhado em duas projeções perpendiculares, e o volume regurgitante foi calculado, traçando-se a maior área do jato na sístole em oito planos finos, resultando em reconstrução de superfície para derivar o volume do jato. No mesmo quadro, superfície e volume atriais *(direita)* foram reconstruídos, traçando-se o átrio em oito planos equiangulados. (Com permissão de Sugeng et al.[23])

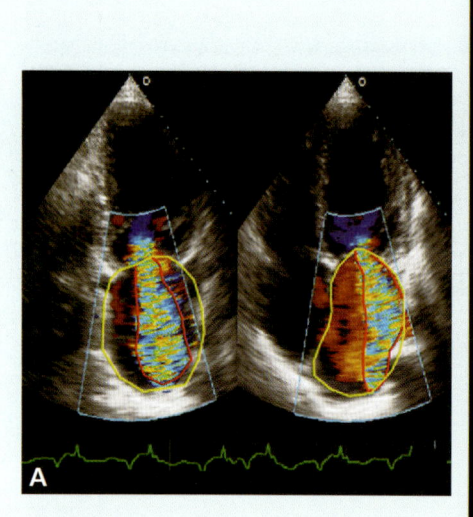

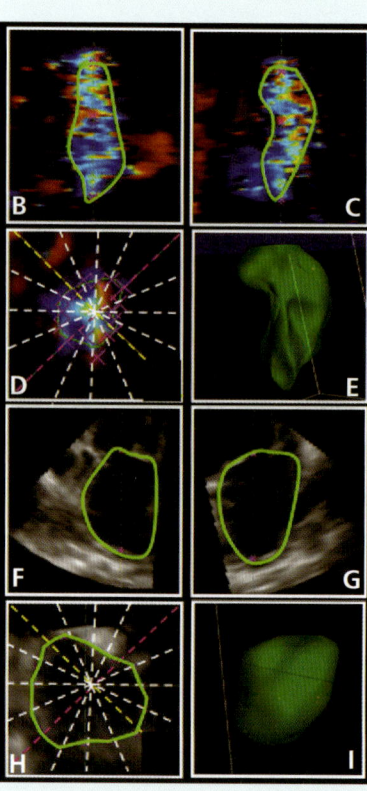

Figura 4-2A e B

Avaliação por 3D com Doppler colorido da *vena contracta* ou EROA. *A*, O conjunto de dados de 3D com Doppler colorido é cortado manualmente, usando-se o plano perpendicular à direção do jato até ser alcançada a mais estreita área de seção transversa do jato. *B*, Em uma projeção de frente, a 3D EROA é medida por planimetria manual do sinal de Doppler colorido. Um exemplo de uma 3D EROA assimétrica alongada ao longo da linha de coaptação dos folhetos é apresentado, para o qual o método de convergência hemisférica usando pressuposições geométricas pode não ser aplicável. (Com permissão de Shanks *et al*.[29])

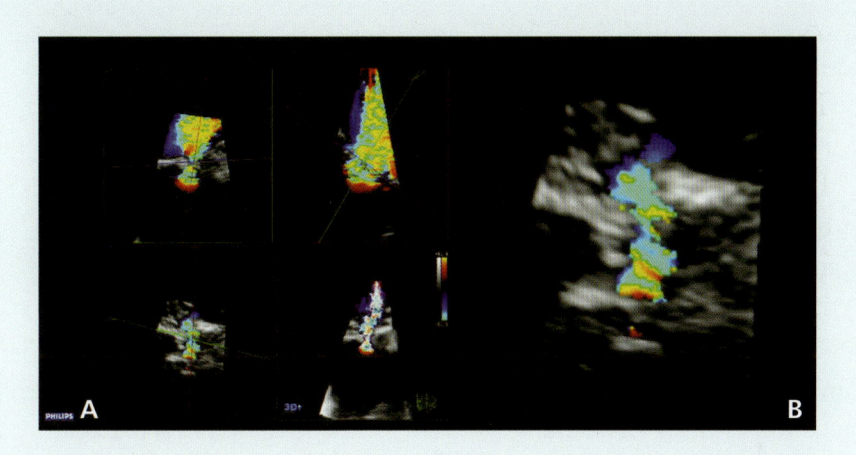

Vena contracta e RV

A geometria da *vena contracta* ou da EROA varia entre pacientes individuais com doença valvar. Muitos estudos confirmaram que RT3DCDE é mais precisa para a medição da *vena contracta* (Fig. 4-2) e é independente das pressuposições geométricas, como relacionadas com o fluxo 2D Doppler colorido. A Tabela 4-3 dá um sumário dos estudos publicados validando a utilidade da medição da *vena contracta*, usando RT3DCDE.[11,12,24–30]

Para medir a *vena contracta* usando RT3DCDE, o jato do Doppler colorido é obtido por RT3DCDE. Os ajustes do sistema RT3DCDE devem ser otimizados primeiro. O tamanho da caixa de cor é ajustado para incluir o jato inteiro. Em seguida, é crucial obter a mais alta resolução temporal, isto é, frequência de quadros, para evitar subestimativa do volume máximo do jato e da *vena contracta*. Cooperação do paciente é importante para evitar artefatos entre subvolumes durante aquisição de imagem por disparo eletrocardiográfico. Depois de obtida a imagem, é necessário análise *on-line* ou *off-line*, usando reconstrução multiplanar. A imagem é exibida em três planos ortogonais. Alinhamento do plano de corte é necessário para obter uma seção transversa que seja a menor em área, isto é, a *vena contracta*, para planimetria da área pelo traçado manual dos contornos de cores (Fig. 4-2).[29]

RV pode ser calculado do seguinte modo: RV = EROA × integral de velocidade–tempo (VTI). Este método foi validado por comparação do RV por medições com 2D ao Doppler colorido, RT3DCDE e CMR.[28,29] Marsan *et al*.[28] realizaram uma comparação cabeça a cabeça entre RT3DCDE e CMR codificado por velocidade para a avaliação de regurgitação mitral funcional. RV medido por RT3DCDE mostrou excelente correlação com RV medido por CMR ($r = 0,94$), e não houve diferença significativa entre estas técnicas (diferença média = –0,08 mL/batimento). Em contraposição, o uso de 2DE por meio da projeção de quatro câmaras subestimou significativamente o RV ($P = 0,006$) em comparação à CMR (diferença média = 2,9 mL/batimento). A abordagem 2D elíptica demonstrou uma melhor concordância com CMR (diferença média = –1,6 mL/batimento, $P = 0,04$). Em outro estudo, Shanks *et al*.[29] compararam

Tabela 4-4 Método da PISA para medição de regurgitação valvar usando RT3DCDE

Estudo		Referência	RT3DCDE *versus* CWD	Modo M	2D	3D
Li *et al.*, 2000[36]	*In vitro*	Taxa de fluxo real				r = 0,97–0,99
Coisne *et al.*, 2002[35]	*In vitro*	Taxa de fluxo real	–5,5%[a]	–32,1%[a]	–44,2%*	–2,6%[a]
Little *et al.*, 2007[26b]	*In vitro*	Taxa de fluxo real			r = 0,69[b]	r = 0,96[b]
Pirat *et al.*, 2009[39]	*In vitro*	Taxa de fluxo real			r = 0,69[c]	r = 0,83[c]

CWD, Doppler de onda contínua.
[a]Porcentagem de erro.
[b]Para regurgitação mitral.
[c]Para regurgitação aórtica.

a precisão da ecocardiografia transesofágica (TEE) 2D e 3D para quantificação de regurgitação mitral, usando MRI como método de referência. Neste estudo, 2D TEE subestimou o RV por 21,6% quando comparada à 3D TEE e por 21,3% quando comparada à CMR. Em contraste, 3D TEE subestimou o RV por apenas 1,2% quando comparada à CMR. Finalmente, 1/3 dos pacientes com regurgitação mitral (MR) grau 1 e 50% ou mais dos pacientes com graus 2 e 3, conforme avaliado por 2D TEE, teriam tido suas condições graduadas para cima para um grau mais grave, com base nas medições por 3D TEE e MRI. Estes estudos sugerem que RT3DCDE transtorácica e transesofágica podem-se tornar uma ferramenta quantitativa mais acurada que 2DE, e uma ferramenta comparável à CMR, para avaliação da *vena contracta*, EROA e RV na regurgitação mitral.

Região de convergência de fluxo e PISA por RT3DCDE

A medição da região de convergência de fluxo proximal, ou método da PISA, foi inicialmente empregada para quantificar a taxa máxima de fluxos regurgitantes[31,32] ou fluxos de *shunt*[33] usando mapeamento de fluxo com 2D com Doppler colorido. Em um contexto ideal, a relação pode ser simplificada do seguinte modo: velocidade de fluxo máximo = $2 \times \pi \times R^2 \times$ velocidade de *aliasing*, onde R é o raio das ondas de isovelocidade hemisféricas. Estudos mostraram que outras variáveis, como velocidade de fluxo; forma, tamanho e excentricidade do orifício; restrição ao fluxo proximal; e pulsatilidade, todas afetam a precisão do algoritmo computacional da velocidade de fluxo.[34] Além disso, as ondas de isovelocidade na região de convergência de fluxo proximal nem sempre são hemisféricas, mas, muitas vezes, são elipsoidais ou enviesadas.

Estudos de validação *in vitro* (Tabela 4-4)[25,35–37] sugerem que RT3DCDE é um método superior para medir diretamente a área de superfície das ondas de isovelocidade e pode, portanto, melhorar a precisão deste algoritmo,[17,25,26,36–40] embora outros fatores confundidores, como alinhamento do ângulo do fluxo ao Doppler de corrente periférico e conversão de velocidade de fluxo para volumes de fluxo, restem para ser tratados. São necessários estudos adicionais *in vivo* para validar esta técnica promissora.[26,35,36,39]

AVALIAÇÃO QUALITATIVA DO FLUXO: DEFEITOS EXTRACARDÍACOS

Anormalidades arteriais e venosas extracardíacas congênitas são projeções comumente isoladamente ou em associação a defeitos intracardíacos congênitos. Este grupo de defeitos inclui anormalidades do arco aórtico, da artéria pulmonar, e venosas sistêmicas e pulmonares. Diferentemente de estruturas e fluxos intracardíacos, que podem, geralmente, ser bem delineados por

Figura 4-3A, B e C

A, A RT3DCDE mostrando a relação espacial 3D entre a aorta (Ao) ascendente e artéria pulmonar (PA), *i. e.*, janela aortopulmonar (APW) e canal arterial patente (PDA) por uma incidência supraesternal.
B, Cateterismo cardíaco e angiografia de APW e lesões associadas. *C*, Inspeção intraoperatória da APW *(seta vermelha)* L, esquerda; R, direita. (Com permissão de Chen e Ge.[15])

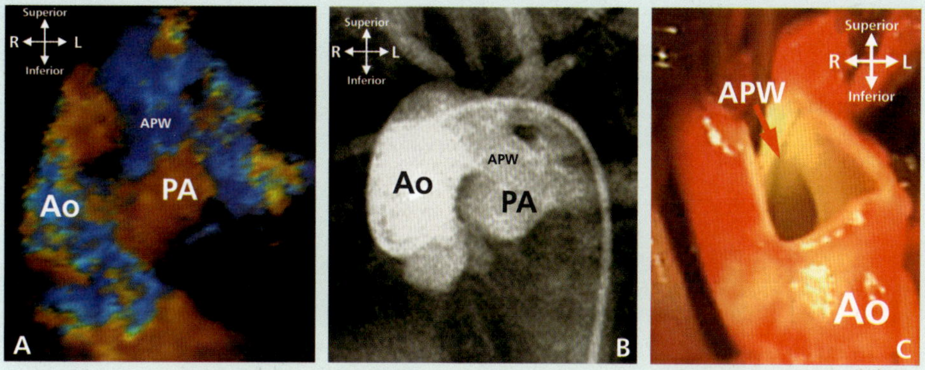

mapeamento 2D e Doppler de fluxo em cores, anormalidades arteriais ou venosas extracardíacas são frequentemente complexas, tortuosas e difíceis de compreender usando projeções e varreduras 2D e Doppler colorido padrão. Outras modalidades de imagem, como tomografia computadorizada (CT), CMR ou angiografia, podem ser necessárias para fornecer um diagnóstico definitivo e avaliação da configuração 3D destas anormalidades.

RT3DCDE foi aplicada para delinear estas anormalidades.[15,16] Depois que imagens de ecocardiografia 3DE e 3D com Doppler (3DCDE) são obtidas, pode-se escolher depressão de cores para remover imagens em escala de cinza para realçar fluxo e anormalidades de fluxo de uma maneira semelhante à "angiografia por Doppler colorido". Hlavacek *et al.*[16] demonstraram que foi possível mostrar coarctação da aorta, canal arterial patente, arco aórtico hipoplásico em síndrome de coração esquerdo hipoplásico, e condições pós-operatórias em pacientes submetidos a *shunt* de Blalock–Taussig modificado ou operação de troca arterial em transposição completa das grandes artérias em 26 pacientes. Também demonstramos o valor incremental da RT3DCDE em CHD complexa, como janela aortopulmonar. Além disso, estudamos 58 pacientes com anéis vasculares.[41] Mostramos que RT3DCDE fornece um mapa de fluxo 3D detalhado, especialmente em pacientes com anormalidades 3D tortuosas e complexas, de uma maneira semelhante à CT ou CMR. Estas anormalidades incluem duplo arco aórtico, arco aórtico direito e alça de artéria pulmonar. A precisão diagnóstica foi 100% em concordância com CT ou CMR.

As limitações da RT3DCDE incluem, mas não são limitadas, às seguintes: (1) conjunto estreito de dados 3D (às vezes é difícil incluir o coração inteiro em um único conjunto de dados 3D para análise *off-line*), (2) baixa frequência de quadros, e (3) composição da imagem 3D disparada por eletrocardiografia. Artefato de alinhamento entre subvolumes pode ocorrer. Avanços tecnológicos são necessários para tornar RT3DCDE uma ferramenta clínica para a avaliação de CHD.

MEDIÇÃO DE FLUXO VOLUMÉTRICO QUANTITATIVA

Para quantificar fluxo volumétrico e avaliar débito cardíaco, doença valvar e defeito de *shunt* por ecocardiografia convencional com Doppler espectral, tem-se que pressupor um perfil de veloci-

Figura 4-4

Uma medição de fluxo volumétrico por RT3DCDE. Em cima, *à esquerda e à direita*, duas seções ortogonais do fluxo da valva mitral (MV). Superfície de controle gaussiana hemisférica foi colocada ao nível do orifício da MV. *Embaixo à esquerda*, região de interesse foi selecionada traçando-se contornos de corte transversal de sinais do Doppler colorido, durante a fase diastólica. *Embaixo, à direita*, curvas de velocidade de fluxo e fluxo volumétrico da MV foram derivados da área embaixo da curva de velocidade de fluxo. (Com permissão de Lu.[14])

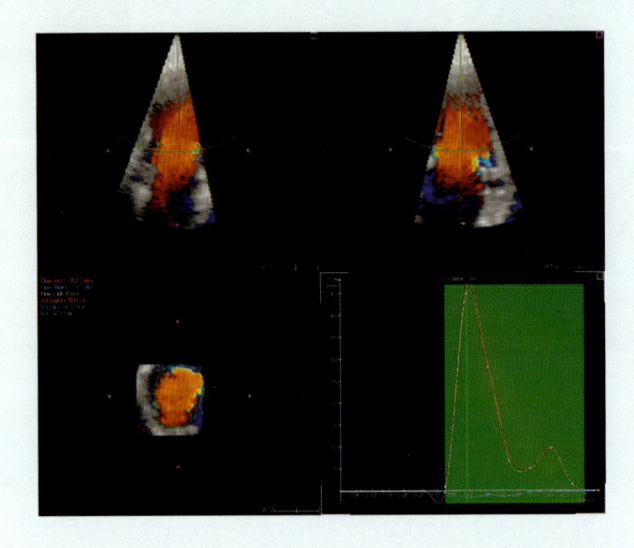

dade horizontal e uniforme através do orifício de valva e vaso sanguíneo. Portanto, a velocidade máxima no centro do perfil de fluxo representa a velocidade média através da área de seção transversa, uma pressuposição que pode levar a erros importantes no cálculo de fluxo volumétrico em

Figura 4-5A, B, C e D

Curvas de velocidade de fluxo e fluxo volumétrico (VF) na valva aórtica (AV) (*A*), valva mitral (MV) (*B*), valva pulmonar (PV) (*C*), e valva tricúspide (TV) (*D*) derivadas de medições por RT3DCDE. (Escalas de VF são diferentes.) (Com permissão de Lu.[14])

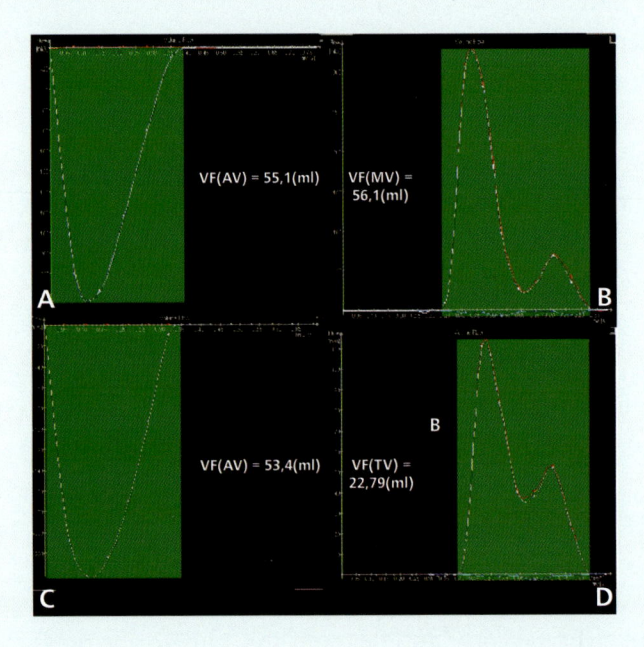

VF(AV) = 55,1(ml)
VF(MV) = 56,1(ml)
VF(AV) = 53,4(ml)
VF(TV) = 22,79(ml)

Tabela 4-5 Medição quantitativa de fluxo volumétrico por RT3DCDE						
Estudo		Referência	MV	AV	PV	TV
Ge et al., 2005[13]	Crianças (n = 13)	MRI	r = 0,92–0,94			
Li et al., 2005[47]	In vitro	Bomba pulsátil		r = 0,98	0,99	
Pemberton et al., 2005[48a]	Animais (n = 16)	Sensor de fluxo		r = 0,96		
Pemberton et al., 2005[48a]	Crianças e adultos (n = 55)	2DE		r = 0,95		
Lodato et al., 2007[49]	Adultos (n = 47)	Termodiluição	r = 0,93; r = 0,75 (2D)	r = 0,94; r = 0,78 (2D)		
Lu et al., 2007[14]	Crianças (n = 19)	RT3DE	r = 0,91	r = 0,89	r = 0,89	r = 0,20

2DE, ecocardiografia bidimensional; AV, valva aórtica; MV, valva mitral; PV, valva pulmonar; TV, valva tricúspide.

humanos por técnicas de Doppler espectral.[2,3,42] Por exemplo, Haugen et al.[2] mostraram que a relação de VTI máxima para VTI média foi uma média de 1,3 (faixa: 1,1–1,6) através da valva mitral, usando-se uma técnica reconstrutiva de 3D com Doppler colorido. No momento do fluxo máximo, a relação da velocidade máxima para a média foi uma média de 1,5 (faixa: 1,2–2,6). Usando-se um único volume de amostra em medições por Doppler da VTI máxima, erros variando de 10 a 60% podem ser introduzidos nos cálculos de volumes sistólicos (SVs) para a valva mitral,[2] e de 20 a 50% para a valva aórtica.[3]

A técnica de RT3DCDE para quantificar fluxo volumétrico é alicerçada no teorema de Gauss: para qualquer sistema de controle de superfície arbitrariamente configurado, a velocidade de fluxo passando através dele é igual à soma de todos os componentes de velocidade que são normais à superfície. A técnica foi primeiro testada em mapeamento de fluxo 2D com Doppler colorido[43,44] e 3DCDE reconstrutiva.[7,45,46] Nós primeiro ficamos interessados em medição de fluxo volumétrico, quando RT3DCDE se tornou disponível. Colaboramos com o laboratório do Dr. Milan Sonka no Departamento de Engenharia Elétrica e de Computador na Universidade de Iowa. Primeiro demonstramos que o fluxo volumétrico através do orifício da valva mitral por RT3DCDE se correlacionava bem com o SV por cine MRI de velocidade de fase na aorta ascendente ($r = 0,92$, diferença média = $-5,2 \pm 12$ mL) e por medição MRI volumétrica ventricular esquerda ($r = 0,94$, diferença média = $0,2 \pm 10,3$ mL).[13] Além disso, comparado à SV por ecocardiografia tridimensional em tempo real (RT3DCDE), a correlação com fluxo de volume foi excelente para a valva mitral ($r = 0,91$), valva aórtica ($r = 0,89$) e valva pulmonar ($r = 0,89$), mas foi má para a valva tricúspide ($r = 0,20$) por ecocardiografia tridimensional com Doppler em tempo real (RT3DCDE). A concordância foi boa para a valva aórtica (bias = $0,9 \pm 5$ mL), valva pulmonar (bias = $-0,4 \pm 5,7$ mL), e valva mitral (bias = $4,1 \pm 4,7$ mL), e a valva tricúspide foi marcadamente subestimada (bias = $-24,4 \pm 14,6$ mL).[14] Estudos de validação *in vitro*, *in vivo*, animais e humanos estão listados na Tabela 4-5.[13,14,47–49]

Outra aplicação potencialmente importante da RT3DCDE é para avaliar estenose aórtica usando a equação de continuidade: na estenose aórtica, área da valva aórtica = SV no trato de ejeção ventricular esquerdo (LVOT)/VTI LVOT por Doppler de onda contínua, onde LVOT SV pode ser obtido por RT3DCDE.

Poh et al.[50] estudaram prospectivamente 68 pacientes com estenose aórtica (idade 74 ± 12 anos). Correlação entre área da valva aórtica usando SV derivado com 2D e 3D foi modesta para a coorte global ($r = 0,71$, $P < 0,001$) (diferença média foi $0,11 \pm 0,23$ cm^2). Além disso, validação de LVOT SV foi efetuada por sensor de fluxo aórtico em um modelo no carneiro com insuflação de balão para simular hipertrofia septal. Em geometria do LVOT experimentalmente deformado em carneiros, RT3DE se correlacionou melhor com avaliação pelo sensor ($r = 0,96$, $P < 0,001$) do que 2DE ($r = 0,71$, $P = 0,006$), sugerindo possível enviesamento dos perfis de velocidade no LVOT e seu impacto sobre quantificação de fluxo por métodos 2D e 3D com Doppler.

LIMITAÇÕES E DIREÇÕES FUTURAS

À medida que a tecnologia de RT3DCDE evolui, prevemos que ocorrerão os seguintes avanços:

1. O tamanho completo e os dos subvolumes na RT3DCDE aumentarão para incluir o coração inteiro.
2. Tornar-se-á possível adquirir RT3DCDE em um único batimento.
3. A resolução temporal (frequência de quadros) aumentará.
4. Ferramentas mais versáteis *on-line* e *off-line* se tornarão disponíveis para visualizar e medir fluxo e anormalidades de fluxo.
5. Tornar-se-ão disponíveis ferramentas de quantificação de fluxo mais robustas e semiautomáticas.[51,52]
6. RT3DCDE se tornará um método integrante da avaliação de rotina quanto a CHD.[53]

REFERÊNCIAS

1. Belohlavek M, Foley DA, Gerber TC, et al. Three-dimensional reconstruction of color Doppler jets in the human heart. *J Am Soc Echocardiogr*. 1994;7(6):553–560.
2. Haugen BO, Berg S, Brecke KM, et al. Velocity profiles in mitral blood flow based on three-dimensional freehand colour flow imaging acquired at high frame rate. *Eur J Echocardiogr*. 2000;1(4):252–256.
3. Haugen BO, Berg S, Brecke KM, et al. Blood flow velocity profiles in the aortic annulus: a 3-dimensional freehand color flow Doppler imaging study. *J Am Soc Echocardiogr*. April, 2002;15(4):328–333.
4. Shiota T, Jones M, Delabays A, et al. Direct measurement of three-dimensionally reconstructed flow convergence surface area and regurgitant flow in aortic regurgitation: in vitro and chronic animal model studies. *Circulation*. 1997;96(10):3687–3695.
5. De Simone R, Glombitza G, Vahl CF, et al. Three-dimensional color Doppler: a new approach for quantitative assessment of mitral regurgitant jets. *J Am Soc Echocardiogr*. 1999;12(3):173–185.
6. De Simone R, Glombitza G, Vahl CF, et al. Three-dimensional color Doppler: a clinical study in patients with mitral regurgitation. *J Am Coll Cardiol*. 1999;33(6):1646–1654.
7. Irvine T, Li XN, Mori Y, et al. A digital 3-dimensional method for computing great artery flows: in vitro validation studies. *J Am Soc Echocardiogr*. 2000;13(9):841–848.
8. Irvine T, Stetten GD, Sachdev V, et al. Quantification of aortic regurgitation by real-time 3-dimensional echocardiography in a chronic animal model: computation of aortic regurgitant volume as the difference between left and right ventricular stroke volumes. *J Am Soc Echocardiogr*. 2001;14(11):1112–1118.
9. Sugeng L, Spencer KT, Mor-Avi V, et al. Dynamic three-dimensional color flow Doppler: an improved technique for the assessment of mitral regurgitation. *Echocardiography*. 2003;20(3):265–273.
10. Shiota T, Jones M, Tsujino H, et al. Quantitative analysis of aortic regurgitation: real-time 3-dimensional and 2-dimensional color Doppler echocardiographic method: a clinical and a chronic animal study. *J Am Soc Echocardiogr*. 2002;15(9):966–971.
11. Khanna D, Vengala S, Miller AP, et al. Quantification of mitral regurgitation by live three-dimensional transthoracic echocardiographic measurements of vena contracta area. *Echocardiography*. 2004;21(8):737–743.

12. Fang L, Hsiung MC, Miller AP, *et al.* Assessment of aortic regurgitation by live three-dimensional transthoracic echocardiographic measurements of vena contracta area: usefulness and validation. *Echocardiography.* 2005;22(9):775–781.

13. Ge S, Bu L, Zhang H, *et al.* A real-time 3-dimensional digital Doppler method for measurement of flow rate and volume through mitral valve in children: a validation study compared with magnetic resonance imaging. *J Am Soc Echocardiogr.* 2005;18(1):1–7.

14. Lu X, Nadvoretskiy V, Klas B, *et al.* Measurement of volumetric flow by real-time 3-dimensional Doppler echocardiography in children. *J Am Soc Echocardiogr.* 2007;20(8):915–920.

15. Chen FL, Ge S. Aortopulmonary window demonstrated by real-time 3-dimensional echocardiography and color Doppler. *J Am Soc Echocardiogr.* 2007;20(11):1314.e7–1314.e8.

16. Hlavacek A, Lucas J, Baker H, *et al.* Feasibility and utility of three-dimensional color flow echocardiography of the aortic arch: the "echocardiographic angiogram." *Echocardiography.* 2006;23(10):860–864.

17. Matsumura Y, Fukuda S, Tran H, *et al.* Geometry of the proximal isovelocity surface area in mitral regurgitation by 3-dimensional color Doppler echocardiography: difference between functional mitral regurgitation and prolapse regurgitation. *Am Heart J.* 2008;155(2):231–238.

18. Hung J, Lang R, Flachskampf F, *et al.* 3D echocardiography: a review of the current status and future directions. *J Am Soc Echocardiogr.* 2007;20(3):213–233.

19. Ge S. How can we best image congenital heart defects? Are two-dimensional and three-dimensional echocardiography competitive or complementary? *J Am Soc Echocardiogr.* 2010;23(7):722–725.

20. Zoghbi WA, Enriquez-Sarano M, Foster E, *et al.* Recommendations for evaluation of the severity of native valvular regurgitation with two-dimensional and Doppler echocardiography. *J Am Soc Echocardiogr.* 2003;16(7):777–802.

21. De Simone R, Glombitza G, Vahl CF, *et al.* Three-dimensional color Doppler for assessing mitral regurgitation during valvuloplasty. *Eur J Cardiothorac Surg.* 1999;15(2):127–133.

22. Lu Q, Liu X, Xie M, *et al.* Real-time three-dimensional color Doppler flow imaging: an improved technique for quantitative analysis of aortic regurgitation. *J Huazhong Univ Sci Technolog Med Sci.* 2006;26(1):148–152.

23. Sugeng L, Weinert L, Lang RM. Real-time 3-dimensional color Doppler flow of mitral and tricuspid regurgitation: feasibility and initial quantitative comparison with 2-dimensional methods. *J Am Soc Echocardiogr.* 2007;20(9):1050–1057.

24. Mori Y, Shiota T, Jones M, *et al.* Three-dimensional reconstruction of the color Doppler-imaged vena contracta for quantifying aortic regurgitation: studies in a chronic animal model. *Circulation.* 1999;99(12):1611–1617.

25. Ishii M, Hashino K, Eto G, *et al.* Quantitative assessment of severity of ventricular septal defect by three-dimensional reconstruction of color Doppler-imaged vena contracta and flow convergence region. *Circulation.* 2001;103(5):664–669.

26a. Little SH, Pirat B, Kumar R, *et al.* Three-dimensional color Doppler echocardiography for direct measurement of vena contracta area in mitral regurgitation: in vitro validation and clinical experience. *JACC Cardiovasc Imaging.* November, 2008;1(6):695–704. [Epub November 18, 2008].

26b. Little SH, Igo SR, Pirat B, *et al.* In vitro validation of real-time three-dimensional color Doppler echocardiography for direct measurement of proximal isovelocity surface area in mitral regurgitation. *Am J Cardiol.* 2007;99(10):1440–1447.

27. Pothineni KR, Wells BJ, Hsiung MC, *et al.* Live/real time three-dimensional transthoracic echocardiographic assessment of pulmonary regurgitation. *Echocardiography.* 2008;25(8):911–917.

28. Marsan NA, Westenberg JJ, Ypenburg C, *et al.* Quantification of functional mitral regurgitation by real-time 3D echocardiography: comparison with 3D velocity-encoded cardiac magnetic resonance. *JACC Cardiovasc Imaging.* 2009;2(11):1245–1252.

29. Shanks M, Siebelink HM, Delgado V, *et al.* Quantitative assessment of mitral regurgitation: comparison between three-dimensional transesophageal echocardiography and magnetic resonance imaging. *Circ Cardiovasc Imaging.* 2010;3(6):694–700.

30. Velayudhan DE, Brown TM, Nanda NC, *et al.* Quantification of tricuspid regurgitation by live three-dimensional transthoracic echocardiographic measurements of vena contracta area. *Echocardiography.* 2006;23(9):793–800.

31. Recusani F, Bargiggia GS, Yoganathan AP, *et al.* A new method for quantification of regurgitant flow rate using color Doppler flow imaging of the flow convergence region proximal to a discrete orifice. An in vitro study. *Circulation.* 1991;83(2):594–604.
32. Bargiggia GS, Tronconi L, Sahn DJ, *et al.* A new method for quantitation of mitral regurgitation based on color flow Doppler imaging of flow convergence proximal to regurgitant orifice. *Circulation.* 1991;84(4):1481–1489.
33. Moises VA, Maciel BC, Hornberger LK, *et al.* A new method for noninvasive estimation of ventricular septal defect shunt flow by Doppler color flow mapping: imaging of the laminar flow convergence region on the left septal surface. *J Am Coll Cardiol.* 1991;18(3):824–832.
34. Shandas R, Gharib M, Sahn DJ. Nature of flow acceleration into a finite-sized orifice: steady and pulsatile flow studies on the flow convergence region using simultaneous ultrasound Doppler flow mapping and laser Doppler velocimetry. *J Am Coll Cardiol.* 1995;25(5):1199–1212.
35. Coisne D, Erwan D, Christiaens L, *et al.* Quantitative assessment of regurgitant flow with total digital three-dimensional reconstruction of color Doppler flow in the convergent region: in vitro validation. *J Am Soc Echocardiogr.* 2002;15(3):233–240.
36. Li XK, Irvine T, Wanitkun S, *et al.* Direct computation of multiple 3D flow convergence isovelocity surfaces from digital 3D reconstruction of colour Doppler data of the flow convergence region: an in vitro study with differently shaped orifices. *Eur J Echocardiogr.* 2000;1(4):244–251.
37. Matsumura Y, Saracino G, Sugioka K, *et al.* Determination of regurgitant orifice area with the use of a new three-dimensional flow convergence geometric assumption in functional mitral regurgitation. *J Am Soc Echocardiogr.* 2008;21(11):1251–1256.
38. Shiota T, Omoto R, Cobanoglu A, *et al.* Usefulness of transesophageal imaging of flow convergence region in the operating room for evaluating isolated patent ductus arteriosus. *Am J Cardiol.* 1997;80(8):1108–1112.
39. Pirat B, Little SH, Igo SR, *et al.* Direct measurement of proximal isovelocity surface area by real-time three-dimensional color Doppler for quantitation of aortic regurgitant volume: an in vitro validation. *J Am Soc Echocardiogr.* 2009;22(3):306-313.
40. Yosefy C, Levine RA, Solis J, *et al.* Proximal flow convergence region as assessed by real-time 3-dimensional echocardiography: challenging the hemispheric assumption. *J Am Soc Echocardiogr.* 2007;20(4):389–396.
41. Chen FL, Ge S. Utility of transthoracic three-dimensional color Doppler echocardiography for diagnosis of congenital aortic arch anomalies. *J Am Coll Cardiol.* 2007;49(9 Suppl A):1005–1031.
42. Kvitting P, Hessevik I, Matre K, Segadal L. Three-dimensional cross-sectional velocity distribution in the ascending aorta in cardiac patients. *Clin Physiol.* 1996;16(3):239–258.
43. Sun Y, Ask P, Sjöberg BJ, *et al.* Estimation of volume flow rate by surface integration of velocity vectors from color Doppler images. *J Am Soc Echocardiogr.* 1995;8(6):904–914.
44. Kim WY, Poulsen JK, Terp K, Staalsen NH. A new Doppler method for quantification of volumetric flow: in vitro validation using color Doppler. *J Am Coll Cardiol.* 1996;27(1):182–192.
45. Kim WY, Poulsen JK, Terp K, *et al.* New semiautomated Doppler method for quantification of volumetric flow: intraoperative validation with multiplane transesophageal color Doppler imaging. *J Am Soc Echocardiogr.* 1997;10(4):330–336.
46. Mori Y, Rusk RA, Jones M, *et al.* A new dynamic three-dimensional digital color Doppler method for quantification of pulmonary regurgitation: validation study in an animal model. *J Am Coll Cardiol.* 2002;40(6):1179–1185.
47. Li X, Ashraf M, Thiele K, *et al.* A novel method for the assessment of the accuracy of computing laminar flow stroke volumes using a real-time 3D ultrasound system: in vitro studies. *Eur J Echocardiogr.* 2005;6(6):396–404. [Epub May 31, 2005].
48a. Pemberton J, Li X, Karamlou T, *et al.* The use of live three-dimensional Doppler echocardiography in the measurement of cardiac output: an in vivo animal study. *J Am Coll Cardiol.* 2005;45(3):433–438.
48b. Pemberton J, Li X, Kenny A, *et al.* Real-time 3-dimensional Doppler echocardiography for the assessment of stroke volume: an in vivo human study compared with standard 2-dimensional echocardiography. *J Am Soc Echocardiogr.* October, 2005;18(10):1030–1036.
49. Lodato JA, Weinert L, Baumann R, *et al.* Use of 3-dimensional color Doppler echocardiography to measure stroke volume in human beings: comparison with thermodilution. *J Am Soc Echocardiogr.* 2007;20(2):103–112.

50. Poh KK, Levine RA, Solis J, *et al.* Assessing aortic valve area in aortic stenosis by continuity equation: a novel approach using real-time three-dimensional echocardiography. *Eur Heart J.* 2008;29(20):2526–2535.
51. Thavendiranathan P, Liu S, Datta S, *et al.* Automated quantification of mitral inflow and aortic outflow stroke volumes by three-dimensional real-time volume color-flow Doppler transthoracic echocardiography: comparison with pulsed-wave Doppler and cardiac magnetic resonance imaging. *J Am Soc Echocardiogr.* January, 2012;25(1):56–65. [Epub November 21, 2011].
52. Thavendiranathan P, Liu S, Verhaert D, *et al.* Feasibility, accuracy, and reproducibility of real-time full-volume 3D transthoracic echocardiography to measure LV volumes and systolic function: a fully automated endocardial contouring algorithm in sinus rhythm and atrial fibrillation. *JACC Cardiovasc Imaging.* March, 2012;5(3):239–251.
53. Ge S. Automated measurement of stroke volumes by real-time three-dimensional Doppler echocardiography: coming of age? *J Am Soc Echocardiogr.* January, 2012;25(1):66–67.

CAPÍTULO 5

MEDIÇÃO QUANTITATIVA DOS VOLUMES, MASSA E FUNÇÃO DOS VENTRÍCULOS ESQUERDO, DIREITO E ÚNICO

Rula S. Balluz, MD, MPH • Shuping Ge, MD

RESUMO

Dois métodos de ecocardiografia tridimensional em tempo real (RT3DE) para a medição do volume ventricular esquerdo (LV), massa e fração de ejeção (EF) são o método manual e o método semiautomático, o último dos quais apresenta vantagens. A 3DE se compara favoravelmente a outros padrões de referência independentes, como imagem de ressonância magnética cardíaca (CMR) para avaliação de volumes LV, massa e EF em crianças. Para o ventrículo direito (RV), embora CMR seja o padrão clínico para análise quantitativa, a evidência da utilidade da RT3DE quantitativa está aumentando. Dois métodos de RT3DE para medir volumes e função sistólica RV sem pressuposições geométricas são o método da soma de discos e o método semiautomático de Beutel. As limitações se relacionam com qualidade de imagem, clareza de margens, e a dificuldade para obter imagem do RV inteiro. Em defeito de ventrículo único, RT3DE não exige pressuposições geométricas e é potencialmente adequada para quantificação de volumes e EF. A capacidade da RT3DE de capturar o LV inteiro em três dimensões oferece também a oportunidade de quantificar movimento regional da parede, sincronia do LV, sobrecarga e taxa de sobrecarga por RT3DE e metodologias de rastreamento pontual 3D.

INTRODUÇÃO

A medição quantitativa dos volumes, massa e função ventriculares esquerdos (LV) constitui uma das indicações mais comuns e importantes da ecocardiografia. Estas medições estão entre as ferramentas mais poderosas para diagnóstico e prognóstico de cardiopatias congênitas e adquiridas, e para avaliação de intervenções clínicas, percutâneas e cirúrgicas. Está, também, crescendo a percepção da importância do volume, massa e função ventriculares direitos (RV) em muitas doenças cardiopulmonares. Além disso, existem desafios e oportunidades para medir o volume, massa e função de câmaras complexas, como o átrio esquerdo, átrio direito e o coração univentricular. À medida que a ecocardiografia continua a ser a modalidade de imagem de escolha para estas medições, as forças e limitações das metodologias ecocardiográficas do modo M, bidimensional (2D), e recentemente tridimensional (3DE) para mensuração acurada e reprodutível destes índices têm sido extensamente investigadas quanto às cardiopatias congênita e adquirida.

A evidência sugere que 3DE fornece precisão e reprodutibilidade melhoradas com relação aos métodos 2D para a medição do volume LV e cálculo da função em adultos[1,2] e crianças.[3-9] Dados se acumularam sobre a utilidade da 3DE para medição de volumes e função da câmara para o RV e para o ventrículo único,[2,10-13] o que pode-se tornar mais amplamente usado em arenas clínicas e pesquisa no futuro. Finalmente, novos modos avançados de análise como análise 3D de *strain* e sincronia por 3DE, são metodologias promissoras que merecem investigação futura.

VOLUMES, FRAÇÃO DE EJEÇÃO E MASSA VENTRICULARES ESQUERDOS

Métodos de análise

Instrumentação ecocardiográfica tridimensional e aquisição de dados do LV foram apresentadas nos capítulos iniciais neste volume. Dois métodos existem para a análise do volume, massa e fração de ejeção (EF) do LV: o método manual e o método semiautomático, usando 3DE em tempo real (RT3DE).

O método manual. Aquisição e análise de dados quantitativos do LV por RT3DE são geralmente efetuadas por uma janela acústica apical, usando um transdutor de arranjo matricial. As imagens são primeiro otimizadas, usando-se o modo biplanar para visualizar todos os contornos epicárdicos e endocárdicos do LV. Subsequentemente, é adquirido um grande conjunto de dados 3D de volume total cônico com um campo de visão, incluindo o LV, preferivelmente o coração inteiro. O conjunto de dados de volume total é, geralmente, compilado a partir de um volume único ou de quatro ou mais subvolumes com disparo eletrocardiográfico (ECG). Os sujeitos são solicitados a prender sua respiração durante aquisição, se possível. Imagens de RT3DE podem ser processadas *off-line* usando-se um pacote de análise por um *software* dedicado (**Fig. 5-1**).[3] O conjunto de dados 3D é exibido em uma tela de imagem de quatro azulejos. Um total de oito fatias do LV ao longo do seu eixo longo é obtido a partir de uma imagem de referência em eixo curto a incrementos de 22,5° em torno de um plano de 180°. Os limites endocárdicos e epicárdicos são traçados manualmente no fim da sístole e fim da diástole. Os músculos papilares são incluídos dentro da cavidade LV. Os volumes LV, volumes sistólicos (SV) e EF são calculados, usando-se o *software* para executar um algoritmo SPLICE interativo. A massa LV é calculada como: massa LV (em gramas) = 1,04 × volume, onde volume (mililitros) = volume sistólico final (ESV) epicárdico − ESV endocárdico.

O método semiautomático. Métodos semiautomáticos têm muitas vantagens sobre métodos manuais.[5] A **Figura 5-2** mostra a análise de conjuntos de dados de RT3DE, usando *software* comercial (3DQ-QLab, Philips Medical Systems, Eindhoven, Holanda) usado no nosso laboratório. Os dados 3D são exibidos em três seções transversais diferentes que podem ser modificadas interativamente, usando-se convenção de codificação em cores: projeção de quatro câmaras apical exibida em uma caixa verde (**Fig. 5-2**, em cima à esquerda); projeção de duas câmaras apical exibida em uma caixa vermelha (**Fig. 5-2**, em cima à direita); e projeção de eixo curto exibida em uma caixa azul (**Fig. 5-2**, embaixo à esquerda). Usando-se esta convenção, as projeções de duas e quatro câmaras com as maiores dimensões de eixo longo são selecionadas no primeiro quadro do conjunto de dados, isto é, no fim da diástole. Nestes dois planos, cinco pontos, incluindo quatro pontos no anel mitral (dois em cada plano) e o ápice em qualquer dos planos, são ini-

Figura 5-1

Análise *off-line* de dados de RT3DE. *Em cima,* Dois cortes transversais (projeções equivalentes a quatro e duas câmaras) ao longo do eixo longo do LV a partir de conjunto de dados de RT3DE. Limites epicárdicos e endocárdicos de um total de oito fatias do LV a incrementos de 22,5° foram traçados manualmente para calcular índices LV. *Embaixo à esquerda,* Corte em eixo curto do LV usado como imagem de referência para obter oito fatias em eixo longo do LV. *Embaixo à direita, Display* cúbico dos volumes 3D inteiros endocárdico (cinzento) e epicárdico (castanho). (De: Bu et al.[3])

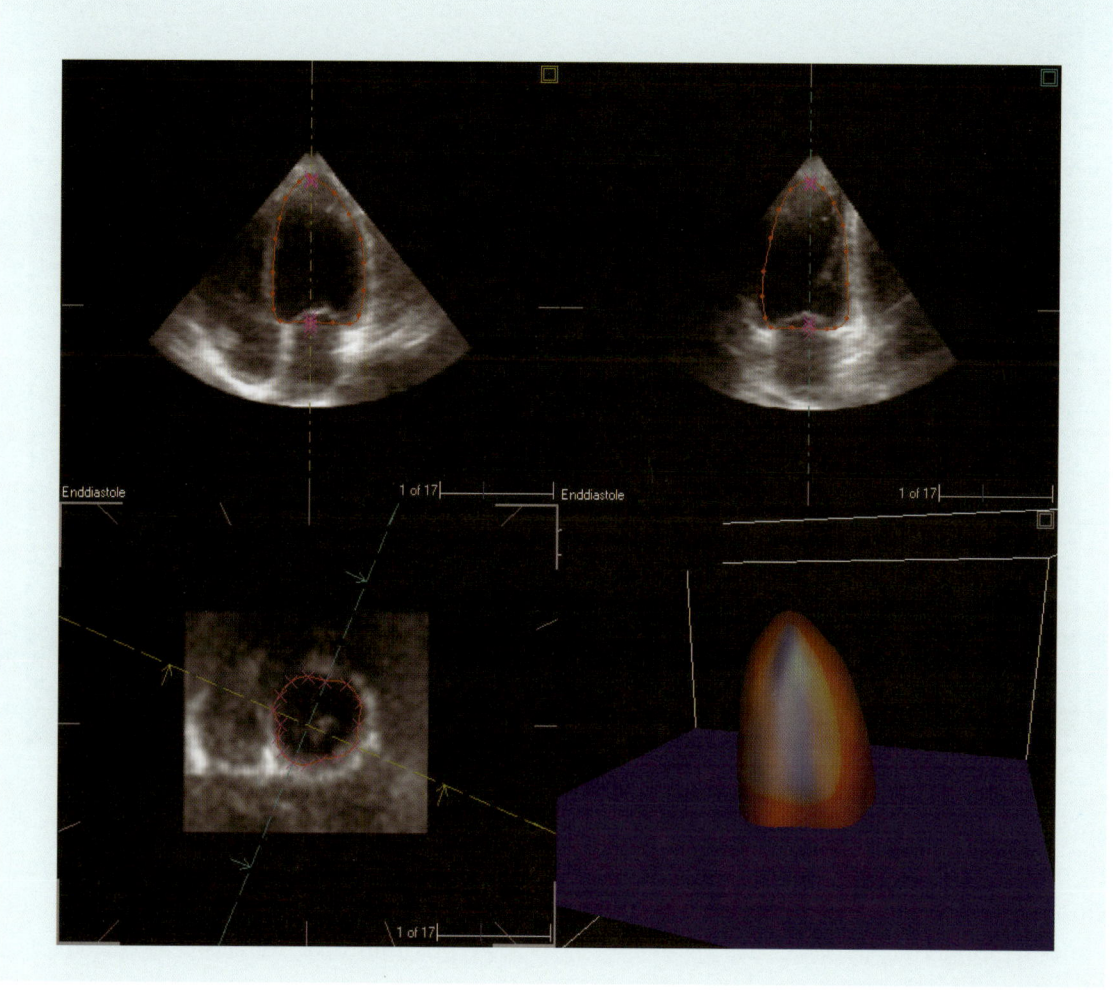

cializados manualmente para definir a superfície endocárdica. A seguir, a superfície endocárdica inicial é ajustada manualmente em múltiplos planos apicais, enquanto incluindo os músculos papilares na cavidade LV, e sua posição é corrigida conforme necessário até que a melhor combinação seja verificada. Então, a contagem de *voxels* no interior da superfície endocárdica é usada para calcular o volume diastólico final (EDV), sem modelagem geométrica. Esta análise é, em seguida, repetida para o quadro sistólico final, que é identificado como o quadro que mostrou a menor cavidade LV, resultando em uma medida do ESV. EF é calculada a partir do ESV e EDV usando-se a fórmula padrão.[14]

História, validação e aplicação clínica

A utilização da ecocardiografia para avaliar tamanho e função da câmara LV data do advento desta tecnologia. Popp *et al.*[15] descreveram a alteração das dimensões cardíacas usando ecocardiogra-

Figura 5-2

Algoritmo semiautomático 3DE para medição de LVEDV, LVESV e LVEF. Projeção de quatro câmaras apical é exibida na caixa verde (*em cima à esquerda*); projeção apical de duas câmaras é exibida na caixa vermelha (*em cima à direita*); e a projeção de eixo curto é exibida em uma caixa azul (*embaixo à esquerda*). (De: Lu *et al.*[5])

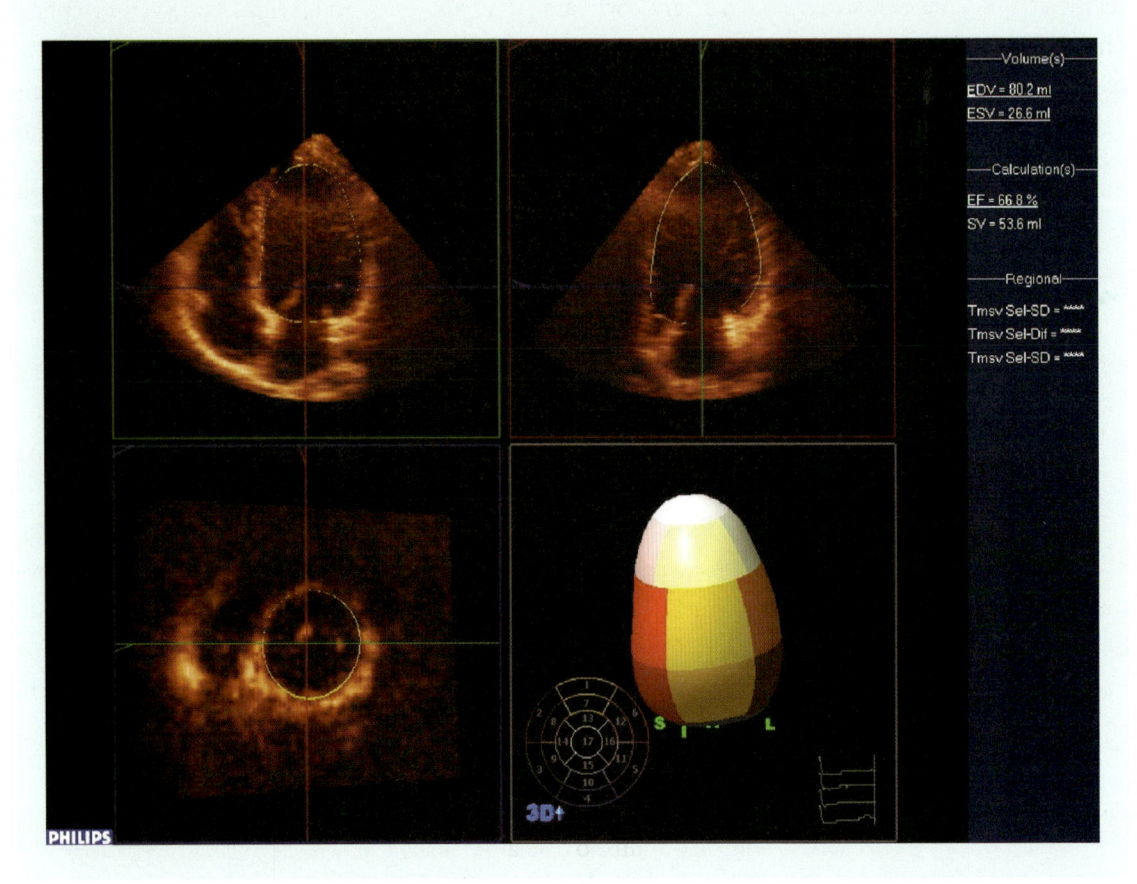

fia no modo M. Feigenbaum *et al.*[16] usaram estas alterações para avaliar a função LV e a correlacionaram com angiografia. A correlação pareceu boa, exceto em casos com dilatação e anormalidades regionais da parede. O desenvolvimento da 2DE possibilitou a utilização da área LV e do eixo longo LV para estimar volume. Wyatt *et al.*[17,18] mostraram que esta técnica era superior ao modo M, especialmente em corações assimétricos. Esta técnica é limitada pelo fato de que medidas 3D são extrapoladas de dados adquiridos com 2D, usando-se suposições geométricas. Por outro lado, imagens de eixo transversal, projeções de eixo podem não ser precisas, porque não é visualizada a superfície inteira do coração. Finalmente, pode haver problemas com encurtamento pela perspectiva do eixo longo do ventrículo. O passo lógico seguinte é o desenvolvimento de construções 3D do LV para avaliar volumes e função.

Dekker *et al.*[19] tentaram, pela primeira vez, criar imagens 3D com um braço mecânico, o que resultou na criação de um modelo 3D do LV. Muitos pesquisadores publicaram também medições de volumes LV usando técnicas similares com validação *in vivo* com modelos animais e humanos.[20–22] Sapin *et al.*[23] avaliaram volume LV usando um método 2D biplanar apical e técnica 3D de localizador acústico em 39 pacientes 1–4 horas antes de os pacientes serem submetidos à cineventriculografia. Estes investigadores concluíram que a correlação entre cineventriculografia e 3DE foi excelente, e o erro observado foi quase metade do erro obtido usando-se medição

2D. Keller[24] usou também a técnica 3D para avaliar volume e massa LV em comparação à imagem de 2DE e ressonância magnética cardíaca (CMR). Este grupo mostrou também melhor correlação entre 3D e CMR e pequena variabilidade interobservadores. Gopal *et al.*[25] usaram a técnica de escaneamento à mão livre para comparar imagem 3D à imagem 2D e CMR em pacientes com ventrículos anormais. Eles estudaram 34 pacientes com ventrículos anormais e mostraram que a técnica 3DE à mão livre foi superior a ambas as medições no modo M e 2D da função do LV nesta população, em comparação à CMR. A capacidade da tecnologia 3D de superar pressuposições geométricas, evitar erros de posicionamento de imagem e fornecer um algoritmo de reconstrução de superfície foram a base deste aperfeiçoamento, conforme confirmado por muitos estudos subsequentes.[26–29]

O advento da RT3DE gerou um entusiasmo renovado pelo uso clínico potencial na população adulta. RT3DE demonstrou ter excelentes correlações com CMR para avaliação de volumes e EF da câmara em adultos, mas ela subestima volumes LV com diferença insignificante para a EF entre as duas modalidades. A maioria dos estudos achou que as diferenças em cálculos de volume são mais significativas com ventrículos dilatados e anormais.[30] Alguns peritos propõem incluir a superfície endocárdica com as trabeculações para melhorar a correlação com CMR.[31–33] Outros sugerem aumentar o número de planos para delinear melhor a superfície endocárdica, em uma tentativa de eliminar pressuposições geométricas, especialmente em ventrículos anormais.[34,35] Outros tiveram mais sucesso usando medição volumétrica direta através do uso de detecção semiautomática do limite. A Tabela 5-1[29,32,34,36–44] resume grandes coortes de adultos na literatura para validações de volumes LV por RT3DE em comparação à CMR, tomografia computadorizada (CT), angiografia e cintigrafia radionuclídica.

A 3DE em tempo real também foi aplicada em adultos com cardiopatia congênita para a medição de volumes LV. Van den Bosch *et al.*[45] estudaram 32 pacientes variando de 19 a 51 anos com cardiopatia congênita complexa, incluindo Tetralogia de Fallot, lesões obstrutivas do RV e transposição dos grandes vasos após cirurgia de troca atrial. Em comparação à CMR, RT3DE subestimou o volume LV, mas a diferença não foi estatisticamente significativa. Estes investigadores encontraram boas correlações de LVEDV, LVESV e LVEF entre RT3DE por detecção manual de limites e CMR, com coeficientes de correlação *(r)* = 0,98, 0,97 e 0,94, respectivamente. As correlações de LVEDV, LVESV e EF foram modestas entre CMR e RT3DE utilizando detecção automática de limite neste estudo de ventrículos com geometrias alteradas (*r* = 0,79, 0,83 e 0,54, respectivamente).

Massa ventricular esquerda

A 3DE em tempo real também foi utilizada para a avaliação da massa do LV. A técnica exige identificação dos limites endocárdicos e epicárdicos. Isto tornou a estimativa da massa LV mais difícil em estudos adultos. Um desafio importante é a dificuldade em visualizar o ápice para cálculo da massa. Entretanto, estudos de validação mostraram melhor correlação entre RT3DE e CMR, em comparação à estimativa da massa LV, utilizando métodos do modo M ou 2D, que foram reproduzidos em muitos estudos em adultos.[5,38,42]

Metanálise. Shimada e Shiota[46] efetuaram uma metanálise para avaliar as fontes de erros na avaliação de LV por 3DE. Sua análise incluiu 3.055 sujeitos em 95 estudos. O estudo mostrou importante *bias* de subestimativa de ambos, LVEDV e LVESV, por RT3DE em comparação à CMR. O *bias* para a estimativa da LVEF não foi estatisticamente significativo. Fontes de erro

Tabela 5-1 Principais estudos comparando RT3DE com CMR para volume, massa e EF do LV			
Estudo	Pacientes (n)	Modalidade de imageamento	Coeficiente de correlação (EDV/ESV/EF)
Caiani et al. (2005)[36]	46	CMR versus RT3DE	0,97/0,97/0,93
Jacobs et al. (2006)[37]	50	CMR versus RT3DE	0,89/0,92/0,86
Jenkins et al. (2006)[38]	110	CMR versus RT3DE	0,86/0,91/0,81
Nikitin et al. (2006)[39]	64	CMR versus RT3DE	0,97/0,98/0,94
Krenning et al. (2007)[40]	39	CMR versus RT3DE	0,86/0,94/0,81
		CMR versus RT3DE (limites contrastados)	0,97/0,96/0,94
Pouleur et al. (2008)[42]	83	CMR versus RT3DE	0,97/0,98/0,94
Qi et al. (2007)[41]	58	CMR versus RT3DE	0,94/0,92/0,91
Soliman et al. (2007)[34]	53	CMR versus RT3DE reconstrução de volume total	0,99/0,99/0,98
		CMR versus RT3DE interpolação multiplanar	0,97/0,98/0,94
Chukwu et al. (2008)[29]	69	CMR versus RT3DE estimativa melhorada com planos aumentados	0,93/0,87/0,66 biplanar
			0,97/0,89/0,61 4 planos
			0,98/0,89/0,60 6 planos
			0,99/0,95/0,95 8 planos
			0,99/0,95/0,8 base 4 voxels
Mor-Avi et al. (2008)[32]	92	CMR versus RT3DE Estudo multicêntrico	0,91/0,93/0,81
Macron et al. (2010)[43]	66	CMR versus RT3DE aquisição única versus múltiplos batimentos	0,92/0,93/0,85 único batimento (não boa resolução)
			0,94/0,94/0,92 2 batimentos
			0,93/0,94/0,88 4 batimentos
			Menos batimentos → melhor estimativa
Chang et al. (2011)[44]	109	CMR versus RT3DE único batimento	0,94/0,91/0,91

CMR, ressonância magnética cardíaca; EF, fração de ejeção; EDV, volume diastólico final; ESV, volume sistólico final; RT3DE, ecocardiografia tridimensional em tempo real.

incluíram sexo feminino e, em publicações recentes, presença de cardiopatia congênita e estudos com maior número de pacientes, que foram associados a mais subestimativa na análise. Detecção semiautomática de limites e o uso de transdutor de arranjo matricial foram associados a menos subestimativa. Apesar das diferenças entre estimativa volumétrica por RT3DE do LV e CMR, a literatura suporta o papel da RT3DE como acurada e reprodutível para avaliar volume LV e LVEF, embora não seja trocável por outras modalidades radiológicas.

Shimada e Shiota[47] publicaram outra metanálise avaliando o uso de RT3DE para avaliar massa do LV. Esta análise avaliou 25 estudos incluindo 671 comparações. Estudos publicados, em 2004, ou antes mostraram alta heterogeneidade (I(2) = 69%) e subestimativa importante da massa LV por 3DE (−5,7 g, intervalo de confiança de 95% −11,3 a −0,2, $P = 0,04$). Estudos, publicados entre 2005 e 2007, foram ainda heterogêneos (I(2) = 60%), mas mostraram menos *bias* sistemático (−0,5, intervalo de confiança de 95% −2,5 a 1,5, *P* = 0,63). Em contraste, estudos publicados em 2008, ou mais tarde, foram altamente homogêneos (I(2) = 3%) e mostraram excelente precisão (−0,1 g, intervalo de confiança de 95% −2,2 a 1,9, *P* = 0,90). Investigação de fatores que afetaram o *bias* revelou que avaliação de pacientes cardíacos em comparação a voluntários sadios levou a um *bias* maior (*P* < 0,05). Concluindo, esta metanálise elucida a subestimativa da massa do LV por 3DE, melhora da técnica durante a última década, e fatores que afetam o grau de *bias*. Estes dados fornecem uma base detalhada para melhoria da precisão da 3DE, um passo indispensável na direção de aplicações clínicas adicionais.

Atualmente, para avaliações transtorácica e transesofágica de volumes e EF do LV, 3DE é recomendada com relação ao uso de 2DE, uma vez que 3DE demonstrasse claramente fornecer medidas mais precisas e reprodutíveis.[2]

Análise do ventrículo esquerdo em crianças

Embora registros no modo M e 2DE sejam amplamente usados para avaliar tamanho, massa e função sistólica global do LV em crianças com cardiopatia congênita ou adquirida; em muitos defeitos, as alterações geométricas ou funcionais do LV ou do septo ventricular diminuem a precisão e reprodutibilidade destas medições. Muitos estudos de validação demonstraram que a 3DE se compara favoravelmente a outros padrões de referência independentes, como CMR, e é superior para avaliar volumes, massa e EF do LV em crianças, bem como adultos (Tabela

Tabela 5-2 RT3DE para volumes, massa e função do LV em crianças

Estudo	Pacientes (n)	RT3DE comparada a outros métodos	Métodos	Índices LV	Correlação
Bu *et al.* (2005)[3]	19	CMR	Eixo longo, 8 planos	LVEDV, LVESV, massa LV, LVEF, SV	r = 0,86–0,97
Lino *et al.* (2007)[4]	25	Angiografia LV	Semiautomático	LVEDV e LVEF	r = 0,979–0,996
Lu *et al.* (2008)[5]	20	CMR	Semiautomático 4 planos, 8 planos	LVEDV, LVESV, massa LV, LVEF, SV	r = 0,85–0,9
Riehle *et al.* (2008)[6]	12	CMR	Semiautomático	LVEDV, LVESV, massa LV, LVEF, SV	r = 0,93–0,99; 0,69 para EF
Friedberg *et al.* (2010)[7]	35	CMR	Soma de discos	LVEDV, LVESV, LVEF	r = 0,90–0,96
Hascoet *et al.* (2010)[8]	50	RT3DE	Semiautomático (Qlab *versus* TomTec)	LVEDV, LVESV, massa LV, LVEF, SV	r > 0,97 mas 0,79 para EF
Laser *et al.* (2010)[9]	49	CMR	2 sistemas de ultrassom/ semiautomático	LVEDV e LVESV	r = 0,91–0,95

CMR, ressonância magnética cardíaca; EF, fração de ejeção; EDV, volume diastólico final; ESV, volume sistólico final; LV, ventricular esquerdo; RT3DE, ecocardiografia tridimensional em tempo real.

5-2).[3-9] Desde a nossa primeira validação da RT3DE por CMR,[3] sete estudos de RT3DE foram publicados comparando medições de volumes, massa e EF do LV a medições por CMR.[3-9] Estes relatórios mostraram excelente correlação, concordância e reprodutibilidade para volumes e massa entre as duas modalidades, mas apenas modestas vantagens na medição da EF. Também observamos que RT3DE usando um método semiautomático é mais precisa e reprodutível do que o modo M ou o método biplanar 2D de Simpson, e é tão eficiente quanto 2DE em crianças.[5] Estes achados sugerem que a recomendação da American Society of Echocardiography de que adultos sejam quantificados, usando RT3DE, pode ser também aplicada a crianças.[1,2]

Estudos de avaliação de massa LV em crianças são muito limitados. Entretanto, os estudos disponíveis relatam excelentes correlações entre RT3DE e CMR, embora RT3DE superestimasse massa LV em comparação à CMR na maioria destes estudos. Variabilidades inter e intraobservadores nesta avaliação são excelentes.[3,5-7] Estes dados sugerem que quantificação por RT3DE de massa LV é exequível para aplicações clínicas, embora as faixas normais de volume, massa e EF do LV em vários grupos etários ainda precisem ser definidas.

VOLUMES, FRAÇÃO DE EJEÇÃO E MASSA VENTRICULARES DIREITOS

Em virtude da geometria complexa do ventrículo direito (RV), a avaliação do seu tamanho, massa e EF tem sido, em grande parte, qualitativa. Entretanto, a importância do tamanho da câmara e função sistólica do RV tem sido crescentemente reconhecida em doenças cardíacas pediátrica e adulta. Muitas condições de sobrecarga de volume e pressão podem causar remodelação e disfunção do RV. Estudos em crianças que receberam reparo de Tetralogia de Fallot mostraram que o acompanhamento longitudinal da remodelação e disfunção RV e LV é crucial para guiar intervenção oportuna para substituir a valva pulmonar, a fim de evitar insuficiência do RV, arritmia e morte cardíaca súbita. Embora CMR tenha sido estabelecida como padrão clínico para análise quantitativa do RV, RT3DE quantitativa pode ser útil em muitos casos, por exemplo, como ferramenta de triagem potencial e naqueles em que CMR é contraindicada ou não disponível. Em razão do custo, portabilidade e disponibilidade da RT3DE e da evidência crescente da sua utilidade, a aplicação da RT3DE para análise quantitativa do RV pode aumentar no futuro.

Métodos de análise

Dois métodos de RT3DE estão disponíveis para medir volumes e função sistólica do RV sem pressuposições geométricas: o método da soma de discos[10] (Fig. 5-3) e o método semiautomático de Beutel[11] (Fig. 5-4).

Aquisição de dados. A 3DE em tempo real é efetuada, usando-se uma janela e projeções apicais e um transdutor de arranjo matricial. As imagens são primeiro otimizadas, utilizando-se modo biplanar, um *display* simultâneo de projeções de quatro e de duas câmaras modificadas, para visualizar os tratos de injeção e ejeção RV. Subsequentemente, é adquirido um conjunto de dados 3D de volume total com ângulo otimizado para incluir o RV inteiro, densidade de linhas e frequência de quadros. O conjunto de dados de volume total é compilado de um único conjunto de volume completo ou de aquisição de subvolumes disparada pelo ECG. Os sujeitos são solicitados a prender sua respiração durante a aquisição.

Medição Quantitativa dos Volumes, Massa e Função dos Ventrículos Esquerdo, Direito e Único

Figura 5-3

Método de soma de discos para medição de volumes e EF do RV em crianças. Traçado manual dos contornos endocárdicos do RV foi feito em uma pilha de imagens de eixo curto. As vias de quatro câmaras e coronal são usadas como imagens de referência. Princípio de Simpson é empregado para derivar RVEDV, RVESV e RVEF. (De: Lu et al.[10])

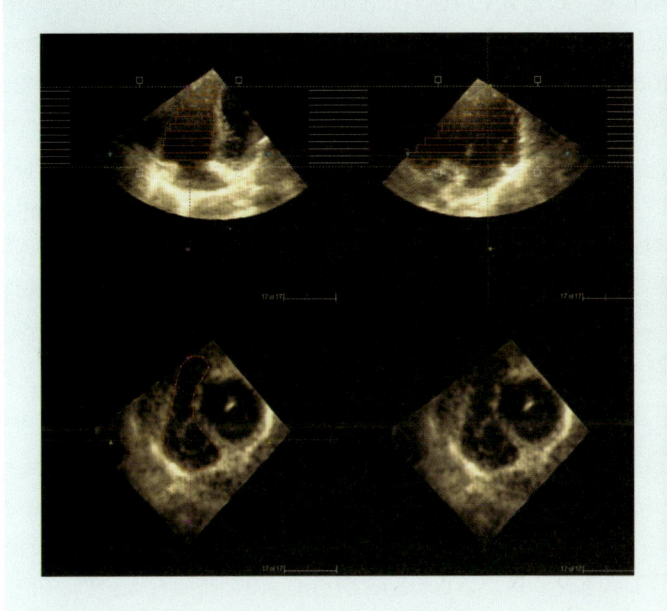

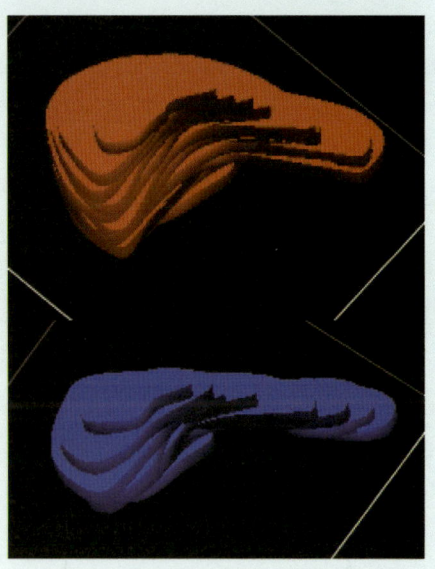

Figura 5-4

O método semiautomático para medição dos índices do RV.

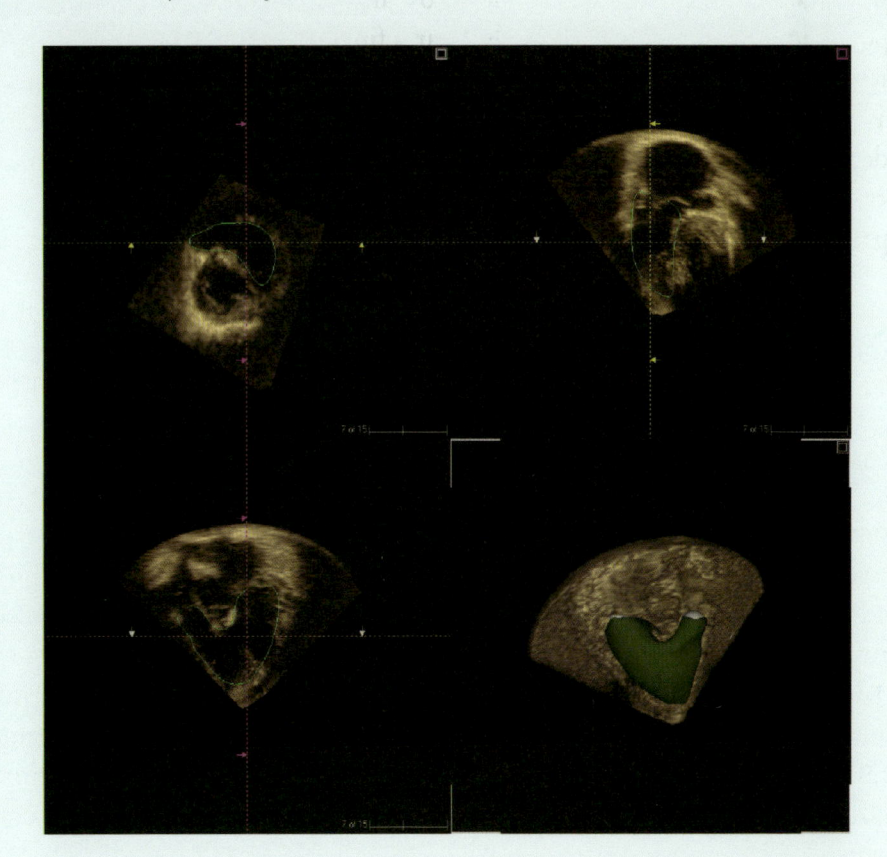

Método de soma de discos. Todas as imagens de RT3DE são processadas *off-line* usando-se um pacote dedicado de *software* de análise.[10] O conjunto de dados 3D é exibido em uma tela de imagem de quatro azulejos (Fig. 5-3A). Utilizando-se as ferramentas de navegação e manipulação dos planos *x, y* e *z* do conjunto de dados, as imagens do RV são exibidas em projeções de eixo curto, do ápice à base para medição dos volumes do RV. Três projeções de referência – projeções de quatro câmaras modificadas, de duas câmaras e de eixo curto dinâmico (Fig. 5-3) – são usadas para ajudar na identificação das partes da injeção RV, trabecular e ejeção para traçar limites endocárdicos. A medição do volume RV começa do anel tricúspide por um conjunto de discos de eixo curto paralelos ao anel tricúspide e termina no ápice RV. Os limites endocárdicos sistólico final e diastólico final do RV são traçados manualmente em fatias contíguas de 5 mm. Grandes trabeculações e músculos papilares não são incluídos nos volumes da câmara. Estas fatias volumétricas (área planimetrada × espessura da fatia) são somadas com base no princípio de Simpson para fornecer os volumes do RV no fim da sístole e fim da diástole (Fig. 5-3). A RVEF é calculada como: RVEF (%) = (EDV − ESV)/EDV × 100%.

Método semiautomático de Beutel. Análise através do método semiautomático de Beutel é efetuada com *software* especializado (Fig. 5-4).[11] Todos os dados de RT3DE são importados e analisados em três conjuntos de projeções: uma projeção sagital (para perfil da valva tricúspide e a injeção), uma projeção de quatro câmaras (para perfil do ápice) e uma projeção coronal (para perfil da injeção e ejeção RV), a fim de obter todos os marcos anatômicos principais do RV. Traçados manuais destes marcos são ajustados antes de o algoritmo preencher o resto dos limites endocárdicos para calcular os volumes RV fazendo a soma das áreas de cada fatia por meio do conjunto completo de dados de volume. Contraste, *zoom*, sombreamento e cor são usados para melhorar o delineamento do endocárdio. A análise pelo *software* utiliza um algoritmo de detecção de limites semiautomático com opções de correção manual com base em modelagem de RV normal, bem como patológico. São computados ESV, EDV, SV e EF globais e tripartidos (parte da injeção, trabecular e ejeção do RV).

Validação e estudos clínicos

Diferentemente do LV, não há modelo geométrico estabelecido que possa ser usado para análise quantitativa dos volumes, massa e função RV. Avaliação clínica do tamanho e função RV é grandemente qualitativa em adultos e crianças. Análise quantitativa do RV se torna uma importante aplicação potencial da 3DE, especialmente uma vez que se tornaram disponíveis *hardware* e *software* de RT3DE. Os estudos iniciais de validação dos volumes e quantificação da EF do RV por 3DE foram fundamentados em modelos *in vitro* e *in vivo*.[48–54] Seguiram-se múltiplos estudos clínicos em adultos, comparando volumes de RT3DE à CMR (Tabela 5-3).[55–60]

Análise do RV em crianças e em pacientes com cardiopatia congênita. Nosso grupo[10] utilizou um método de soma de discos e estudou 20 crianças normais entre as idades de 6 e 18 anos comparando volumes e função RV obtidos à RT3DE *versus* CMR. Encontramos excelente correlação entre RT3DE e CMR, com coeficientes de correlação de 0,96, 0,98 e 0,89 para RVESV, RVEDV e RVEF, respectivamente. Também encontramos boa variabilidade inter e intraobservadores. Houve pequena, porém significativa subestimativa de volume RV, especialmente RVEDV, por RT3DE em comparação à CMR. As diferenças não foram estatisticamente significativas para RVESV e RVEF. Niemann *et al.*[11] usaram um método semiautomático de Beutel para estudar 17

Tabela 5-3 Estudos 3DE para avaliação de volumes e fração de ejeção ventriculares direitos em comparação à CMR						
Estudo	Idade (anos)	Pacientes (n)	Características dos pacientes	Modalidade de imagem	Coeficientes de correlação	Resultados
Kjaergaard et al. (2006)[55]	59-78	30	Sujeitos normais e CVD	CMR versus TTE	EDV/ESV 0,56/0,62	Superestimativa de volume NS; subestimativa EF
Nesser et al. (2006)[56]	23-74	20	Sujeitos normais e CVD	CMR versus TTE/TEE	TEE EDV/ESV/EF 0,97/0,92/0,84 TTE EDV/ESV/EF 0,95/0,94/0,85	Superestimativa ESV por TEE, TTE, NS por subestimativa EDV por TEE, TTE, NS subestimativa EF
Gopal et al. (2007)[57]	42-70	17	Voluntários sadios	CMR versus TEE	RT3DE soma de discos RVEDV/ESV/EF 0,9/0,8/0,8 Rotação apical RVEDS/ESV/EF 0,8/0,8/0,7	Subestimativa volume RV 2D e 3D com correlação superior entre RT3DE e CMR
Jenkins et al. (2007)[58]	51-73	50	CVD	CMR versus TTE	EDC/ESV/EF 0,6/0,55/0,72	Melhor correlação entre RT3DE e CMR em comparação à 2D e CMR
Sugeng et al. (2010)[59]	35-71	28	Cardiopatia congênita e outras CVD	CMR versus TTE, CT	TTE EDV/ESV/EF 0,87/0,89/0,877	Subestimativa de volume por RT3DE; faixa de erro mais larga, superestimativa de volumes por CT
Leibundgut et al. (2010)	33-62	80	CVD	CMR versus TTE	RVEDV/ESV/EF 0,84/0,83/0,72	Superestimativa de volume por RT3DE, EF, NS

CMR, ressonância magnética cardíaca; CVD, doença cardiovascular; EF, fração de ejeção; ESV, volume sistólico final; NS, não significância; RT3DE, ecocardiografia tridimensional em tempo real; TEE, ecocardiografia transesofágica; TTE, ecocardiografia transtorácica.

adultos e 16 crianças com cardiopatia congênita, incluindo Tetralogia de Fallot, transposição das grandes artérias, *truncus arteriosus*, defeito septal atrial, defeito septal ventricular (VSD), coarctação da aorta e defeito septal atrioventricular. Eles empregaram um método de detecção de limite semiautomático em comparação à CMR. Excelente correlação foi obtida, com coeficientes de correlação de 0,99 para RVESV, 0,95 para RVEDV, e 0,97 para EF.

Conforme visto em adultos com doença cardiovascular,[61-67] inclusive cardiopatia congênita,[62-67] análise quantitativa de volume e EF do RV usando RT3DE também é exequível em crianças. As limitações da RT3DE para análise quantitativa do RV estão relacionadas com a qualidade da imagem, clareza dos limites e com a dificuldade de obter imagem do RV inteiro, especialmente em pacientes com RV aumentado, como aqueles que receberam reparo de tetralogia de Fallot.

Metanálise. Shimada et al.[68] realizaram uma metanálise de estudos publicados comparando avaliação de volumes e EF RV por RT3DE *versus* CMR. A análise incluiu 23 estudos e 807 adultos e crianças. Eles concluíram que em comparação à CMR, 3DE subestimou significativamente RVESV, RVEDV e EF, particularmente em pacientes com volumes maiores (> 200 mL) e em pacientes mais jovens (≤ 18 anos). Não houve melhora da análise com o tempo. O uso de transdutor de arranjo matricial não melhorou a correlação também. Não houve diferença estatística com o uso de detecção de limite automático comparado ao manual. Embora RT3DE seja altamente promissora para a avaliação de índices do RV, é necessário investigação adicional para lidar com a limitada exequibilidade e precisão para uso clínico.[2]

VOLUMES, FRAÇÃO DE EJEÇÃO E MASSA DE VENTRÍCULO ÚNICO

Um dos tipos mais complexos de cardiopatia congênita em crianças é o ventrículo único funcional. Estes pacientes muitas vezes necessitam de dois a três estágios de paliação, em última análise resultando em um tipo de Fontan de paliação, e eles, frequentemente, têm complicações estruturais e funcionais a longo prazo, arritmias, intolerância a exercício e resultados neurodesenvolvimentais limitados. RT3DE não requer pressuposições geométricas e é idealmente adequada para quantificação de volumes e EF neste tipo de cardiopatia congênita.

Altman *et al.*[69] usaram pela primeira vez tecnologia reconstrutiva 3D de localizador espacial acústico para avaliar o volume e EF de ventrículo único com morfologia de LV, comparando 3DE à 2DE e CMR. Estudaram 12 pacientes e mostraram concordância superior com menos dispersão de dados em ESV, EDV, massa e EF entre 3DE (*bias* 3,4 ± 5,5 mL, 14,2 ± 8,3 mL, 5,8 ± 8,4 g, e 4,4 ± 5,3%, respectivamente) e CMR do que entre 3DE e 2DE (−2,9 ± 8,1 mL, 2,9 ± 10,4 mL, −8,3 ± 12 g, e 8,5 ± 10,3%, respectivamente). As variabilidades inter e intraobservadores foram mais favoráveis para 3DE (5,7–7,1%) em comparação à CMR do que para 3DE em comparação à 2DE (10–24%). Altman *et al.* concluíram que 3DE fornece estimativas de volumes ventriculares, EF e massa que são comparáveis à CMR neste grupo selecionado de pacientes com ventrículo único e morfologia de LV.

Soriano *et al.*[70] aplicaram RT3DE para estimativa de volumes, massa e EF em pacientes com ventrículo único empregando uma técnica de soma de discos. RT3DE foi exequível em 27 de 29 pacientes (93%). O EDV de RT3DE se correlacionou bem, mas foi menor que com CMR, e 3DE EF foi menor que com CMR. Não houve diferença significativa nas medidas de ESV ou massa. As diferenças da 3DE interobservadores de massa e volumes não foram significativas, exceto a medida da EF. Diferenças intraobservadores não foram significativas. Soriano *et al.* especularam que a modesta correlação em EF entre RT3DE e CMR foi relacionada, em parte, com a pequena faixa de EFs nesta população com ventrículo único. Este estudo sugeriu que quantificação com RT3DE de EDV, ESV, massa e EF em pacientes com ventrículo único é exequível, reprodutível, e, razoavelmente, acurada, exceto na medição da EF e merece validação adicional.

Nós[71] mostramos que uma técnica de Simpson de eixo longo com oito planos é, também, exequível para avaliar volumes e EF do ventrículo único funcional. Além disso, nosso estudo mostrou que os valores da EF são um preditor independente da sobrevida livre de transplante neste grupo. EF menor que 40% é associada a taxas significativamente mais baixas de sobrevida livre de transplante neste grupo de pacientes.

ANÁLISE 3D DE MOVIMENTO REGIONAL DA PAREDE, SINCRONIA E *STRAIN*

Movimento regional da parede e sincronia

A capacidade da RT3DE de capturar o LV inteiro em três dimensões oferece a oportunidade não apenas de avaliar a função LV global mais acurada e reprodutivelmente, mas também de quantificar a função regional dos 16 segmentos do LV e avaliar a sincronia interventricular do LV. Para analisar função regional e sincronia do LV, as alterações cíclicas dos volumes de cada um dos 16 segmentos do LV são plotadas contra o tempo durante o curso do ciclo cardíaco (Fig. 5-2). As curvas e gráficos de volume permitem mensuração das alterações de volume de cada segmento (*i. e.*, movimento segmentar) e das diferenças temporais de cada segmento até o volume mínimo (*i. e.*, sincronia). Volume mínimo regional (*i. e.*, contração máxima) ocorre, normalmente, ao mesmo tempo na sístole ventricular em todos os segmentos. O índice de dessincronismo sistólico (SDI) é calculado sob a forma do desvio-padrão do tempo até volume regional mínimo dos segmentos.

Estudos na literatura pediátrica validaram o uso desta nova tecnologia para avaliar sincronismo LV em condições de sobrecarga de volume e pressão, o efeito do reparo com remendo septal ventricular no sincronismo LV e o resultado da terapia de ressincronização em pacientes com ventrículo único com morfologia LV. Kobayashi *et al.*[72] estudaram prospectivamente 27 crianças com doença renal terminal (13 sob diálise peritoneal e 14 sob hemodiálise) e 29 controles normais. SDI foi normalizado para a duração do ciclo cardíaco (SDIp). SDIp (16 segmentos) e massa LV foram significativamente maiores no grupo de hemodiálise. SDI e SDIp (16 segmentos) melhoraram após uma sessão de hemodiálise ($P < 0,05$); massa LV e índice de massa LV permaneceram inalterados. Dessincronismo LV foi significativamente maior em pacientes com hipertrofia LV em comparação àqueles sem. Seu estudo demonstrou uma associação entre sobrecarga de volume LV e hipertrofia LV à dessincronia LV significativa na doença renal terminal. SDI pode fornecer um marcador sensível para detecção mecanicista e precoce de disfunção LV.

Veeram *et al.*[73] estudaram pacientes com grandes VSDs que foram submetidos a fechamento com remendo cirúrgico, quando bebês. Eles investigaram os efeitos a longo prazo da presença de um *patch* acinético no septo ventricular e bloqueio de ramo direito (RBBB) sobre o sincronismo mecânico LV e a função sistólica global. Seu estudo mostrou que pacientes pediátricos 5–10 anos após fechamento de VSD com remendo têm função LV normal. A presença do RBBB foi associada à dessincronia mecânica e tendência à dilatação LV neste grupo de pacientes. Veeram *et al.* demonstraram que RT3DE é uma técnica sensível para avaliar sincronismo LV em pacientes pós-operatórios de VSD, especialmente aqueles com RBBB, que necessitam de acompanhamento a longo prazo quanto a complicações potenciais.

Finalmente, Bacha *et al.*[74] efetuaram estudos de estimulação de múltiplos locais em 26 pacientes submetendo-se à paliação gradativa de ventrículo único. RT3DE foi usada em dez pacientes. Eles observaram resposta importante à estimulação multilocal, incluindo (1) melhora na duração QRS em 24 de 26 pacientes ($93,9 \pm 17,5$ ms *versus* $71,7 \pm 10,8$ ms; $P < 0,001$); (2) aumento na pressão arterial sistólica em 25 de 26 pacientes ($86,3 \pm 20$ mmHg *versus* $93,8 \pm 20,2$ mmHg; $P < 0,001$); (3) aumento no índice cardíaco em 21 de 22 pacientes ($3,2 \pm 0,8$ *versus* $3,7 \pm 1$ L $\times$ min^{-1} $\times$ m^{-2}; $P < 0,001$); e (4) melhora no índice de assincronia em 8 de 10 pacientes ($10,3 \times 4,8$ *versus* $6 \times 1,4$; $P < 0,04$). O estudo sugere que RT3DE é potencialmente útil para avaliar terapia de ressincronização, mesmo em casos com geometria complexa.

Análise de *strain* por RT3DE

Índices convencionais de funções ventriculares regional e global, definidos pela excursão endocárdica, como encurtamento fracionário e EF, são considerados dependentes da carga.[75,76] Velocidades miocárdicas por imagem de Doppler tecidual (TDI) não dependem de pressuposições geométricas, mas são inerentemente unidimensionais, dependentes de ângulo, variáveis com envelhecimento e influenciados por antropometria e frequência cardíaca.[77,78] *Strain* miocárdico foi demonstrado mais robusto para avaliação de função miocárdica ventricular regional empregando-se ecocardiografia e CMR.[79–83] Análise de *strain* com base em TDI foi extensamente validada e foi demonstrada limitada como um método unidimensional e dependente de ângulo.[79] Recentemente, ecocardiografia 2D de rastreamento por pontos (2DSTE) foi introduzida como um novo método para quantificar *strain* miocárdico. Esta técnica mede deformação miocárdica por meio de rastreamento quadro a quadro e análise de movimento dos pontos (mancha) dentro de imagens no modo B. Estudos de validação com CMR marcada e sonomicrometria em adultos[79,80] e crianças[84,85] forneceram evidência de que 2DSTE é um método confiável para determinar função miocárdica ventricular. A 2DSTE tem, no entanto, muitas limitações. Primeira, medição de deformação miocárdica por 2DSTE é afetada pela perda de pontilhado em razão do movimento fora do plano de imageamento.[86] Segunda, a 2DSTE tem limitada reprodutibilidade, provavelmente em decorrência das variabilidades na escolha de planos de imagem e falta de padronização na análise de imagem.[87] Finalmente, a análise é desajeitada, e seis planos são necessários para análise completa, o que constitui uma limitação importante para automatização e potencial uso clínico.

Recentemente, o advento da ecocardiografia tridimensional de rastreamento por pontos (3DSTE) mostrou o potencial de superar as limitações do imageamento da 2DSTE para a avaliação das funções sistólicas global e regional LV. Este método rastreia o movimento de pontilhado dentro do volume escaneado, permitindo avaliação mais completa e acurada da deformação miocárdica no espaço 3D[88–91] evitando-se a perda dos pontos causada pelo movimento fora do plano. A 3DSTE foi validada para a quantificação de volumes LV[91] e movimento da parede LV em cardiopatia isquêmica[92] em adultos. Inobstante, os dados são escassos e incompletos sobre crianças com ou sem cardiopatia congênita.[84,85,93] Assim, exequibilidade, reprodutibilidade, alterações maturacionais e valores normais, nesta população, precisam ser mostrados, antes que estes índices possam ser usados para avaliar função LV para diagnóstico, prognóstico e estratificação de risco de várias cardiopatias congênitas e adquiridas no jovem antes e depois de intervenções clínica, percutânea e cirúrgica.

Nós usamos RT3DE para estudar 256 sujeitos sadios consecutivos utilizando aquisição de dados 3D de volume total com um transdutor 3D de arranjo matricial.[94] Os sujeitos do estudo foram divididos em cinco grupos etários: grupo 1 (nascimento a 1 ano de idade); grupo 2 (1–5 anos); grupo 3 (6–9 anos); grupo 4 (10–13 anos); e grupo 5 (14–18 anos). Foram determinados os valores de 3D LV *strain* global (GS), *strain* sistólico máximo longitudinal global (GLS), *strain* sistólico máximo radial global (GRS), e *strain* sistólico máximo circunferencial global (GCS) usando-se *software* independente da modalidade (Fig. 5-5). Um total de 228 casos (89%) foi adequado para análise, e 28 casos (11%) foram excluídos, incluindo dez casos excluídos decorrentes das baixas frequências de quadros, conforme determinado pelo sistema, e 18 casos excluídos em razão das más imagens 3D. Encontramos diferenças estatisticamente significativas entre os cinco grupos etários em GLS e GCS, mas nenhuma diferença estatística entre os grupos etá-

Figura 5-5A, B, C e D

Análise *off-line* de ecocardiografia tridimensional de rastreamento por pontos (manchas) (3DSTE). *A,* Posição dos marcos anatômicos. Primeiro, selecionar uma das projeções de eixo longo, colocar marco da valva mitral (MV) ao nível do anel no meio da MV, e colocar marco do ápice no ápice. A seguir, selecionar projeção de eixo curto. Colocar o marco da valva aórtica (AV) ao nível da valva no meio da AV. *B,* Identificação e rastreamento semiautomático do limite endocárdico. *C,* Revisão manual do rastreamento, se necessário. *D,* Parâmetros de *strain* sistólico LV podem ser calculados e exibidos.

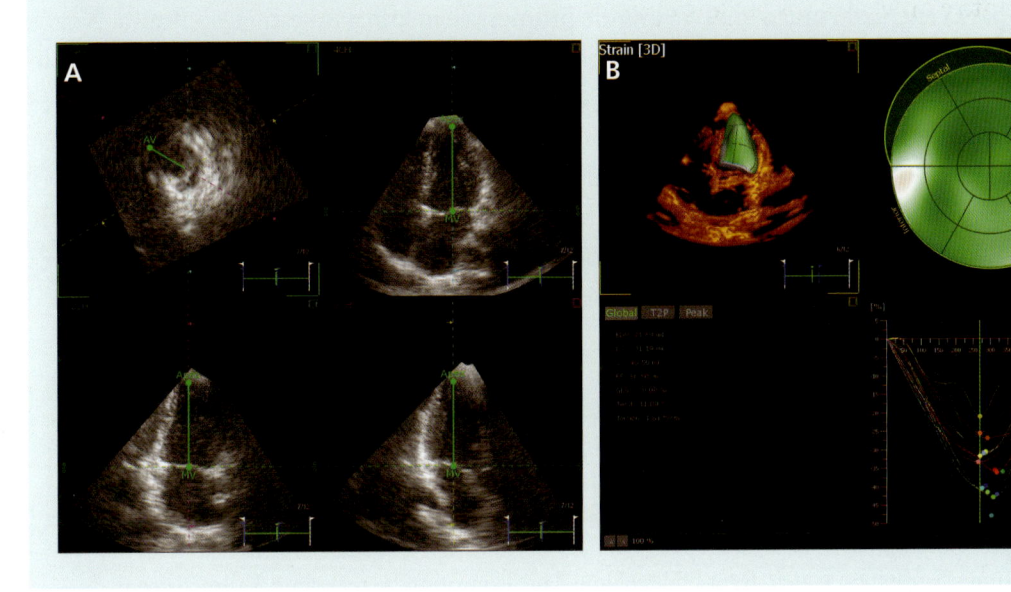

rios para valores GRS e GS. Análises de regressão linear múltipla mostraram que dimensão, massa, volume e EF do LV e RV foram significativamente associados a GLS, GS, GRS e GCS. A variabilidade interobservadores dos parâmetros de *strain* sistólico 3D variou de 1,2 a 9,5%, e a variabilidade intraobservador variou de 0,5 a 3,8%. Nosso estudo concluiu que medição de *strain* sistólico 3D global usando a nova 3D RT STE é exequível e reprodutível em crianças. GLS e GCS são mais altos no começo da puberdade e mais baixos na puberdade adiantada em comparação a lactente e primeira infância. GRS e GS não têm alterações maturacionais. Trabalho futuro definirá os escores Z destas medidas e em várias doenças cardíacas congênitas e adquiridas, para potencial aplicação clínica e pesquisa.

Para empregar esta nova metodologia para avaliar *strain* e função LV, Saltijeral *et al.*[95] avaliaram 30 crianças obesas consecutivas não selecionadas e 42 crianças voluntárias sadias usando um método semelhante de rastreamento de movimento da parede. Observaram diferenças estatisticamente significativas em espessura do septo interventricular, espessura da parede posterior LV, LV EDV, LV ESV, volume do átrio esquerdo, massa LV e velocidade máxima lateral do anel entre os grupos, bem como em todas as variáveis de rastreamento 3D de movimento da parede. Por análise de regressão logística multivariada, a relação mais forte com obesidade foi encontrada no *strain* circunferencial médio LV (coeficiente $\beta = 0,74$; $r^2 = 0,55$; $P = 0,003$). Seus dados sugeriram que cardiomiopatia relacionada com a obesidade é associada não apenas a alterações cardíacas estruturais, mas também a alterações de deformação miocárdica ocorridas na infância. Avaliação do *strain* circunferencial do LV, usando rastreamento 3D do movimento da parede, é um marcador com sensibilidade promissora para identificar cardiomiopatia relacionada com obesidade.

PERSPECTIVAS FUTURAS

Muita evidência sugere que na presença de adequada qualidade de imagem, as medidas de volumes, massa e EF do LV por 3DE concordam mais estritamente com medidas por CMR e têm melhor reprodutibilidade do que acontece com 2DE, tornando 3DE a modalidade de escolha para a avaliação clínica cotidiana dos volumes e EF LV. Análise quantitativa de volumes, massa e EF do RV e para ventrículo único encerra grande promessa e justifica investigação futura. Novos modos de avaliação de movimento regional da parede, *strain* e dessincronismo LV, empregando RT3DE, estão na vanguarda da pesquisa ativa. Prevê-se que avanços futuros em *hardware* venham a permitir aquisição de dados em 3D com ângulo aberto do coração inteiro em um único ciclo cardíaco, com mais altas resoluções espacial e temporal. Nós esperamos que desenvolvimento adicional em algoritmos de análise quantitativa automática e *software* tornará a RT3DE uma metodologia clínica integrante do diagnóstico, prognóstico e avaliação de intervenções clínica, percutânea e cirúrgica para cardiopatia congênita.[96]

REFERÊNCIAS

1. Hung J, Lang R, Flachskampf F, *et al.* American Society of Echocardiography. 3D echocardiography: a review of the current status and future directions. *J Am Soc Echocardiogr.* 2007;20(3):213–233.
2. Lang RM, Badano LP, Tsang W, *et al.* EAE/ASE recommendations for image acquisition and display using three-dimensional echocardiography. *J Am Soc Echocardiogr.* 2012;25(1):3–46.
3. Bu L, Munns S, Zhang H, *et al.* Rapid full volume data acquisition by real-time 3-dimensional echocardiography for assessment of left ventricular indexes in children: a validation study compared with magnetic resonance imaging. *J Am Soc Echocardiogr.* 2005;18:299–305.
4. Iino M, Shiraishi H, Ichihashi K, *et al.* Volume measurement of the left ventricle in children using real-time three-dimensional echocardiography: comparison with ventriculography. *J Cardiol.* 2007;49:221–229.
5. Lu X, Xie M, Tomberlin D, *et al.* How accurately, reproducibly, and efficiently can we measure left ventricular indices using M-mode, 2-dimensional, and 3-dimensional echocardiography in children? *Am Heart J.* 2008;155:946–953.
6. Riehle TJ, Mahle WT, Parks WJ, *et al.* Real-time three-dimensional echocardiographic acquisition and quantification of left ventricular indices in children and young adults with congenital heart disease: comparison with magnetic resonance imaging. *J Am Soc Echocardiogr.* 2008;21:78–83.
7. Friedberg MK, Su X, Tworetzky W, *et al.* Validation of 3D echocardiographic assessment of left ventricular volumes, mass, and ejection fraction in neonates and infants with congenital heart disease: a comparison study with cardiac MRI. *Circ Cardiovasc Imaging.* 2010;3:735–742.
8. Hascoet S, Brierre G, Caudron G, *et al.* Assessment of left ventricular volumes and function by real time three-dimensional echocardiography in a pediatric population: a TomTec versus QLAB comparison. *Echocardiography.* 2010;27:1263–1273.
9. Laser KT, Bunge M, Hauffe P, *et al.* Left ventricular volumetry in healthy children and adolescents: comparison of two different real-time three-dimensional matrix transducers with cardiovascular magnetic resonance. *Eur J Echocardiogr.* 2010;11:138–148.
10. Lu X, Nadvoretskiy V, Bu L, *et al.* Accuracy and reproducibility of real-time three-dimensional echocardiography for assessment of right ventricular volumes and ejection fraction in children. *J Am Soc Echocardiogr.* 2008;21:84–89.
11. Niemann PS, Pinho L, Balbach T, *et al.* Anatomically oriented right ventricular volume measurements with dynamic three-dimensional echocardiography validated by 3-Tesla magnetic resonance imaging. *J Am Coll Cardiol.* 2007;50:1668–1676.
12. Soriano BD, Hoch M, Ithuralde A, *et al.* Matrix-array 3-dimensional echocardiographic assessment of volumes, mass, and ejection fraction in young pediatric patients with a functional single ventricle: a comparison study with cardiac magnetic resonance. *Circulation.* 2008;117:1842–1848.

13. Fu M, Choi G, Xie MX, et al. Quantitative real-time 3D echocardiography predicts adverse outcomes in functional single ventricle patients. *J Am Soc Echocardiogr*. 2010;23:B54.
14. Mor-Avi V, Jenkins C, Kuhl HP, et al. Real-time 3-dimensional echocardiographic quantification of left ventricular volumes: multicenter study for validation with magnetic resonance imaging and investigation of sources of error. *JACC Cardiovasc Imaging*. 2008;1(4):413–423.
15. Popp RL, Wolfe SB, Hirata T, Feigenbaum H. Estimation of right and left ventricular size by ultrasound: a study of the echoes from the interventricular septum. *Am J Cardiol*. 1969;24:523–530.
16. Feigenbaum H, Popp RL, Wolfe SB, et al. Ultrasound measurements of the left ventricle: a correlative study with angiocardiography. *Arch Intern Med*. 1972;129:461–467.
17. Wyatt HL, Heng MK, Meerbaum S, et al. Cross-sectional echocardiography. II. Analysis of mathematic models for quantifying volume of the formalin-fixed left ventricle. *Circulation*. 1980;61:1119–1125.
18. Wyatt HL, Meerbaum S, Heng MK, et al. Cross-sectional echocardiography. III. Analysis of mathematic models for quantifying volume of symmetric and asymmetric left ventricles. *Am Heart J*. 1980;100:821–828.
19. Dekker D, Piziali RL, Dong E. A system for ultrasonically imaging the human heart in three dimensions. *Comput Biomed Res*. 1974;7:544–553.
20. Matsumoto M, Inoue M, Tamura S, et al. Three-dimensional echocardiography for spatial visualization and volume calculation of cardiac structures. *J Clin Ultrasound*. 1981;9:157–165.
21. Ariet M, Geiser EA, Lupkiewicz SM, et al. Evaluation of a three-dimensional reconstruction to compute left ventricular volume and mass. *Am J Cardiol*. 1984;54:415–420.
22. Moritz WE, Pearlman AS, McCabe DH, et al. An ultrasonic technique for imaging the ventricle in three dimensions and calculating its volume. *IEEE Trans Biomed Eng*. 1983;30:482–491.
23. Sapin PM, Schroder KM, Gopal AS, et al. Comparison of two- and three-dimensional echocardiography with cineventriculography for measurement of left ventricular volume in patients. *J Am Coll Cardiol*. 1994;24:1054–1063.
24. Keller AM. Positional localization: three-dimensional transthoracic echocardiographic techniques for the measurement of cardiac mass, volume, and function. *Echocardiography*. 2000;17:745–748.
25. Gopal AS, Schnellbaecher MJ, Shen Z, et al. Freehand three-dimensional echocardiography for determination of left ventricular volume and mass in patients with abnormal ventricles: comparison with magnetic resonance imaging. *J Am Soc Echocardiogr*. 1997;10(8):853–861.
26. Siu SC, Rivera JM, Guerrero JL, et al. Three-dimensional echocardiography. In vivo validation for left ventricular volume and function. *Circulation*. 1993;88:1715–1723.
27. Kupferwasser I, Mohr-Kahaly S, Stähr P, et al. Transthoracic three-dimensional echocardiographic volumetry of distorted left ventricles using rotational scanning. *J Am Soc Echocardiogr*. 1997;10(8):840–852.
28. Nosir YF, Salustri A, Kasprzak JD, et al. Left ventricular ejection fraction in patients with normal and distorted left ventricular shape by three-dimensional echocardiographic methods: a comparison with radionuclide angiography. *J Am Soc Echocardiogr*. 1998;11(6):620–630.
29. Chukwu EO, Barasch E, Mihalatos DG, et al. Relative importance of errors in left ventricular quantitation by two-dimensional echocardiography: insights from three-dimensional echocardiography and cardiac magnetic resonance imaging. *J Am Soc Echocardiogr*. 2008;21(9):990–997.
30. Gutiérrez-Chico JL, Zamorano JL, Pérez de Isla L, et al. Comparison of left ventricular volumes and ejection fractions measured by three-dimensional echocardiography versus by two-dimensional echocardiography and cardiac magnetic resonance in patients with various cardiomyopathies. *Am J Cardiol*. 2005;95(6):809–813.
31. Corsi C, Lamberti C, Catalano O, et al. Improved quantification of left ventricular volumes and mass based on endocardial and epicardial surface detection from cardiac MR images using level set models. *J Cardiovasc Magn Reson*. 2005;7:595–602.
32. Mor-Avi V, Jenkins C, Kuhl HP, et al. Real-time 3D echocardiographic quantification of left ventricular volumes: multicenter study for validation with magnetic resonance imaging and investigation of sources of error. *J Am Coll Cardiol Imaging*. 2008;1:413–423.
33. Mor-Avi V, Sugeng L, Weinert L, et al. Fast measurement of left ventricular mass with real-time three-dimensional echocardiography: comparison with magnetic resonance imaging. *Circulation*. 2004;110:1814–1818.

34. Soliman OI, Krenning BJ, Geleijnse ML, *et al.* Quantification of left ventricular volumes and function in patients with cardiomyopathies by real-time three-dimensional echocardiography: a head-to-head comparison between two different semiautomated endocardial border detection algorithms. *J Am Soc Echocardiogr*. 2007;20:1042–1049.
35. Yao GH, Li F, Zhang C, *et al.* How many planes are required to get an accurate and timesaving measurement of left ventricular volume and function by real-time three-dimensional echocardiography in acute myocardial infarction? *Ultrasound Med Biol*. 2007;33:1572–1578.
36. Caiani EG, Corsi C, Zamorano J, *et al.* Improved semiautomated quantification of left ventricular volumes and ejection fraction using 3-dimensional echocardiography with a full matrix-array transducer: comparison with magnetic resonance imaging. *J Am Soc Echocardiogr*. 2005;18(8):779–788.
37. Jacobs LD, Salgo IS, Goonewardena S, *et al.* Rapid on-line quantification of left ventricular volume from real-time three-dimensional echocardiographic data. *Eur Heart J*. 2006;27:460–468.
38. Jenkins C, Chan J, Hanekom L, *et al.* Accuracy and feasibility of on-line three-dimensional echocardiography for measurement of left ventricular parameters. *J Am Soc Echocardiogr*. 2006;19:1119–1128.
39. Nikitin NP, Constantin C, Loh PH, *et al.* New generation 3-dimensional echocardiography for left ventricular volumetric and functional measurements: comparison with cardiac magnetic resonance. *Eur J Echocardiogr*. 2006;7:365–372.
40. Krenning BJ, Kirschbaum SW, Soliman OI, *et al.* Comparison of contrast agent-enhanced versus non-contrast agent-enhanced real-time three-dimensional echocardiography for analysis of left ventricular systolic function. *Am J Cardiol*. 2007;100(9):1485–1489.
41. Qi X, Cogar B, Hsiung MC, *et al.* Live/real time three-dimensional transthoracic echocardiographic assessment of left ventricular volumes, ejection fraction, and mass compared with magnetic resonance imaging. *Echocardiography*. 2007;24(2):166–173.
42. Pouleur AC, le Polain de Waroux JB, Pasquet A, *et al.* Assessment of left ventricular mass and volumes by three-dimensional echocardiography in patients with or without wall motion abnormalities: comparison against cine magnetic resonance imaging. *Heart*. 2008;94(8):1050–1057.
43. Macron L, Lim P, Bensaid A, *et al.* Single-beat versus multibeat real-time 3D echocardiography for assessing left ventricular volumes and ejection fraction: a comparison study with cardiac magnetic resonance. *Circ Cardiovasc Imaging*. 2010;3(4):450–455.
44. Chang SA, Lee SC, Kim EY, *et al.* Feasibility of single-beat full-volume capture real-time three-dimensional echocardiography and auto-contouring algorithm for quantification of left ventricular volume: validation with cardiac magnetic resonance imaging. *J Am Soc Echocardiogr*. 2011;24(8):853–859.
45. van den Bosch AE, Robbers-Visser D, Krenning BJ, *et al.* Real-time transthoracic three-dimensional echocardiographic assessment of left ventricular volume and ejection fraction in congenital heart disease. *J Am Soc Echocardiogr*. 2006;19:1–6.
46. Shimada YJ, Shiota T. A meta-analysis and investigation for the source of bias of left ventricular volumes and function by three-dimensional echocardiography in comparison with magnetic. *Am J Cardiol*. 2011;107(1):126–138.
47. Shimada YJ, Shiota T. Meta-analysis of accuracy of left ventricular mass measurement by three-dimensional echocardiography.
Am J Cardiol. April 26, 2012. [Epub ahead of print]
48. Jiang L, Handschumacher MD, Hibberd MG, *et al.* Three-dimensional echocardiographic reconstruction of right ventricular volume: in vitro comparison with two-dimensional methods. *J Am Soc Echocardiogr*. 1994;7(2):150–158.
49. Jiang L, Siu SC, Handschumacher MD, *et al.* Three-dimensional echocardiography. In vivo validation for right ventricular volume and function. *Circulation*. 1994;89(5):2342–2350.
50. Shiota T, Jones M, Chikada M, *et al.* Real-time three-dimensional echocardiography for determining right ventricular stroke volume in an animal model of chronic right ventricular volume overload. *Circulation*. 1998;97(19):1897–1900.
51. Ota T, Fleishman CE, Strub M, *et al.* Real-time, three-dimensional echocardiography: feasibility of dynamic right ventricular volume measurement with saline contrast. *Am Heart J*. 1999;137(5):958–966.
52. Chen G, Sun K, Huang G. In vitro validation of right ventricular volume and mass measurement by real-time three-dimensional echocardiography. *Echocardiography*. 2006;23:395–399.

53. Hoch M, Vasilyev NV, Soriano B, et al. Variables influencing the accuracy of right ventricular volume assessment by real-time 3-dimensional echocardiography: an in vitro validation study. *J Am Soc Echocardiogr*. 2007;20:456–461.
54. Liu YN, Deng YB, Liu BB, Zhang QY. Rapid and accurate quantification of right ventricular volume and stroke volume by real-time 3-dimensional triplane echocardiography. *Clin Cardiol*. 2008;31(8):378–382.
55. Kjaergaard J, Petersen CL, Kjaer A, Schaadt BK, et al. Evaluation of right ventricular volume and function by 2D and 3D echocardiography compared to MRI. *Eur J Echocardiogr*. 2006;7:430–438.
56. Nesser HJ, Tkalec W, Patel AR, et al. Quantitation of right ventricular volumes and ejection fraction by three dimensional echocardiography in patients: comparison with magnetic resonance imaging and radionuclide ventriculography. *Echocardiography*. 2006;23:666–680.
57. Gopal AS, Chukwu EO, Iwuchukwu CJ, et al. Normal values of right ventricular size and function by real-time 3-dimensional echocardiography: comparison with cardiac magnetic resonance imaging. *J Am Soc Echocardiogr*. 2007;20:445–455.
58. Jenkins C, Chan J, Bricknell K, Strudwick M, Marwick TH. Reproducibility of right ventricular volumes and ejection fraction using real-time three-dimensional echocardiography: comparison with cardiac MRI. *Chest*. 2007;131:1844–1851.
59. Sugeng L, Mor-Avi V, Weinert L, et al. Multimodality comparison of quantitative volumetric analysis of the right ventricle. *JACC Cardiovasc Imaging*. 2010;3:10–18.
60. Leibundgut G, Rohner A, Grize L, et al. Dynamic assessment of right ventricular volumes and function by real-time three-dimensional echocardiography: a comparison study with magnetic resonance imaging in 100 adult patients. *J Am Soc Echocardiogr*. 2010;23:116–126.
61. Iriart X, Montaudon M, Lafitte S, et al. Right ventricle three-dimensional echography in corrected tetralogy of Fallot: accuracy and variability. *Eur J Echocardiogr*. 2009;10(6):784–792.
62. Grewal J, Majdalany D, Syed I, et al. Three-dimensional echocardiographic assessment of right ventricular volume and function in adult patients with congenital heart disease: comparison with magnetic resonance imaging. *J Am Soc Echocardiogr*. 2010;23(2):127–133.
63. Grapsa J, O'Regan DP, Pavlopoulos H, et al. Right ventricular remodelling in pulmonary arterial hypertension with three-dimensional echocardiography: comparison with cardiac magnetic resonance imaging. *Eur J Echocardiogr*. 2010;11(1):64–73.
64. Grison A, Maschietto N, Reffo E, et al. Three-dimensional echocardiographic evaluation of right ventricular volume and function in pediatric patients: validation of the technique. *J Am Soc Echocardiogr*. 2007;20:921–929.
65. Khoo NS, Young A, Occleshaw C, Cowan B, Zeng IS, Gentles TL. Assessments of right ventricular volume and function using three-dimensional echocardiography in older children and adults with congenital heart disease: comparison with cardiac magnetic resonance imaging. *J Am Soc Echocardiogr*. 2009;22(11):1279–1288.
66. van der Hulst AE, Roest AA, Holman ER, et al. Real-time three-dimensional echocardiography: segmental analysis of the right ventricle in patients with repaired tetralogy of fallot. *J Am Soc Echocardiogr*. 2011;24(11):1183–1190.
67. van der Zwaan HB, Geleijnse ML, McGhie JS, et al. Right ventricular quantification in clinical practice: two-dimensional vs. three-dimensional echocardiography compared with cardiac magnetic resonance imaging. *Eur J Echocardiogr*. 2011;12(9):656–664.
68. Shimada YJ, Shiota M, Siegel RJ, Shiota T. Accuracy of right ventricular volumes and function determined by three-dimensional echocardiography in comparison with magnetic resonance imaging: a meta-analysis study. *J Am Soc Echocardiogr*. 2010;23(9):943–953.
69. Altmann K, Shen Z, Boxt LM, et al. Comparison of three-dimensional echocardiographic assessment of volume, mass, and function in children with functionally single left ventricles with two-dimensional echocardiography and magnetic resonance imaging. *Am J Cardiol*. 1997;80(8):1060–1065.
70. Soriano BD, Hoch M, Ithuralde A, et al. Matrix-array 3-dimensional echocardiographic assessment of volumes, mass, and ejection fraction in young pediatric patients with a functional single ventricle: a comparison study with cardiac magnetic resonance. *Circulation*. 2008;117:1842–1848.
71. Fu M, Choi G, Xie MX, et al. Quantitative real-time 3D echocardiography predicts adverse outcomes in functional single ventricle patients. *J Am Soc Echocardiogr*. 2010;23:B54.

72. Kobayashi D, Patel SR, Mattoo TK, *et al.* The impact of change in volume and left-ventricular hypertrophy on left-ventricular mechanical dyssynchrony in children with end-stage renal disease. *Pediatr Cardiol.* March 23, 2012. [Epub ahead of print]
73. Veeram Reddy SR, Du W, Zilberman MV. Left ventricular mechanical synchrony and global systolic function in pediatric patients late after ventricular septal defect patch closure: a three-dimensional echocardiographic study. *Congenit Heart Dis.* 2009;4(6):454–458.
74. Bacha EA, Zimmerman FJ, Mor-Avi V, *et al.* Ventricular resynchronization by multisite pacing improves myocardial performance in the postoperative single-ventricle patient. *Ann Thorac Surg.* 2004;78(5):1678–1683.
75. Dragulescu A, Mertens LL. Developments in echocardiographic techniques for the evaluation of ventricular function in children. *Arch Cardiovasc Dis.* 2010;103:603–614.
76. Pacileo G, Di Salvo G, Limongelli G, *et al.* Echocardiography in congenital heart disease: usefulness, limits and new techniques. *J Cardiovasc Med.* 2007;8:17–22.
77. Gorscan J III, Strum DP, Mandarino WA, Gulati VK, Pinsky MR. Quantitative assessment of alterations in regional left ventricular contractility with color-coded tissue Doppler echocardiography. *Circulation.* 1997;95:2423–2433.
78. Eidem BW, McMahon CJ, Cohen RR, *et al.* Impact of cardiac growth on Doppler tissue imaging velocities: a study in healthy children. *J Am Soc Echocardiogr.* 2004;17:212–221.
79. Korinek J, Wang J, Sengupta PP, *et al.* Two-dimensional strain–a Doppler-independent ultrasound method for quantitation of regional deformation: validation in vitro and in vivo. *J Am Soc Echocardiogr.* 2005;18:1247–1253.
80. Admunsen BH, Helle-Valle T, Edvardsen T, *et al.* Noninvasive myocardial strain measurement by speckle tracking echocardiography: validation against sonomicrometry and tagged magnetic resonance imaging. *J Am Coll Cardiol.* 2006;47:789–793.
81. Young AA, Axel L, Dougherty L, Bogen DK, Parenteau CS. Validation of tagging with MR imaging to estimate material deformation. *Radiology.* 1993;188:101–108.
82. Amundsen BH, Helle-Valle T, Edvardsen T, *et al.* Noninvasive myocardial strain measurement by speckle tracking echocardiography: validation against sonomicrometry and tagged magnetic resonance imaging. *J Am Coll Cardiol.* 2006;47:789–793.
83. Moore CC, Lugo-Olivieri CH, McVeigh ER, Zerhouni EA. Three-dimensional systolic strain patterns in the normal human left ventricle: characterization with tagged MR imaging. *Radiology.* 2000;214:453–466.
84. Marcus KA, Mavinkurve-Groothuis AM, Barends M, *et al.* Reference values for myocardial two-dimensional strain echocardiography in a healthy pediatric and young adult cohort. *J Am Soc Echocardiogr.* 2011;24:625–636.
85. Lorch SM, Ludomirsky A, Singh GK. Maturational and growth-related changes in left ventricular longitudinal strain and strain rate measured by two-dimensional speckle tracking echocardiography in healthy pediatric population. *J Am Soc Echocardiogr.* 2008;21:1207–1215.
86. Geyer H, Caracciolo G, Abe H, *et al.* Assessment of myocardial mechanics using speckle tracking echocardiography: fundamentals and clinical applications. *J Am Soc Echocardiogr.* 2010;23:351–69.
87. Bansal M, Cho GY, Chan J, *et al.* Feasibility and accuracy of different techniques of two-dimensional speckle based strain and validation with harmonic phase magnetic resonance imaging. *J Am Soc Echocardiogr.* 2008;21:1318–1325.
88. D'Hooge J, Konofagou E, Jamal F, *et al.* Two-dimensional ultrasonic strain rate measurement of the human heart in vivo. *IEEE Trans Ultrason Ferroelectr Freq Control.* 2002;49:281–286.
89. Perez de Isla L, Balcones DV, Fernandez-Golfin C, *et al.* Three-dimensional-wall motion tracking: a new and faster tool for myocardial strain assessment: comparison with two dimensional wall motion tracking. *J Am Soc Echocardiogr.* 2009;22:325–330.
90. Gayat E, Ahmad H, Weinert L, *et al.* Reproducibility and inter-vendor variability of left ventricular deformation measurements by three-dimensional speckle-tracking echocardiography. *J Am Soc Echocardiogr.* 2011;24:878–885.
91. Nesser HJ, Mor-Avi V, Gorissen W, *et al.* Quantification of left ventricular volumes using three dimensional echocardiographic speckle tracking: comparison with MRI. *Eur Heart J.* 2009;30:1565–1573.

92. Maffessanti F, Nesser HJ, Weinert L, *et al.* Quantitative evaluation of regional left ventricular function using three-dimensional speckle tracking echocardiography in patients with and without heart disease. *Am J Cardiol.* 2009;104:1755–1762.
93. Bussadori C, Moreo A, Di Donato M, *et al.* A new 2D-based method for myocardial velocity strain and strain rate quantification in a normal adult and pediatric population: assessment of reference values. *Cardiovasc Ultrasound.* 2009;13:7–8.
94. Zhang L, Gao J, Xie M, Yin P, Liu W, Li Y, Klas B, Sun J, Balluz R, Ge S. Left ventricular three-dimensional global systolic strain by real-time three-dimensional speckle-tracking in children: feasibility, reproducibility, maturational changes, and normal ranges. *J Am Soc Echocardiogr.* 2013 Aug;26(8):853–859.
95. Saltijeral A, Isla LP, Pérez-Rodríguez O, *et al.* Early myocardial deformation changes associated to isolated obesity: a study based on 3D-wall motion tracking analysis. *Obesity.* 201;19(11):2268–2273.
96. Zhang L, Xie MX, Balluz R, Ge S. Real-time 3-dimensional echocardiography for evaluation of congenital heart defects: state of the art. *Echocardiography.* 2012;29(2):232–241.

CAPÍTULO 6

ECOCARDIOGRAFIA TRIDIMENSIONAL DE DEFEITO SEPTAL ATRIAL

David A. Roberson, MD ♦ Vivian Wei Cui, MD

RESUMO

Os defeitos septais atriais (ASDs) dos tipos de *secundum*, *primum*, seio venoso e seio coronário são demonstrados em grande detalhe com ecocardiografia tridimensional (3DE). Embora ecocardiografia transtorácica tridimensional (3D) seja útil, ecocardiografia transesofágica (TEE) 3D é mais útil para demonstrar todos os detalhes anatômicos relevantes, orientar terapia intervencionista com cateter para fechar um ASD, ajudar no tratamento cirúrgico intraoperatório, e analisar ASDs que são criados ou aumentados para paliação de cardiopatia congênita complexa. As cinco modalidades atualmente disponíveis de 3DE são modo plano X, 3D ao vivo, 3D *zoom*, 3DE volume total e 3D colorida. Cada uma tem suas forças, limitações e utilidade específica. Este capítulo revê a anatomia dos vários tipos de ASD e apresenta imagens com as modalidades de imageamento 3D disponíveis, focalizando principalmente imagem 3D TEE de ASD.

INTRODUÇÃO

Defeito septal atrial (ASD) tem uma incidência de, aproximadamente, um por 1.000 nascidos vivos,[1] tornando-se a quarta mais comum anomalia cardíaca congênita. Os quatro tipos de ASD em ordem decrescente de incidência são ASD de *secundum*, ASD de *primum*, ASD de *sinus venosus* e ASD de seio coronário.[2] Dentro da nossa clínica, a incidência relativa de cada tipo de ASD é defeito *secundum*, 87%; *primum*, 11%; seio venoso, 2% e de seio coronário, 0,4%. O *shunt* da esquerda para a direita causado por um ASD de tamanho moderado ou grande resulta em sobrecarga de volume direita crônica; hiperfluxo pulmonar; e, se for deixada não tratada, potencial hipertensão pulmonar. Por essas razões, um ASD de tamanho importante exige fechamento por aparelho ou cirurgia.[3] A maioria dos ASDs de *secundum* se presta a fechamento com aparelho transcateter;[4] entretanto, aproximadamente 15% dos ASDs tipo *secundum* e todos os outros três tipos de ASD exigem tratamento cirúrgico. Adicionalmente, um tipo de ASD modificado que é criado intencionalmente ou aumentado por cirurgia ou procedimento intervencionista com cateter está se tornando cada vez mais comum nesta época de paliação bem-sucedida de ventrículo único.

Este capítulo focaliza aquisição de imagem de ecocardiografia transesofágica (TEE) dos ASDs, uma aplicação relativamente nova e muito importante. Tornar-se-á claro que a capacidade da ecocardiografia tridimensional (3DE) de demonstrar superfícies, volumes e relações espaciais de estruturas anatômicas avançou consideravelmente, e que o método fornece vistas e percepções únicas da anatomia dinâmica do septo atrial e defeitos nele localizados. Apresentamos uma perspectiva histórica da 3DE, seguida por uma discussão dos tipos de ASD, modalidades de 3DE, protocolo de TEE tridimensional (3D), melhores projeções e do papel da 3D TEE em ASD.

PERSPECTIVA HISTÓRICA

A tecnologia de 3DE inicialmente era dependente de imagens 3D reconstruídas a partir de ecocardiogramas transtorácicos bidimensionais (2D). Marx *et al*.[5] descreveram pela primeira vez algumas das imagens 3D únicas e úteis de ASD tipo *secundum* que foram reconstruídas com sucesso a partir de imagens 2D transtorácicas. Esta tarefa exigia intenso trabalho e resultava em imagens com limitada resolução. Acar *et al.*,[6] subsequentemente, relataram que as imagens frontais em 3D tipo ASD de *secundum* reconstruídas a partir de imagens 2D eram úteis e demonstravam acuradamente a forma, tamanho e características da margem. No mesmo ano, Cao *et al*.[7] relataram que a visualização do número de orifícios, forma do ASD e estruturas circundantes era melhorada usando-se imagens 3D derivadas de imagens de 2D TEE. O desenvolvimento de um transdutor transtorácico 3D de arranjo matricial em tempo real iniciou a era da aquisição de imagem 3D em tempo real, em vez de reconstruída, e da vista de ASD. Van den Bosch *et al*.[8] relataram que 3DE fornecia importante informação e compreensão aumentada da anatomia, fisiologia e tratamento de ASD de *secundum* com melhor exatidão, qualidade aperfeiçoada de imagem, e tempo mais curto de processamento em comparação à tecnologia precedente. Relatos iniciais do uso de 3D TEE apareceram, em 2009. Taniguchi *et al*.[9] demonstraram a praticabilidade, utilidade, velocidade e precisão da 3D TEE em tempo real usada durante fechamento com dispositivo de ASD tipo *secundum*. Em 2010, Faletra *et al*.[10] descreveram em grande detalhe a anatomia do átrio direito e do septo atrial no que ela se aplica a questões eletrofisiológicas, e Pushparajah *et al*.[11] apresentaram uma coleção de imagens de vários tipos de ASDs.

O progresso da ecocardiografia transtorácica (TTE) 3D e da tecnologia TEE para demonstrar ASD tipo *secundum* é muito bem demonstrado nestes trabalhos. A 3DE de ASDs não do tipo *secundum* foi descrita em apenas alguns relatos de casos. Este capítulo inclui exemplos de ASDs tipo *secundum*, bem como dos outros três tipos de ASDs não *secundum*.

TIPOS DE ASDS

O ASD *secundum* (Figs. 6-1–6-8) é localizado dentro da fossa oval, e o seu tamanho e forma são muito variáveis. O tamanho do defeito é uma função do tamanho das margens ou orlas límbicas, que estão localizadas no lado atrial direito do septo, e do tamanho e número de buracos dentro do *septum primum*, que é localizado no lado atrial esquerdo do septo atrial. Características importantes a definir são tamanho do defeito, tamanho e direção do *shunt*, localização, tamanhos de margens, número de orifícios, tamanho do balão durante procedimentos intervencionistas de fechamento, posição do dispositivo, configuração do aparelho e as características de qualquer *shunt* residual depois da colocação do dispositivo. Defeitos muito grandes ou aqueles com deficiência das margens superior, inferior ou posterior podem não ser suscetíveis a fechamento com aparelho, porque o tecido da margem é insuficiente para colocar firmemente o dispositivo de fechamento de ASD. Embora deficiência da margem aórtica seja a mais comum, ela, geralmente, não impede colocação de aparelho, uma vez que o dispositivo possa ser enrolado em torno da

Ecocardiografia Tridimensional de Defeito Septal Atrial

Figura 6-1

Imagens frontais atrial direita e atrial esquerda de ASD tipo *secundum* obtidas em modo 3D *zoom*, demonstrando os principais marcos anatômicos incluindo a veia cava superior (SVC), veia cava inferior (IVC), aorta (Ao), veias pulmonares esquerda e direita (LPV e RPV), e *septum primum* (SP). A, anterior; L, esquerda; P, posterior; R, direita; S, superior.

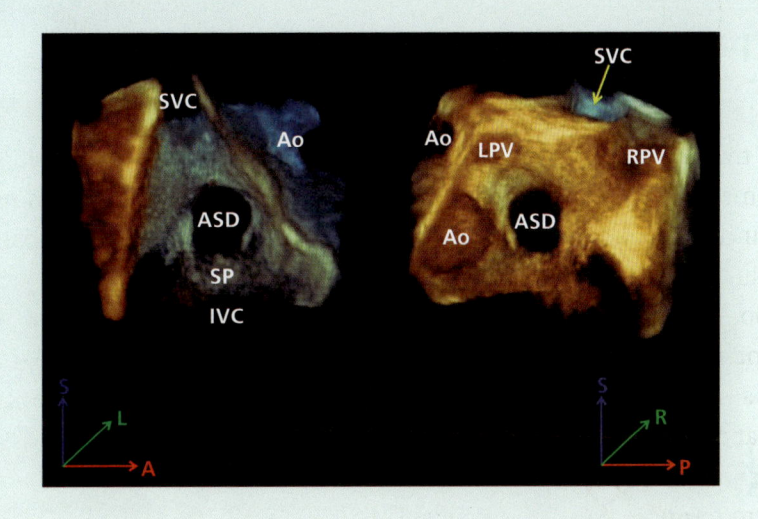

Figura 6-2

Imagem frontal de um ASD tipo *secundum* localizado centralmente com margens bem desenvolvidas. Esta imagem foi adquirida em modo 3D *zoom* e vista pelo lado direito. As margens do ASD são 1, veia cava superior (SVC); 2, aórtica (Ao); 3, atrioventricular; 4, veia cava inferior (IVC); 5, veia pulmonar direita. A, anterior; L, esquerda; S, superior.

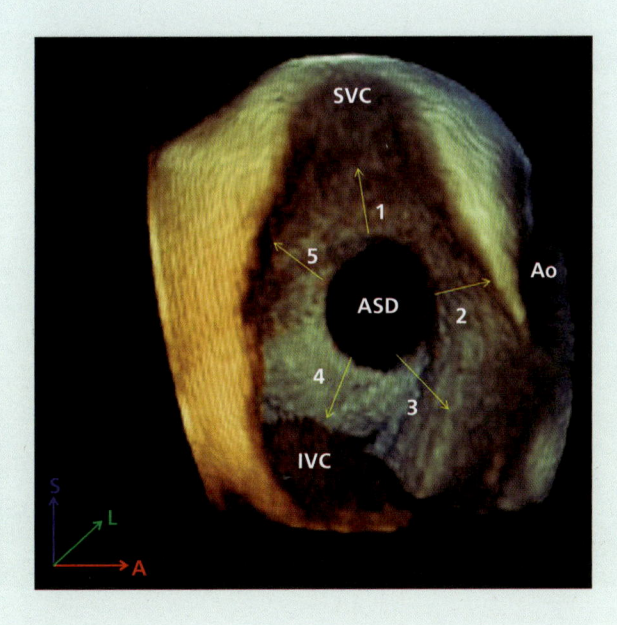

Figura 6-3

Projeções de ASDs tipo *secundum* com margens deficientes: um ASD está presente *(asterisco)* com margem de veia cava superior (SVC) deficiente *(em cima, à esquerda)* obtida com modo 3D ao vivo sagital transgástrico, margem aórtica deficiente *(centro)* vista de uma incidência atrial direita (RA) frontal, obtida com modo 3D *zoom*, e uma margem de veia cava inferior (IVC) deficiente *(embaixo, à direita)*, vista por uma incidência de RA frontal, obtida com modo 3D *zoom*. A *seta* aponta a respectiva deficiência de margem. Ao, aorta; LA, átrio esquerdo; RPA, artéria pulmonar direita.

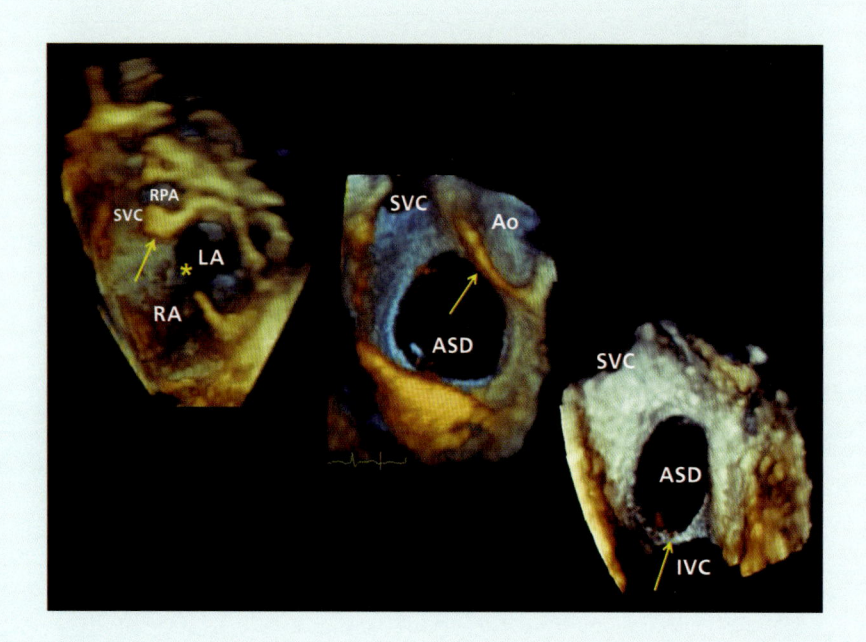

Figura 6-4

Projeções transgástricas profundas sagital *(esquerda)* e posterior *(à direita)* de um ASD tipo *secundum* *(asterisco)* adquiridas em modo 3D ao vivo. Notar as imagens do apêndice atrial direito (RAA), veia pulmonar direita (RPV), valva tricúspide (TV), margem superior (S) e margem inferior (I). Estas projeções são particularmente úteis para medir as margens superior e inferior e comprimento septal durante fechamento por dispositivo. O painel esquerdo demonstra deficiência de margem superior. LA, átrio esquerdo; RPA, artéria pulmonar direita; A, anterior; P, posterior; R, direita; SVC, veia cava superior.

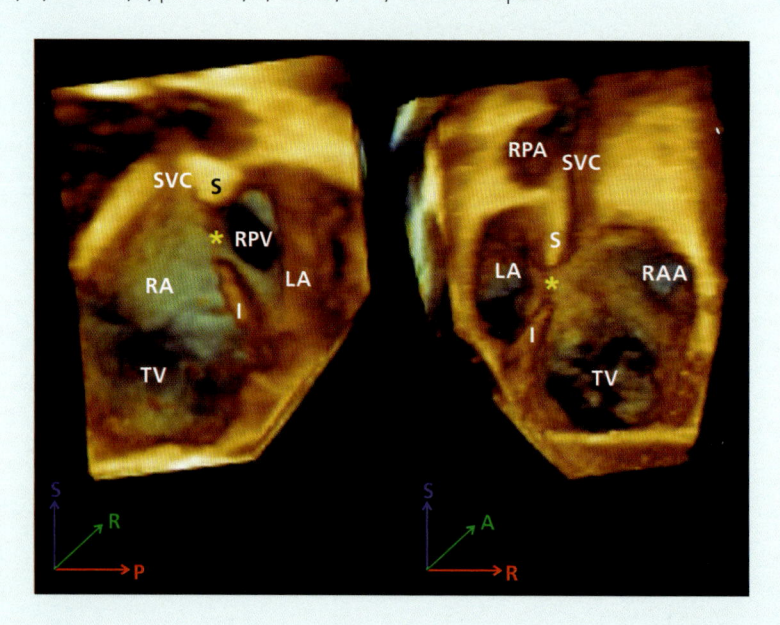

Figura 6-5

Imagens atrial direita (RA) frontal (painel esquerdo) e atrial esquerda (LA) (painel direito) adquiridas em 3D modo *zoom* de um ASD tipo *secundum* com múltiplos orifícios em que uma banda de *septum primum* divide o ASD tipo *secundum* em uma parte posterior menor e uma anterior maior. A, anterior; IVC, veia cava inferior; L, esquerda; P, posterior; R, direita; RPV, veia pulmonar direita; SVC, veia cava superior.

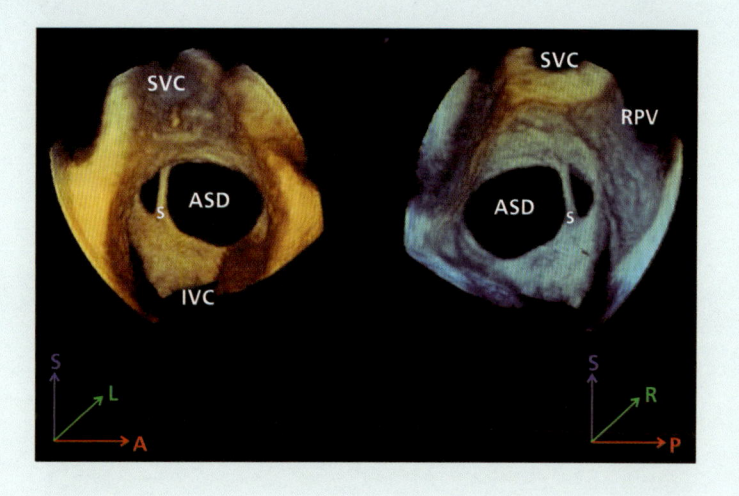

Figura 6-6

Imagens atrial direita (RA) frontal (painel esquerdo) e atrial esquerda (LA) (painel direito) adquiridas em 3D modo *zoom* de um ASD tipo *secundum* com múltiplos orifícios em que há duas fenestrações (1 e 2) no *septum primum*. Ao, aorta; SVC, veia cava superior.

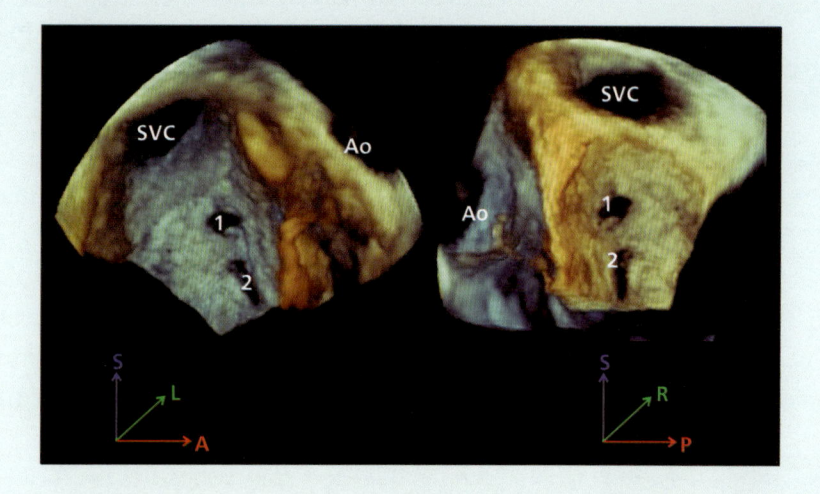

aorta, contanto que ele não cause endentação importante ou distorça os seios de Valsalva aórticos. O tamanho do ASD tipo *secundum* varia consideravelmente ao longo do ciclo cardíaco, com uma alteração de área, variando de 25 a 75%. A 3DE é ideal para demonstrar a relação do ASD e o aparelho de fechamento às estruturas circundantes. A quantidade de aumento atrial direito e ventricular direito geralmente reflete o tamanho do *shunt* da esquerda para a direita, embora se deva também considerar a contribuição de insuficiência da valva tricúspide e hipertensão pulmonar para o aumento de câmaras no lado direito do coração. A quantificação do fluxo volumétrico através de um ASD é também possível, conforme discutido no Capítulo 4.

Figura 6-7

Imagens de face atriais direitas (RA) frontais adquiridas em modo 3D *zoom* de ASDs tipo *secundum (asteriscos)* com *septum primum* atípico. *À esquerda* está um ASD em forma de triângulo, e *à direita* está um aneurisma septal atrial *(seta)*. A, anterior; Ao, aorta; IVC, veia cava inferior; L, esquerda; S, superior; SVC, veia cava superior; TV, valva tricúspide.

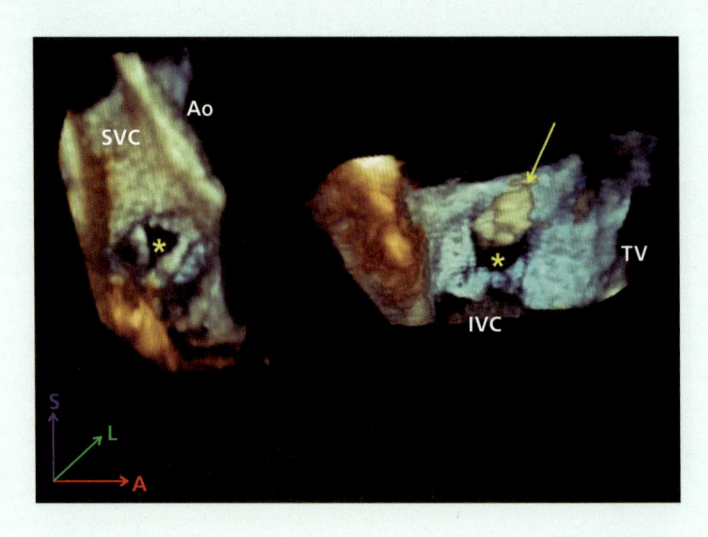

O ASD tipo *primum* (Figs. 6-9 e 6-10) é localizado adjacente às valvas atrioventriculares, e o seu eixo longo é paralelo ao anel da valva atrioventricular, geralmente ao longo de um eixo anterior/superior a posterior/inferior. A margem apical do defeito é compreendida pelas valvas atrioventriculares, que são coplanares neste defeito em razão da deficiência do septo atrioventricular. ASDs de *primum* variam em tamanho, mas são geralmente de tamanho médio pelo menos, e a forma é oval a quase retangular em alguns casos. Uma valva mitral com fenda, ou uma comissura acessória da valva mitral está tipicamente presente, junto com graus variáveis de insuficiência mitral e insuficiência tricúspide. Características-chave anatômicas a definir são o tamanho do defeito e o *shunt*, anormalidades das valvas atrioventriculares (especialmente a fenda da valva mitral), fixações das cordas da valva mitral, e a presença e gravidade de estenose subaórtica.

Figura 6-8

Uma imagem de desalinhamento dos componentes de *septum secundum* e *septum primum* do septo atrial obtida por secionamento e imagem de uma aquisição por 3D *zoom* do septo atrial a partir de posterior.
O ASD está localizado no asterisco. A, anterior; R, direita; RA, átrio direito; S, superior; SVC, veia cava superior; S1, *septum primum*; S2, *septum secundum*.

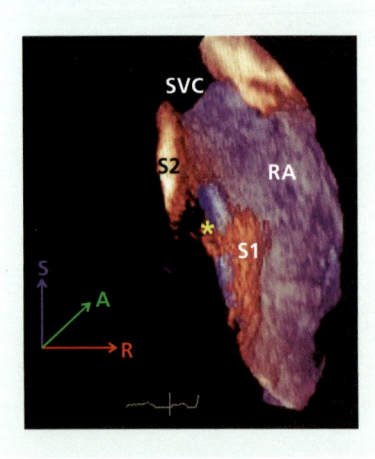

Os ASDs tipo seio venoso (Figs. 6-11 e 6-12) são localizados na junção de qualquer das veias cavas ao átrio e são associados à veia cava superior sobreposta ao defeito no tipo superior e veia cava inferior sobreposta no tipo inferior. Drenagem venosa pulmonar anômala de alguma ou todas as veias pulmonares direitas, geralmente, está presente. O tipo superior é muito mais frequente (83% tipo superior *versus* 17% tipo inferior na nossa série) e é mais frequentemente associado a conexões venosas pulmonares direitas anômalas do que o tipo inferior. Característi-

Ecocardiografia Tridimensional de Defeito Septal Atrial | 83

Figura 6-9

Imagem 3D de volume total de um ASD tipo *primum* conforme visto pelo lado direito (painel esquerdo) e pelo lado esquerdo (painel direito) *(setas amarelas)*. A, anterior; Ao, aorta; L, esquerda; LA, átrio esquerdo; LV, ventrículo esquerdo; MV, valva mitral; PA, artéria pulmonar; RA, átrio direito; RV, ventrículo direito; S, superior; TV, valva tricúspide.

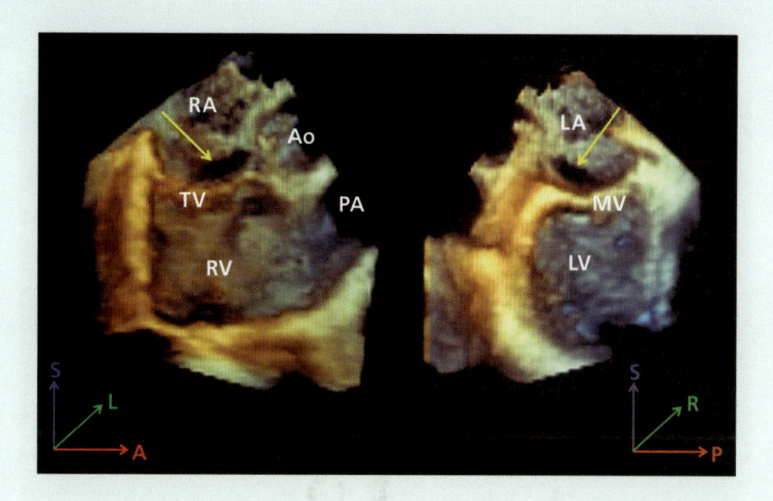

cas-chave, a definir são o tamanho e a localização do ASD, sobreposição de veias cavas e conexões venosas pulmonares.

O ASD do seio coronário (Fig. 6-13) é uma anomalia muito rara, representando menos de 1% de todos os ASDs. Na nossa clínica, encontramos só três desses ASDs em 23 anos. O defeito é associado à completa ou parcial ausência de teto do seio coronário para dentro do átrio esquer-

Figura 6-10

Uma projeção 3D de quatro câmaras de volume total de ASD tipo *primum* (asterisco) no painel esquerdo e imagem 3D *zoom* de valva mitral fendida *(seta vermelha)*, conforme vista pelo átrio esquerdo no painel direito. A, anterior; AL, folheto anterior; Ao, aorta; AS, septo atrial; I, inferior; L, esquerda; LA, átrio esquerdo; LAA, apêndice atrial esquerdo; LV, ventrículo esquerdo; ML, folheto mural; MV, valva mitral; P, posterior; PA, artéria pulmonar; PL, folheto posterior; RA, átrio direito; RV, ventrículo direito; S, superior; TV, valva tricúspide; VS, septo ventricular.

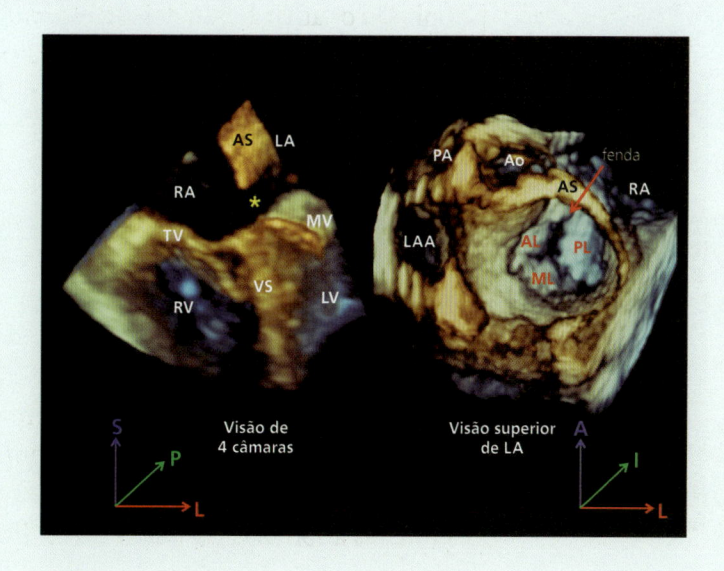

Figura 6-11

Imagens 3D de volume total *(à esquerda e à direita)* e mapa de fluxo de 3D com Doppler colorido *(embaixo)* de ASD do tipo seio venoso superior *(asteriscos)*. A imagem *em cima, à esquerda*, é uma projeção de eixo longo; notar a veia pulmonar direita (RPV) anômala à veia cava superior (SVC). *Em cima, à direita*, é uma imagem do aspecto posterior; notar a sobreposição da SVC. O mapa de fluxo 3D com Doppler colorido mostra o fluxo anormal da RPV para SVC. A, anterior; AS, septo atrial; I, inferior; L, esquerda; LA, átrio esquerdo; P, posterior; R, direita; RA, átrio direito; RAA, apêndice atrial direito; RPA, artéria pulmonar direita; S, superior; TV, valva tricúspide.

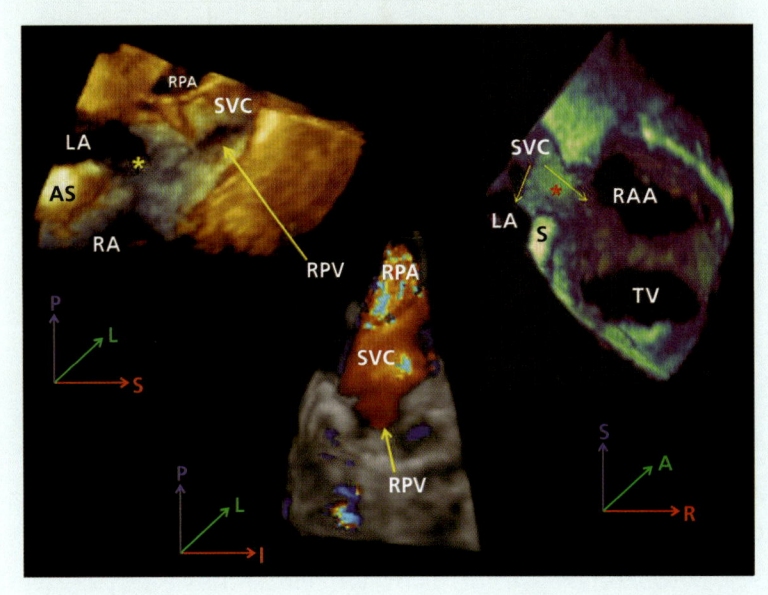

do e geralmente se apresenta com uma conexão de veia cava superior esquerda persistente ao seio coronário. Há um *shunt* da esquerda para a direita do átrio esquerdo através do orifício do seio coronário para dentro do átrio direito. O orifício do seio coronário é, muitas vezes, aumentado e retém sua posição usual adjacente ao anel da valva tricúspide. Diferentemente do ASD *primum*,

Figura 6-12

Imagem frontal e de eixo longo por aquisição 3D *zoom* atrial direita (RA) de ASD do tipo seio venoso inferior. A, anterior; CS, seio coronário; EV, válvula de Eustáquio; IVC, veia cava inferior; L, esquerda; LA, átrio esquerdo; P, posterior; S, superior; SVC, veia cava superior; TV, valva tricúspide.

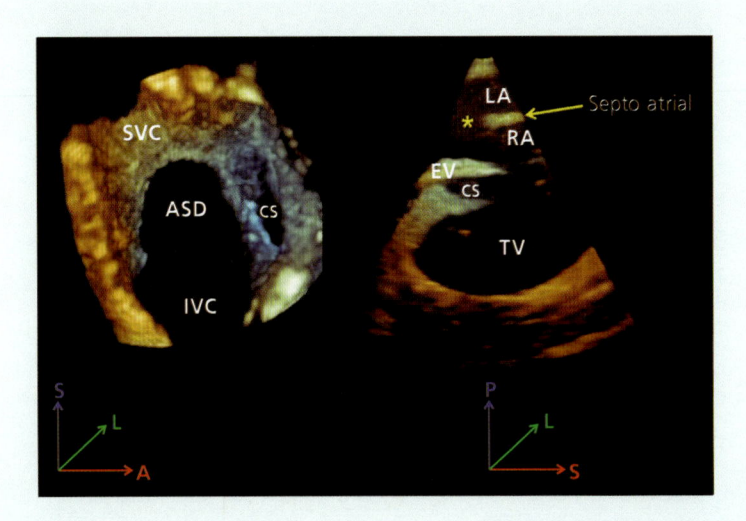

Figura 6-13

Imagens 3D de volume total de quatro câmaras de ASD do tipo seio coronário *(setas)*. *À esquerda* está uma vista de quatro câmaras, e *à direita* uma imagem frontal oblíqua atrial esquerda (LA). L, esquerda; LV, ventrículo esquerdo; MV, valva mitral; P, posterior; RA, átrio direito; RV, ventrículo direito; S, superior.

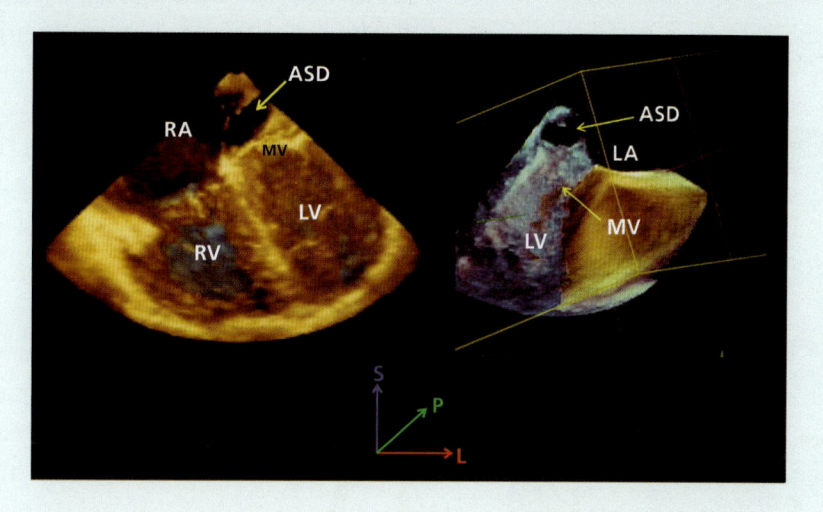

no ASD de seio coronário não há deficiência do septo atrioventricular; por essa razão, as valvas atrioventriculares mantêm sua posição descombinada normal, com as fixações do folheto septal da valva tricúspide, sendo alguns milímetros mais apicais do que a valva mitral, conforme visto na projeção de quatro câmaras.

O termo do *ASD modificado* (**Figs. 6-14–6-16**) refere-se a ASDs que são criados ou aumentados por técnica intervencionista de cateter ou por cirurgia. Um tipo é efetuado a fim de fornecer fluxo sanguíneo inobstruído entre os átrios. Este tipo é localizado dentro dos limites da fossa oval, a não ser que seja inadvertidamente aumentado além das suas margens. Um exemplo deste tipo de defeito é encontrado na paliação de Norwood do coração esquerdo hipoplásico. Outro

Figura 6-14

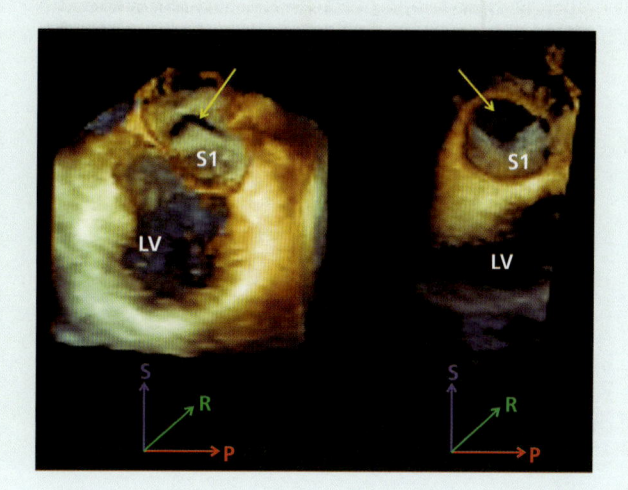

Imagens 3D de volume total do lado esquerdo de um ASD restritivo em atresia tricúspide *(à esquerda)*. Depois de septostomia atrial com balão, o ASD está maior *(à direita)*. LV, ventrículo esquerdo; P, posterior; R, direita; S, superior; S1, *septum primum*.

Figura 6-15

Imagens 3D de volume total do lado direito de um ASD não restritivo em coração esquerdo hipoplástico após procedimento de Norwood. A, anterior; Ao, aorta; L, esquerda; NeoAo, neoaorta; RV, ventrículo direito; S, superior; TV, valva tricúspide.

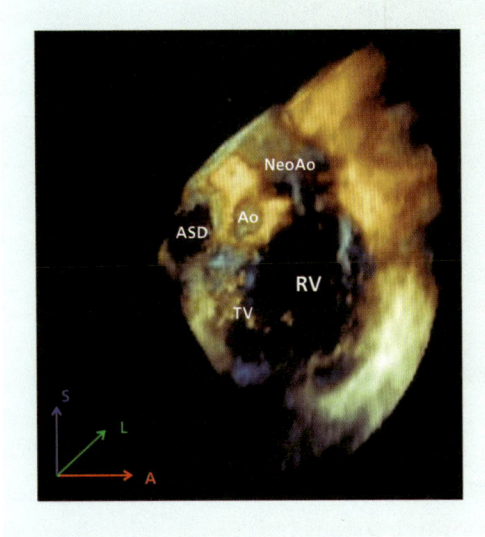

tipo de ASD modificado é uma fenestração de Fontan, que é localizada entre o lado da circulação que recebe o retorno venoso sistêmico e se conecta com as artérias pulmonares, e o átrio esquerdo funcional, que recebe o retorno venoso pulmonar. Esta comunicação ao nível atrial possibilita um trajeto para *shunt* da direita para a esquerda, desse modo fornecendo descompressão de altas pressões no circuito de Fontan e manutenção do débito cardíaco sistêmico. Fenestrações são de forma variável, posicionadas de acordo com a preferência do cirurgião, embora uma localização posterolateral para a direita não longe das veias pulmonares seja uma localização bastante comum.

Provavelmente a mais importante aplicação atual da ecocardiografia no tratamento de ASD é para dirigir fechamento intervencionista com dispositivo. Projeções importantes relacionadas com a determinação de tamanho de balão e dispositivos encontram-se apresentadas nas **Figuras 6-17–6-20**.

MODALIDADES DE IMAGEM EM 3DE

Os cinco modos de 3DE atualmente disponíveis no equipamento que usamos atualmente incluem X-planar, 3D ao vivo, 3D *zoom*, 3DE volume total, e análise de fluxo 3D com Doppler colorido. Cada um tem suas próprias forças, limitações e utilidade para avaliação de 3DE de ASDs.

Figura 6-16

Mapa 3D com Doppler colorido de fluxo de um *shunt* da direita para a esquerda através de uma fenestração de Fontan (F) *(à esquerda)*. Uma demonstração em modo 3D ao vivo de dispositivo de Amplatzer para forame oval patente (AGA Medical Corp., Plymouth, Minnesota) foi colocado, fechando a fenestração *(à direita)*.
L, esquerda; LA, átrio esquerdo; P, posterior; S, superior.

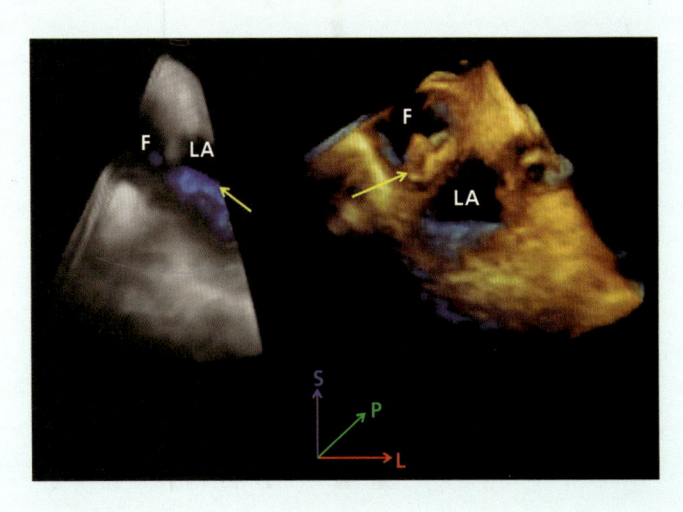

Ecocardiografia Tridimensional de Defeito Septal Atrial | 87

Figura 6-17

Imagens biplanares simultâneas X-planares (eixo longo, *à esquerda*) (eixo curto, *à direita*) do diâmetro da cintura do balão de medição. LA, átrio esquerdo; RA, átrio direito.

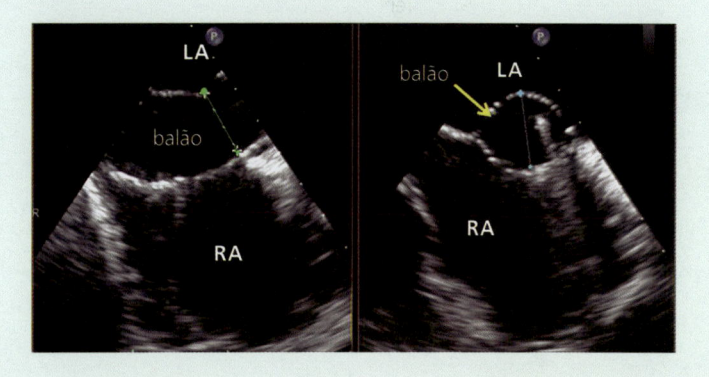

Modo X-planar

Imageamento 3D X-planar usa um transdutor 3D para exibir imagens 2D ortogonais simultâneas. O plano de dissecção da imagem de referência e o ângulo entre as duas imagens biplanares simultâneas são ajustáveis e são definidos pelo ultrassonografista. Ele é o análogo ecocardiográfico do imageamento angiográfico biplanar. Mapeamento de fluxo com Doppler colorido também é disponível no imageamento X-planar. Imageamento X-planar é útil para definir relações espaciais e para assegurar que características, como comprimento e largura do ASD e mapeamento de fluxo com Doppler colorido, estejam sendo medidas no plano correto.

Modo 3D ao vivo

O modo 3D ao vivo consiste em uma cunha de 15°–25° de largura de 3DE ao vivo. Ele tem altas frequências de quadros de 23–60 por segundo com alta resolução. Dois ajustes são disponíveis

Figura 6-18

Múltiplas imagens do dispositivo Amplatzer para fechamento de ASD (D). CS, seio coronário; LA, átrio esquerdo; RA, átrio direito; SVC, veia cava superior.

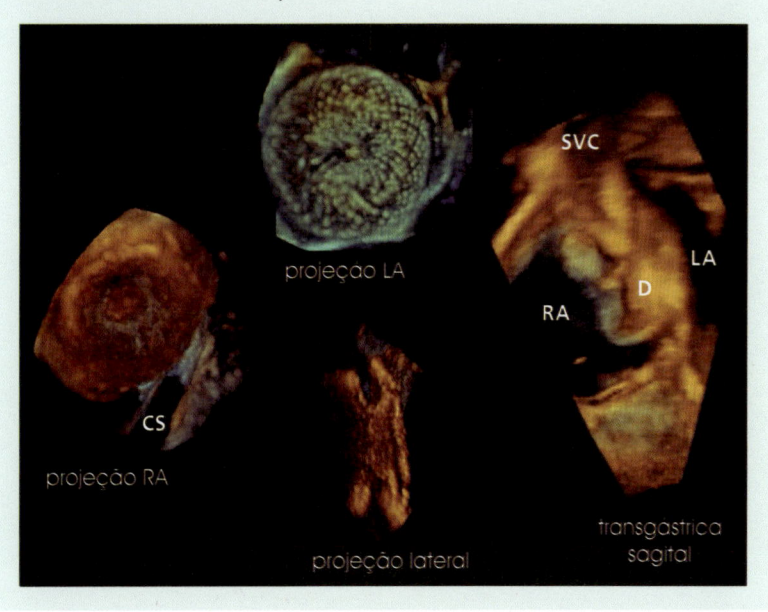

Figura 6-19

Imagens 3D ao vivo da aorta sendo deformada por um dispositivo de Amplatzer (disco esquerdo, LD; e disco direito, RD). *À esquerda,* o dispositivo está endentando a aorta. *À direita,* a aorta está sendo comprimida entre os discos atriais esquerdo e direito. Ao, aorta; I, inferior; L, esquerda; LA, átrio esquerdo; P, posterior; RA, átrio direito; RV, ventrículo direito.

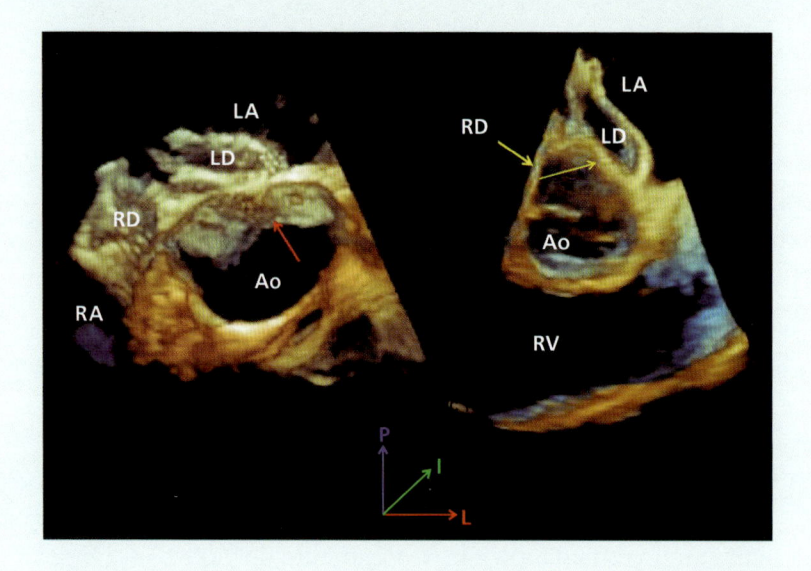

para 3D ao vivo. O primeiro, 3D ao vivo de média resolução, tem um volume de amostra ligeiramente maior e resolução levemente mais baixa. O segundo ajuste é 3D ao vivo de alta resolução, que tem um volume de amostra ligeiramente menor e mais alta resolução. Há apenas uma diferença mínima entre estes dois ajustes na prática clínica. A posição de anterior a posterior do setor pode ser ajustada sem mover o transdutor utilizando-se o ajuste de elevação. Um ajuste de direcionamento lateral para mudar o setor para a direita ou para a esquerda está também disponível. O modo 3D ao vivo é muito menos afetado pela frequência cardíaca e respiração e é desprovido de

Figura 6-20

Imagem de 3D *zoom* em eixo curto das três espirais (1, 2, 3) de um dispositivo Helex (Gore, Newark, Delaware). L, esquerda; LA, átrio esquerdo; P, posterior; RA, átrio direito; S, superior.

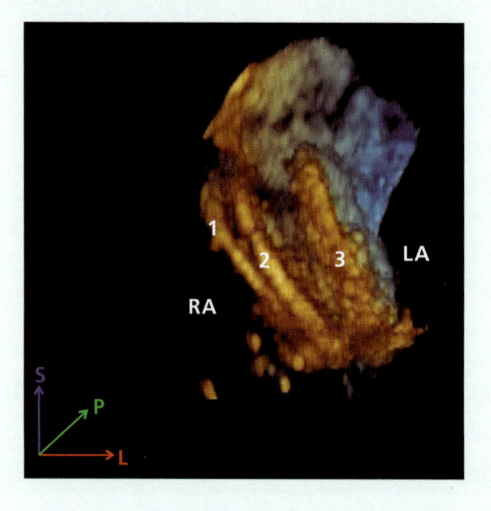

artefato de "costura", desse modo tornando-se muito útil durante posicionamento de dispositivo para ASD. Com a condição de que a estrutura inteira de interesse possa ser incluída dentro da pequena cunha volumétrica da imagem do setor, este é o nosso modo preferido de aquisição de imagem 3D TEE. Com o objetivo de demonstrar completamente a anatomia de interesse em 3D, frequentemente é necessário posicionar a estrutura de interesse no campo distante do setor de eco 3D ao vivo, porque esta é a região onde o setor é mais grosso. As aquisições 3D ao vivo são muito úteis quando obtidas pela projeção transgástrica profunda sagital bicaval, que coloca o ASD no campo distante, onde o setor de eco 3D é maior. Isto é particularmente útil quando o ASD se estende longe posteriormente e é, portanto, posicionado perto do esôfago. Nestes casos, o ápice estreito das projeções do setor de imagem do esôfago médio ao esôfago superior pode impedir imageamento do ASD inteiro a partir das posições padrão do transdutor de TEE.

Modo 3D *zoom*

O modo 3D *zoom* tem imagem em tempo real ao vivo com um volume de amostra 3D de forma trapezoide definido pelo usuário e que possui altura, largura e profundidade de imagem ajustáveis. 3D *zoom* é a modalidade mais confiável para fornecer as imagens frontais mais úteis dos lados direito e esquerdo do septo atrial. Nestas projeções, o tipo, o tamanho, a localização e as margens do ASD tipicamente são muito bem vistos. Estas vistas são, também, usadas para análise dinâmica quantitativa e determinação da configuração do dispositivo de fechamento final. Elas podem, também, ser usadas para monitorar o posicionamento do dispositivo. A principal limitação desta modalidade neste momento é que as frequências de quadros de 3D *zoom* são muito lentas, a 6–16 por segundo. Espera-se que revisões futuras venham a aliviar este problema no futuro próximo.

Modo 3D de volume total

Modo 3D de volume total tem um volume de amostra grande em forma de pirâmide de 80°–90° de largura que é formada pela reconstrução rápida a partir de quatro a sete cunhas 3D contíguas ao vivo costuradas juntas ao longo de quatro a sete batimentos cardíacos. Um campo de visão largo demonstra bem os defeitos e suas estruturas circundantes. A frequência de quadros e a resolução são altas, semelhantes ao imageamento 3D ao vivo. O uso desta modalidade é necessário para adquirir imagens a fim de executar medições 3D de volume ventricular direito e esquerdo. Ela é limitada, entretanto, por artefato de costura, que pode ser grave em frequências cardíacas mais rápidas. Prender a respiração é, também, muito importante para minimizar o artefato de costura. Modo 3D de volume total, exige, também, secionamento pós-aquisição, o que resulta em um retardo geralmente curto entre aquisição de imagem e exibição útil da imagem 3D. Embora os ecocardiografistas sejam capazes de tolerar este leve retardo, na minha experiência os cirurgiões e cardiologistas intervencionistas podem não ser tão pacientes.

Modo Doppler de fluxo 3D colorido

Análise Doppler de fluco 3D colorido é uma modalidade de reconstrução rápida adquirida ao longo de quatro a sete batimentos cardíacos de uma maneira semelhante à 3DE de volume total. Ela tem um volume de amostra aproximadamente da metade do tamanho do volume 3D padrão, mas com análise Doppler de fluxo colorido superposta às estruturas anatômicas. Frequências de quadros variam de aproximadamente 20 a 45 por segundo.

Todas as cinco modalidades possuem múltiplos parâmetros ajustáveis incluindo ganho, contraste, suavização, algoritmos de imagem, ajustes de cor, ajustes de sombreamento de profundidade de cor e assim por diante. Os quatro formatos, fora imageamento X-planar, podem ser cortados em três planos ortogonais ou usando-se um único plano ajustável após aquisição. Todas as imagens podem ser rotadas 180° em planos ortogonais. As imagens são adquiridas e armazenadas digitalmente da maneira usual. Manipulação de imagem, corte e quantificação podem ser executados na plataforma de ultrassom ou em uma estação de revisão digital. Todas as cinco modalidades de 3DE e todo corte e técnicas quantitativas estão disponíveis para transdutores transtorácicos, que vêm em tamanhos pediátricos e adultos, e em um transdutor transesofágico que pode ser usado em pacientes com peso acima de 20 kg.

PROTOCOLO 3D TRANSTORÁCICO

Obedecer a um protocolo definido é importante ao realizar TTE para avaliar cardiopatias congênitas, conforme recomendado pela American Society of Echocardiography.[12] No decurso deste protocolo, podem ser adquiridos conjuntos específicos de dados 3D. Em bebês e crianças, imageamento 3D volume total, 3D Doppler colorido, 3D ao vivo e X-planar por projeções coronais subcostais e sagitais e pela projeção apical são mais úteis. 3D *zoom* tem frequências de quadros que são baixas demais para crianças menores, e nós não o usamos rotineiramente. Em adultos, as imagens subcostais são, frequentemente, de qualidade limitada, especialmente para ASD do tipo seio venoso. Portanto, em adultos sugerimos obter imagens pela projeção de eixo curto paraesternal, incluindo aquisições 3D usando o modo 3D *zoom*. Em pacientes maiores em que ASD é suspeitado, mas não claramente definido, recomendamos 3D TEE.

PROTOCOLO 3D TRANSESOFÁGICO

Recomendamos adquirir imagens 3D pelas do esôfago superior, esôfago médio, transgástrica rasa e transgástrica profunda. Na posição do esôfago superior, obter uma vista transversa basal a 0° a 15° de orientação do arranjo e também obter uma projeção de eixo curto basal a 30° a 60°. Modo 3D *zoom* é muito útil nesta posição, uma vez que forneça imagem frontal direita e esquerda do septo atrial. 3D ao vivo ou 3D *zoom* pode ser usada para avaliar posicionamento de aparelho em tempo real de qualquer que seja destas posições que melhor demonstre o ASD em um dado paciente. Observar que a saída de energia acústica do transdutor 3D TEE é muito alta, de modo que é necessário ajuste de ganho, compressão e brilho para baixo para as faixas inferiores é necessário para demonstrar detalhes anatômicos finos.

Ao nível do esôfago médio, obter uma projeção com orientação de arranjo do transdutor a 0°–20° a fim de obter uma aquisição de volume total para quantificação de volumes 3D ventriculares. O seio coronário é, geralmente, mais bem visto nesta posição, usando-se ligeira retroflexão do transdutor. Também nesta posição uma projeção bicaval pode ser obtida girando-se o arranjo do transdutor a 90°–120° e torcendo a haste do transdutor no sentido horário. Esta projeção é usada para obter imagens frontais adicionais de lado direito e lado esquerdo do septo atrial em modo 3D *zoom*. Ela é usada, também, para avaliar a junção cavoatrial para determinar se um ASD tipo seio venoso está presente, analisar as margens superior e inferior do septo atrial, detectar sobreposição da veia cava e ver retorno venoso pulmonar direito anômalo. Orientando a imagem 3D para vê-la por um aspecto posterior e cortando a imagem da direção posterior para a anterior, pode ser obtida uma projeção que demonstra a alteração dinâmica em alinhamento entre o *septum primum* e o *secundum*.

Inserção adicional para a posição transgástrica rasa revela imagens de eixos curto e longo dos ventrículos e septo ventricular a fim de avaliar tamanho ventricular, contorno septal e função ventricular. A seguir, projeções transgástricas profundas são realizadas em quatro passos: a partir de uma projeção de quatro câmaras do esôfago médio padrão, avançar o transdutor 5–15 cm, dependendo do tamanho do paciente, anteflexionar 90°, torcer a haste do transdutor em sentido horário aproximadamente 1/4 à meia-volta, e lentamente retirar até que apareça uma vista transgástrica profunda (geralmente, a projeção do trato de ejeção ventricular esquerdo é a primeira vista que aparece). Uma vez obtida a projeção do trato de ejeção ventricular esquerdo, girar o arranjo transdutor para 120° e torcer a haste do transdutor em sentido horário para demonstrar uma projeção bicaval sagital do septo atrial. Esta projeção é usada para demonstrar a margem inferior, dimensão vertical do ASD, tamanho da margem superior e comprimento total do septo atrial. Giro do arranjo transdutor de volta para 0°–20° e inserção ligeiramente mais profunda resultará em uma projeção de quatro câmaras. Imagens adicionais ou modificadas podem ser necessárias em alguns casos a fim de fornecer delineação ideal do ASD e estruturas circundantes.

Se o tempo permitir, usamos todos os quatro modos 3DE anatômicos diferentes, incluindo 3D ao vivo, 3D *zoom*, 3D volume total e imageamento X-planar. Aplicamos análise 3D de fluxo colorido a qualquer projeção que forneça o melhor mapeamento de fluxo ao Doppler colorido aparente em Doppler 2DE de fluxo colorido. Se o tempo for limitado, concentramo-nos nas três modalidades em tempo real, ao vivo, usando modalidade 3D *zoom* para adquirir imagens frontais do septo atrial pela projeção de eixo curto basal ou bicaval e para monitorar posicionamento de dispositivo pela projeção bicaval transgástrica profunda, projeção de eixo curto basal ou projeção bicaval medioesofágica. Imagens 3D de volume total pelas projeções apical e transgástrica profunda são obtidas em cada caso, se o tempo permitir.

MELHORES PROJEÇÕES AO 3D TEE PARA ASD

As características anatômicas importantes de ASD são mais bem demonstradas usando-se as seguintes projeções. A imagem frontal do átrio direito fornece visualização anatômica clara do tipo de ASD presente; sua forma, tamanho, localização, número de orifícios; tamanho das margens do ASD e o tamanho do seio coronário. A imagem frontal do átrio esquerdo demonstra o tipo de ASD presente, a margem posterior de veia pulmonar direita e alterações fásicas no tamanho e forma do ASD. Uma projeção sagital transgástrica é muito útil porque melhor demonstra as margens inferior e superior, veias cavas, comprimento septal e configuração e orientação do dispositivo durante posicionamento. Esta projeção é ideal para demonstrar a margem inferior, que pode ser difícil de ver claramente pelas projeções em posição esofágica. A projeção posterior melhor demonstra o alinhamento entre *septum primum* e *septum secundum* no ASD do tipo *secundum* e sobreposição de veia cava ao ASD em ASD do tipo de seio venoso. As projeções do aspecto posterior, mostram, também, o alinhamento em mutação do *septum primum* e *septum secundum* ao longo do ciclo cardíaco e a anatômica curvilínea do septo atrial.

STATUS E PAPEL DA 3DE NOS DEFEITOS SEPTAIS ATRIAIS

O desenvolvimento da 3D TTE e TEE com arranjo matricial em tempo real ao vivo e do *software* correlato tornou o imageamento 3D do ASD rápido e preciso. Análises qualitativas e quantitativas são exequíveis e rápidas. Agora é possível efetuar imageamento 3D TTE e TEE em tempo real de fato, usando-se modos 3D ao vivo e 3D *zoom* ou reconstrução muito rápida com modos 3D de volume total e 3DE com Doppler colorido. Qualidade de imagem, resolução, frequência de quadros, facilidade de uso e capacidades quantitativas claramente se aperfeiçoaram marcadamente em relação às tecnologias precedentes. Visualização 3D de superfícies, volumes, alterações dinâmicas, anatomia circunvizinha, projeções exclusivas e quantificação avançada podem agora ser realizadas rápida e precisamente. Estes avanços superam muitas das barreiras que limitaram a aplicação clínica e o avanço do imageamento TEE 2D para o 3D. Entretanto, persistem limitações técnicas; é necessário ganhar mais experiência, e protocolos e treinamento têm que ser desenvolvidos antes que uma mudança de paradigma de 2DE para 3DE como principal modalidade de imageamento clínico possa ser contemplada na maioria dos centros. Por ora, 3D TEE tem um papel de expansão e complementar à 2D TEE. Atualmente, 3D TEE é limitada a pacientes pesando 20 kg ou mais; entretanto, 3D TTE pode ser efetuada mesmo em bebês prematuros, embora frequências cardíacas rápidas e respirações limitem o uso de modos 3D de volume total e 3D *zoom* nesta população.

As 3D TTE e TEE são exequíveis com alta precisão diagnóstica e fornecem dados anatômicos detalhados. Velocidade, resolução, facilidade de aplicação e capacidades quantitativas continuam a aumentar. Limitações persistem apesar de extensos aperfeiçoamentos técnicos. As características ideais de aquisição de imagem de 3DE devem incluir secionamento 3D ao vivo, frequências mais rápidas de quadros, penetração a maiores profundidades e aquisição de volume total em único quadro.

REFERÊNCIAS

1. Hoffman JI, Kaplan S. The incidence of congenital heart disease. *J Am Coll Cardiol*. 2002;39(12):1890–1900.
2. Bharati, S and Lev, M. Atrial septal defect, secundum. In: Bharati S, Lev M, eds. *The Pathology of Congenital Heart Disease: A Personal Experience with More than 6,300 Congenitally Malformed Hearts*. Armonk, NY: Futura Publishing; 1996:451–490.
3. Porter CJ, Feldt RH, Edwards WD, Seward JB, Schaff HV. In: Moss AJ, Adams FH, Emmanouilides GC, eds. *Moss and Adams' Heart Disease in Infants, Children and Adolescents: Including the Fetus and Young Adult*. Vol 1 (Atrial septal defects). 7th ed. Baltimore, MD: Williams & Wilkins; 1995:687–703.
4. Butera G, Romagnoli E, Carminati M, *et al.* Treatment of isolated secundum atrial septal defects: impact of age and defect morphology in 1,013 consecutive patients. *Am Heart J*. 2008;156(4):706–712.
5. Marx GR, Fulton DR, Pandian NG, *et al.* Delineation of site, relative size and dynamic geometry of atrial septal defects by real-time three-dimensional echocardiography. *J Am Coll Cardiol*. 1995;25(2):482–490.
6. Acar P, Saliba Z, Bonhoeffer P, *et al.* Influence of atrial septal defect anatomy in patient selection and assessment of closure with the Cardioseal device; a three-dimensional transoesophageal echocardiographic reconstruction. *Eur Heart J*. 2000;21(7):573–581.
7. Cao QL, Radtke W, Berger F, *et al.* Transcatheter closure of multiple atrial septal defects. Initial results and value of two-and three-dimensional transoesophageal echocardiography. *Eur Heart J*. 2000;21(11):941–947.

8. van den Bosch AE, Ten Harkel DJ, McGhie JS, *et al.* Characterization of atrial septal defect assessed by real-time 3-dimensional echocardiography. *J Am Soc Echocardiogr.* 2006;19(6):815–821.
9. Taniguchi M, Akagi T, Watanabe N, *et al.* Application of real-time three-dimensional transesophageal echocardiography using a matrix array probe for transcatheter closure of atrial septal defect. *J Am Soc Echocardiogr.* 2009;22(10):1114–1120.
10. Faletra FF, Ho SY, Auricchio A. Anatomy of right atrial structures by real-time 3D transesophageal echocardiography. *JACC Cardiovasc Imaging.* 2010;3(9):966–975.
11. Pushparajah K, Miller OI, Simpson JM. 3D echocardiography of the atrial septum: anatomical features and landmarks for the echocardiographer. *JACC Cardiovasc Imaging.* 2010;3(9):981–984.
12. Lai WW, Geva T, Shirali GS, *et al.* Guidelines and standards for performance of a pediatric echocardiogram: a report from the Task Force of the Pediatric Council of the American Society of Echocardiography. *J Am Soc Echocardiogr.* 2006;19(12):1413–1430.

CAPÍTULO

7

AVALIAÇÃO ECOCARDIOGRÁFICA TRIDIMENSIONAL DE DEFEITO SEPTAL VENTRICULAR

Sinai C. Zyblewski, MD • Anthony M. Hlavacek, MD
Robert H. Anderson, BSc, MD

RESUMO

A reconstrução tridimensional (3D) revolucionou nossa apreciação da localização e características fenotípicas dos orifícios entre os ventrículos. A abordagem que usamos para classificar os orifícios entre os ventrículos pode ser usada não apenas quanto a defeitos isolados vistos em pacientes com conexões atrioventriculares e ventriculoarteriais concordantes, mas também quanto a defeitos vistos em pacientes com malformações mais complexas do coração. Todos os defeitos septais ventriculares, quando vistos a partir do ventrículo direito, podem ser colocados em um de três grupos: defeitos com margens exclusivamente musculares, aqueles com continuidade fibrosa na sua margem posteroinferior entre os folhetos de uma valva arterial e uma atrioventricular, e aqueles com continuidade fibrosa entre os folhetos das duas valvas arteriais. Atenção deve também ser dirigida ao modo pelo qual o orifício se abre para dentro do ventrículo direito (para a entrada ventricular direita, o componente apical do ventrículo direito, ou a saída ventricular) e ao desalinhamento entre o septo da saída e o resto do septo muscular. A análise 3D destas características é descrita.

INTRODUÇÃO

Orifícios entre os ventrículos são as malformações cardíacas congênitas mais frequentemente encontradas. Embora diversas questões relacionadas com sua categorização e descrição permaneçam assunto de debate, estas podem em grande parte ser resolvidas quando se usa ecocardiografia tridimensional (3DE). Surpreendentemente, embora múltiplos artigos tenham sido escritos comparando o valor da abordagem tridimensional (3D) às técnicas ecocardiográficas mais convencionais,[1-3] até onde temos conhecimento, à parte nossa revisão precedente, nenhum procurou usar a abordagem 3D para avaliar a categorização anatômica dos vários defeitos. A caracterização dos defeitos é geralmente com base na anatomia do septo ventricular normal. O conhecimento de anatomia normal agora fornecido pela interrogação apropriada com 3DE mostra que alguns dos orifícios, notadamente aqueles que se abrem diretamente embaixo dos folhetos de ambas as valvas arteriais, não podem existir em um coração, fora isso, normalmente construído, uma vez que a essência destes defeitos seja a ausência do infundíbulo subpulmonar muscular livre. Estas e outras características anatômicas sutis não parecem ser geralmente apreciadas. Elas são agora demonstradas com extrema precisão, empregando-se interrogação 3D. Essa análise agora também mostra que existem diferenças fundamentais entre os defeitos muitas vezes descritos como sendo do tipo "canal atrioventricular". Neste capítulo, portanto, concentramo-nos em mostrar como o uso da reconstrução 3D pode revolucionar a apreciação da localização e características fenotípicas dos orifícios entre os ventrículos. Mostramos adicionalmente que o sistema que recomendamos para descrição pode ser usado não apenas para os chamados defeitos isolados, estes sendo aqueles vistos em pacientes com conexões atrioventriculares e ventriculoarteriais concordantes, mas também para os defeitos vistos em pacientes com malformações mais complexas do coração.[4]

CATEGORIZAÇÃO DOS DEFEITOS SEPTAIS VENTRICULARES

Diversas abordagens diferentes são atualmente usadas para categorizar orifícios entre os ventrículos. Se tivéssemos livre escolha, preferiríamos descrever "orifícios entre os ventrículos", uma vez que não haja acordo uniforme sobre o plano de espaço a ser descrito como um "defeito septal ventricular". É esta falta de uma definição uniforme que faz ressaltarem algumas das diferenças entre os sistemas usados previamente para distinguir diferentes defeitos anatômicos. Um sistema consagrado pelo tempo colocou os orifícios em um dos quatro tipos identificados numericamente.[5] O aspecto definidor de cada um dos grupos neste sistema, no entanto, está longe de uniforme. Defeitos colocados na primeira categoria são aqueles que ocupam a área que, no coração normal, é geralmente fechada pela parte membranosa do septo interventricular. Estes defeitos, por essa razão, são definidos pela sua morfologia fenotípica, especificamente a presença na margem posteroinferior de continuidade fibrosa entre os folhetos das valvas aórtica e tricúspide (Fig. 7-1). O segundo grupo é, também, definido com base na morfologia fenotípica, o paradigma deste grupo sendo que os orifícios têm margens exclusivamente musculares (Fig. 7-2). Mas estes orifícios podem ocupar partes marcadamente diferentes do septo ventricular muscular (comparar Fig. 7-2A e B). Este fato ilustra a necessidade, ao descrever os defeitos, de levar em consideração não apenas a sua morfologia fenotípica, mas também a maneira pela qual eles se abrem no ventrículo direito.

Os pacientes que constituem o terceiro grupo são unificados, porque os orifícios se abrem diretamente embaixo dos folhetos de ambas as valvas arteriais. Estes orifícios podem, também, diferir na sua morfologia fenotípica, dependendo de suas margens posteroinferiores serem musculares (Fig. 7-3A) ou fibrosas (Fig. 7-3B).

Figura 7-1

Características fenotípicas do chamado defeito septal ventricular tipo 1. Há continuidade fibrosa na margem posteroinferior do defeito entre os folhetos das valvas aórtica e tricúspide. Com base nesta característica, nós descrevemos esses defeitos como sendo perimembranosos, independentemente de como eles se abrem dentro do ventrículo direito.

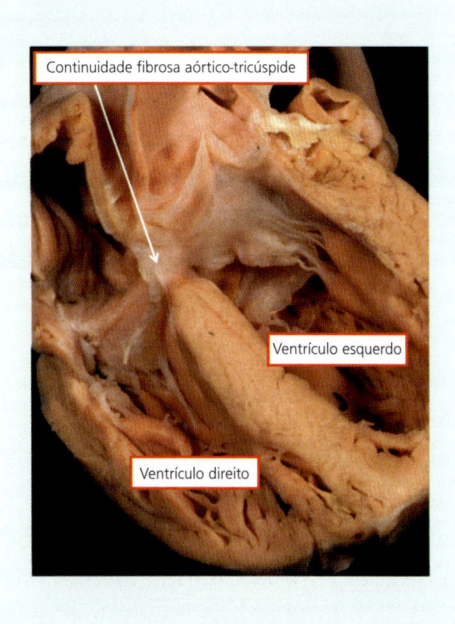

Figura 7-2A e B

Dois defeitos que seriam classificados como tipo 2. Ambos têm margens exclusivamente musculares; mas o orifício mostrado no painel *A* se abre para dentro da entrada do ventrículo direito (RV), enquanto aquele mostrado no painel *B* se abre para dentro da saída ventricular direita.

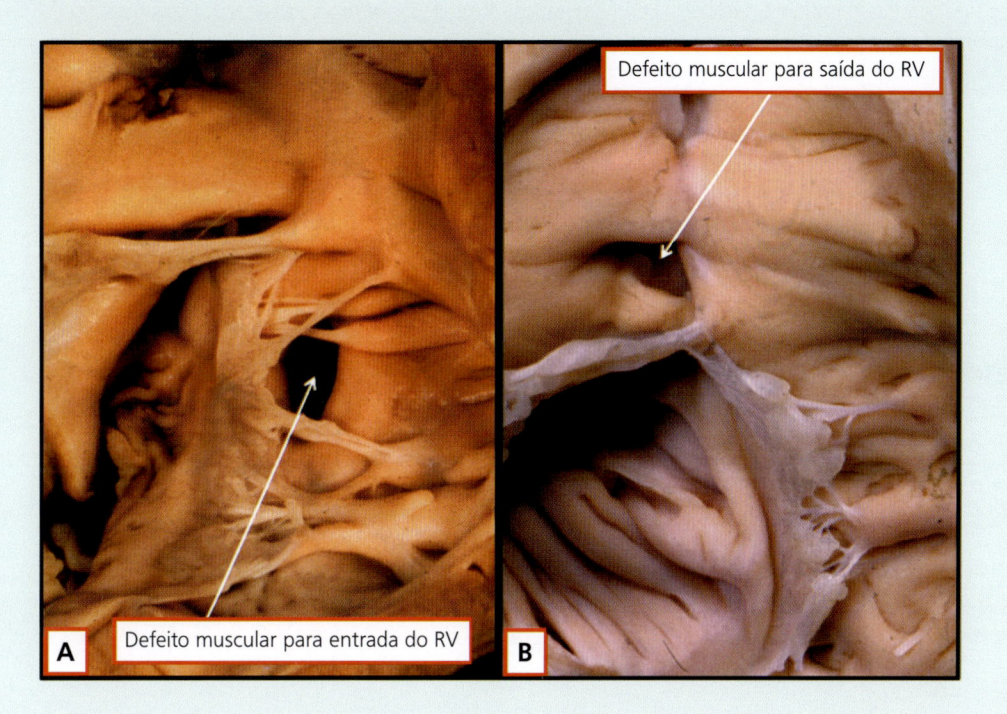

Se houver continuidade fibrosa posteroinferiormente, então os pacientes com esses defeitos são, também, corretamente considerados como pertencendo ao primeiro grupo. São os pacientes que supostamente devem ser postos no quarto grupo que dão os maiores problemas, uma vez que de acordo com a classificação inicial estes pacientes sejam considerados como tendo defeitos de canal atrioventricular. Agora está bem estabelecido que a característica fenotípica essencial do defeito de canal atrioventricular é a junção atrioventricular comum.[6] Então é um fato que os pacientes com esta característica fenotípica podem, de fato, possuir defeitos que limitam a *shunting* ao nível ventricular (**Fig. 7-4A**). Investigadores precedentes, porém, descreveram, também, pacientes com cavalgamento e sobreposição da valva tricúspide como tendo defeitos de canal atrioventricular,[7] aparentemente ignorando o fato de que esses pacientes têm junções atrioventriculares direita e esquerda separadas (**Fig. 7-4B**).

Alguns consideram, também, que os pacientes com orifícios grandes, adjacentes ao local do septo membranoso, devem ser categorizados como tendo defeitos de canal atrioventricular.[8] Quando se reconhece que a característica definidora destes orifícios é a presença de continuidade fibrosa posteroinferiormente entre os folhetos das valvas aórtica e tricúspide, então, estes pacientes são, obviamente, também colocados apropriadamente no primeiro grupo, dado que é reconhecido que os orifícios se abrem predominantemente para dentro da entrada do ventrículo direito. Os problemas que potencialmente existem com a abordagem consagrada pelo tempo à categorização, portanto, podem ser resolvidos simplesmente, separando-se os defeitos inicialmente com base na sua morfologia fenotípica e, a seguir, descrevendo a maneira pela qual eles se abrem para dentro do ventrículo direito.

Figura 7-3A e B

Dois defeitos que seriam classificados como tipo 3 no sistema consagrado pelo tempo. Eles diferem porque o orifício mostrado no painel A tem uma margem posteroinferiormente muscular, que protege o eixo de condução atrioventricular, enquanto o orifício mostrado no painel B exibe continuidade aórtico–tricúspide, o que significa que o orifício é, também, perimembranoso. Nós descrevemos estes defeitos como sendo duplamente comprometidos e justa-arteriais.

A: Continuidade aórtico-pulmonar / Margem posteroinferior muscular
B: Continuidade aórtico–pulmonar / Continuidade aórtico-tricúspide

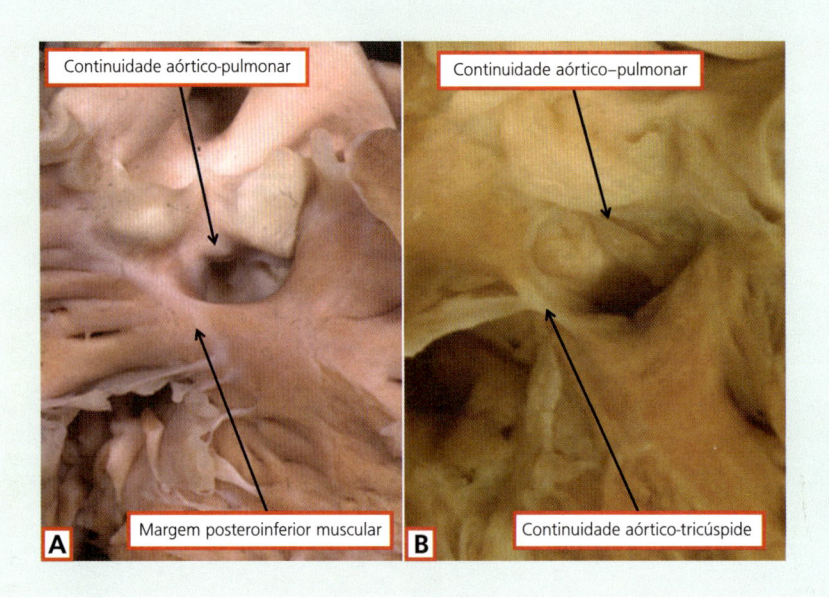

Figura 7-4A e B

Dois orifícios que se abrem para dentro da entrada do ventrículo direito. No orifício mostrado no painel A (estrela), os folhetos valvares fazem ponte através do defeito e são fixadas em ambos os ventrículos direito e esquerdo. Isto é, porque o coração tem uma junção atrioventricular comum. Os folhetos fazendo ponte são fixados no lado inferior do septo atrial, de modo que o *shunting* através de um defeito septal atrioventricular é limitada ao nível ventricular. O orifício mostrado no painel B é, também, associado a uma valva fixada em ambos os ventrículos, mas, neste caso, a valva é tricúspide em vez de comum. Este coração não tem um canal atrioventricular. *Setas com duas pontas* mostram as junções atrioventriculares direita e esquerda separadas. A característica fenotípica é desalinhamento das estruturas septais atriais e ventriculares (estrelas).

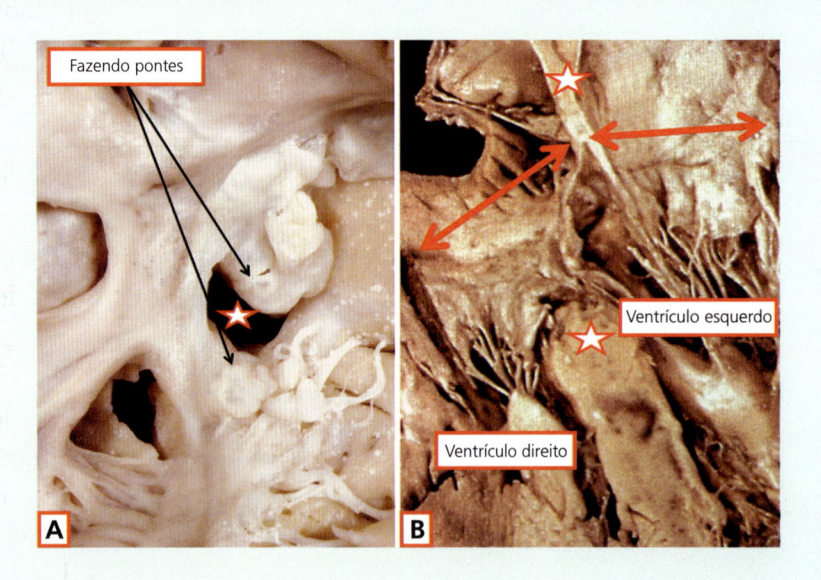

A: Fazendo pontes
B: Ventrículo esquerdo / Ventrículo direito

Figura 7-5A, B e C

Corações com desalinhamento entre o septo da saída (muscular nos painéis A e B, e fibroso no painel C) e o resto do septo ventricular muscular. Todos, portanto, mostram desalinhamento conoventricular. Não obstante, os defeitos diferem marcadamente, em termos do seu fenótipo. O coração mostrado no painel A tem um defeito perimembranoso, enquanto aquele mostrado no painel B é muscular, e o visto no painel C é duplamente comprometido e justa-arterial.

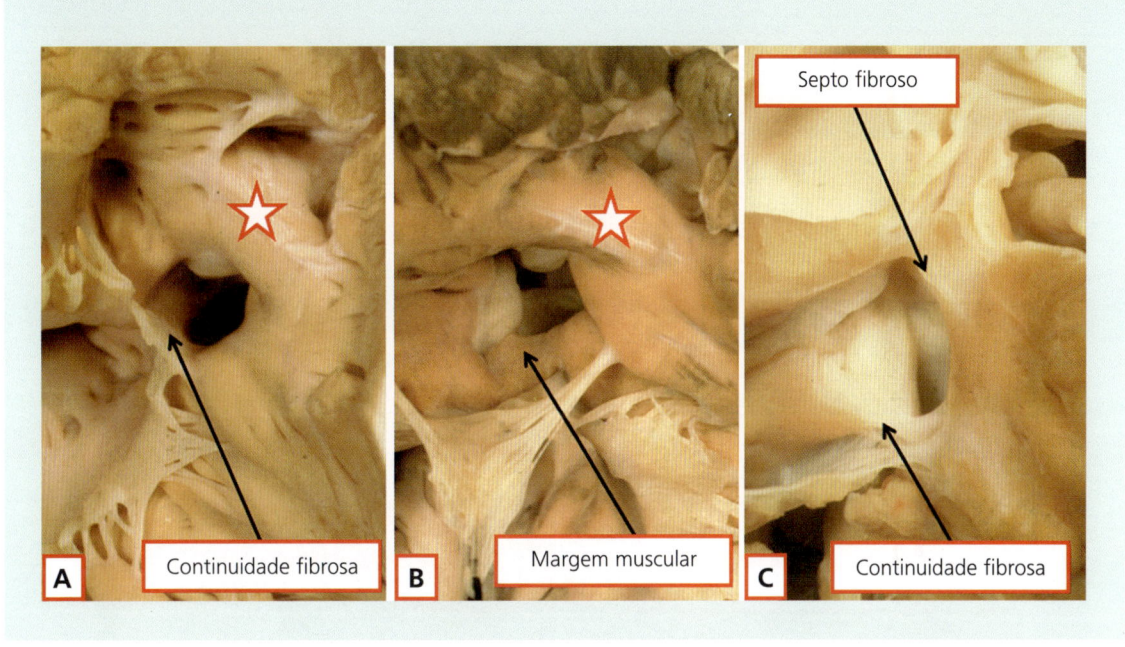

A — Continuidade fibrosa **B** — Margem muscular **C** — Septo fibroso / Continuidade fibrosa

Em uma segunda categorização popular,[8] aqueles orifícios que se abrem diretamente embaixo dos folhetos de ambas as valvas arteriais são reconhecidos como um grupo individualizado, mas descritos com base na hipoplasia conal. Uma característica adicional neste sistema de categorização é enfatizar o desalinhamento que frequentemente existe entre o septo conal e o resto do septo ventricular muscular, conforme exemplificado pelas características morfológicas da tetralogia de Fallot (Fig. 7-5). Nós também reconhecemos a necessidade de anotar esta característica, mas sabemos que desalinhamento septal não é limitado a pacientes com tetralogia de Fallot. Mesmo aqueles com inequívoca tetralogia, além disso, podem mostrar marcada variabilidade fenotípica quando agrupados por causa do chamado desalinhamento conoventricular (Fig. 7-5B e C).

O sistema que preconizamos para diferenciar os vários defeitos evoluiu a partir da categorização que foi inicialmente popularizada na Europa.[9] Esta abordagem foi com base no conceito de que todos os defeitos septais ventriculares, quando vistos pelo ventrículo direito, podiam ser postos em um de três grupos. Estes grupos são constituídos de feitos com margens exclusivamente musculares (Fig. 7-2); aqueles com continuidade fibrosa na sua margem posteroinferior entre os folhetos de uma valva arterial e uma atrioventricular (Fig. 7-1); e aqueles com continuidade fibrosa entre os folhetos das duas valvas arteriais, os pacientes que caem neste último grupo também, em algumas circunstâncias, satisfazendo os critérios para colocação no segundo grupo (Fig. 7-3). Em adição às características fenotípicas, este sistema obriga que atenção seja dirigida a pelo menos dois outros aspectos. O primeiro é o modo pelo qual o orifício se abre para dentro do ventrículo direito. Isto pode ser para a entrada ventricular direita, componente apical do ventrículo direito, ou saída ventricular, com grandes defeitos muitas vezes se abrindo de um modo confluente para todas as partes do ventrículo direito. A segunda característica que requer diagnóstico e descrição é o desali-

Figura 7-6A e B

Corações com desalinhamento do septo de saída muscular (estrela), mas na direção do ventrículo esquerdo em vez do ventrículo direito como mostrado na Figura 7-5. O desalinhamento produz obstrução subaórtica no coração mostrado no painel A, que tem conexões ventriculoarteriais concordantes, mas obstrução subpulmonar no coração mostrado no painel B, que tem conexões atrioventriculares concordantes e conexões ventriculoarteriais discordantes, ou transposição.

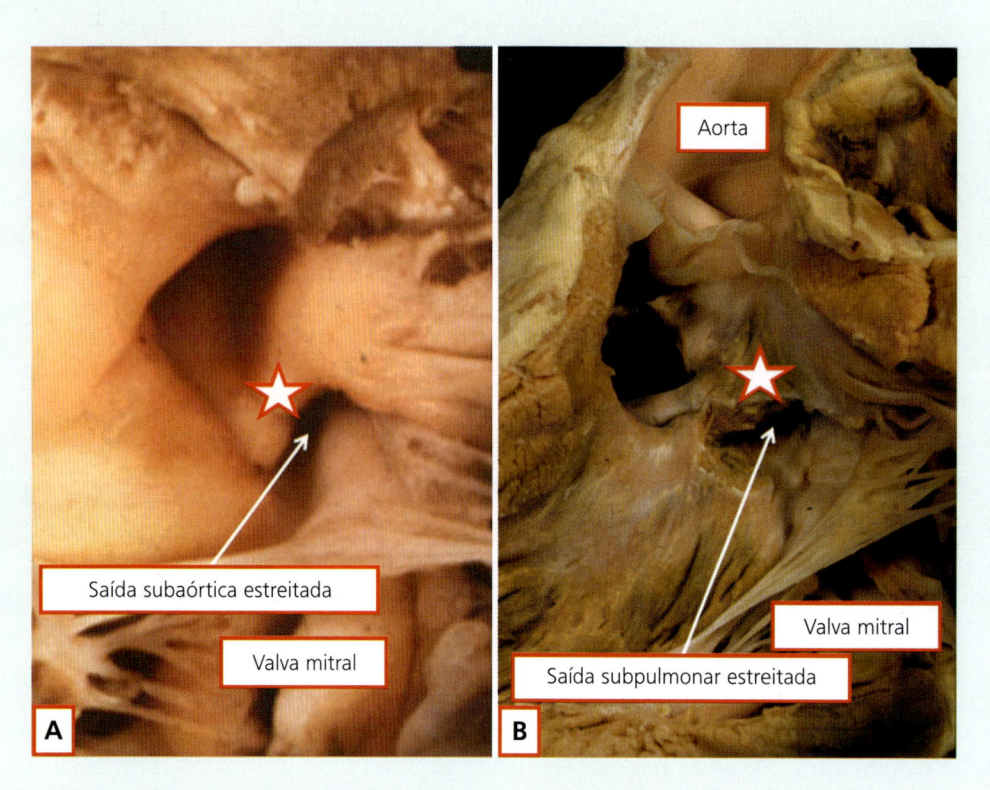

nhamento entre os componentes septais. Mais comumente, isto envolve desalinhamento entre o septo da saída, que pode ser muscular ou fibroso, e o resto do septo muscular. O desalinhamento pode ser na direção do ventrículo direito, como na Tetralogia de Fallot (Fig. 7-5), ou na direção do ventrículo esquerdo, uma característica tipicamente associada à coarctação ou interrupção do arco aórtico, quando as conexões ventriculoarteriais são concordantes (Fig. 7-6A), mas com estenose subpulmonar no contexto de conexões ventriculoarteriais discordantes (Fig. 7-6B). Como mostraremos, todas estas características se prestam à análise 3D.

Análise 3D revela, também, o tamanho dos defeitos, e se eles mostram ou não características de redução espontânea em tamanho, ou mesmo fechamento espontâneo. Quando corretamente empregada, portanto, a técnica 3D provê toda informação clínica necessária para o diagnóstico e tratamento de pacientes com defeitos septais ventriculares.

SEPTO VENTRICULAR NORMAL

O septo ventricular normal possui extensos componentes musculares e um componente fibroso muito pequeno. A parte fibrosa é, geralmente, conhecida como septo membranoso. O extenso septo muscular não é relacionado, como se poderia esperar, com os componentes dos próprios ventrículos. Foram Goor e Lillehei[10] que primeiro apontaram as vantagens ganhas de descrever os ventrículos em termos dos seus componentes de entrada, saída e trabecular apical, em vez de "seio" *(sinus)* e "cone" *(conus)*. A abordagem tripartida à descrição, no entanto, é menos bem adequada ao septo ventricular. Em corações com junções atrioventriculares direita e esquerda separadas, muito pouco do septo ventricular muscular normal se interpõe entre as entradas ventriculares. Isto acontece porque, na situação normal, o trato de saída subaórtico se interpõe entre o orifício da valva mitral e o septo ventricular (**Fig. 7-7**). Em virtude deste encunhamento da área subaórtica, o septo membranoso se interpõe entre o componente da saída ventricular esquerda de ambas as câmaras direitas, a fixação da dobradiça da válvula septal da valva tricúspide, dividindo o septo fibroso em componentes atrioventricular e interventricular (**Fig. 7-8**). A maior parte do extenso septo muscular se interpõe entre os componentes ventriculares apicais. Quase não há nenhum septo muscular interposto entre as saídas ventriculares, os folhetos da valva pulmonar sendo levantadas afastadas da base da massa ventricular pela manga infundibular livre (**Fig. 7-9**).

O teto do ventrículo direito normal é a chamada *crista supraventricularis,* ou crista supraventricular. Interrogação 3D consegue mostrar que a maior parte da crista, que separa os folhetos das valvas tricúspide e pulmonar, é formada pela parede parietal do ventrículo direito, ou a prega ventriculoinfundibular (**Fig. 7-9B**). A prega é distalmente contínua com a manga muscular infundibular livre. Quando vista internamente, a prega se insere entre os ramos da trabeculação muscular proeminente, conhecida como banda septal ou trabeculação septomarginal. Como veremos, os defeitos perimembranosos se abrem para o ventrículo direito entre os ramos da trabeculação septomarginal. É somente quando o septo ventricular é deficiente que se torna possí-

Figura 7-7A e B

Imagens 3DE mostrando como, no coração normal, o trato de saída subaórtico se interpõe entre a valva mitral e o septo (estrela no painel *B*). O painel *A* é reconstruído para mostrar a projeção de quatro câmaras, enquanto o painel *B* mostra o arranjo conforme visto em eixo curto. Como observado no painel *B*, o septo muscular adjacente à área subaórtica *(seta com duas pontas)* é um septo de entrada–saída. Isto explica por que defeitos septais ventriculares se abrindo na posição perimembranosa são diretamente subaórticos.

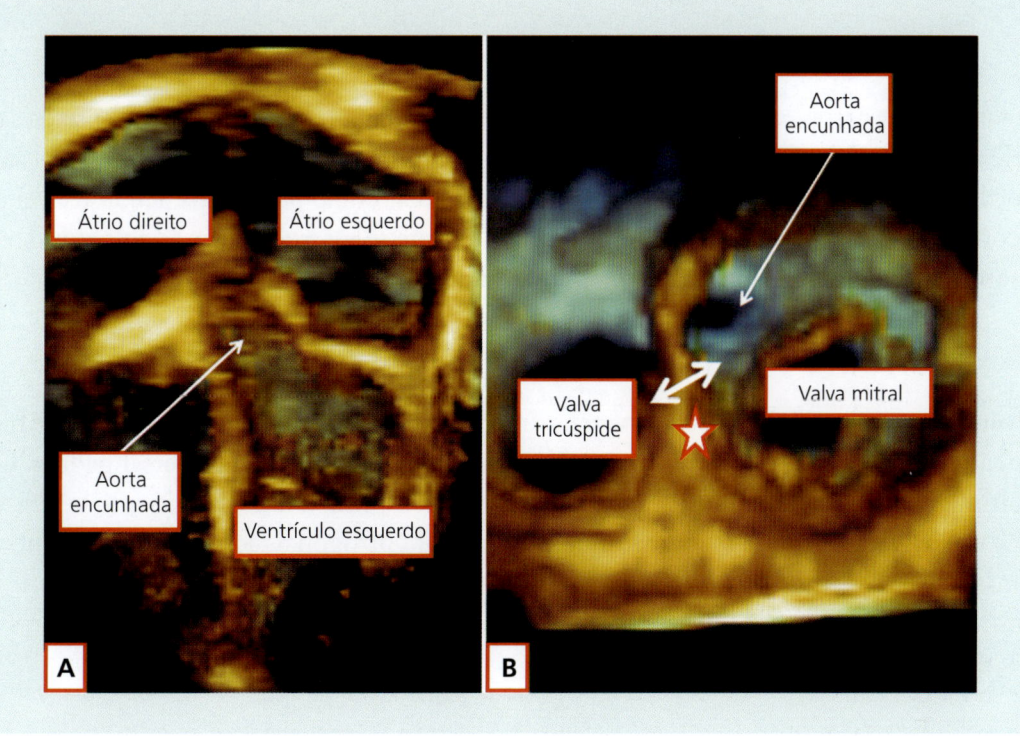

Figura 7-8

Imagem 3D, tirada no arranjo de quatro câmaras, mostrando a localização do septo membranoso e revelando como a dobradiça do folheto septal da valva tricúspide o divide em componentes atrioventricular *(seta branca)* e interventricular *(seta vermelha)*.

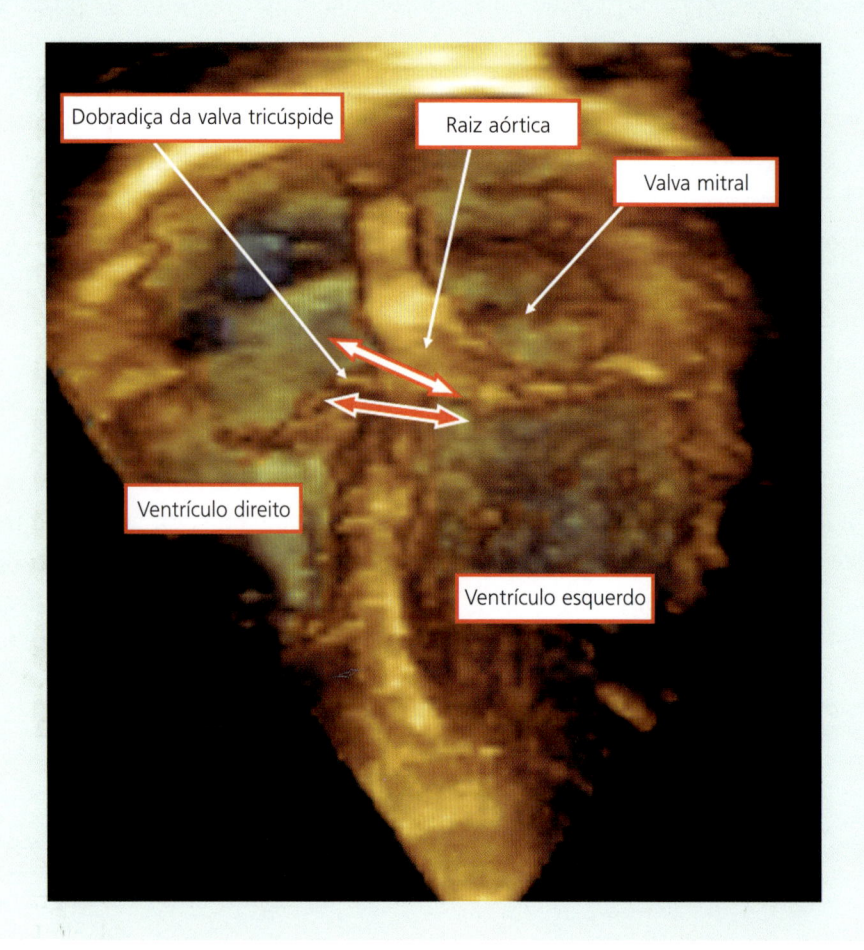

---

vel reconhecer as partes componentes da crista supraventricular por si próprias, o septo da saída, seja ele muscular (Fig. 7-5A e B) ou fibroso (Fig. 7-5C) então se interpondo entre as saídas subaórtica e subpulmonar. A prega ventriculoinfundibular então permanece reconhecível porque, como parte da curvatura cardíaca interna, ela sempre se interpõe entre os folhetos de uma valva arterial e aquelas de uma valva atrioventricular.[11]

COMO INTERROGAR O SEPTO VENTRICULAR COM 3DE

O advento do formato 3D forneceu imagens superiores e únicas do septo ventricular que historicamente eram inatingíveis, quando usando imageamento em corte transversal padrão. Com esta última técnica, é difícil interrogar as morfologias complexa e esférica do septo ventricular, porque ela exige a integração mental de múltiplas imagens ortogonais compostas. Em contraste, a abordagem 3D permite a visualização do septo ventricular inteiro e é especialmente útil para delinear as formas estáticas e dinâmicas dos defeitos, sua relação espacial a outras estruturas cardíacas, e a distância entre defeitos múltiplos.[1,2]

Figura 7-9A e B

Imagens 3D mostrando (A) como o infundíbulo subpulmonar livre *(seta com duas pontas)* levanta os folhetos da valva pulmonar, afastando-as da base do coração. Em virtude da presença desta manga muscular, há muito pouco septo muscular na saída no coração normal. O painel *B* mostra que a maior parte da crista supraventricular é a curvatura cardíaca interna, interposta entre os folhetos das valvas tricúspide e pulmonar.

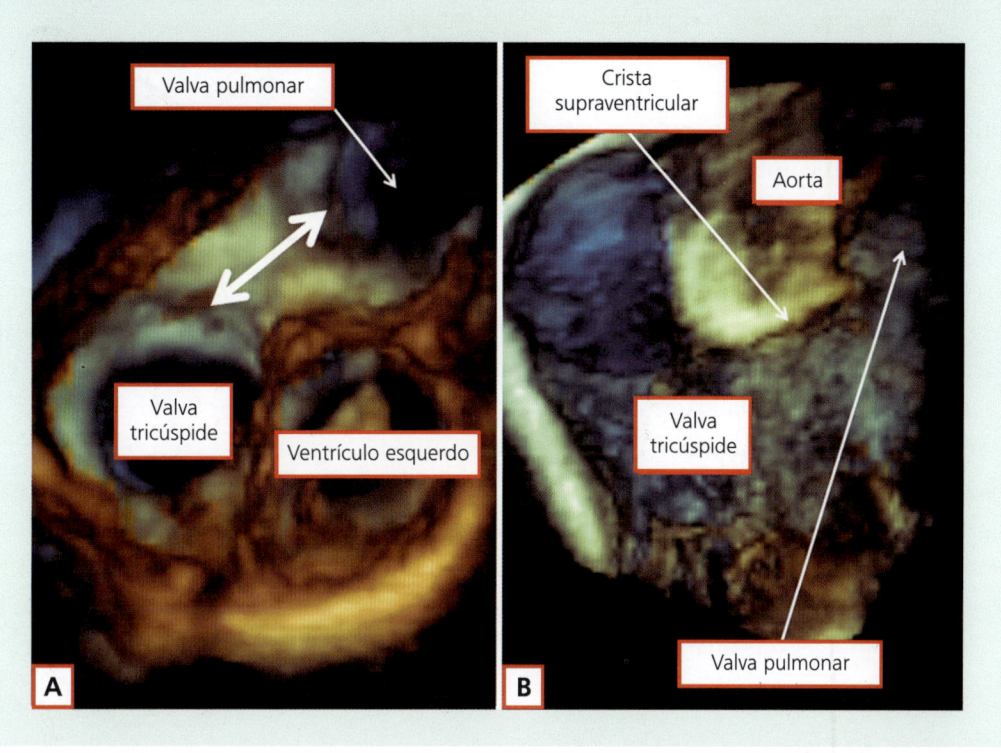

A capacidade de adquirir imagens em tempo real e de reconstrução *off-line* aperfeiçoada facilitou a aceitação mais ampla desta modalidade no laboratório de ecocardiografia, especialmente quando fazendo planos para fechamento cirúrgico ou percutâneo.[2,12–15] Planejamento ideal pré-procedimento inclui um ecocardiograma transtorácico completo e detalhado, que idealmente consiste em imageamento em corte transversal completo complementado por aquisições focalizadas em 3D. Um dos principais méritos da abordagem 3D é a visualização de uma estrutura em um modo dinâmico por múltiplas incidências. Uma das incidências mais úteis que pode ser obtida é a imagem frontal do septo ventricular. Para obter esta imagem, uma aquisição de volume total é feita por uma posição apical padrão mostrando as quatro câmaras cardíacas. As paredes laterais dos ventrículos direito e esquerdo são, então, cortadas, deixando o septo ventricular no meio. A imagem pode, então, ser rodada para a direita para visualizar o aspecto ventricular direito do septo (**Fig. 7-9B**). Dado que a imagem pelo ventrículo direito é frequentemente obscurecida por tecido ou estruturas cardíacas sobrejacentes, a imagem pode, então, ser rodada 180° de tal modo que ela seja vista a partir da superfície ventricular esquerda de parede lisa. A partir da imagem ventricular esquerda, a visualização do defeito é, geralmente, inobstruída, e a circunferência inteira do defeito pode ser vista, permitindo determinação precisa do seu tamanho e forma.[1,3] Nestas imagens, também é possível determinar a localização precisa do defeito com relação aos componentes do septo ventricular ou, se mais de um defeito septal estiver presente, a relação espacial dos defeitos uns aos outros. Doppler colorido pode ser também acrescentado às imagens, ajudando na identificação de todos os defeitos que estiverem presentes.

Uma vez que os conjuntos de dados incluindo interrogação com Doppler colorido exijam tempos mais longos de aquisição, e têm frequências de quadros mais baixas, estes conjuntos são, geralmente, adquiridos com um declínio notável na qualidade das imagens. Assim, na nossa experiência, a utilidade clínica da interrogação por Doppler colorido é limitada. Avanços futuros na tecnologia, provavelmente, melhorarão esta limitação.

Defeitos septais ventriculares *versus* orifícios entre os ventrículos

Quando estamos descrevendo os diferentes tipos de defeitos septais, definimos as características fenotípicas, conforme imagens a partir do ventrículo morfologicamente direito. Isto cria problemas potenciais, se o orifício, então, definido como o defeito septal ventricular for também considerado como representando comunicação interventricular, ou orifício entre os ventrículos. Muitos dos orifícios coexistem com sobreposição de uma valva arterial. Nesta situação, comunicação interventricular verdadeira é o plano representado pela continuação do eixo longo do septo ventricular até a superfície inferior da valva arterial fechada (Fig. 7-10). A comunicação interventricular verdadeira não é o orifício que é fechado pelo cirurgião ou pelo intervencionista percutâneo para restaurar integridade septal. Ela é a margem ventricular direita do espaço entre os folhetos da valva superposta e a crista do septo muscular que é fechada de modo a restaurar integridade septal. E é este plano que, para aqueles que falam línguas anglo-saxônicas, é geralmente denominado o defeito septal ventricular. Presumivelmente é, também, este orifício, em vez do plano que separa as cavidades dos ventrículos direito e esquerdo, que é descrito como a comunicação interventricular por aqueles que falam línguas, como francês, italiano, espanhol e português. Surgem problemas, no entanto, caso esse uso seja estendido a pacientes com ventrículo direito com dupla

Figura 7-10

Imagem de tomografia computadorizada mostrando um corte de quatro câmaras por meio de um paciente com superposição acentuada da valva aórtica, tal que a raiz aórtica é suportada na sua maior parte pelo ventrículo direito. A *seta branca* mostra como a continuação do eixo longo do septo ventricular é o plano interventricular. O chamado defeito septal ventricular fechado pelo cirurgião neste contexto, no entanto, é mostrado pela *seta ouro*, que é a entrada ventricular direita para a raiz aórtica sobreposta. A *seta amarela* mostra o plano que marca a saída do ventrículo esquerdo.

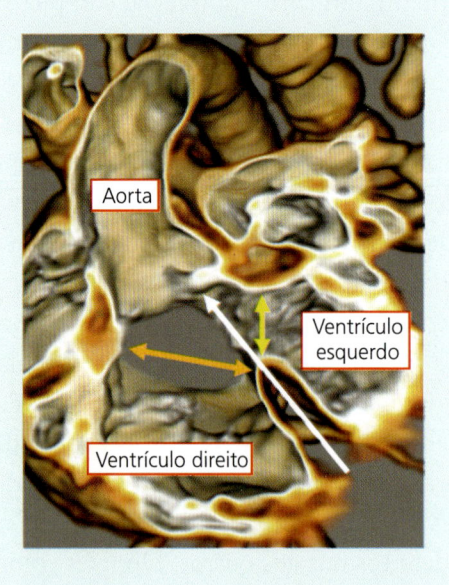

Figura 7-11

Imagem 3D mostrando um paciente com ventrículo direito com dupla saída, infundíbulos bilaterais (*seta branca* mostrando infundíbulo subaórtico) e defeito subaórtico. O *tracejado amarelo* delineia a comunicação interventricular. Isto não é o orifício fechado pelo cirurgião para obter reparo biventricular. O lócus para tunelização para obter reparo biventricular está mostrado pelo *tracejado verde*. Por analogia à situação com defeitos isolados, este deve ser o plano definido como o defeito septal ventricular.

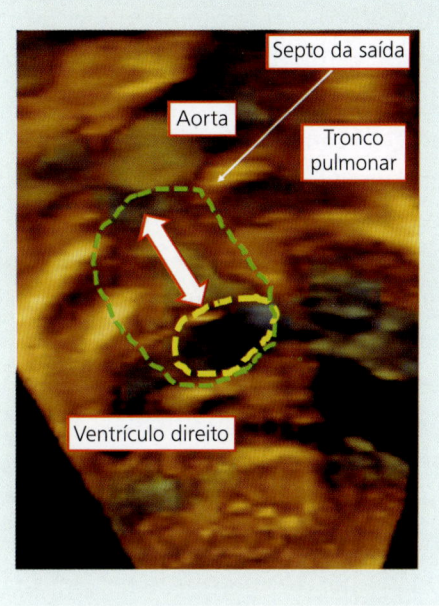

saída. Neste contexto, é o plano do espaço que separa as cavidades dos ventrículos que, sem dúvida, é a comunicação interventricular. Este orifício é, também, a saída do ventrículo morfologicamente esquerdo que não pode ser fechada durante reparos cirúrgicos destinados a restaurar comunicações biventriculares a não ser que uma saída alternativa seja fornecida para o ventrículo esquerdo. Na maioria dos reparos cirúrgicos, o orifício entre os ventrículos é tunelizado para uma das saídas subarteriais. A maioria dos observadores, todavia, descreve o orifício como o defeito septal ventricular. Se for feita uma comparação a defeitos isolados, o lócus usado pelo cirurgião para criar o túnel deve ser denominado o defeito septal ventricular (Fig. 7-11).

DIAGNÓSTICO E DESCRIÇÃO DOS DEFEITOS SEPTAIS VENTRICULARES

Como discutimos, a abordagem que usamos toma como sua característica principal a estrutura das margens dos defeitos, conforme vistos pelo ventrículo direito. Acima e além desta característica, no entanto, nós enfatizamos a necessidade de também levar em conta a maneira pela qual os defeitos se abrem para dentro do ventrículo e qualquer desalinhamento entre as estruturas septais. Agora está reconhecido que evitar o bloqueio cardíaco iatrogênico, durante reparo cirúrgico[16] ou fechamento intervencionista,[17] é de importância capital quando se procura a conduta terapêutica ideal para fechamento, portanto, se segue que fornecer a localização onde o feixe atrioventricular penetra deve ser uma das principais tarefas do diagnosticista. Uma vez que esta informação possa ser provida pelo conhecimento da anatomia fenotípica dos vários defeitos,[18] também se segue que o estabelecimento da natureza anatômica das margens dos defeitos merece reconhecimento, como a principal característica diagnóstica.

Diferenciação dos orifícios que se abrem para a entrada do ventrículo direito

Existem quatro orifícios fenotipicamente individualizados que se abrem para a entrada ventricular direita. A característica anatômica do tipo mais comum é a presença de continuidade fibrosa entre os folhetos das valvas aórtica, mitral e tricúspide. Incorporado dentro desta região fibrosa está o componente atrioventricular do septo membranoso, muitas vezes com o resto do componente interventricular do septo membranoso reconhecível como uma aba fibrosa triangular, reforçando a margem posteroinferior do defeito. Esses defeitos são perimembranosos, tendo os componentes do septo membranoso como parte do seu perímetro (Fig. 7-12). Reconhecimento destes aspectos estabelece o fato de que o feixe atrioventricular está localizado posteroinferiormente com relação ao defeito (Fig. 7-13A).

Defeitos musculares também podem-se abrir para a entrada do ventrículo direito (Fig. 7-14). Em virtude da integridade do septo membranoso neste contexto, o eixo de condução atrioventricular corre anterocefálico ao defeito da entrada muscular (Fig. 7-13B). Defeitos septais atrioventriculares com *shunting* exclusivamente ventricular constituem outro tipo de defeito que se abre para a entrada do ventrículo direito (Fig. 7-4A). Estes defeitos são semelhantes aos defeitos perimembranosos pelo fato de serem marginados em parte por tecido fibroso. O aspecto ecocardiográfico que os distingue é a presença da junção atrioventricular comum, junto com a valva atrioventricular esquerda tricúspide (Fig. 7-15). O eixo de condução atrioventricular é posicionado posteroinferiormente nos defeitos septais atrioventriculares, mas o nó atrioventricular está desviado acentuadamente inferiormente, jazendo um triângulo nodal em vez do triângulo regular de Koch.[19]

Figura 7-12A e B

Imagens 3D mostrando como os componentes do septo membranoso (MS) formam a margem posteroinferior dos defeitos perimembranosos que se abrem para a entrada do ventrículo direito. O painel A mostra a imagem a partir do ventrículo direito, enquanto o painel B mostra o aspecto ventricular esquerdo. VSD, defeito septal ventricular.

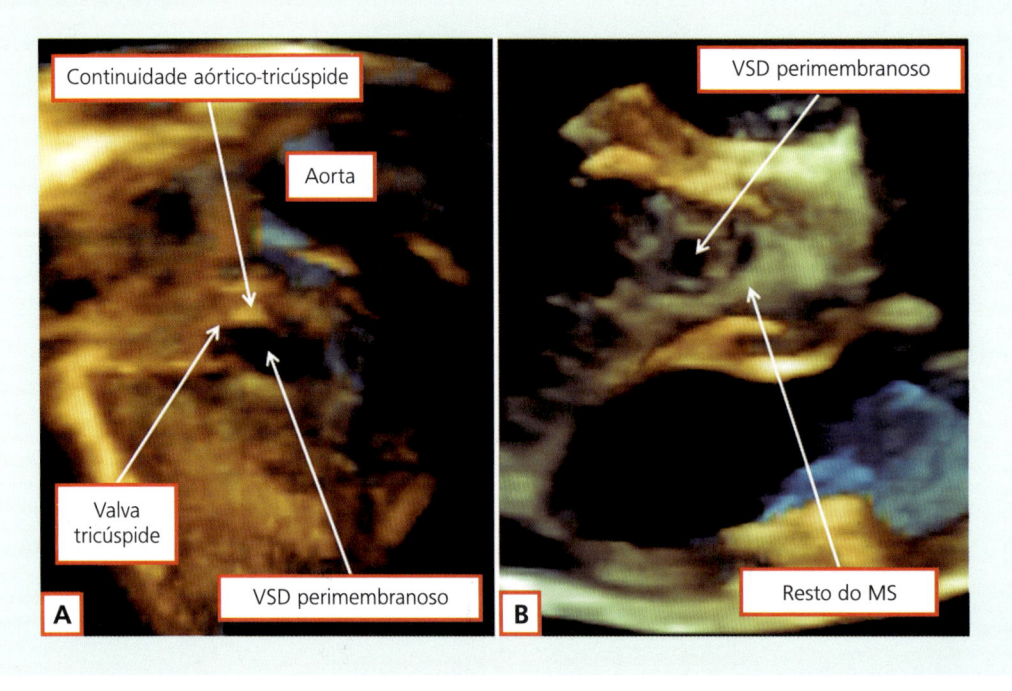

Avaliação Ecocardiográfica Tridimensional de Defeito Septal Ventricular | 107

Figura 7-13A, B e C

Três defeitos que se abrem para a entrada do ventrículo direito, mostrando como a localização do eixo de condução atrioventricular *(linha tracejada preta)* difere, dependendo do fenótipo. O painel *A* mostra um defeito perimembranoso, com o nó atrioventricular *(oval vermelho)* no ápice do triângulo de Koch. O eixo é localizado posteroinferiormente. O painel *B* mostra um defeito muscular. O nó outra vez está no ápice do triângulo de Koch, mas o eixo é agora localizado anterossuperiormente. O painel *C* mostra o defeito associado ao cavalgamento e superposição da valva tricúspide. Um nó ainda está presente no ápice do triângulo de Koch *(oval verde)*, mas ele não se conecta com o feixe atrioventricular. Em lugar disso, um nó anômalo *(oval vermelho)* é formado na junção do septo ventricular desalinhado com a junção atrioventricular direita.

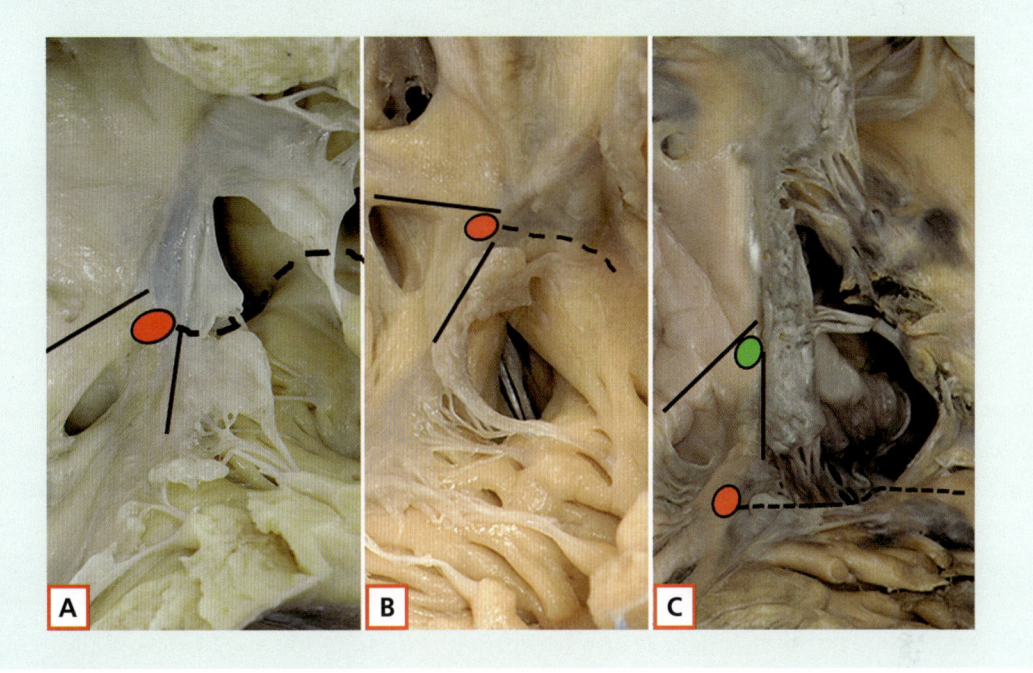

Figura 7-14

Imagem 3D mostrando um defeito muscular *(seta com duas pontas)* se abrindo para a entrada do ventrículo direito. Como pode ser visto, há preservação do desencontro das dobradiças dos folhetos das valvas atrioventriculares *(setas vermelhas)*.

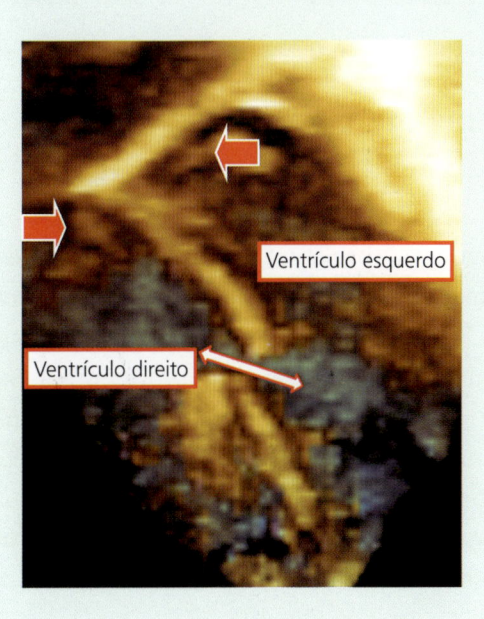

Figura 7-15

Imagem 3D mostrando a valva atrioventricular esquerda tricúspide, o aspecto característico dos pacientes com defeito septal atrioventricular e junção atrioventricular comum. Os folhetos são os componentes ventriculares esquerdos dos dois folhetos que fazem ponte no septo ventricular (1, 2) e a válvula mural (3), os quais guarnecem menos de um terço da junção comum. Seria necessário reconstruir também o plano de quatro câmaras de modo a mostrar que *shuntagem* através do defeito septal atrioventricular é limitado ao nível ventricular, quando os folhetos que fazem ponte são fixadas no lado inferior do septo atrial.

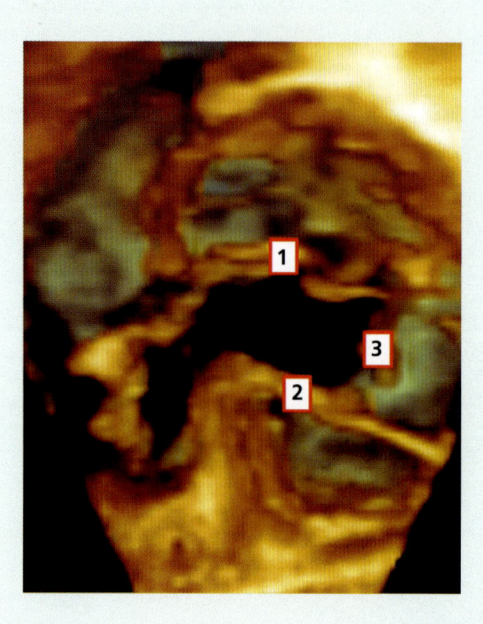

O defeito final que se abre para a entrada ventricular direita é um associado ao cavalgamento e superposição da valva tricúspide (Fig. 7-4B). A característica diagnóstica deste defeito é desalinhamento entre as estruturas septais atrial e ventricular. Não apenas esta característica permite reconhecimento ecocardiográfico (Fig. 7-16), ela realça também a localização grosseiramente anormal do eixo de condução atrioventricular, que se origina de um nó atrioventricular anômalo formado no ponto de união entre o septo ventricular desalinhado e a junção atrioventricular direita (Fig. 7-13C).[20]

Orifícios que se abrem para o ventrículo direito no local do septo membranoso

Orifícios que se abrem para dentro do ventrículo direito no local do septo membranoso são os defeitos mais comuns encontrados em pacientes necessitando de fechamento terapêutico, embora, quando tomados globalmente, os defeitos musculares sejam provavelmente os orifícios mais comuns entre os ventrículos. Os orifícios típicos exigindo fechamento se abrem na área geralmente preenchida pelo componente interventricular do septo membranoso. Os orifícios que exigem fechamento, no entanto, ocupam áreas apreciavelmente maiores do que o espaço geralmente preenchido pelo componente interventricular do septo membranoso.[2] Conforme já vimos ao avaliar esses orifícios que se abrem para a entrada do ventrículo direito, a característica diagnóstica é a presença de continuidade fibrosa entre os folhetos das valvas aórtica e tricúspide, com a área fibrosa incorporando os componentes do septo membranoso como parte da margem anatômica do defeito (Fig. 7-12). Em todos os defeitos que têm esta característica, à parte os associados ao cavalga-

Figura 7-16

Imagem 3D mostrando desalinhamento entre o septo atrial *(estrela branca com bordo vermelho)* e o septo ventricular muscular *(estrela vermelha com bordo branco)*, esta sendo a característica patognomônica do defeito na entrada encontrado no contexto do cavalgamento e superposição da valva tricúspide. Observar que a valva mitral é suportada por uma junção atrioventricular esquerda individualizada e separada, mostrando que este não é um defeito "de canal atrioventricular".

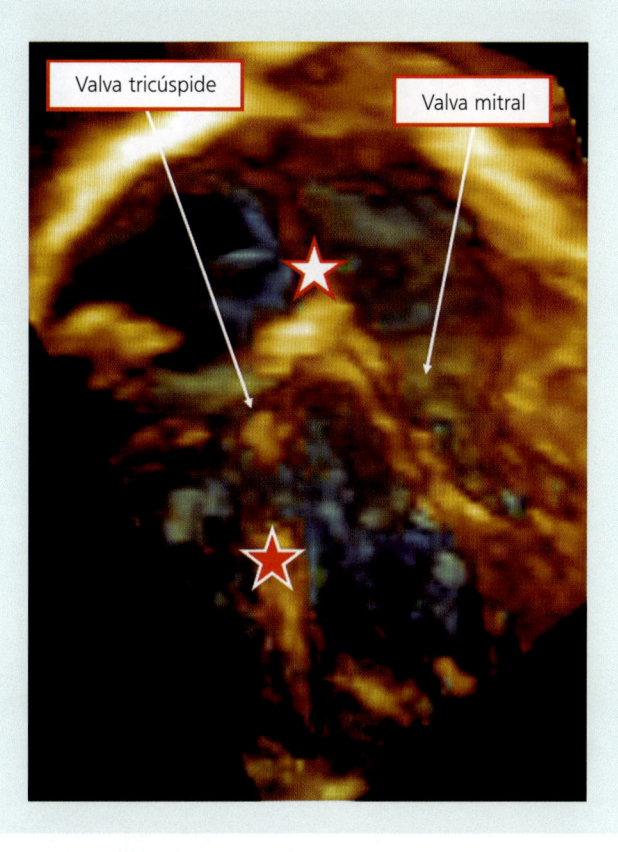

mento e sobreposição da valva tricúspide, o feixe atrioventricular é relacionado com o canto posteroinferior e será encontrado à mão direita do cirurgião operando através do orifício da valva tricúspide (Fig. 7-13A). Este é o caso em que tais defeitos, que se abrem diretamente embaixo da curvatura cardíaca interna, se estendam de modo a se abrir mais para a entrada (Fig. 7-12) ou a se abrir principalmente para dentro da saída do ventrículo direito (Fig. 7-17).

Defeitos que se abrem para a saída do ventrículo direito

Defeitos com fenótipos marcadamente diferentes podem-se abrir com relação direta com os tratos de saída ventriculares. Os mais comuns destes, uma vez mais, são os orifícios que possuem continuidade fibrosa entre os folhetos das valvas aórtica e tricúspide como parte da sua margem, assim os tornando perimembranosos (Fig. 7-17). São estes defeitos que, muitas vezes, são associados à hipoplasia ou desalinhamento do septo muscular da saída, de tal modo que os folhetos da valva aórtica são suportados em parte pelo ventrículo direito. Quando o septo da saída é desalinhado com o resto do septo muscular, o defeito se abre para o ventrículo direito entre os ramos da banda septal. Isto pode ser encontrado com ou sem obstrução infundibular subpulmonar. Em associação à obstrução, isto é Tetralogia de Fallot (Fig. 7-5). Quando o trato de saída pulmonar é inobstruído, a entidade é o chamado defeito de Eisenmenger.[21] Em épocas precedentes, estes

Figura 7-17

Imagem 3D mostrando a imagem frontal do septo ventricular pelo lado direito, revelando continuidade fibrosa entre os folhetos das valvas aórtica e tricúspide, assim estabelecendo o defeito como sendo perimembranoso. Notar o desalinhamento entre o septo muscular da saída e o resto do septo muscular, tal que o defeito se abre para a saída do ventrículo direito.

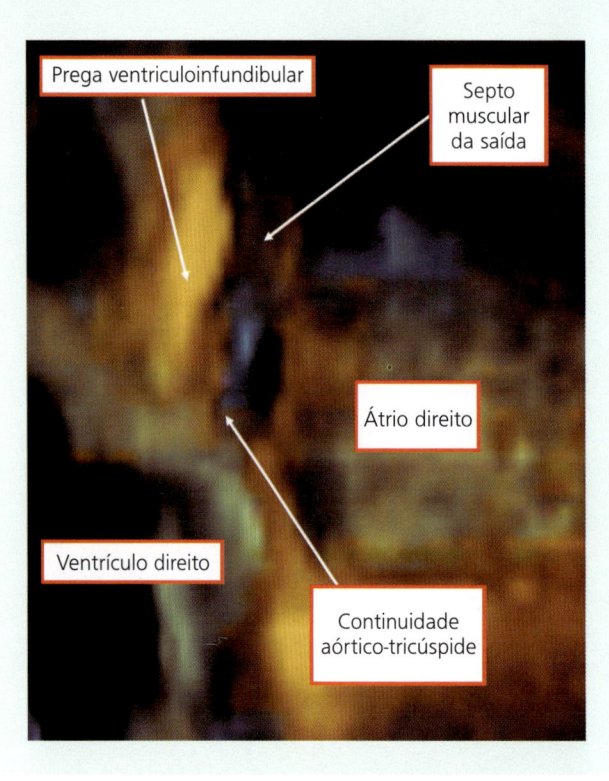

defeitos eram reconhecidos como sendo aqueles que mais prontamente produziam hipertensão pulmonar. Hoje em dia, evidentemente, o defeito é fechado quando é diagnosticado, de modo a evitar a progressão de alterações vasculares pulmonares. Independentemente da presença ou ausência de estenose subpulmonar, no entanto, defeitos caracterizados por desalinhamento do septo da saída podem mostrar características fenotípicas sutilmente diferentes. Conforme já foi discutido, mais frequentemente os defeitos são caracterizados por continuidade fibrosa na margem posteroinferior entre os folhetos das valvas aórtica e tricúspide, tornando-os perimembranosos (Fig. 7-18). Em uma minoria de casos, o ramo posterocaudal da trabeculação septomarginal será encontrado fundido com a prega ventriculoinfundibular de modo que, quando visto pelo seu aspecto ventricular direito, o defeito tem margens exclusivamente musculares. Os defeitos também podem-se abrir para a saída ventricular direita com margens exclusivamente musculares na ausência de desalinhamento entre o septo muscular da saída, embora, neste contexto, o próprio septo da saída seja geralmente hipoplásico, e o defeito muscular se abra diretamente para o infundíbulo subpulmonar (Fig. 7-2B).

Existe, então, ainda um terceiro tipo de defeito que se abre para a saída do ventrículo direito. Estes são os orifícios que exibem continuidade fibrosa entre os folhetos das valvas aórtica e pulmonar, tornando-os duplamente comprometidos e justa-arteriais (Fig. 7-3). A característica essencial destes defeitos é a ausência do infundíbulo muscular subpulmonar. Esta manga geralmente levanta os folhetos da valva pulmonar, afastando-as da base do coração; assim, na sua ausência, os folhetos

Figura 7-18

Imagem 3D mostrando os folhetos das valvas aórtica e pulmonar em continuidade fibrosa no teto de um defeito septal ventricular. Esta é a característica fenotípica do defeito duplamente comprometido e justa-arterial.

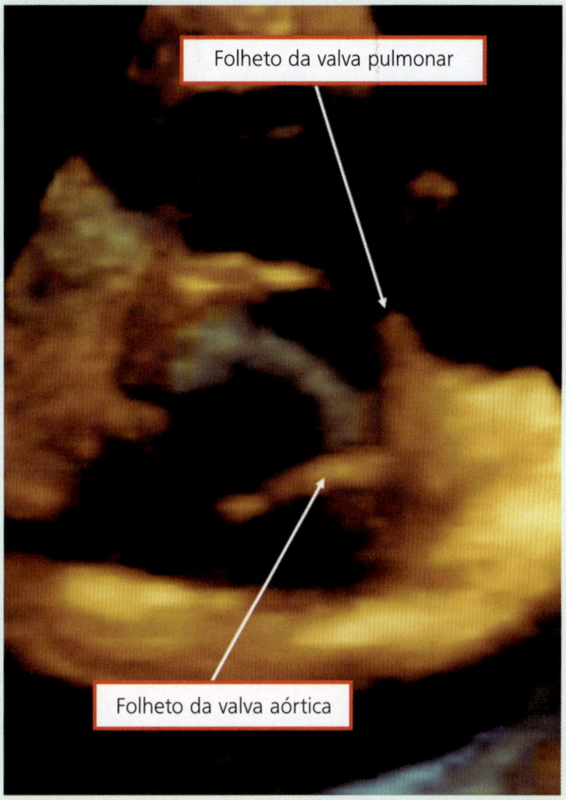

Folheto da valva pulmonar

Folheto da valva aórtica

da valva arterial são vistos ao mesmo nível, este sendo o aspecto ecocardiográfico diagnóstico (Fig. 7-18). Às vezes, é possível reconhecer um resto do septo da saída sob a forma de uma rafe fibrosa no aspecto ventricular dos folhetos conjugados das valvas arteriais. Orifícios comparáveis ao defeito duplamente comprometido são também vistos no contexto de tronco arterial comum, embora, nesses casos, de maneira autoevidente, seja então uma valva arterial comum, em vez de valvas aórtica e pulmonar separadas, que guarnecem a junção ventriculoarterial comum. Haja uma valva comum ou valvas aórtica e pulmonar separadas, é mais frequente encontrar defeitos duplamente comprometidos e justa-arteriais com uma margem muscular formada posteroinferiormente decorrente da fusão do ramo posterocaudal da banda septal com a prega ventriculoinfundibular. Inobstante, em um pequeno subconjunto de pacientes, os defeitos podem-se prolongar de modo a serem marginados por continuidade fibrosa entre os folhetos das valvas arteriais e atrioventriculares, assim os tornando perimembranosos. A importância da margem muscular posteroinferior é que, quando presente, ela cobre o local de penetração do eixo de condução atrioventricular, isto é, o eixo atrioventricular está menos exposto durante o seu fechamento.

Lesões associadas

A disponibilidade da interrogação por 3DE agora torna possível diferenciar com total precisão as características fenotípicas e a localização dos orifícios entre os ventrículos. Ela permite também o diagnóstico de lesões associadas. Destas, talvez as mais importantes são prolapso dos folhetos da valva aórtica e obstrução da saída ventricular. Válvulas prolapsadas da valva aórtica são vistas mais frequentemente com defeitos perimembranosos abrindo-se para a saída do ventrículo direito (Fig. 7-19) ou com defeitos duplamente comprometidos e justa-arteriais.[22,23]

Obstrução do trato de saída subpulmonar é a essência da Tetralogia de Fallot e, como vimos, isto é geralmente a consequência de desalinhamento anterocefálico do septo muscular da saída (Fig. 7-4). Também observamos, no entanto, que o septo da saída pode ser desalinhado na ausência de obstrução subpulmonar. Também há o caso, porém, de que obstrução possa ser adquirida durante a vida. Interrogação de 3DE é uma excelente técnica para estabelecer as alterações que têm lugar durante a conversão da chamada tetralogia rosada para a situação com cianose franca. Obstrução pode ser também encontrada no trato de saída ventricular esquerdo, em muitos casos em razão do desvio posterocaudal do septo muscular da saída (Fig. 7-6A). Esta lesão é tipicamente associada à coarctação ou interrupção aórtica. Coarctação é vista também no contexto de cavalgamento aórtico.[24] Esta combinação deve, também, ser facilmente reconhecida, usando-se interrogação 3D. Obstrução do trato de saída ventricular esquerdo no contexto de septação ventricular deficiente pode ser também consequência do desenvolvimento de prateleiras fibrosas em posição subaórtica, tipicamente em associação a um ventrículo direito bicameral.[25]

Figura 7-19

Imagem 3D que mostra a raiz aórtica em eixo longo de um paciente com um defeito septal ventricular perimembranoso. Há prolapso do folheto coronariano direito da valva aórtica *(seta)*, que faz contato com a crista do septo ventricular (estrela), e fecha o defeito.

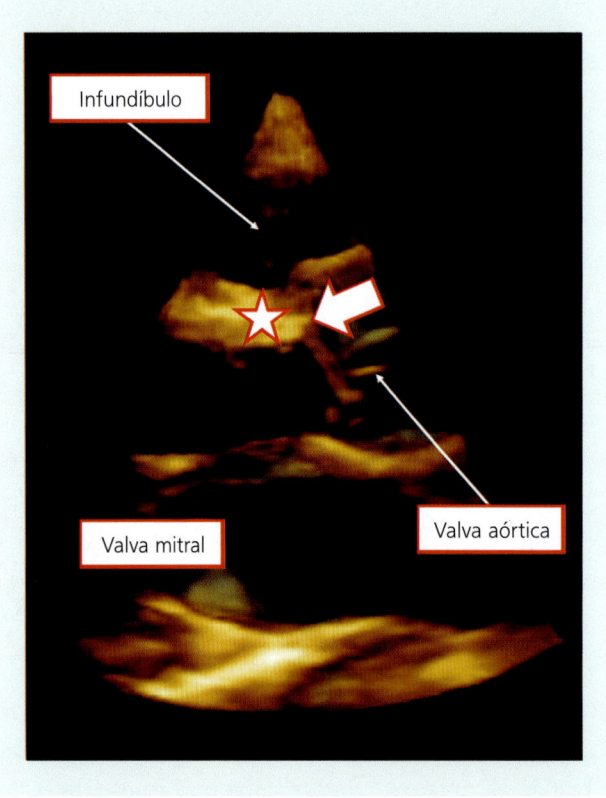

Avaliação do tamanho de um defeito

A 3DE permite medição direta do tamanho de orifícios no septo ventricular e comparação deste tamanho ao diâmetro da aorta, este sendo um dos modos de determinar se um defeito necessita de fechamento.

Fechamento espontâneo

A maioria dos orifícios entre os ventrículos sofre diminuição espontânea em tamanho e, em muitos casos, fechamento espontâneo completo. A 3DE proporciona agora um meio ideal de mapear a história natural dos processos envolvidos na redução espontânea do tamanho e de estabelecer se há ou não fechamento completo de um defeito. A maioria dos defeitos que sofrem fechamento espontâneo é de pequenos defeitos musculares, aqueles identificados como produzindo a "doença de Roger". Muitos defeitos perimembranosos sofrem também diminuição espontânea em tamanho, neste caso geralmente pelo desenvolvimento de farrapos de tecido a partir dos folhetos adjacentes da valva tricúspide (Fig. 7-20), ou encobrimento pelo folheto septal da valva através do defeito.[26]

Interrogação revelará, também, os defeitos que são mais tendenciosos a se fechar espontaneamente, apesar da presença de cavalgamento e sobreposição da valva tricúspide. Esta situação aparentemente anômala é vista quando a valva cavalgando tem duplos orifícios, e a ponte de tecido valvar entre os orifícios é "emplastrada" na crista do septo ventricular. Isto produz a situação

Figura 7-20

Imagem 3D que mostra farrapos de tecido derivados dos folhetos da valva tricúspide, reduzindo o tamanho de um defeito septal ventricular (VSD) perimembranoso que se abre para a entrada do ventrículo direito. O defeito está mostrado pelo aspecto ventricular direito.

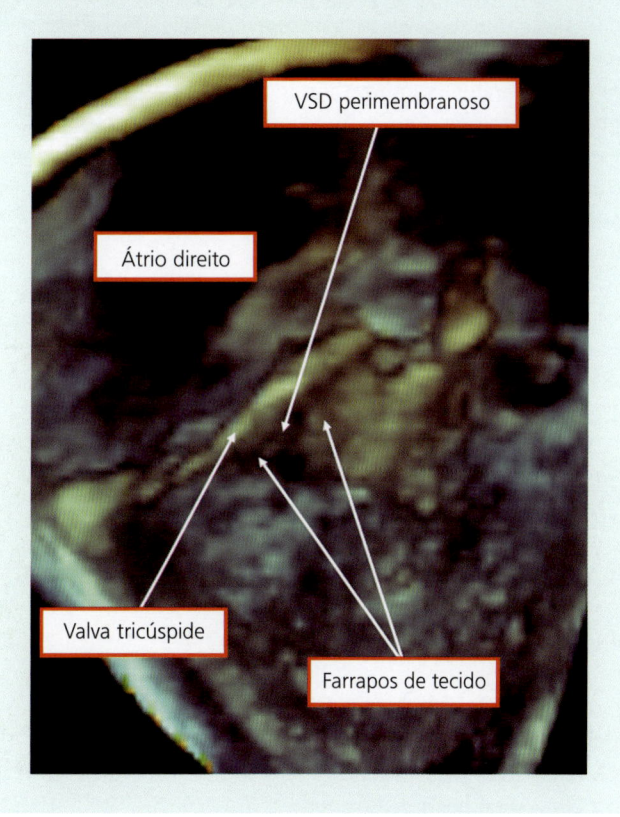

do chamado átrio direito com dupla saída, com um orifício valvar drenando para o ventrículo direito, e o outro drenando para o ventrículo esquerdo, mas aparentemente na ausência de uma comunicação interventricular. Uma situação comparável é encontrada no átrio esquerdo com dupla saída no contexto de conexões atrioventriculares discordantes.[27]

RESUMO

No passado, o exame de peças de necrópsia era tido como o padrão ouro para compreender a estrutura cardíaca. Apesar de terem os corações nas suas mãos, no entanto, os morfologistas não alcançaram consenso sobre como melhor categorizar os orifícios entre os ventrículos. Talvez assim seja porque em corações necropsiados nem sempre é fácil reconhecer aspectos sutis, como a presença de infundíbulo muscular subpulmonar livre, que levanta os folhetos da valva pulmonar, afastando-as da base da massa ventricular. A capacidade proporcionada pela 3DE de dissecar o coração durante a vida agora transformou a situação. Conforme mostramos, usando interrogação 3D é possível coligir as características realçadas nas muito diferentes categorizações precedentes, identificando suas similaridades e também enfatizando suas diferenças. Análises deste tipo, que agora podem ser realizadas durante a vida, devem conduzir a uma aceitação mais geral de um sistema unificado para o diagnóstico e descrição dos orifícios entre os ventrículos.

REFERÊNCIAS

1. Kardon RE, Cao QL, Masani N, *et al.* New insights and observations in three-dimensional echocardiographic visualization of ventricular septal defects: experimental and clinical studies. *Circulation*. 1998;98:1307–1314.
2. Mercer-Rosa L, Seliem MA, Fedec A, *et al.* Illustration of the additional value of real-time 3-dimensional echocardiography to conventional transthoracic and transesophageal 2-dimensional echocardiography in imaging muscular ventricular septal defects: does this have any impact on individual patient treatment? *J Am Soc Echocardiogr*. 2006;19:1511–1519.
3. Hlavacek AM, Baker GH, Shirali GS. Innovation in three-dimensional echocardiography and cardiac computed tomographic angiography. *Cardiol Young*. 2009;19(Suppl 2):35–42.
4. Friedman BA, Hlavacek A, Chessa K, *et al.* Clinico-morphological correlations in the categorization of holes between the ventricles. *Ann Pediatr Cardiol*. 2010;3:13–24.
5. Wells WJ, Lindesmith GG. Ventricular septal defect. In: Arciniegas E, ed. *Pediatric Cardiac Surgery*. Chicago, IL: Year Book Medical; 1985.
6. LaCorte MA, Fellows KE, Williams RG. Overriding tricuspid valve. Echocardiographic and angiographic features. 8 cases of ventricular septal defect of atrioventricular canal type. *Am J Cardiol*. 1976;37:911–919.
7. Anderson RH, Ho SY, Falcao S, *et al.* The diagnostic features of atrioventricular septal defect with common atrioventricular junction. *Cardiol Young*. 1998;8:33–49.
8. Van Praagh R, Geva T, Kreutzer J. Ventricular septal defects: how shall we describe, name and classify them? *J Am Coll Cardiol*. 1989;14:1298–1310.
9. Soto B, Becker AE, Moulaert AJ, *et al.* Classification of ventricular septal defects. *Br Heart J*. 1980;43:332–343.
10. Goor DA, Lillehei CW. *Congenital Malformations of the Heart*. New York, NY: Grune & Stratton; 1975.
11. Anderson RH, Becker AE, Van Mierop LHS. What should we call the "crista"? *Br Heart J*. 1977;39:856–859.
12. Andersen HO, de Leval MR, Tsang VT, *et al.* Is complete heart block after surgical closure of ventricular septum defects still an issue? *Ann Thorac Surg*. 2006;82:948–957.
13. Baker GH, Shirali G, Ringewald JM, *et al.* Usefulness of live three-dimensional transesophageal echocardiography in a congenital heart disease center. *Am J Cardiol*. 2009;103:1025–1028.

14. De Castro S, Caselli S, Papetti F, et al. Feasibility and clinical impact of live three-dimensional echocardiography in the management of congenital heart disease. *Echocardiography*. 2006;23:553–561.
15. Hlavacek AM, Crawford FA Jr, Chessa KS, Shirali GS. Real-time three-dimensional echocardiography is useful in the evaluation of patients with atrioventricular septal defects. *Echocardiography*. 2006;23:225–231.
16. Chen FL, Hsiung MC, Nanda N, et al. Real time three-dimensional echocardiography in assessing ventricular septal defects: an echocardiographic-surgical correlative study. *Echocardiography*. 2006;23:562–568.
17. Bentham JR, Gujral A, Adwani S, Archer N, Wilson N. Does the technique of interventional closure of perimembranous ventricular septal defect reduce the incidence of heart block? *Cardiol Young*. 2011;21:271–280.
18. Milo S, Ho SY, Wilkinson JL, Anderson RH. Surgical anatomy and atrioventricular conduction tissues of hearts with isolated ventricular septal defects. *J Thorac Cardiovasc Surg*. 1980;79:244–255.
19. Thiene G, Wenink ACG, Frescura C, et al. The surgical anatomy of conduction tissues in atrioventricular defects. *J Thorac Cardiovasc Surg*. 1981;82:928–937.
20. Milo S, Ho SY, Macartney FJ, et al. Straddling and overriding atrioventricular valves morphology and classification. *Am J Cardiol*. 1979;44:1122–1134.
21. Eisenmenger V. Die angeborenen Defecte der Kammerscheidewand des Herzens [in German]. *Z Klin Med*. 1897;32(Suppl):1–28.
22. Van Praagh R, McNamara JJ. Anatomic types of ventricular septal defect with aortic insufficiency. *Am Heart J*. 1968;75:604–619.
23. Tatsuno K, Konno S, Sakakibara S. Ventricular septal defect with aortic insufficiency. Angiographic aspects and a new classification. *Am Heart J*. 1973;85:13–21.
24. Smallhorn JF, Anderson RH, Macartney FJ. Morphological characterisation of ventricular septal defects associated with coarctation of aorta by cross-sectional echocardiography. *Br Heart J*. 1983;49:485–494.
25. Vogel M, Freedom RM, Brand A, et al. Ventricular septal defect and subaortic stenosis: an analysis of 41 patients. *Am J Cardiol*. 1983;52:1258–1263.
26. Anderson RH, Lenox CC, Zuberbuhler JR. Mechanisms of closure of perimembranous ventricular septal defects. *Am J Cardiol*. 1983;52:341–345.
27. Gnanapragasam JP, Houston AB, Anderson RH. Double outlet left atrium with co-existing double inlet left ventricle and discordant atrioventricular connections. *Cardiol Young*. 1991;1:155–157.

CAPÍTULO 8

AVALIAÇÃO ECOCARDIOGRÁFICA TRIDIMENSIONAL DE DEFEITO SEPTAL ATRIOVENTRICULAR

Jeffrey F. Smallhorn, MBBS, FRACP, FRCP(C)

RESUMO

A ecocardiografia tridimensional (3DE) proporciona uma maior compreensão das características morfológicas dos corações com um defeito septal atrioventricular (AVSD). As características comuns dos corações com esta lesão são mais bem-definidas por esta técnica, bem como os fatores de risco associados que afetam a mortalidade e a morbidade. A 3DE confere uma vantagem em casos de desproporção entrada–saída e na avaliação do posicionamento anormal dos músculos papilares. A 3DE tem oportunidade de mostrar o seu alto valor na avaliação da natureza das valvas atrioventriculares e da "fenda", ou o que pode ser designado como uma zona de aposição entre os folhetos fazendo ponte, e na documentação da junção atrioventricular "arqueada". Ela também é útil na avaliação de anormalidades associadas a AVSD, como valva atrioventricular esquerda com duplo orifício, anormalidades do trato de saída ventricular esquerdo e hipoplasia ventricular.

INTRODUÇÃO

O defeito septal atrioventricular (AVSD) representa uma das lesões encontradas comumente pelos ecocardiografistas. A ecocardiografia bidimensional (2DE) é ainda o principal modo de imagem usado no diagnóstico e avaliação desta lesão.[1] A 2DE tem diversas limitações, e a ecocardiografia tridimensional (3DE) pode fornecer detalhe diagnóstico melhorado.[2,3] Aqueles que trabalham com 3DE também têm a oportunidade de descobrir novas aplicações, similarmente ao que ocorreu quando a ecocardiografia se desenvolveu de um predominante modo M para a técnica bidimensional. Uma parceria estreita com anatomopatologistas é também benéfica, uma vez que os ecocardiografistas estejam agora adquirindo imagem do coração, como ele realmente parece, em oposição a examinar cortes sem o benefício da percepção de profundidade.[4]

A transição de duas para três dimensões não é simples e exige uma compreensão detalhada da tecnologia; suas aplicações; e, o que é importante, suas limitações. Eu acreditava que, como conhecida a 2DE muito bem, a transição seria simples; eu estava enganado. Embora eu tenha passado minha vida acadêmica revendo peças de pacientes com AVSD, bem como efetuando e revendo incontáveis estudos bidimensionais (2D), levei algum tempo para apreciar as características de um AVSD em modo tridimensional (3D). Sempre achei que quando revia uma imagem 2D eu automaticamente a traduzia para três dimensões no meu cérebro; eu estava errado. Há uma curva de aprendizado durante a qual é importante se deslocar para trás e para frente entre imagens 2D e 3D em qualquer estudo, antes de ser possível trabalhar unicamente em três dimensões. Uma vez que este passo seja realizado, tesouros inauditos aguardam o ecocardiografista curioso.

IMAGEM 3D

As imagens ilimitadas podem ser criadas com 3DE; apenas algumas, no entanto, são facilmente apreciadas pelo revisor. Como acontece com a 2DE, é importante escolher planos de imageamento 3D que façam sentido para o revisor. A 3DE em tempo real supera o problema dos artefatos de costura com dados de volume total; entretanto, esta abordagem fornece limitada informação. Com um conjunto de dados de volume total é possível trabalhar com uma alta frequência de quadros, o que é vantajoso em pacientes com coração pequeno e alta frequência cardíaca, quando a frequência de quadros é tudo. A outra técnica que pode ser usada para superar artefatos de costura é o modo *zoom*, mas isto é aplicável apenas a pacientes menores, e novamente sofre de frequências lentas de quadros. Como resultado, minha preferência é sedar os pacientes mais jovens e trabalhar em um modo de volume total, com máxima densidade de linhas. Permanecem existindo dificuldades para examinar recém-nascidos e bebês, uma vez que eles respirem principalmente com seu diafragma, resultando em pressão contra o explorador e em artefatos de costura. Estes problemas podem ser minimizados adquirindo-se conjuntos de dados 3D ao começo do caso em pacientes que estão sedados. Se isto não funcionar, então reduzir o número de batimentos adquiridos pode ajudar, uma vez que, em alguns casos, a aquisição seja rápida, ocorrendo entre as respirações. A outra opção é adquirir os conjuntos de dados no centro cirúrgico antes de cirurgia, quando o anestesista pode aplicar uma respiração presa, mas isto limita a quantidade de cortes que pode ser realizada antes da cirurgia. Em geral, uma vez que os cirurgiões já estejam no centro cirúrgico, o seu foco é na operação e pode ser difícil obter sua atenção completa, embora este não seja o caso se eles puderem rever as imagens separadamente antes da cirurgia. Algumas destas dificuldades serão superadas em crianças menores apenas quando se tornar possível obter um conjunto de dados de um único ciclo cardíaco, com alta frequência e alta resolução.

A outra questão é relacionada com o plano de imagem. Em geral, é melhor tentar colher imagem das várias estruturas no plano axial, que fornece imageamento superior à sua contraparte lateral. Isto funciona bem para corações com um AVSD, uma vez que as estruturas importantes podem ser examinadas no plano axial, o que melhora a qualidade de imagem e o detalhe anatômico subsequente.

ANATOMIA BÁSICA

Compreender as características morfológicas dos AVSDs é importante quando se usa 2DE, mas isto é ainda mais importante ao usar 3DE, uma vez que estejamos finalmente colhendo imagem das estruturas como elas existem no coração.[4]

Certas características são comuns a todos os corações com um AVSD independentemente de se eles têm uma comunicação atrial ou uma ventricular.[1,4] Este é um conceito importante, uma vez que o ecocardiografista encontrará corações que têm todos os aspectos comuns de um AVSD, mas não têm um *shunt* nem em nível atrial nem ventricular. Muitas destas características podem ser apreciadas em 2DE, enquanto algumas são unicamente apreciadas usando-se técnicas 3D. Estas características comuns incluem as seguintes:

- Desproporção entrada–saída.
- Ausência do septo atrioventricular muscular.
- Posição dos músculos papilares.
- Natureza das valvas atrioventriculares.
- Presença de uma fenda ou zona de aposição entre os folhetos, fazendo ponte.
- Junção atrioventricular "arqueada".

Desproporção entrada–saída

A desproporção entrada–saída é projeção como uma entrada que é mais curta que a saída. Normalmente a relação entre entrada e saída é, aproximadamente, 1, mas em pacientes com um AVSD a proporção é maior que 1. Esta relação varia também em peças com um AVSD, uma vez que algumas sejam projeções com uma escavação muito maior do septo de entrada. Em 2DE, isto pode ser mais bem apreciado a partir da projeção de eixo longo paraesternal ou eixo longo subcostal. A 3DE permite ao ecocardiografista determinar a extensão da escavação (Fig. 8-1). Uma das melhores projeções para isto é em um conjunto de dados de volume total adquirido da projeção de eixo longo paraesternal. O revisor corta a imagem da anterior, que é o "mínimo azul", tal que o septo interventricular é removido, e a seguir gira a imagem, tal que o coração é imageado de cima, ou anteriormente. Nesta projeção, os dois músculos papilares que suportam os folhetos anterossuperior e posteroinferior em ponte podem ser vistos, bem como a fenda ou zona de aposição entre elas. Os dois folhetos podem ser vistos quando fazem ponte ao septo interventricular a partir das suas localizações anterossuperior a posteroinferior. Nesta imagem, a extensão da escavação do septo interventricular pode ser apreciada, ainda que com alguns pequenos ajustes para remover os dois folhetos. Uma imagem semelhante pode ser obtida da posição subcostal; entretanto, o transdutor está mais longe do coração, e as estruturas são imageadas mais no plano lateral, reduzindo ainda mais a qualidade da imagem.

Figura 8-1

Montagem que demonstra o conceito de desproporção entrada–saída. A imagem 2D *(à esquerda)* mostra a entrada mais curta, conforme delineado pelos *dois asteriscos*. A imagem 3D *(à direita)* é do mesmo paciente e mostra a área escavada delineada por *pontos pretos,* novamente com a entrada mais curta. O videoclipe (Fig. 8-1 filme 1) mostra as características de 3DE em tempo real. Este plano de corte foi obtido de uma projeção de eixo longo paraesternal. LV, ventrículo esquerdo; INLET, entrada; OUTLET, saída.

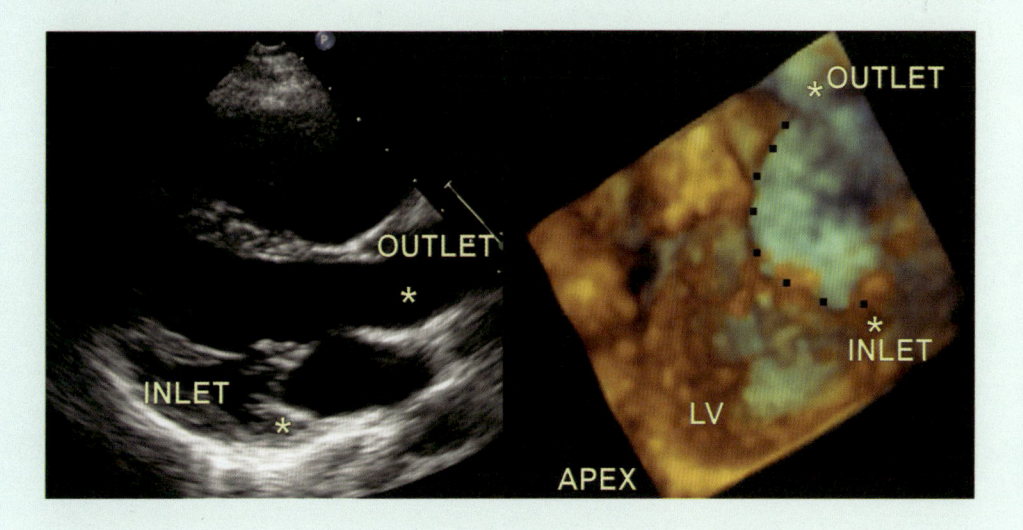

Ausência do septo atrioventricular muscular

Ausência do septo atrioventricular muscular é comum a todas as formas de AVSD e resulta nas valvas atrioventriculares serem ao mesmo nível. Esta anormalidade é facilmente apreciada em 2DE, e sua contraparte 3D não confere qualquer vantagem real.

Posição dos músculos papilares

O músculo papilar posteromedial em um AVSD é rodado lateralmente da sua posição normal, tal que o folheto mural seja menor em comparação ao coração normal. Em contraposição, na maioria dos casos, o músculo anterolateral está em uma localização semelhante ao coração normal. Embora ambos estes sejam facilmente vistos em 2DE, uma imagem 3D fornece percepção de profundidade, particularmente quando os músculos são "anormalmente localizados" ou excessivamente hipertrofiados (Fig. 8-2). A 3DE também provê ao ecocardiografista a capacidade de determinar a localização precisa dos músculos papilares em espaço 3D e a capacidade de relacionar isto com anormalidades funcionais dos folhetos, cordas e anel. Esta abordagem ajudará a compreender por que alguns destes pacientes são propensos a desenvolver problemas a longo prazo como regurgitação crônica em valva atrioventricular.

Natureza das valvas atrioventriculares e fenda ou zona de aposição entre os folhetos em ponte

Na avaliação da natureza das valvas atrioventriculares, a 3DE mostra seu alto valor. A morfologia da valva atrioventricular em AVSDs não parece de maneira nenhuma uma valva mitral normal. Na maioria dos corações com um AVSD, a junção atrioventricular esquerda consiste em três componentes: o folheto mural, que se estende do músculo papilar anterolateral ao posteromedial, e os dois folhetos em ponte, consistindo nos folhetos anterossuperior e posteroinferior

Figura 8-2

Músculos papilares conforme vistos em 2DE e 3DE. Embora eles possam ser identificados em 2DE *(à esquerda)*, muito mais detalhe é obtido com a imagem 3D *(à direita)*, bem como do aparelho cordal associado. A Figura 8-2 filme 1 mostra os músculos papilares ventriculares esquerdos em uma perspectiva bidimensional, enquanto a Figura 8-2 os mostra a seguir conforme vistos por RT3D eco. Notar o detalhe adicional por RT3D eco. ALPM, músculo papilar anterolateral; IBL, folheto em ponte inferior; PMPM, músculo papilar posteromedial; SBL, folheto em ponte superior.

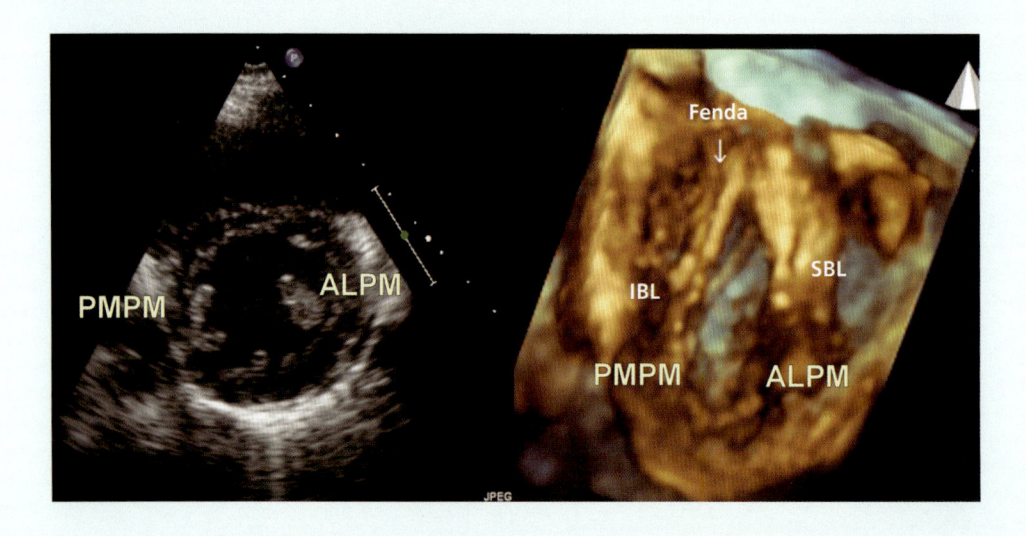

(Fig. 8-3A e B). A extensão da ponte difere de coração para coração, com graus variados de inserção no septo interventricular. Em geral, há pouca correlação entre o grau de formação de ponte e fixação dos folhetos ao septo interventricular entre os folhetos anterossuperior e posteroinferior. É mais provável haver uma comunicação interventricular embaixo do folheto anterossuperior que do folheto posteroinferior, o que pode ter implicações a longo prazo com relação à regurgitação crônica.

Fenda ou zona de aposição. É apropriado discutir a fenda ou "zona de aposição" sob o mesmo título, uma vez que esta entidade seja parte integrante dos folhetos da valva. A fenda aponta para o septo interventricular, diferentemente de uma fenda verdadeira no folheto aórtico ou anterior da valva mitral normal, em que a direção seja para o trato de saída ventricular esquerdo (Fig. 8-3A e B). Os outros componentes que são importantes ao avaliar a valva atrioventricular esquerda são as comissuras.

Comissuras. As comissuras representam as zonas de coaptação entre os folhetos anterossuperior e posteroinferior e suas contrapartes murais (Figs. 8-3B e 8-4). Comissuras são altamente importantes em corações com AVSDs, como elas são na valva mitral normal.

Figura 8-3A e B

A, Os folhetos da valva atrioventricular esquerda conforme vistos em 2DE. O videoclipe 2D (Fig. 8-3 filme 1) mostra a fenda. *B*, Este painel é de um paciente com um AVSD e um septo interatrial intacto, que é visto no painel 2D. A imagem 3D é tirada de baixo e mostra os três folhetos e a fenda, conforme indicado pela *seta preta*. O videoclipe (Fig. 8-3 filme 2) mostra os mesmos aspectos que a imagem parada. Ao, aorta; IBL, folheto em ponte inferior; LA, átrio esquerdo; LV, ventrículo esquerdo; ML, folheto mural; RV, ventrículo direito; SBL, folheto em ponte superior.

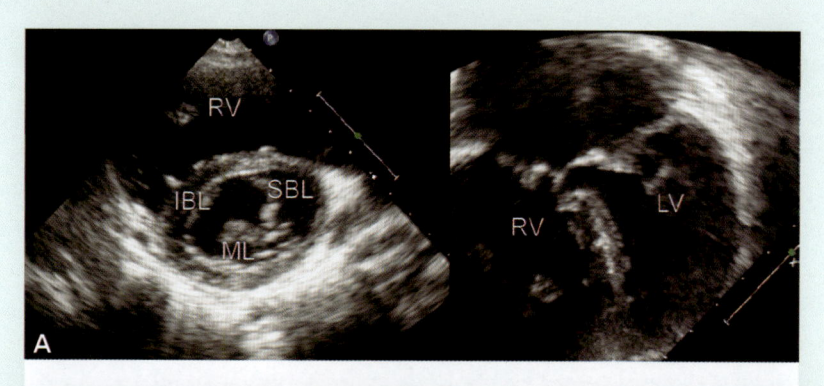

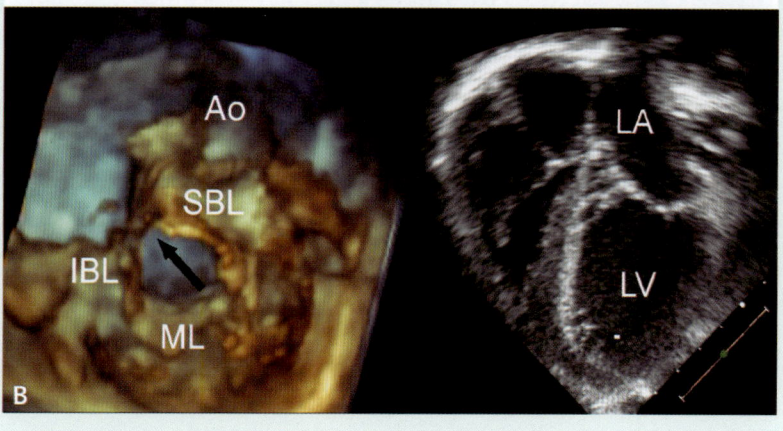

Figura 8-4

Imagem 3D de um AVSD pós-operatório demonstra as comissuras (indicadas pelos asteriscos) entre os folhetos anterossuperior, posteroinferior e mural. A fenda, que está indicada pela *seta preta*, foi suturada neste caso. O videoclipe (Fig. 8-4 filme 1) demonstra as mesmas características em tempo real. Ao, aorta; IBL, folheto em ponte inferior; LAVV, válvula atrioventricular esquerda; LVOT, trato de saída ventricular esquerdo; ML, folheto mural; RV, ventrículo direito; SBL, folheto em ponte superior.

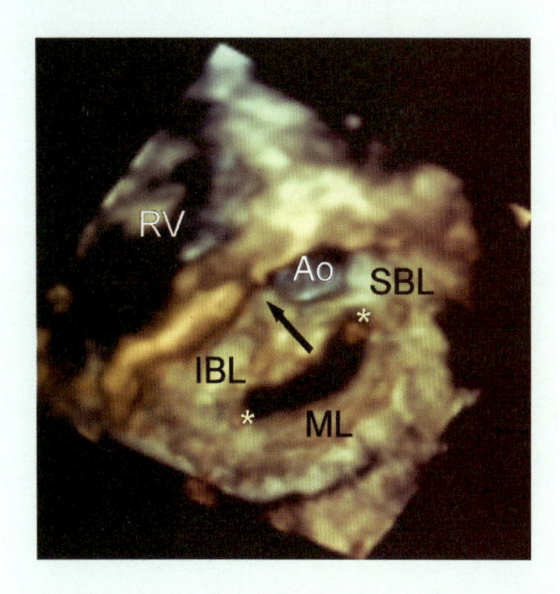

Orifício da valva atrioventricular. Finalmente, a valva atrioventricular esquerda em AVSDs pode consistir em um orifício comum ou partido, dependendo da presença ou ausência de uma língua de tecido conectando entre os folhetos anterossuperior e posterior, fazendo ponte (Fig. 8-5A e B). Embora a 2DE seja capaz de identificar os folhetos e a zona de aposição, ela não faz justiça à morfologia complexa destas estruturas. A avaliação de anormalidades comissurais, também, é problemática, usando-se 2DE, tanto na valva mitral normal quanto no AVSD.

Uma das melhores maneiras de colher imagem dos folhetos, fendas e comissuras é pela obtenção de um conjunto de dados de volume total pela projeção de quatro câmaras apical. Uma vez obtida, a imagem pode ser cortada de cima ou abaixo da valva atrioventricular esquerda, produzindo extraordinário detalhamento de todas as estruturas. A vantagem adicional é que esta imagem é adquirida no plano axial, o que fornece ótima resolução (Fig. 8-5A e B). Estas estruturas podem ser identificadas na projeção subcostal em crianças pequenas; entretanto, as imagens reconstruídas são imageadas em um plano mais lateral, o que degrada a qualidade da imagem. A outra imagem que é útil é a pela projeção de eixo longo paraesternal, que seja também capaz de colher imagem da valva atrioventricular esquerda no plano axial (Fig. 8-2). Não obstante, nós preferimos a projeção de quatro câmaras apical porque ela fornece imagem superior das comissuras. A imagem pelo aspecto ventricular esquerdo fornece maior detalhe das comissuras, fenda e extensão da língua conectora entre os dois folhetos, fazendo ponte (Fig. 8-4). Isto acontece em parte porque quando os folhetos se coaptam, elas se salientam na direção do átrio com baixa pressão em sístole. Nós sabemos que a valva mitral normal tem um grau de prolapso e amarração, e o mesmo se aplica à valva atrioventricular esquerda em AVSDs. Pode assim ser mais difícil apreciar zonas de coaptação entre os folhetos na sístole. Os cirurgiões compreenderão imediatamente uma imagem cortada exibida em uma imagem cirúrgica, mas com mínimo treinamento eles podem apreciar completamente a valva, conforme vista de baixo. De fato, os cirurgiões são muito rápidos em compreender as imagens reconstruídas, uma vez que elas sejam o que eles veem diariamente. As imagens reconstruídas permitem ao revisor identificar anormalidades dos folhetos e comissuras, a extensão da fenda e a relação dos músculos papilares e suas estruturas cordais com os folhetos.

Junção atrioventricular arqueada

Em todos os corações com um AVSD, a aorta, em vez de ficar encunhada entre os dois componentes da junção atrioventricular, é verdadeiramente arqueada. A capacidade de fornecer uma imagem deste "não encunhamento" é exclusiva da 3DE (Fig. 8-5A e B). Este conceito é mais

Figura 8-5A e B

A, Montagem que demonstra a junção atrioventricular arqueada, conforme vista de cima em um coração com um AVSD e orifícios partidos. Observar a posição não encunhada da aorta e a língua conectora *(seta preta)* entre os folhetos em pontes superior e inferior. *B,* Imagem 3D projeção de cima, demonstrando uma junção atrioventricular arqueada, bem como uma valva atrioventricular comum sem nenhuma língua conectora entre os folhetos em pontes superior e inferior. O septo interventricular mais pálido é visto embaixo dos dois folhetos em ponte. O videoclipe (Fig. 8-5 filme 1) mostra os mesmos aspectos que a imagem estacionária. ANT, anterior; Ao, aorta; CAVV, valva atrioventricular comum; IBL, folheto em ponte inferior; LAVV, valva atrioventricular esquerda; POST, posterior; RAVV, valva atrioventricular direita; RV, ventrículo direito; SBL, folheto em ponte superior.

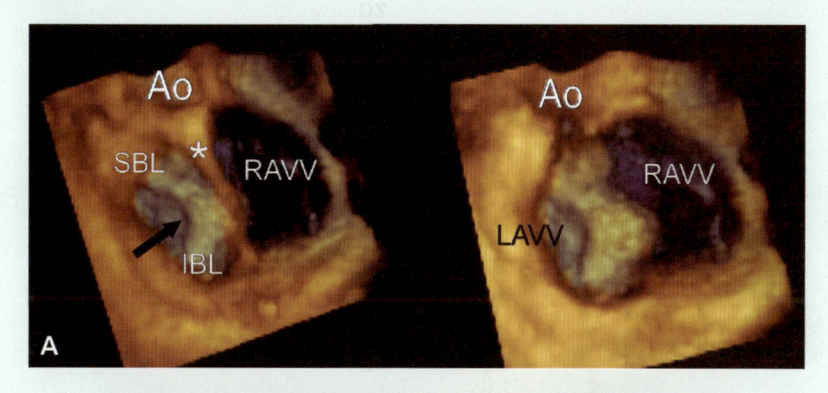

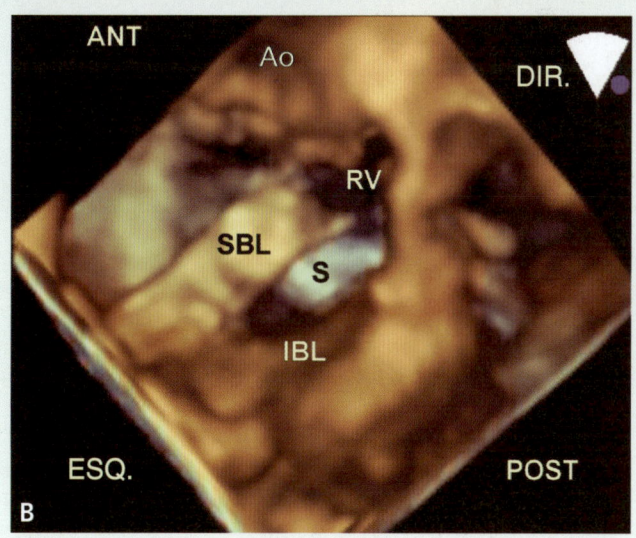

bem apreciado utilizando-se uma projeção de quatro câmaras apical, com os átrios removidos e cortados de cima. Aqui, o anel atrioventricular esquerdo e direito combinado é de forma elíptica com a aorta não encunhada posicionada na frente dele. Quer exista um orifício comum ou eles sejam partidos por uma língua conectora, o aspecto é o mesmo.

AVALIAÇÃO DE LESÕES ASSOCIADAS EM CORAÇÕES COM UM AVSD

Uma vez a morfologia fundamental seja apreciada em corações com um AVSD, é importante documentar anormalidades associadas.

Comunicação interatrial

A maioria dos pacientes com um AVSD tem um defeito do tipo *primum* como resultado de uma falta de fusão da cobertura mesenquimal e os coxins endocárdicos. Outros, particularmente crianças mais novas, têm um defeito septal atrial do tipo *secundum* verdadeiro, em razão de uma deficiência no septo primário (Fig. 8-6). Nós não usamos o termo *defeito septal atrial tipo primum* para descrever a comunicação interatrial mais inferior, uma vez que ela não represente um defeito no septo atrial verdadeiro. Em alguns corações, não há comunicação interatrial, uma vez que ambos, o septo *secundum* e os folhetos em ponte, que são fundidos, com a margem inferior do revestimento mesenquimal (Fig. 8-6), estão intactos. Um defeito do tipo *primum* é facilmente identificado em 2DE pelas projeções subcostal, precordial e apical (Fig. 8-3A), de modo que, em geral, a 3DE não acrescenta muito. A única vantagem potencial é que em 3DE é possível identificar a extensão total de um defeito; entretanto, isto provavelmente tem pouca relevância clínica (Fig. 8-6). O tamanho e o número das comunicações interatriais podem ser vistos pelas mesmas projeções que em 2DE. Uma das limitações da 3DE é que a resolução não é tão boa, em decorrência das frequências mais baixas de quadros. Por essa razão, como o septo atrial é uma estrutura fina, é mais provável haver uma perda em 3DE (Fig. 8-6). Isto é adicionalmente agravado pelo fato de que o septo atrial só pode ser imageado no plano lateral, em que a resolução é subótima.

Uma lesão associada é o átrio com dupla saída, que geralmente afeta o átrio direito em virtude do desvio do septo interatrial para o lado esquerdo. Em casos extremos, este defeito pode resultar em comunicação interatrial restritiva, com associada hipertensão venosa pulmonar e, subsequentemente, hipertensão arterial pulmonar (Fig. 8-7). Esta associação é prontamente diagnosticada empregando-se técnicas 2D ou 3D.

Figura 8-6

Montagem que demonstra a aparência 3DE de um defeito atrial do tipo *primum* em imagem colhida pelo lado direito do coração. Notar os diferentes tamanhos durante a sístole e a diástole. Há também uma área de perda na vizinhança do septo atrial *primum*, o que é comum, usando-se a técnica 3D. O videoclipe (Fig. 8-6 filme 1) mostra a imagem 2D do defeito do tipo *primum*. ANT, anterior; AVV, valva atrioventricular; POST, posterior; PRIM, defeito atrial *primum*; RA, átrio direito; RV, ventrículo direito.

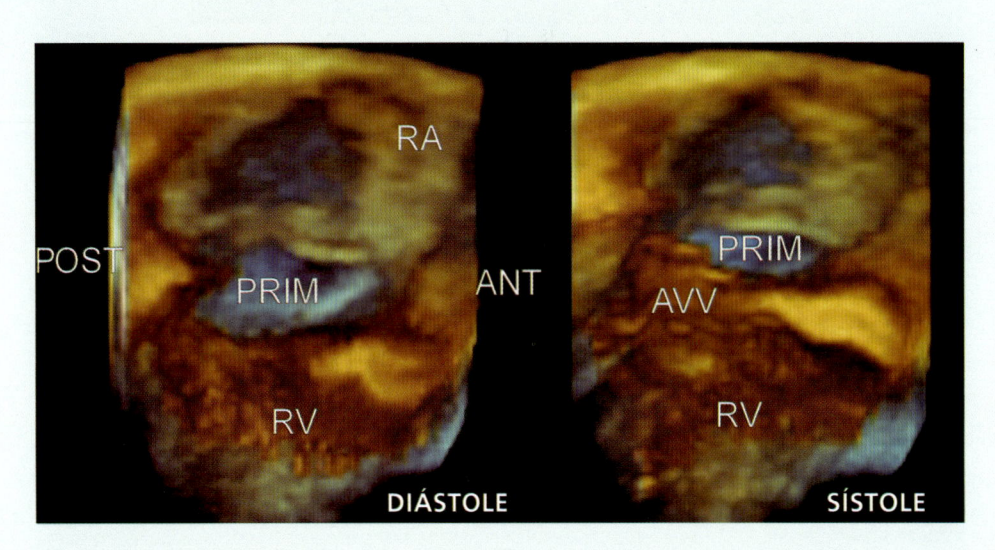

Figura 8-7

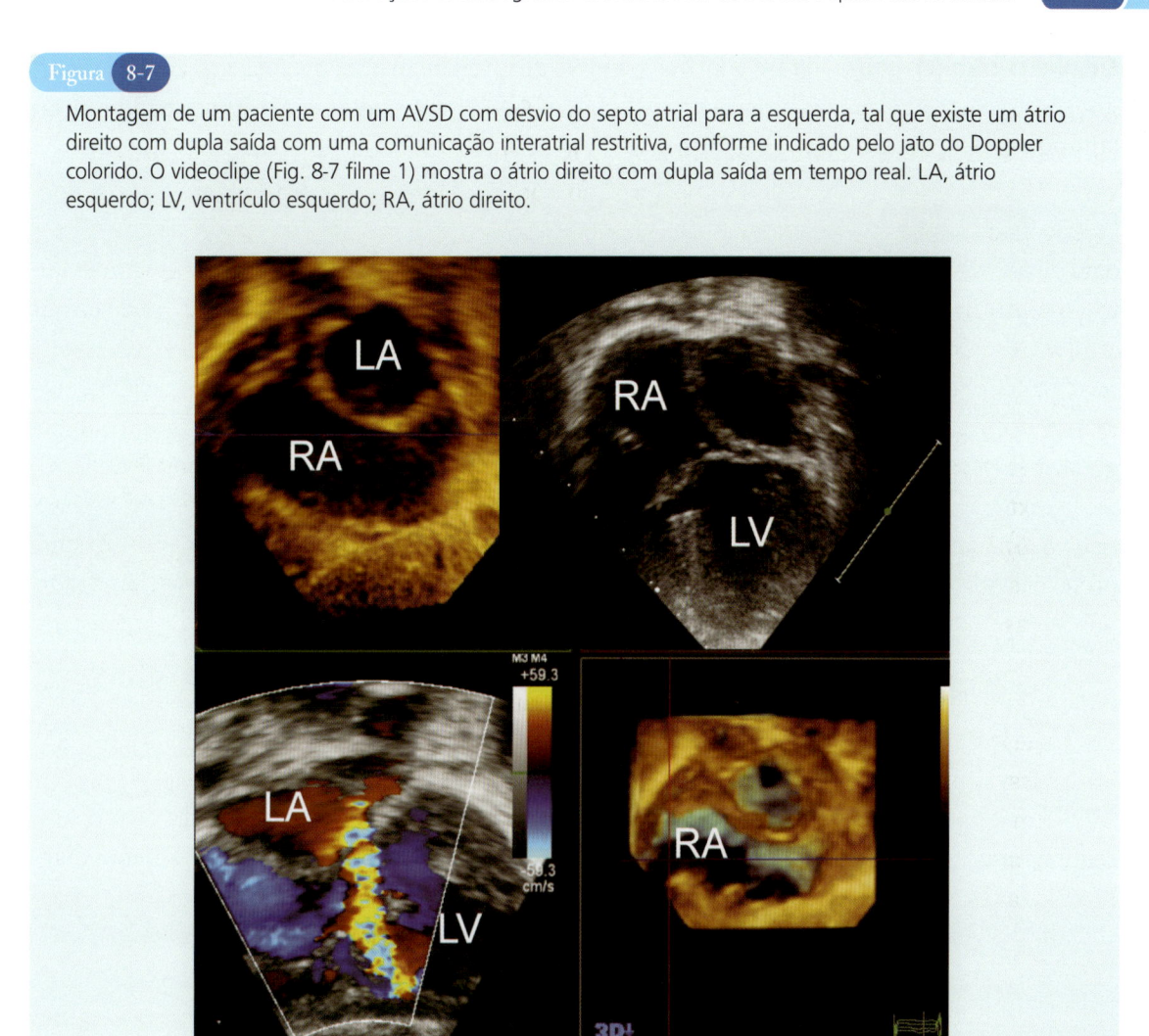

Montagem de um paciente com um AVSD com desvio do septo atrial para a esquerda, tal que existe um átrio direito com dupla saída com uma comunicação interatrial restritiva, conforme indicado pelo jato do Doppler colorido. O videoclipe (Fig. 8-7 filme 1) mostra o átrio direito com dupla saída em tempo real. LA, átrio esquerdo; LV, ventrículo esquerdo; RA, átrio direito.

Comunicação interventricular

A comunicação interventricular em AVSDs localiza-se embaixo dos folhetos em ponte anterossuperior e/ou posteroinferior. O tamanho do defeito depende da extensão de fixação dos folhetos na crista do septo interventricular. Os folhetos podem ser completamente aderidos ao septo, ou podem ser parcialmente conectados por cordas, entre que existe a comunicação interventricular (Figs. 8-3A e B), ou elas podem ser livremente flutuantes com um defeito grande (Fig. 8-5B). A presença ou tamanho do defeito varia entre os dois folhetos em ponte. Uma comunicação interventricular tende mais a ser encontrada embaixo do folheto fazendo ponte anterossuperior do que da posteroinferior. Esta entidade bem pode ter implicações a respeito de disfunção da valva atrioventricular esquerda a longo prazo. Embora 2DE e técnicas com Doppler colorido forneçam excelente imageamento das comunicações interventriculares antes do reparo, 3DE é provavelmente superior no período pós-operatório quando há *shunting* interventricular residual. Esta última técnica permite identificação precisa do local e frequentemente do tamanho anatômico do defeito, o que é útil, se intervenção cirúrgica adicional for necessária. Parte do benefício adicional da 3DE é que uma comunicação interventricular pós-operatória é frequentemente envolvida com um componente anormal da valva atrioventricular na mesma região, com regurgitação associada, tornando difícil a identificação do que é um *shunt* e o que é uma regurgitação, empregando-se técnicas 2D (Fig. 8-8A-C).

Figura 8-8A, B e C

A, Imagem de um paciente pós-operatório com AVSD que tinha importante regurgitação residual associada da valva atrioventricular esquerda, bem como uma comunicação interventricular residual. A comunicação interventricular residual está imageada pelo lado direito e é indicada pela *seta preta*. Isto também é visto no videoclipe (Fig. 8-8 filme 1). *B*, Montagem demonstrando a imagem frontal da valva atrioventricular esquerda e a imagem pelo aspecto ventricular esquerdo no mesmo paciente. Uma pequena fenda residual está indicada pelo asterisco, e deiscência parcial do folheto em ponte superior está indicada pela *seta preta*. O videoclipe (Fig. 8-8 filme 2) mostra a valva atrioventricular esquerda em imagem frontal ou cirúrgica. *C*, Montagem mostrando os sinais de Doppler colorido do mesmo caso. A imagem 2D mostra importante regurgitação da valva atrioventricular esquerda e uma comunicação interventricular. A imagem 3D mostra a localização precisa das lesões regurgitantes residuais (asterisco e sinal mais), bem como a comunicação interventricular residual (sinal menos). O filme 3 mostra a regurgitação. ANT, anterior; Ao, aorta; IBL, folheto em ponte inferior; LA, átrio esquerdo; LV, ventrículo esquerdo; LVOT, trato de saída ventricular esquerdo; POST, posterior; RA, átrio direito; RAVV, valva atrioventricular direita; RV, ventrículo direito; SBL, folheto em ponte superior.

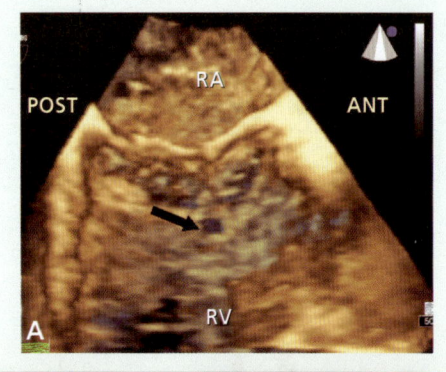

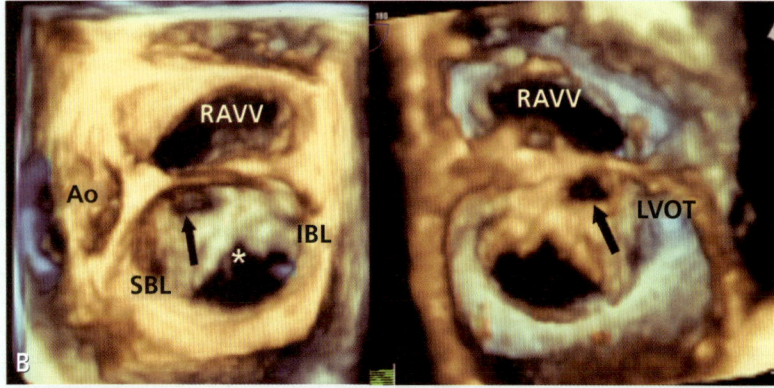

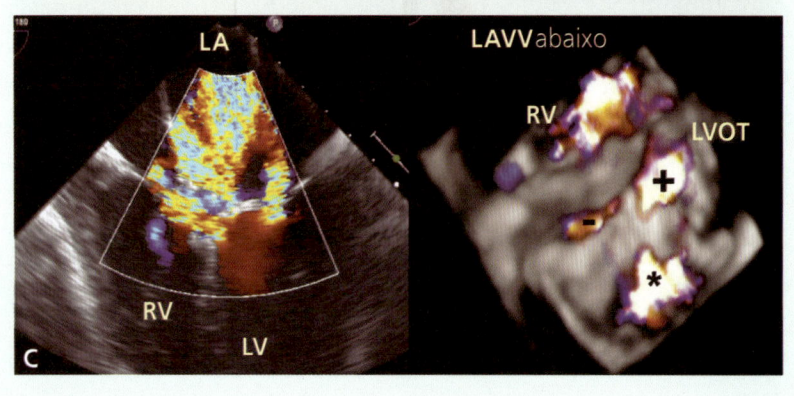

Anormalidades da valva atrioventricular

As anormalidades da valva atrioventricular podem ser divididas em anormalidades dos folhetos, cordas e músculos papilares. Displasia do folheto é um mecanismo frequente de regurgitação na valva atrioventricular esquerda. Os folhetos se mostram espessados e, em alguns casos, deficientes. Este defeito resulta em zonas anormais de coaptação com seus folhetos contralaterais, e subsequente regurgitação. Essas anormalidades são projeções mais frequentemente em corações com uma comunicação interventricular ausente ou pequena. A avaliação de tamanho e displasia de válvula é ainda subjetiva; entretanto, 3DE fornecerá uma compreensão melhorada em comparação à sua contraparte 2D.[5–8] Uma das vantagens da 3DE é que os folhetos podem ser projeções como um todo, e anormalidades mais sutis podem ser apreciadas (Fig. 8-9A). Não infrequentemente, o folheto mural tem recortes que são difíceis de ver usando-se 2DE. Comprimento comissural pode ser identificado em 3DE (Fig. 8-9B). Aqueles com comissuras mais curtas, ou malformadas, são mais bem imageadas a partir de um conjunto de dados adquirido de uma

Figura 8-9A e B

A, Montagem mostrando a valva atrioventricular esquerda em um paciente com displasia de folheto. A imagem frontal da valva atrioventricular esquerda demonstra folhetos displásicos espessados, enquanto a imagem 2D é menos convincente. A Figura 8-9 filme 1 mostra a mesma imagem em tempo real. *B*, Duas imagens do mesmo caso demonstrando os folhetos anormais, bem como as comissuras deficientemente formadas, conforme indicado pelos asteriscos no painel direito. Observar que a fenda é excêntrica, conforme mostrado pelas *setas pretas*. Os videoclipes (Fig. 8-9 filmes 2 e 3) mostram os mesmos aspectos. A Figura 8-9 filme 4 mostra as imagens 2D e 3D obtidas, usando-se este modo. Os videoclipes de Doppler colorido (Fig. 8-9 filmes 5 e 6) demonstram a importante regurgitação neste caso. Ao, aorta; IBL, folheto em ponte inferior; LAVV, valva atrioventricular esquerda; LFT, esquerda; LV, ventrículo esquerdo; ML, folheto mural; RT, direita; RV, ventrículo direito; SBL, folheto em ponte superior.

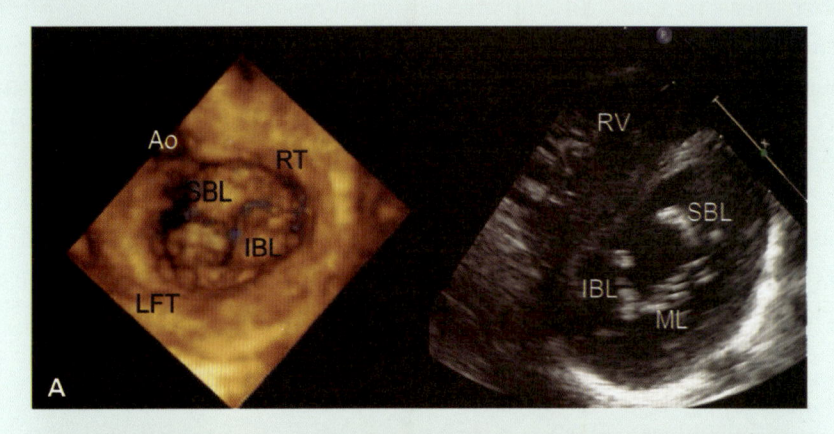

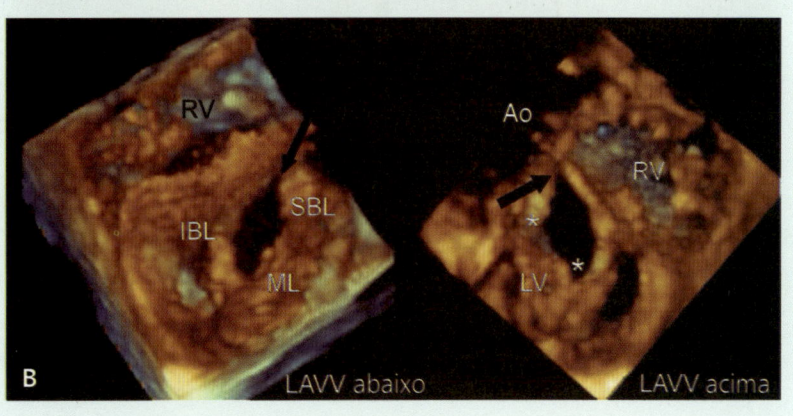

projeção de quatro câmaras, com corte por baixo e por cima. Embora os folhetos possam ser imageadas em um conjunto de dados obtido pela projeção de eixo longo paraesternal ou subcostal, a resolução lateral ainda degrada a qualidade das imagens.

Perda de dados pode ser um problema importante que resulta em perda de confiança no uso desta técnica. Em geral, se a imagem 2D for de boa qualidade quando o conjunto de dados é adquirido, então o mesmo se aplica à imagem reconstruída. Uma boa maneira de assegurar qualidade é adquirir imagem das valvas atrioventriculares na imagem X-planar primeiro, com os dois planos em ângulo reto um com o outro. Usar o modo de reconstrução multiplanar para navegar através das estruturas em ambos os modos 2D e 3D também é útil. Se todos os componentes dos folhetos puderem ser vistos em ambos, então invariavelmente a imagem final renderizada é relativamente completa. O local de perda mais comum nessas imagens é a inserção dos folhetos no anel, uma vez que esta seja a parte mais fina do folheto, fornecendo o mais fraco sinal com as técnicas de 3DE atuais. Em contraposição, os sinais mais fortes são geralmente derivados das zonas de coaptação, que são as regiões onde ocorre mais regurgitação. Conforme descrito mais tarde, o Doppler colorido pode ajudar a resolver esta limitação do imageamento puro.

Valva atrioventricular esquerda com duplo orifício

Valva atrioventricular esquerda com duplo orifício é uma das associações mais importantes a reconhecer, porque tem importantes implicações cirúrgicas.[9,10] Mais comumente, o orifício secundário compromete o componente mural posteroinferior da valva, em vez da sua contraparte mais anterior. O segundo orifício pode ser muito pequeno ou pode ser do mesmo tamanho que o outro orifício. Frequentemente, ambos possuem algum suporte cordal, embora em alguns pacientes possa parecer mais com uma perfuração do folheto. Um duplo orifício tem importantes implicações cirúrgicas, porque é difícil para o cirurgião reparar um que seja regurgitante. Isto é particularmente importante se o orifício regurgitante for o maior. Embora haja muitas descrições de 2DE de uma valva atrioventricular esquerda com dois orifícios em AVSDs, revisões retrospectivas de confiabilidade indicam que muitos dos orifícios menores foram despercebidos no passado.[11] Isto é mais provável porque ver alguns dos orifícios menores pode ser difícil, particularmente se os folhetos da valva estiverem espessados. Embora a 3DE forneça imagem superior da valva atrioventricular esquerda, não está claro se esta técnica melhorará a detecção de rotina das valvas com dois orifícios (Fig. 8-10). Eu suspeito que a resposta seja sim, particularmente se forem usadas imagens frontais.

Avaliação de regurgitação com Doppler de fluxo em cores

Doppler de fluxo colorido é um componente essencial da avaliação da valva atrioventricular. Esta aplicação é capaz de apontar com precisão os locais de regurgitação, determinar o número e o tamanho dos jatos, e resolver o problema do que representa perda de dados *(dropout)*. Esta última é simples, porque se parecer haver uma deficiência nos folhetos da valva, mas nenhuma regurgitação associada, isto identifica perda.

Mais uma vez, a projeção de quatro câmaras é o melhor plano de imageamento para avaliar regurgitação na valva atrioventricular. Esta projeção provê ótima imagem e resolução do Doppler colorido, porque estes dados são adquiridos no plano axial. A limitação de combinar Doppler colorido com aquisição de imagem é a degradação da imagem 3D com as técnicas atuais. Para superar isto, nós usamos a imagem adquirida ao mesmo tempo em que a aquisição do Doppler colorido, puramente como um mapa do caminho para a localização dos jatos regurgitantes, usando uma imagem de volume total sem cor, mas na posição idêntica para morfologia valvar.

Figura 8-10

Esta imagem tridimensional demonstra uma valva atrioventricular esquerda com duplo orifício em um defeito septal atrioventricular, conforme visto pelo aspecto ventricular esquerdo (Fig. 8-10 filme 1). Notar que, neste caso, o orifício 1 é menor que o orifício 2. A Figura 8-10 filme 1 mostra a valva atrioventricular esquerda com duplo orifício, conforme projeção pelo aspecto ventricular esquerdo. OR, orifício; LVOT, trato de saída ventricular esquerdo.

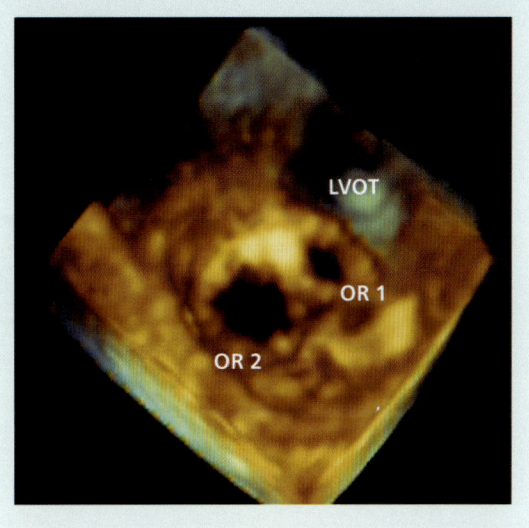

Para determinar o tamanho da *vena contracta*, que se correlaciona estritamente com o volume de regurgitação, nós obtemos uma imagem de "biscoito recheado" do jato. Esta imagem é obtida cortando por cima e por baixo em um plano que é perpendicular ao jato regurgitante (Figs. 8-8 e 8-9). Isto supera o problema de superestimativa do tamanho da *vena contracta*, uma vez que o jato e os vórtices subsequentes sejam removidos da imagem. Se houver múltiplos jatos regurgitantes, então eles podem ser somados.

Embora seja possível obter bons dados pelo imageamento combinado 2D e Doppler colorido, a técnica é inferior à 3DE. Determinar o número de jatos frequentemente é difícil, em particular porque muitos correm ao longo de uma comissura e aparecem como múltiplos jatos, enquanto de fato eles são um jato contínuo. Também pode ser difícil apontar com exatidão a localização de um jato regurgitante em 2D Doppler colorido, bem como relacioná-lo com a patologia valvar.[6,7]

Os cirurgiões estão começando a confiar na avaliação 3D da morfologia e função da valva atrioventricular antes de reparo de valva, uma vez que ela forneça informação mais precisa.[8] Ademais, os dados suportam a noção de que 3DE fornece avaliação superior dos locais de regurgitação de valva atrioventricular quando comparada à 2DE.[7] Isto é importante porque a avaliação cirúrgica da regurgitação na valva atrioventricular é alicerçada em um teste usando solução salina não fisiológica e é efetuado em um coração flácido. Avaliação com Doppler colorido pode também ser realizada nas projeções de eixos longos paraesternal e subcostal; contudo, uma vez mais, a resolução lateral pode dificultar a qualidade de imagem.

Fenda (zona de aposição)

A fenda (zona de aposição) é considerada um componente importante da valva atrioventricular esquerda em AVSDs, mas provavelmente alcançou *status* mais alto do que merece. Embora em alguns pacientes a fenda seja o local de regurgitação, outros têm uma fenda grande pré-operatoriamente, mas nenhuma regurgitação associada. Portanto, outros mecanismos devem ser associados a uma fenda na valva atrioventricular esquerda e regurgitação. Estes mecanismos são mais provavelmente relacionados com displasia, fixação ("amarração") e deficiência. A fenda é facilmente projeção pelo aspecto ventricular esquerdo. A 3DE permite uma avaliação do seu comprimento, bem como uma avaliação da língua conectora. Embora a fenda geralmente aponte para o centro do ventrículo direito (Figs. 8-2 e 8-3A e B), em alguns casos ela é excêntrica, apontando mais para o trato de saída ventricular esquerdo. Este defeito é geralmente associado a uma anormalidade do folheto em ponte superior, particularmente deficiência do folheto (Figs. 8-9 e 8-11).

Anormalidades dos músculos papilares e cordas

A própria localização dos músculos papilares em AVSDs coloca os folhetos em desvantagem.[12] Diferentemente da valva mitral normal, em que o aparelho cordal e os músculos papilares sejam situados de modo que a força sobre os folhetos seja quase perpendicular, em corações com AVSDs a tração é mais em ângulo, o que potencialmente coloca esforço anormal sobre os folhetos durante a sístole (Fig. 8-2).[13] Também não é infrequente encontrar cordas encurtadas, que são menos complacentes, potencialmente desviando e fixando os folhetos antes e, especialmente, depois do reparo.[14] Como a fenda é fechada em quase todos os casos com um AVSD, esta anormalidade tem o potencial de resultar em retenção das válvulas, particularmente em pacientes com cordas encurtadas. A retenção, geralmente, resulta em regurgitação associada, que causa dilatações anular e ventricular, colocando ainda mais tensão sobre os folhetos. Embora os músculos papilares e as cordas possam ter sua imagem colhida em 2DE, anormalidades mais sutis são difíceis de apreciar. Há escassa literatura para suportar o papel da aquisição de imagem do aparelho cordal por 2DE, seja no coração normal, seja em corações com um AVSD.

A 3DE oferece uma oportunidade única de nos aprofundarmos neste campo com considerável detalhamento. Não apenas pode ser visto o número de músculos papilares, mas também seu tamanho e relação com outras estruturas podem ser apreciados, particularmente quando há preocupações com obstrução do trato de saída ventricular esquerdo. Cordas encurtadas podem

Figura 8-11A e B

A, Paciente com uma valva atrioventricular esquerda displásica com deficiência do folheto em ponte superior tal que a fenda seja excêntrica, apontando mais para o trato de saída ventricular esquerdo *(seta preta)*.
O videoclipe 3D (Fig. 8-11 filme 1) mostra a fenda excêntrica, enquanto o videoclipe 2D (Fig. 8-11 filme 2) é menos claro. *B*, Imagem do mesmo paciente mostrando os aspectos, conforme visto por baixo. Observar o pequeno folheto em ponte superior e a fenda excêntrica. Há, também, um farrapo de tecido acessório no trato de saída ventricular esquerdo *(setas brancas identificam as estruturas indicadas pelos dísticos associados)*. Observar no videoclipe 2D associado que a natureza excêntrica da fenda não é completamente apreciada.
Ao, aorta; AoV, valva aórtica; IBL, folheto em ponte inferior; LAVV, valva atrioventricular esquerda; ML, folheto mural; PM, músculos papilares; RA, átrio direito; RAVV, valva atrioventricular direita; SBL, folheto em ponte superior.

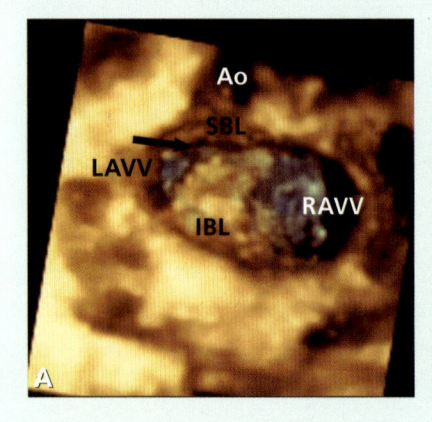

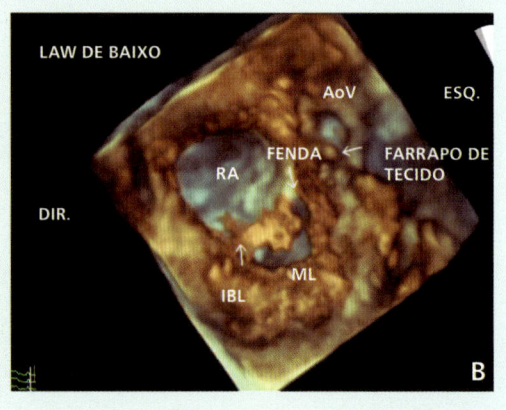

ser identificadas, bem como seu impacto sobre a mobilidade dos folhetos (Fig. 8-9B). Empregando-se métodos quantitativos mais detalhados, a relação espacial dos músculos papilares e suas conexões cordais podem ser determinadas por imageamento 3D. Isto exige exportar os conjuntos de dados para sistemas que possam determinar as coordenadas espaciais do anel, folhetos, cordas e músculos papilares.[15,16] Em geral, nós temos usado a projeção de quatro câmaras apical para obter estes dados, uma vez que ela fornece imageamento ótimo em razão da orientação axial. Embora prefiramos imageamento quantitativo, dados excelentes podem ser obtidos pela projeção de eixo longo paraesternal, com a imagem cortada por cima (Fig. 8-2). Isto fornece uma imagem dos folhetos e cordas, ambas que são imageadas no plano axial. Imageamento subcostal pode ser ajuda adicional, mas controle da respiração é importante em pacientes menores para evitar artefatos de costura importantes.

Um músculo papilar solitário é facilmente reconhecido em 2DE; entretanto, a 3DE ajuda a determinar o comprimento da zona de aposição e sua relação a qualquer regurgitação associada (Fig. 8-12). Embora alguns pacientes tenham um músculo papilar solitário, outros têm um dominante que suporta a maioria dos folhetos da valva, com um músculo menor secundário que pode ter algumas inserções cordais menores. Em geral, isto resulta em um folheto mural anormal que, invariavelmente, é tratado como se houvesse apenas um único músculo papilar.

Anormalidades do trato de saída ventricular esquerdo

Anormalidades do trato de saída ventricular esquerdo representam uma das mais importantes lesões associadas em AVSD. O trato de saída ventricular esquerdo é propenso à obstrução decorrente da junção atrioventricular arqueada, o que resulta em um trato de saída ventricular esquerdo mais alongado.[11,17] Os mecanismos podem ser relativamente simples, ou múltiplos e complexos. Algumas anormalidades estarão presentes na primeira avaliação, enquanto outras, na forma de estenose subaórtica fibromuscular, podem ocorrer com o tempo, ocasionalmente muitos anos após o reparo inicial. Mecanismos mais complexos de obstrução incluem tecido de valva

Figura 8-12

Imagem da valva atrioventricular esquerda, conforme vista de baixo, demonstrando um músculo papilar único, e a longa fenda entre os folhetos em pontes superior e inferior *(seta preta)*. O videoclipe mostra os mesmos aspectos (Fig. 8-12 filmes 1 e 2). As *setas brancas* apontam a fenda e a comissura. Ao, aorta; COMM, comissura; IBL, folheto em ponte inferior; LAVV, válvula atrioventricular esquerda; RV, ventrículo direito; SBL, folheto em ponte superior.

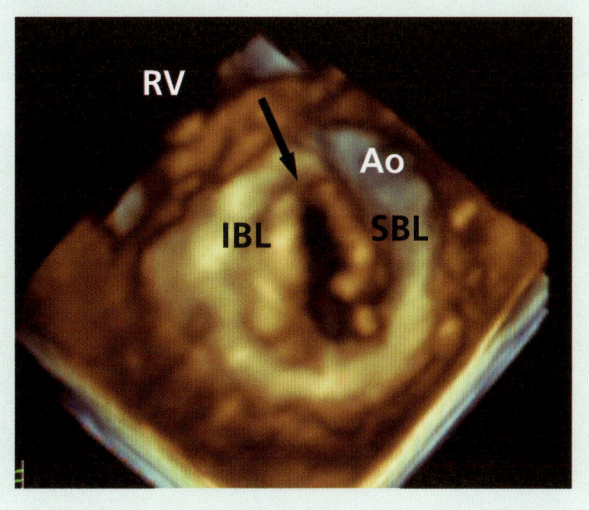

atrioventricular esquerda, cordas e músculos papilares acessórios. Alguns pacientes têm hipoplasia difusa do trato de saída ventricular esquerdo, resultando em estenose em túnel. Quando a lesão é mais complexa, em particular com cordas e músculos papilares acessórios, é importante ter certeza de que estas cordas acessórias não representam mecanismos de suporte importantes dos folhetos da valva. Diferenciar aparelhos de suporte primários de secundários é importante, uma vez que, em geral, os últimos possam ser removidos sem desarranjar a valva atrioventricular esquerda. Ressecção cirúrgica é invariavelmente efetuada pela raiz aórtica, o que oferece visualização limitada, enfatizando a importância de uma avaliação pré-operatória exata por ecocardiografia.

A 2DE é adequada em pacientes com estenose fibromuscular (Fig. 8-13A), embora a 3DE demonstre a extensão da obstrução e forneça uma avaliação mais detalhada da relação com a val-

Figura 8-13A e B

A, Imagens 2D de obstrução do trato de saída ventricular esquerdo causada por uma crista fibromuscular. A imagem, *à esquerda*, vê o trato de saída ventricular esquerdo no eixo longo com uma fatia fina, enquanto aquela, *à direita*, é de reconstrução multiplanar, com um corte mais grosso. Notar mais detalhe da extensão da crista. *B*, Duas imagens do mesmo paciente imageando o trato de saída ventricular esquerdo pelo aspecto ventricular esquerdo no painel esquerdo e através da aorta em uma projeção cirúrgica simulada no painel direito. No painel esquerdo, é vista uma pequena fenda residual, junto com a crista fibromuscular, que se estende para o folheto em ponte superior. O painel direito mostra a extensão completa da crista fibromuscular, que tem forma de crescente. Os videoclipes (Fig. 8-13 filmes 1 e 2) mostram estes aspectos em tempo real. Ao, aorta; LA, átrio esquerdo; LAVV, valva atrioventricular esquerda; RV, ventrículo direito; SUB-AS, estenose subaórtica.

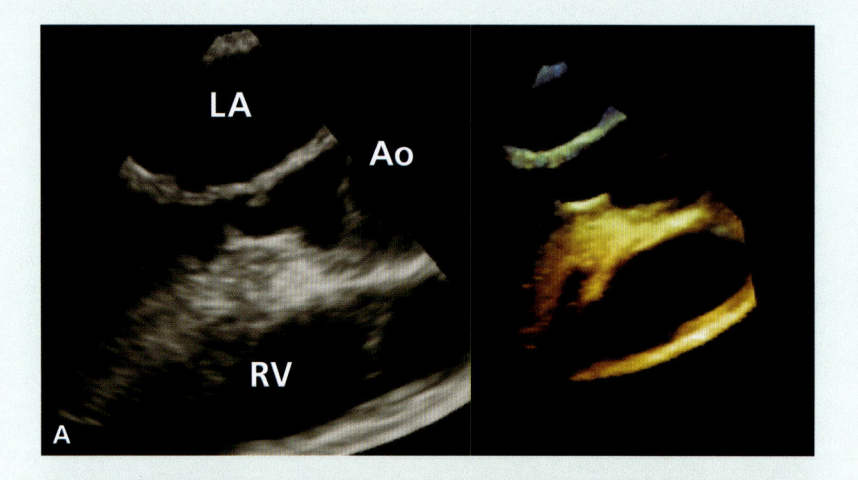

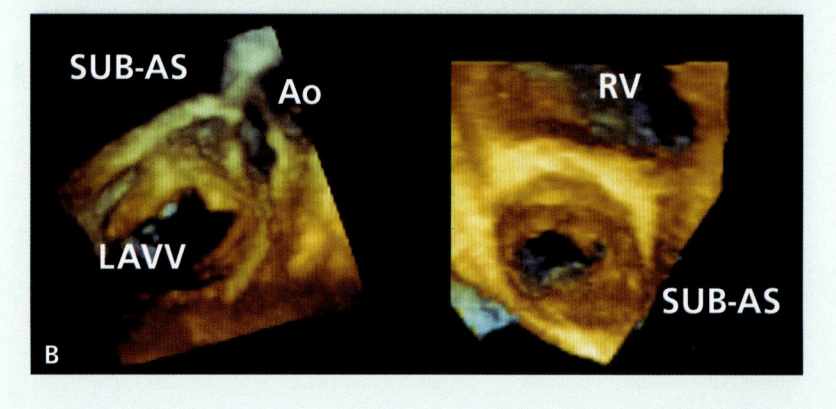

va aórtica (Fig. 8-13B). Vários planos de colheita de imagem podem ser usados, quando se estiver aplicando a 3DE. Um conjunto de dados de volume total na projeção de eixo longo paraesternal pode ser usado para colher imagem do trato de saída de duas maneiras. Primeira, uma projeção cirúrgica é obtida, cortando-se a imagem por cima da valva aórtica e orientando-a no plano cirúrgico (Fig. 8-13B). Os cirurgiões acham esta imagem informativa, uma vez que ela demonstre a relação das estruturas anormais no trato de saída ventricular esquerdo às válvulas da valva aórtica, mas esta imagem é limitada quando estudando mecanismos complexos de obstrução. O que é mais útil, usando a 3DE, é colher imagem do trato de saída ventricular esquerdo no seu eixo longo e cortar da margem externa para a interna. Este procedimento possibilita ao ecocardiografista imagear estruturas no trato de saída ventricular esquerdo e, mais importante, visualizar sua relação aos folhetos da valva atrioventricular esquerda e da valva aórtica (Fig. 8-14). Estas imagens são de valor particular quando se está decidindo se tecido cordal ou músculos papilares acessórios representam aparelhos de suporte principais ou secundários. A vantagem desta projeção é que as estruturas são imageadas no plano axial, fornecendo ótima resolução. Aquisição de um conjunto de dados pela projeção apical, e corte pelo aspecto ventricular esquerdo, pode fornecer, também, imagens no plano axial e é particularmente boa para colher imagem da extensão da estenose subaórtica fibromuscular. A principal limitação deste método está relacionada com a distância desde a área de interesse, particularmente em pacientes mais velhos, o que limita resolução ótima. A projeção subcostal é útil em crianças menores; entretanto, o trato de saída ventricular esquerdo é imageado em um plano mais lateral, o que dificulta resolução ótima. Artefatos de costura podem ser um problema maior, a menos que a respiração seja controlada. A 3DE transesofágica é um adjunto útil em pacientes que preenchem os critérios de peso atuais para sensores de 3DE adultos e fornece imageamento ideal 2D e 3D do trato de saída ventricular esquerdo.

Figura 8-14

Duas imagens de um paciente com AVSD e obstrução complexa do trato de saída ventricular esquerdo decorrente de tecido acessório e músculo papilar *(setas)*. Este último não fornecia suporte para a valva atrioventricular esquerda, e assim foi removido na cirurgia. O videoclipe (Fig. 8-14 filme 1) mostra o músculo papilar acessório e as cordas acessórias no trato de saída ventricular esquerdo, conforme vistos de lado. O filme 2 é do mesmo caso, adquirido em um plano de eixo longo e, a seguir, girado de tal modo que ele é imageado em um plano axial por cima, com o septo interventricular removido. ACC, acessório; Ao, aorta; AoV, valva aórtica; LA, átrio esquerdo; LV, ventrículo esquerdo; PM, músculo papilar; RV, ventrículo direito.

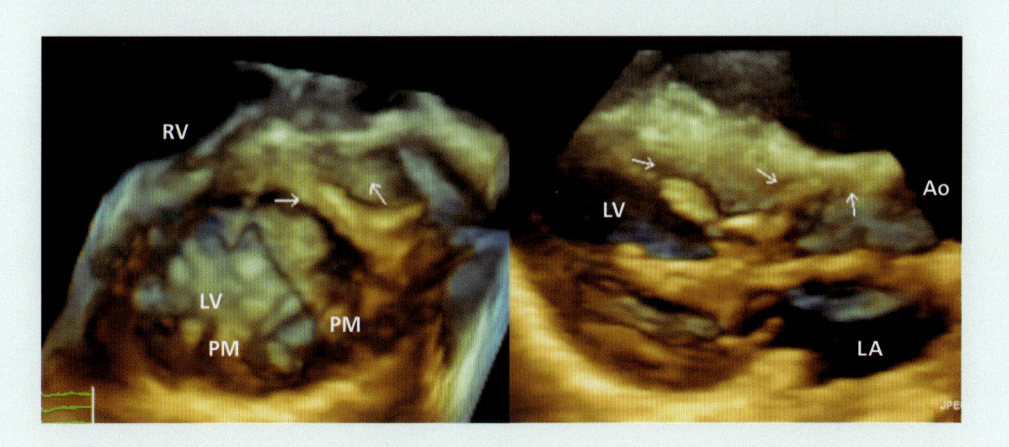

Hipoplasia ventricular

Determinar se há hipoplasia ventricular associada é importante em AVSD. Hipoplasia ventricular esquerda é invariavelmente associada a outras anormalidades do "lado esquerdo", como músculo papilar único, valva atrioventricular esquerda estenótica, ou obstrução do trato de saída ventricular esquerdo. Neste contexto, as lesões associadas, em vez do tamanho absoluto do ventrículo esquerdo, muitas vezes ditam a estratégia de tratamento. Em contraposição, hipoplasia ventricular direita pode ser mais sutil. Comumente, os tratos de entrada e saída ventriculares direitos são adequados em tamanho, e a zona trabecular apical é atenuada. Neste contexto, uma medida de volume absoluto é útil. A 3DE é claramente superior à 2DE, quando avaliando tamanho absoluto de câmara. O principal fator de limitação se relaciona com qualidade de imagem; entretanto, os relatos iniciais são animadores a respeito desta aplicação da 3DE. Ainda não está claro quão grande é suficientemente grande para o ventrículo direito; entretanto, com o uso de um septo atrial fenestrado, ou *shunt* cavopulmonar naqueles com baixa resistência vascular pulmonar, um reparo biventricular, ou um e meio ventricular, pode ser realizado em muitos casos.

REFERÊNCIAS

1. Smallhorn JF. Cross-sectional echocardiographic assessment of atrioventricular septal defect: basic morphology and preoperative risk factors. *Echocardiography*. 2001;18(5):415–432.
2. Hlavacek AM, Crawford FA Jr, Chessa KS, Shirali GS. Real-time three-dimensional echocardiography is useful in the evaluation of patients with atrioventricular septal defects. *Echocardiography*. 2006;23(3):225–231.
3. van den Bosch AE, Ten Harkel DJ, McGhie JS, *et al*. Surgical validation of real-time transthoracic 3D echocardiographic assessment of atrioventricular septal defects. *Int J Cardiol*. 2006;112(2):213–218.
4. Mahle WT, Shirali GS, Anderson RH. Echo-morphological correlates in patients with atrioventricular septal defect and common atrioventricular junction. *Cardiol Young*. 2006;16(Suppl 3):43–51.
5. van den Bosch AE, van Dijk VF, McGhie JS, *et al*. Real-time transthoracic three-dimensional echocardiography provides additional information of left-sided AV morphology after AVSD repair. *Int J Cardiol*. 2006;106(3):360–364.
6. Takahashi K, Guerra V, Roman KS, *et al*. Three-dimensional echocardiography improves the understanding of the mechanisms and site of left atrioventricular valve regurgitation in atrioventricular septal defect. *J Am Soc Echocardiogr*. 2006;19(12):1502–1510.
7. Takahashi K, Mackie AS, Rebeyka IM, *et al*. Two-dimensional versus transthoracic real-time three-dimensional echocardiography in the evaluation of the mechanisms and sites of atrioventricular valve regurgitation in a congenital heart disease population. *J Am Soc Echocardiogr*. 2010;23(7):726–734.
8. Barrea C, Levasseur S, Roman K, *et al*. Three-dimensional echocardiography improves the understanding of left atrioventricular valve morphology and function in atrioventricular septal defects undergoing patch augmentation. *J Thorac Cardiovasc Surg*. 2005;129(4):746–753.
9. Hoohenkerk GJ, Wenink AC, Schoof PH, *et al*. Results of surgical repair of atrioventricular septal defect with double-orifice left atrioventricular valve. *J Thorac Cardiovasc Surg*. 2009;138(5):1167–1171.
10. Shuhaiber JH, Ho SY, Rigby M, Sethia B. Current opinions and outcomes for the management of atrioventricular septal defect. *Eur J Cardiothorac Surg*. 2009;35(5):891–900.
11. Sittiwangkul R, Ma RY, McCrindle BW, *et al*. Echocardiographic assessment of obstructive lesions in atrioventricular septal defect. *J Am Coll Cardiol*. 2001;38(1):253–261.
12. Ando M, Takahashi Y. Variations of atrioventricular septal defects predisposing to regurgitation and stenosis. *Ann Thorac Surg*. 2010;90(2):614–621.
13. Kanani M, Elliott M, Cook A, *et al*. Late incompetence of the left atrioventricular valve after repair of atrioventricular septal defects: the morphologic perspective. *J Thorac Cardiovasc Surg*. 2006;132(3):640–646.
14. Bharucha T, Sivaprakasam MC, Haw MP, *et al*. The angle of the components of the common atrioventricular valve predicts outcome of surgical correction in patients with atrioventricular septal defect and common atrioventricular junction. *J Am Soc Echocardiogr*. 2008;21(10):1099–1104.

15. Roman KS, Nii M, Macgowan CK, *et al.* The impact of patch augmentation on left atrioventricular valve dynamics in patients with atrioventricular septal defects: early and midterm follow-up. *J Am Soc Echocardiogr.* 2006;19(11):1382–1392.
16. Takahashi K, Inage A, Rebeyka IM, *et al.* Real-time 3-dimensional echocardiography provides new insight into mechanisms of tricuspid valve regurgitation in patients with hypoplastic left heart syndrome. *Circulation.* 2009;120(12):1091–1098.
17. Lim DS, Ensing GJ, Ludomirsky A, *et al.* Echocardiographic predictors for the development of subaortic stenosis after repair of atrioventricular septal defect. *Am J Cardiol.* 2003;91(7):900–903.

CAPÍTULO 9

LESÕES OBSTRUTIVAS DO LADO ESQUERDO DO CORAÇÃO

Leng Jiang, MD ◆ CuiZhen Pan, MD

RESUMO

As lesões obstrutivas do lado esquerdo do coração abrangem uma série de obstruções que começam na veia pulmonar e se estendem à aorta descendente proximal. A combinação de ecocardiografia bidimensional e Doppler formou a base da aquisição de imagem cardíaca na avaliação destas lesões obstrutivas. A ecocardiografia tridimensional (3DE) tem vantagens potenciais porque ela é capaz de fornecer diagnósticos anatômicos precisos e exibir exclusiva imagem frontal das lesões obstrutivas. Este capítulo descreve as lesões obstrutivas cardíacas esquerdas congênitas do lado esquerdo e revê a maior utilidade da 3DE para imageá-las.

INTRODUÇÃO

As lesões obstrutivas do lado esquerdo do coração abrangem uma série de obstruções que começam na veia pulmonar e se estendem à aorta descendente proximal. Estas lesões podem ser divididas em obstrução da via de entrada ventricular esquerda (LVIF) e obstrução do trato de saída ventricular esquerdo (LVOT). A primeira inclui estenose da veia pulmonar (PVS), *cor triatriatum*, anel mitral supravalvar (SVMR), estenose congênita da valva mitral e deformidade em valva mitral em paraquedas (PMV). A última inclui estenose subvalvar da valva aórtica (sub-AS), estenose da valva aórtica (secundária à valva bicúspide ou unicúspide), estenose aórtica supravalvar (SVAS) e coarctação da aorta (CoA). (Tabela 9-1). Estas lesões obstrutivas podem-se apresentar isoladamente ou em combinação, como no complexo de Shone, que é caracterizado por

Tabela 9-1 Lesões obstrutivas cardíacas esquerdas	
Obstrução da entrada ventricular esquerda (LVIF)	**Obstrução da saída ventricular esquerda (LVOT)**
Estenose de veia pulmonar (PVS)	Estenose subvalvar da valva aórtica (Sub-AS)
Cor triatriatum	Estenose da valva aórtica
Anel mitral supravalvar (SVMR)	Valva unicúspide
Estenose da valva mitral	Valva bicúspide
Valva mitral em paraquedas (PMS)	Estenose aórtica supravalvar (SVAS)
	Coarctação da aorta (CoA)

CoA, coarctação da aorta; LVIF, entrada ventricular esquerda; PMS, valva mitral em paraquedas; PVS, estenose de veia pulmonar; sub-AS, estenose subvalvar da valva aórtica; SVAS, estenose aórtica supravalvar; SVMR, anel mitral supravalvar.

múltiplos níveis de obstrução ao fluxo sanguíneo para dentro e para fora do ventrículo esquerdo e na aorta. O quadro clássico do complexo de Shone inclui estenose mitral com uma PMV, sub-AS, valva aórtica bicúspide e CoA.[1] As lesões obstrutivas do lado esquerdo do coração, podem ser, também, associadas a outros defeitos cardíacos. Algumas lesões, como membrana aórtica subvalvar, podem-se originar tardiamente após a operação cardíaca inicial. Diagnóstico por imagem preciso precoce tornou possível o tratamento cirúrgico ou intervencionista. Visitas de acompanhamento regulares com estes pacientes, particularmente incluindo técnicas de imagem, são obrigatórias.

A combinação de ecocardiografia bidimensional (2DE) e ecocardiografia com Doppler formou a base do imageamento cardíaco na avaliação destas lesões obstrutivas. Modalidades alternativas de imagem cardíaca, como imagem de ressonância magnética cardíaca (CMRI) e tomografia computadorizada (CT) cardíaca, podem oferecer informação complementar em grupos selecionados de pacientes. Estas modalidades são, particularmente, valiosas para melhor visualização da aorta torácica, artérias coronárias e retorno venoso.

A ecocardiografia tridimensional (3DE) passou por desenvolvimentos dramáticos nas últimas décadas, desde imagens estáticas "esqueleto de arame" reconstruídas[2–6] até a aquisição de imagem volumétrica dinâmica em tempo real.[7–10]

A atual segunda geração da ecocardiografia tridimensional em tempo real (RT3DE) usando o mais novo transdutor de arranjo matricial totalmente *sampleado* possibilita aquisição e exibição de dados tridimensionais (3D) instantâneos, contornando, assim, muitas das desvantagens dos métodos primitivos de reconstrução 3D e melhora a precisão das medidas de volume das câmaras cardíacas.[11–21] Estes processos são benéficos para os pacientes com cardiopatia congênita, porque a cronologia apropriada para intervenção é com base na determinação acurada da hemodinâmica. O modo de revisão multiplanar capacita à revisão da estrutura cardíaca em infinitos planos, fornecendo mais informação do que a 2DE convencional. A RT3DE contemporânea tem sido usada para avaliar diversas cardiopatias congênitas e tem-se comprovado valiosa porque ela melhora a visualização das anormalidades morfológicas e suas complexas relações.[22–30] A RT3DE demonstrou ter vantagens potenciais sobre 2DE para avaliar lesões obstrutivas cardíacas congênitas do lado esquerdo, porque ela fornece melhor avaliação anatômica e exibe imagens frontais exclusivas das lesões obstrutivas.

Nós descrevemos as lesões obstrutivas cardíacas congênitas do lado esquerdo individuais e revemos a aplicação clínica e utilidade aumentada ao adquirir imagem destas obstruções. Com futuro refinamento na resolução da imagem e frequências de volumes de 3DE e experiência adicional com suas aplicações, a RT3DE evoluirá como parte integrante de um exame ecocardiográfico de rotina, com sucesso afinal e aplicação clínica ampliada.

OBSTRUÇÃO DA VIA DE ENTRADA VENTRICULAR ESQUERDA

A obstrução congênita da LVIF é rara. Ela pode-se manifestar como uma anormalidade congênita do aparelho mitral (estenose da valva mitral, valva mitral com duplo orifício [DOMV], ou PMV) ou pode ser causada por uma membrana anormal atrial esquerda (*cor triatriatum* ou SVMR) ou PVS.[31–33] Diferentes formas de obstrução da LVIF podem coexistir ou ser associadas à obstrução adicional do LVOT, como visto no complexo de Shone.[1]

Todas as lesões obstrutivas da LVIF compartilham características fisiopatológicas comuns: obstrução do fluxo sanguíneo entre o sistema venoso pulmonar e o ventrículo esquerdo, levando à hipertensão venosa pulmonar e arterial pulmonar. Como resultado, as manifestações clínicas destas lesões são semelhantes. A anormalidade anatômica obstrutiva exata, muitas vezes, não é clara, mesmo após cateterismo cardíaco invasivo e exame cineangiográfico.[31–33] Ecocardiografia no modo M é, também, de valor limitado para definir a anormalidade anatômica obstrutiva porque é unidimensional.[34–36] A 2DE é usada rotineiramente para definir lesões obstrutivas da LVIF.[34–36] A 3DE se comprovou exequível e útil, fornecendo dados anatômicos aumentados,[37,38] bem como quantificação precisa de volume de câmara para avaliar a consequência de uma obstrução.[11–21]

ESTENOSE CONGÊNITA DA VALVA MITRAL

A estenose congênita da valva mitral é uma condição rara, encontrada em exame necroscópico em 0,6% dos pacientes com cardiopatia congênita.[31–33] Embora seja uma entidade rara, ela assume várias formas, com deformidades dos folhetos valvares e/ou do aparelho subvalvar. As deformidades podem ocorrer isoladamente ou em combinação. Estenose mitral é, frequentemente, associada a outras anormalidades cardíacas, especialmente lesões obstrutivas. Hipoplasia grave ou atresia da valva mitral pode resultar em um ventrículo esquerdo hipoplásico.

A estenose mitral congênita é, normalmente, detectada em bebê, se a estenose ou lesões cardíacas associadas forem graves. Estenose mitral hemodinamicamente importante, geralmente, resulta em aumento atrial esquerdo, congestão venosa pulmonar e aumento ventricular direito. Ecocardiografia é o método de escolha no diagnóstico de estenose mitral. 2DE fornece visualização direta do aparelho valvar mitral, motilidade dos folhetos e aumento cardíaco atrial esquerdo/direito.[35–36] Técnica Doppler fornece dados hemodinâmicos úteis, incluindo gradientes de pressão transmitral, área da valva e pressão sistólica arterial pulmonar.[36] A ecocardiografia transesofágica é usada quando a qualidade da ecocardiografia transtorácica é subótima, particularmente em adultos, ou quando há uma necessidade de avaliar trombo no apêndice atrial esquerdo para guiar cardioversão ou intervenção. A RT3DE, seja transtorácica, seja transesofágica, demonstrou propiciar percepção adicional da malformação valvar complexa, ajudando no planejamento pré-operatório.[22–24,37,38] Três subtipos de estenose mitral congênita incluem fusão dos folhetos, DOMV e PMV.

Fusão dos folhetos da valva mitral

Com a fusão das comissuras, os folhetos se movem como uma só unidade com uma abertura limitada, conduzindo à obstrução do fluxo sanguíneo para o ventrículo esquerdo. O aparelho subvalvar, frequentemente, é anormal, espessado e encurtado ou mesmo desprovido de cordas tendíneas. Na extremidade, os músculos papilares são inseridos diretamente nos folhetos, formando uma arcada mitral.

Espinola-Zavaleta et al.[37] aplicaram RT3DE transesofágica a cinco adultos com estenose mitral congênita. Usando uma exibição renderizada por volume do plano de corte apropriado a partir de conjuntos de dados 3D, eles conseguiram esclarecer as características anatômicas subjacentes das anormalidades do aparelho mitral, incluindo arcada mitral, DOMV, tecido mitral acessório, valva mitral fendida e valva mitral unicúspide. Algumas das anormalidades não foram detectadas por um exame de 2DE transesofágica de rotina. Assim, as várias projeções 3D ajudaram a discernir anomalias congênitas da valva mitral, particularmente a extensão e localização espacial das deformidades. Seliem et al.[38] relataram que 3DE transtorácica, embora não mudasse o diagnóstico básico feito usando-se 2DE convencional em 41 pacientes com anormalidades congênitas da valva atrioventricular, desempenharam um papel incremental ao fornecer melhor delineação das características morfológicas dos folhetos, anormalidades subvalvares e do mecanismo e origem da regurgitação.

A Figura 9-1 é uma imagem de RT3DE transtorácica que mostra uma estenose mitral congênita do tipo de fusão dos folhetos. A imagem foi obtida de uma menina de 14 anos com dispneia de esforço e sopros sistólico e diastólico ao exame físico. Um exame 2DE mostrou um defeito septal ventricular membranoso, bem como estenose mitral. A RT3DE com modo de ângulo estreito demonstra claramente estenose mitral congênita típica com folhetos e cordas tendíneas fundidas. Um pequeno defeito septal membranoso ventricular é também visualizado. O átrio esquerdo é aumentado, de modo que três veias pulmonares são visíveis nesta imagem. O painel direito é a imagem frontal do pequeno orifício mitral. Conforme ilustrado, a fusão dos folhetos na estenose mitral congênita é diferente daquela na estenose mitral reumática, em que a anormalidade compromete a margem livre dos folhetos mais que o corpo, apresentando cúpula diastólica do folheto anterior com uma aparência de "bastão de hóquei" e imobilidade do folheto posterior.

A capacidade da RT3DE de obter uma imagem frontal, apresentada na **Figura 9-2**, é exclusiva, o que pode ter um impacto significativo na avaliação da gravidade da estenose mitral. A

Figura 9-1A, B e C

Imagens de 3D transtorácica mostrando estenose mitral congênita durante a sístole (painel à esquerda, *A*) e diástole (painéis do *meio* e à *direita*, *B* e *C*). O painel direito (*C*) é uma imagem frontal única do orifício mitral (MO) cortada dos conjuntos de dados 3D.

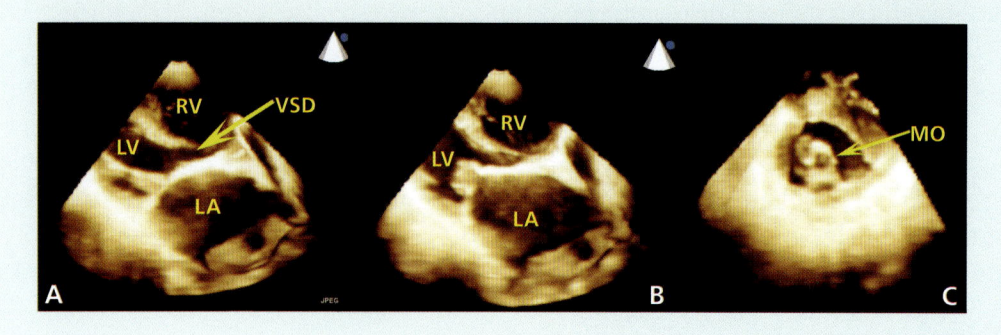

Figura 9-2

Um plano de corte único através do orifício mitral estenótico pode ser obtido cortando-se os planos coronais e sagitais de conjuntos de dados 3D. Este processo permite excelente definição da menor área do orifício para quantificação.

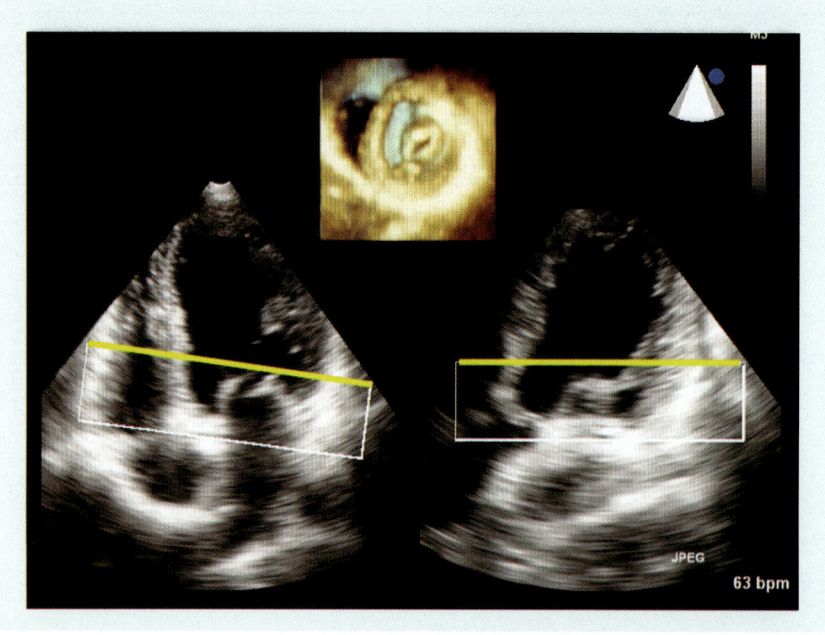

2DE e métodos Doppler-assistidos, embora comumente usados, têm limitações. A planimetria direta da área do orifício mitral (MOA) é altamente dependente da orientação e localização do plano adquirido.[39] A MOA obtida pelo método de meio tempo de pressão é influenciada por múltiplos fatores, como variáveis hemodinâmicas, hipertrofia ventricular esquerda e valvopatia associada.[36,40–42] Diversos estudos[43–47] demonstraram que a planimetria por 3DE da MOA efetuada precocemente foi melhor que 2DE e métodos com base em Doppler quando comparada à MOA determinada invasivamente. Zamorano et al.[46] examinaram 80 pacientes consecutivos com estenose mitral e observaram que os resultados da planimetria por RT3DE teve a melhor concordância com resultados de MOA derivados por cateter entre todos os métodos atualmente disponíveis, com pequenas diferenças médias e limites de concordância (0,08 cm^2 [−0,48 a 0,6 cm^2]) e baixas variabilidades inter e intraobservadores. Embora todos estes estudos de validação tenham sido executados em pacientes com estenose mitral reumática, deve ser possível estender esta técnica à estenose mitral congênita. Poderia ser mais fácil estudar a estenose mitral congênita, porque geralmente há menos interferência por calcificação dos folhetos. Entretanto, uma avaliação anatômica da MOA por planimetria pode não ser suficiente, se houver importante fusão ou estenose subvalvar.

Valva mitral com duplo orifício

A DOMV é uma anomalia incomum. Há três subtipos: (1) a abertura da valva mitral é dividida por um tecido anormal, criando um buraco acessório; (2) uma abertura extra ocorre no folheto da valva mitral; ou (3) há duas valvas mitrais, cada uma com seu próprio anel, folhetos, cordas tendíneas e músculos papilares (valvas duplicadas). O buraco acessório é o subtipo mais comum, e o tipo duplicado é o menos comum. Os folhetos podem ser normais em função, mas podem ser significativamente estenóticas ou regurgitantes secundariamente a espessamento, fusão, fenda, perfuração ou frouxidão. A DOMV pode ocorrer como anomalia isolada, mas defeitos cardíacos associados, como defeito septal atrioventricular (AVSD), defeito septal ventricular, CoA e arco aórtico interrompido, são comuns.

A 2DE, transesofágica ou transtorácica, é útil no diagnóstico. Entretanto, adquirir imagem de DOMV por 2DE pode ser difícil em razão da relação não planar entre os orifícios e o anel. Relatos de casos recentes demonstraram que 3DE ajudou em uma avaliação mais detalhada da anormalidade estrutural da DOMV.[36,48–52] Estes estudos observaram que RT3DE foi particularmente útil para a orientação apropriada da DOMV por revisão multiplanar. Ela forneceu melhor visualização da valva do que a 2DE convencional, incluindo informação suplementar do tecido em ponte central e da relação espacial dos folhetos com as estruturas submitrais. Em uma série de cinco pacientes, Lu et al.[48] observaram que a adição da RT3DE forneceu uma definição anatomopatológica mais precisa da DOMV, incluindo a largura e a profundidade da fenda, grau de fibrose e retração das margens, presença de cordas acessórias, e origem e mecanismo do jato regurgitante. Em um paciente com estenose mitral reumática conhecida, a 3DE revelou uma DOMV congênita, que foi confirmada na cirurgia. A **Figura 9-3** mostra dois exemplos de imagem por RT3DE de DOMV. A imagem à esquerda mostra um raro tipo duplicado de DOMV obtido de uma mulher de 28 anos com um AVSD parcial. A DOMV tem dois orifícios mitrais simétricos, dando uma aparência de um nó. O painel direito mostra uma DOMV do tipo excêntrico, com uma ponte central de tecido e orifícios de tamanhos desiguais.

Figura 9-3A e B

Imagens frontais 3D ecocardiográficas de DOMV pela perspectiva ventricular esquerda, revelando a presença de dois orifícios valvares. *À esquerda*, dois orifícios mitrais simétricos separados, com uma aparência de um nó. Uma fenda é visível no folheto anterior do orifício esquerdo *(seta)*. *À direita*, a DOMV do tipo excêntrico com tecido em ponte no meio e orifícios de tamanhos desiguais. Um orifício acessório menor é visto à *esquerda*, e um maior à *direita (setas)*. (Painel esquerdo cortesia de Q. Lu e X. F. Wang, Union Hospital, Tongji Medical College, Huazhong University of Science and Technology, Wuhan, China.)

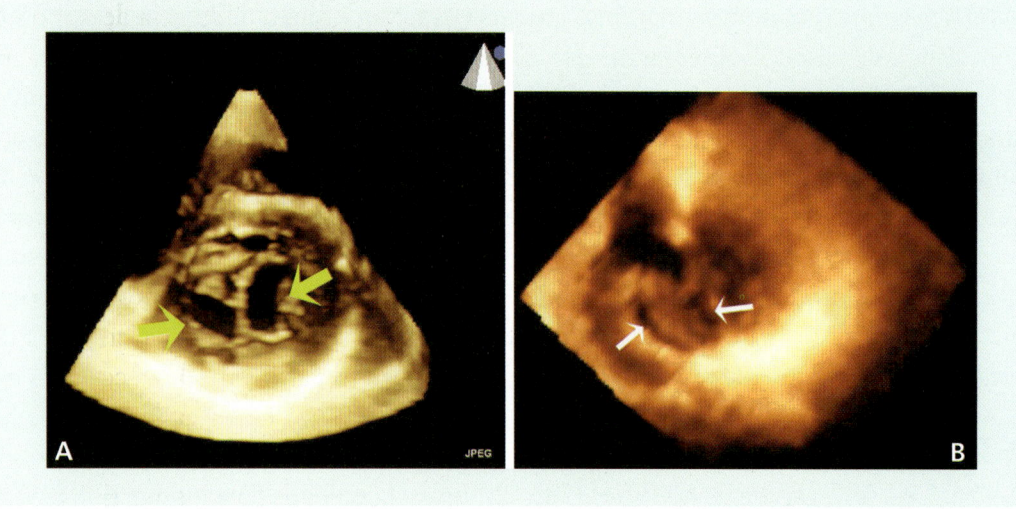

Valva mitral em paraquedas

A PMV é uma anomalia congênita rara do aparelho mitral, caracterizada pela inserção de cordas tendíneas em um único músculo papilar.[1,31,53] Na maioria dos casos, PMV é associada a outras anomalias cardíacas congênitas, particularmente como visto no complexo de Shone. A maioria dos casos é vista em bebês ou crianças; PMV como anomalia isolada em adulto é rara.[54,55]

Diagnóstico de PMV em adultos é, muitas vezes, feito por 2DE transtorácica[34–36,54–56] ou 2DE transesofágica.[57] Tipicamente, o músculo papilar posteromedial ou par de músculos está presente e dá origem às cordas. O músculo papilar anterolateral e cordas estão faltando e são substituídos por bandas de músculo. As cordas são grossas e curtas, e todas se inserem no único músculo papilar. A RT3DE pode dar melhor visualização do músculo papilar por revisão multiplanar[58] e é valiosa na avaliação desta entidade.[36–59]

MEMBRANAS ATRIAIS ESQUERDAS CONGÊNITAS

Uma membrana anormal no átrio esquerdo pode causar obstrução da LVIF. *Cor triatriatum* é uma anomalia congênita rara, responsabilizando-se por 0,1% dos casos de cardiopatia congênita.[31,32,60] As duas formas principais de obstrução da LVIF são *cor triatriatum* e SVMR, embora existam outras variedades. Nesta entidade, a membrana atrial esquerda divide o átrio em duas câmaras: uma câmara dorsal superior recebe retorno venoso pulmonar, e uma câmara ventral inferior tem contato com a valva mitral e contém o apêndice atrial e o septo atrial que apresenta a *fossa ovalis*. A septação pode variar significativamente em forma, tamanho e pode receber apenas uma parte do retorno venoso pulmonar (*cor triatriatum* subtotal). O resto das veias pulmonares pode, direta ou indiretamente, se conectar com o átrio esquerdo, átrio direito, seio coronário ou veias sistêmicas. A septação pode ser no átrio direito *(cor triatriatum dextrum)*. Particularmente em crianças, *cor triatriatum* pode ser associado a outras lesões cardíacas, como defeitos septais atriais, veia cava superior esquerda persistente, seio coronário sem teto, defeitos septais ventriculares e CoA.[60]

As manifestações clínicas dependem, principalmente, do tamanho da abertura na membrana e da presença de defeitos cardíacos associados. O diagnóstico é, geralmente, obtido por 2DE, a qual tem grandes vantagens sobre ecocardiografia modo M unidimensional, e é superior à angiografia.[34–36, 61–63] No imageamento com 2DE, a membrana do *cor triatriatum* é caracteristicamente localizada a montante do apêndice atrial esquerdo, o que o diferencia de um SVMR. Fluxo em cores ajuda a delinear a comunicação entre as duas câmaras. Ecocardiografia transesofágica pode ajudar quando a janela transtorácica é subótima. Entretanto, com estas técnicas pode ser difícil esclarecer alguns dos detalhes morfológicos da membrana e sua inserção; assim, pequenas aberturas na membrana ou lesões coexistentes podem passar despercebidas.[62–65] Muitos relatos de casos elegantemente ilustrados provaram o valor incremental da RT3DE na avaliação de *cor triatriatum* e lesões associadas. Forma e tamanho detalhados da fenestração da membrana podem ser bem visualizados em uma imagem frontal, que é complementar à 2DE convencional.[68] Mercer-Rosa *et al.*[69] descreveram quatro pacientes com *cor triatriatum* em que o diagnóstico foi feito corretamente usando 2DE transtorácica. Entretanto, a RT3DE com um transdutor de arranjo matricial levou ao cancelamento da intervenção cirúrgica planejada em um caso, porque a membrana era apenas uma banda larga cruzando o átrio esquerdo. A Figura 9-4 é uma imagem de RT3DE de *cor triatriatum* obtida de um homem de 55 anos que tinha dispneia leve ao esforço. Uma membrana atrial esquerda que divide o átrio esquerdo em duas câmaras é claramente demonstrada. Um único orifício localizado, centralmente, é bem visualizado na membrana.

Figura 9-4

Ecocardiograma 3D transtorácico que mostra uma membrana dividindo o átrio esquerdo (LA) em uma câmara dorsal superior (S–LA) e uma câmara ventral inferior (I–LA) com um orifício central único conectando as duas câmaras. LV, ventrículo esquerdo.

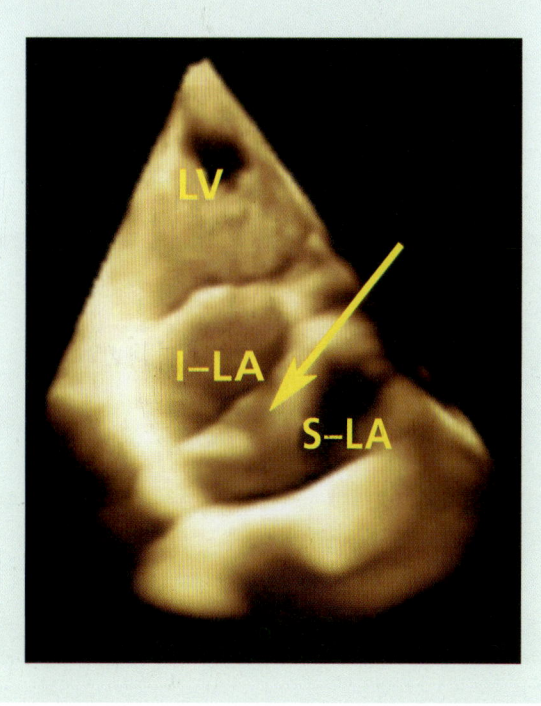

Baweja *et al.*[64] conseguiram fazer um diagnóstico definitivo de *cor triatriatum* associado a um átrio comum, uma entidade extremamente rara, usando RT3DE. As lesões simulavam um AVSD parcial clássico e não foram diagnosticadas por 2DE transtorácica ou transesofágica. A Figura 9-5 apresenta um caso semelhante, obtido de uma mulher de 53 anos que tinha dispneia, sopro cardíaco e coração aumentado. A 2DE mostrou um átrio comum com regurgitação mitral grave. A RT3DE transtorácica demonstrou a ausência completa de septo atrial e a presença de uma membrana de *cor triatriatum* com um orifício comunicando com o átrio comum. Três veias pulmonares são vistas claramente entrando na câmara superior. Além disso, há uma valva mitral fendida clássica (painel direito). Todos estes achados foram confirmados durante cirurgia de coração aberto.

Retorno venoso pulmonar anômalo é uma das anomalias cardíacas associadas, que podem ser um desafio para examinar usando-se 2DE. Entretanto, o diagnóstico de *cor triatriatum* subtotal é importante para avaliação pré-operatória. A RT3DE oferece uma vantagem sobre 2DE porque se podem ver os planos de corte infinitos do conjunto de dados 3D completo. A Figura 9-6 mostra uma conexão venosa pulmonar anômala parcial em RT3DE transtorácica, com as veias pulmonares direitas conectando-se ao seio coronário. Esta anomalia foi confirmada em CT angiografia (painel direito).

O SVMR é distinguido de *cor triatriatum* pela sua posição inferior ao apêndice atrial esquerdo. Ele é muito mais raro que *cor triatriatum*. O SVMR pode ocorrer isoladamente, mas muitas vezes coexiste com outras anomalias cardíacas, como AVSDs ou outras lesões obstrutivas esquerdas.[31,36,73,74]

Diagnóstico é principalmente feito usando 2DE, mostrando um eco linear no átrio esquerdo imediatamente acima da valva mitral. Esta proximidade à valva mitral diferencia SVMR de *cor triatriatum*. Em tempo real, a membrana de SVMR caracteristicamente se move na direção do orifício da valva mitral na diástole e afastando-se da valva mitral na sístole. Contudo, as inserções exatas da membrana podem ser extremamente difíceis de avaliar por 2DE.[36,75] Novero *et*

Figura 9-5A e B

Ecocardiograma 3D transtorácico (painel *esquerdo*) demonstrando uma anormalidade congênita rara com uma membrana de *cor triatriatum* em um átrio comum. Há um orifício na membrana (asterisco) conectando o uniátrio (UA). Três veias pulmonares *(setas amarelas pequenas)* são vistas claramente entrando na câmara superior. Além disso, há uma valva mitral fendida clássica (painel *direito*).

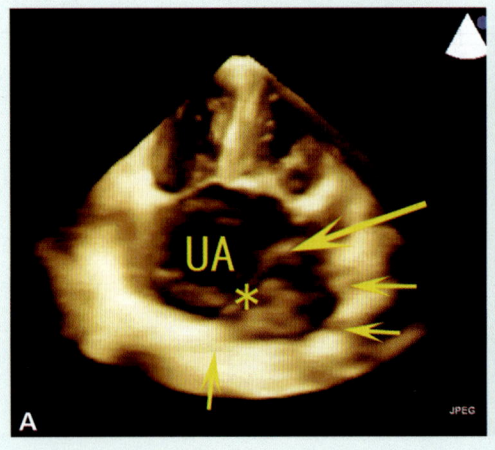

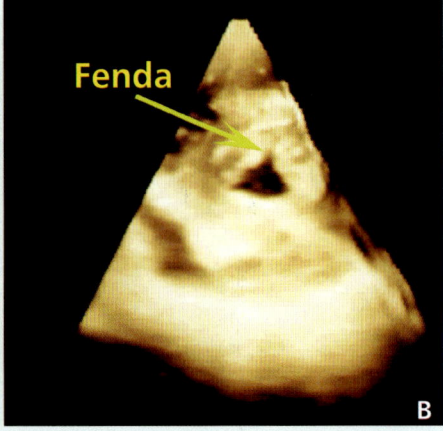

Figura 9-6A e B Ecocardiograma 3D transtorácico (painel *esquerdo*) mostrando uma conexão venosa pulmonar anômala parcial, com a veia pulmonar direita (RPV) indo para o seio coronário (CS). Esta anomalia foi confirmada em uma imagem de CT angiografia (painel *direito*).

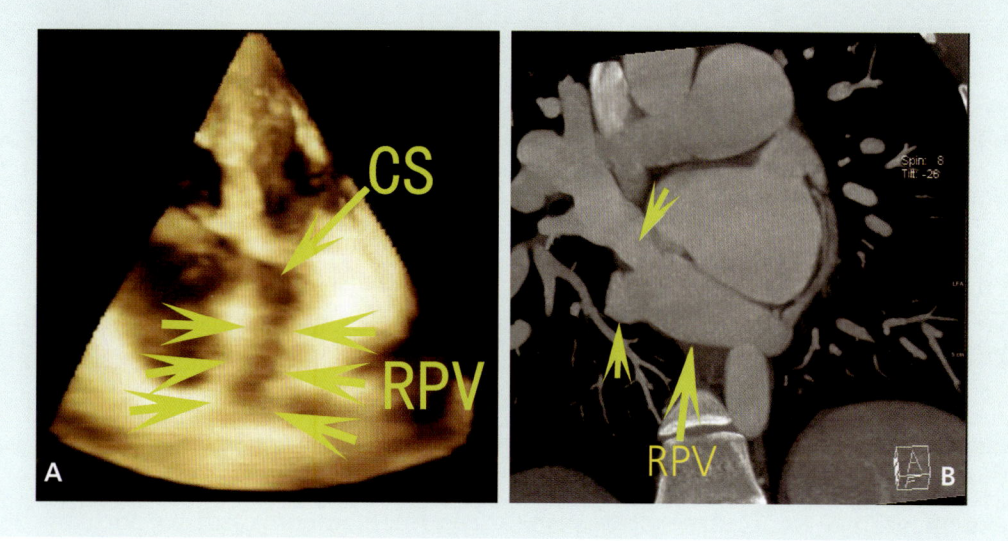

al.[75] descreveram um bebê de 8 meses com SVMR e AVSD completo. Ambas as lesões foram diagnosticadas em 2DE convencional, mas a morfologia do SVMR foi delineada mais acuradamente por RT3DE. A circunferência inteira do anel obstrutivo foi bem visualizada por ambas as perspectivas atrial esquerda e ventricular esquerda; assim, os autores conseguiram avaliar acuradamente o tamanho e a forma do orifício do anel e a proximidade das estruturas circundantes ao anel. Estes detalhes anatômicos ajudam no planejamento pré-operatório.

ESTENOSE DA VEIA PULMONAR CONGÊNITA

A PVS congênita é rara, vista predominantemente em crianças pequenas com ou sem outras formas de defeitos cardíacos congênitos. A estenose pode progredir com o tempo, o que pode ser decorrente da proliferação de células miofibroblásticas anormais.[76,77] A PVS pode ser também secundária à cirurgia de veias pulmonares anômalas em crianças, ou adquirida por neoplasias ou fibrose mediastinais em adultos.[78] Ela pode ser também uma complicação de ablação por radiofrequência de fibrilação atrial.[78,79]

A cronologia e gravidade dos sintomas em pacientes com PVS dependem do número de veias pulmonares comprometidas e da gravidade da obstrução das veias individuais. O prognóstico da PVS é reservado, embora melhora tenha sido obtida com novos procedimentos cirúrgicos e intervencionistas com cateter. Visitas de acompanhamento diligentes são justificadas, porque, muitas vezes, são necessários procedimentos repetidos.[78,80,81]

A 2DE convencional é, frequentemente, a ferramenta diagnóstica inicial. Em crianças pequenas, 2DE transtorácica pode ser usada para visualizar quase todas as veias pulmonares, porque as janelas acústicas são frequentemente boas. Doppler colorido facilita o diagnóstico delineando fluxo turbulento no local estenótico. Doppler de onda contínua ajuda a definir obstruções funcionalmente importantes ao mostrar padrões de fluxo monofásicos característicos e velocidades de fluxo aumentadas (< 1,6 m/s).[34,78,82,83] Entretanto, o valor diagnóstico do 2DE com Doppler pode ser limitado, se a janela acústica for subótima, particularmente em adultos. CMRI e CT angiografia com multidetectores são excelentes ferramentas para uma análise detalhada das veias pulmonares. Entretanto, o longo tempo de aquisição (e assim a tendência a criar artefatos) com a CMRI e a radiação ionizante com CT angiografia são preocupações.[78] Jing-Jing et al.[84] descreveram sua experiência inicial com RT3DE transtorácica em uma menina de 3 anos de idade que tinha PVS superior esquerda. A RT3DE delineou claramente a lesão, o que foi confirmado por CMRI e cirurgia.

OBSTRUÇÕES DO TRATO DE SAÍDA VENTRICULAR ESQUERDO

Obstrução do LVOT ocorre em seis de 10.000 nascidos vivos ou em 7% dos pacientes com cardiopatia congênita.[85] Ela abrange uma série de lesões estenóticas do LVOT até a parte descendente da aorta. Estas lesões obstrutivas podem apresentar-se isoladamente ou em combinação.[86] Todos os tipos de obstruções do LVOT impõem pós-carga aumentada ao ventrículo esquerdo, levando à insuficiência circulatória no período neonatal, se a obstrução for crítica ou progressiva com hipertrofia ventricular, dilatação e eventual insuficiência.[86] Definir com precisão a anatomia exata de uma obstrução e sua gravidade é essencial para tomada de decisão clínica. Exame físico, eletrocardiografia e radiografia de tórax são partes de rotina da avaliação clínica, mas elas, frequentemente, não fornecem resultados específicos. Imageamento cardíaco, portanto, desempenha um papel crítico na avaliação de rotina. A 2DE é a modalidade de imagem de escolha para definir obstruções do LVOT. Ela é a ferramenta mais amplamente usada para diagnóstico inicial e avaliações seriadas de acompanhamento.[87–89] Ecocardiografia transesofágica é útil, particularmente, em adultos com uma janela acústica subótima.[90] Doppler colorido ajuda a delinear o local obstrutivo, e Doppler de onda contínua fornece gradientes de pressão através da obstrução.[87–90] A 3DE mostrou vantagens sobre 2DE convencional[51,91,92] ao fornecer melhor orientação espacial e visualização das lesões obstrutivas. Dall'Agata et al.[92] aplicaram RT3DE em 13 pacientes com obstruções do LVOT, incluindo obstruções subvalvares (oito), valvares (13) e supravalvares (uma). Quatro dos pacientes tinham obstruções complexas. Os autores observaram que 3DE foi adequada para a análise de todas as obstruções subvalvares e supravalvares e para 77% das obstruções valvares. Os achados operatórios revelaram uma precisão de 100% com obstruções subvalvares e supravalvares e 90% com obstruções valvares. O estudo concluiu que RT3DE foi exequível e precisa para analisar obstruções do LVOT. Particularmente, a geração de imagens de corte transversal não convencionais permitiu melhor definição da extensão e gravidade das lesões obstrutivas.

ESTENOSE AÓRTICA VALVAR

Anormalidades congênitas da valva aórtica, como valva unicúspide, bicúspide, tricúspide malformada ou mesmo quadricúspide, podem causar estenose aórtica valvar (VAS). A VAS é de longe o tipo mais comum de lesões obstrutivas do LVOT; ela se responsabiliza por 70% das obstruções.[85] Estenose crítica com insuficiência cardíaca congestiva é rara em bebê; ela pode ser vista naqueles com uma valva unicúspide. A maioria dos pacientes com uma anormalidade congênita da valva aórtica se apresenta sem estenose ou com apenas estenose branda no início da vida, mas a VAS progride com o tempo.[85,86]

A valva aórtica bicúspide é o tipo mais comum de malformação congênita da valva aórtica e a mais comum anormalidade cardiovascular congênita, com uma incidência estimada de 1–2% da população.[85,86,93] A valva aórtica bicúspide pode ser herdada, e agregação familial foi observada.[86,93] Uma maioria dos pacientes com uma valva aórtica bicúspide não desenvolve sintomas até a meia-idade ou mais tarde. Anomalias cardiovasculares associadas são comuns; aproximadamente 6% dos casos têm uma coarctação aórtica coexistente. Em contraposição, até 40–75% dos pacientes com uma coarctação têm valva aórtica bicúspide.[93] Aorta ascendente dilatada é comum, mesmo em casos com uma valva aórtica bicúspide, funcionando normalmente.[85,86,93] Estudos histológicos demonstraram que a estrutura do tecido aórtico é invariavelmente anormal em pacientes com uma valva aórtica bicúspide, com alterações semelhantes às vistas na síndrome de Marfan.[93] As complicações incluem estenose da valva aórtica ou insuficiência, endocardite, aneurisma aórtico e dissecção. Esta última é infrequente, mas temida.[85,86,93]

A 2DE é usada rotineiramente para a avaliação de VAS,[93–99] fornecendo informação morfológica. Valva aórtica bicúspide, classicamente, tem duas cúspides, geralmente uma maior e uma menor. Uma rafe (falsa comissura) está frequentemente presente. Valva aórtica bicúspide comumente ocorre com uma comissura horizontal: os folhetos são orientados anterior e posteriormente, a rafe é no folheto anterior, e ambas as artérias coronárias se originam do mesmo seio acima do folheto anterior. Menos comumente, uma valva aórtica bicúspide tem uma comissura vertical: os folhetos são orientados à direita e à esquerda, e rafe é no folheto direito, e as artérias coronárias se originam dos seios acima de cada folheto. Uma valva aórtica bicúspide com uma comissura vertical é descrita como tendo uma alta incidência de disfunção valvar.[97] Raramente, os folhetos são simétricos, ou não existe rafe, conhecida como uma valva bicúspide "pura".[93] Uma valva aórtica bicúspide pode, geralmente, ser identificada por 2DE transtorácica, se uma janela acústica adequada for disponível. As sensibilidades e especificidades relatadas são acima de 90%.[93,95] Ecocardiografia transesofágica pode melhorar ainda mais a visualização de uma valva aórtica bicúspide.[96] Uma valva aórtica unicúspide tem uma comissura assimétrica única. A circunferência da valva e da aorta ascendente, muitas vezes, é reduzida. A 2DE é diagnóstica, mas pode ser difícil. A sensibilidade e especificidade obtidas com ecocardiografia transtorácica são descritas como sendo de 27 e 50%, respectivamente, e com ecocardiografia transesofágica de 75 e 86%, respectivamente.[98] Valvas aórtica tricúspides malformadas têm muitas vezes folhetos de tamanhos desiguais com várias fusões comissurais. Uma valva aórtica quadricúspide possui quatro folhetos que podem ter tamanhos desiguais. Ela tem uma prevalência mais alta em pacientes com *truncus arteriosus* persistente (25%, mas pode ser um achado incidental em um exame de 2DE, embora muitos destes pacientes desenvolvam incompetência aórtica mais tarde na vida.[99]

A 3DE mostrou sua praticabilidade e utilidade para definir vários tipos de malformações congênitas da valva aórtica,[100–107] incluindo valva bicúspide,[100,101,105,107] unicúspide[102] e quadricúspide.[103,104,106] A Figura 9-7 é uma imagem de RT3DE transtorácica de uma valva aórtica bicúspide na sístole (painel esquerdo) e na diástole (painel direito). Neste caso, os folhetos anterior (A) e posterior (P) são simétricos, e nenhuma rafe é identificada. A imagem é compatível com uma forma rara de valva bicúspide pura. A Figura 9-8 é uma imagem de RT3DE transtorácica de um menino de 13 anos com sintomas graves por uma valva aórtica unicúspide estenótica (painel esquerdo). O gradiente médio era 47 mmHg, e a área da valva era de 0,78 cm². A morfologia da valva unicúspide mostrada na RT3DE transtorácica correspondeu bem àquela vista na cirurgia (painel direito).

A precisão da 3DE na avaliação qualitativa da morfologia da valva aórtica foi bem documentada. Sadagopan et al.,[100] no seu estudo observacional prospectivo de corte transversal, demonstraram que a 3DE transtorácica pôde ser usada para medir o diâmetro do orifício da val-

Figura 9-7A e B

Imagens 3D transtorácicas: uma valva aórtica bicúspide vista frontalmente por uma perspectiva aórtica durante a sístole (painel *esquerdo*) e a diástole (painel *direito*). Os folhetos anterior (A) e posterior (P) são simétricos; nenhuma rafe é identificada, compatível com a rara forma de valva bicúspide pura. (Imagem cortesia de L. He e X. F. Wang, Union Hospital, Tongji Medical College, Huazhong University of Science and Technology, Wuhan, China.)

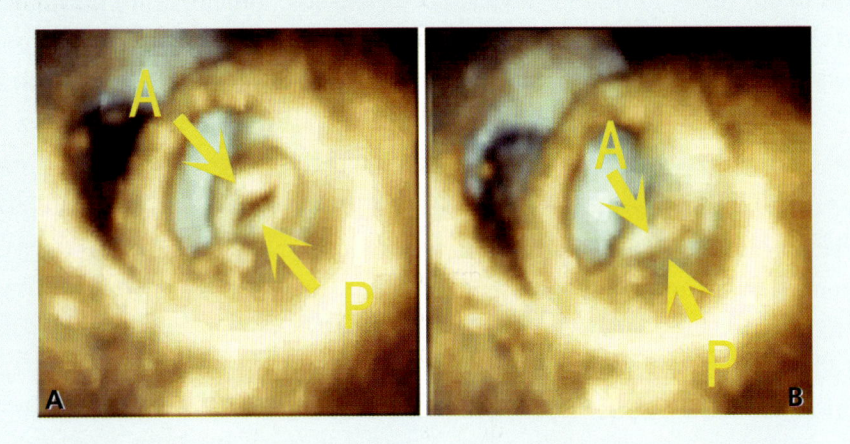

va aórtica, número de folhetos da valva aórtica e locais de fusão dos folhetos, todos que corresponderam estritamente aos achados cirúrgicos. Espinola-Zavaleta *et al.*[105] descreveram boas correlações entre resultados de imageamento 3DE transtorácico e achados anatômicos na avaliação do tamanho e características dos folhetos, fusão das comissuras, e a presença de espessamento e calcificação de valva aórtica bicúspide congênita em 14 pacientes e 20 peças de necrópsia. Relatos de casos mostraram repetidamente que morfologia valvar importante delineada por RT3DE transtorácica foi despercebida por estudos 2DE precedentes.[102,103,108,109] Em virtude

Figura 9-8A e B

Imagens 3D transtorácicas: uma valva aórtica unicúspide estenótica (UAV) vista frontalmente pela perspectiva aórtica durante a sístole (painel *esquerdo*). O painel direito mostra a UAV *(seta amarela)* vista no momento da cirurgia. A aorta está aberta, e suas paredes estão afastadas com suturas. LA, átrio esquerdo; RA, átrio direito; RVOT, trato de saída ventricular direito.

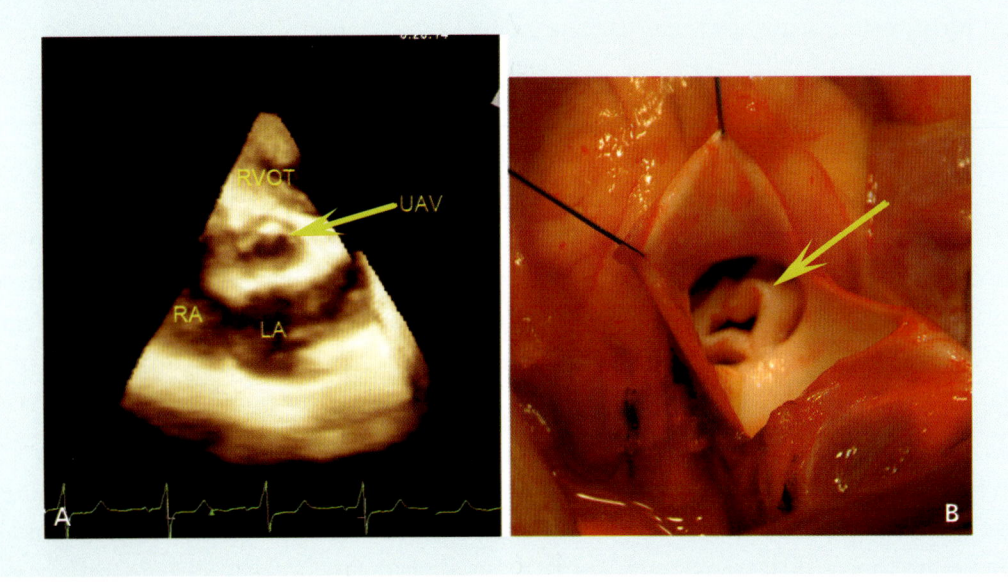

da sua excelente definição de detalhes anatômicos, a RT3DE recentemente tem sido usada para triagem de pacientes encaminhados para implantação percutânea de valva aórtica.[107] Dados de imageamento 3D para implantação percutânea de valva aórtica podem também exercer impacto no desenho adicional de dispositivo, porque a 3DE permite quantificação precisa da anatomia e deformação *in vivo* da raiz aórtica.[110] A RT3DE foi usada também para obter imagem epicárdica no centro cirúrgico e foi descrita como superior à 2DE transesofágica para apresentar a morfologia das lesões dos folhetos da valva aórtica e das relações espaciais do LVOT com o aparelho mitral e a raiz aórtica e os folhetos da mitral.[111]

Outra área de interesse ativo é a melhoria na quantificação da gravidade da VAS empregando-se a 3DE. Gradientes médios obtidos usando ecocardiografia com Doppler se comprovaram comparáveis a medidas obtidas com cateter. Entretanto, dificuldades são frequentemente encontradas. Subestimação pode acontecer quando o feixe não é paralelo ao jato de velocidade, quando os pacientes têm baixo débito cardíaco, ou quando um defeito septal ventricular não restritivo desvia fluxo para o ventrículo direito. Superestimação pode também ocorrer em pacientes com alto débito cardíaco, estenose coexistente do LVOT, e uma raiz aórtica pequena que pode ser associada à importante recuperação de pressão.[112,113] Nestas circunstâncias, pode ser mais confiável a medição do orifício da valva aórtica. Planimetria direta do orifício da valva aórtica foi usada na projeção de eixo curto de 2DE por ecocardiografia transesofágica[114,115] ou mesmo transtorácica com imageamento harmônico.[116] Entretanto, imageamento do orifício da valva aórtica usando 2DE pode ser difícil, frequentemente por causa de um corte transversal oblíquo. A RT3DE multiplanar tem a vantagem de obter um plano de corte perpendicular através do orifício da valva. Estudos mostraram que a planimetria do orifício da valva aórtica em RT3DE concorda bem com as medidas derivadas com cateter e tem melhor reprodutibilidade.[117-119] Entretanto, avaliação planimétrica de um orifício de valva aórtica anatômica pode superestimar um orifício efetivo da valva aórtica na valva aórtica bicúspide estenótica por causa da excentricidade do jato e da raiz aórtica maior, que é associada à menos recuperação de pressão.[120,121]

A equação de continuidade tem sido usada rotineiramente para calcular orifício efetivo da valva aórtica; entretanto, estes resultados foram postos em questão por estudos recentes de RT3DE que demonstraram a excentricidade do LVOT. Assim, admitir incorretamente uma geometria redonda do LVOT ao calcular um orifício de valva aórtica pode levar à subestimação importante.[122,123] Ademais, calcular o orifício da valva aórtica usando a equação de continuidade forneceu volume sistólico, RT3DE com LVOT derivado por Doppler colorido que foi mais preciso do que o obtido usando-se 2DE convencional, que é com base em pressupostos geométricos da área do LVOT.[123,124] Alternativamente, com base na equação de continuidade, usar volume sistólico medido diretamente por RT3DE como substituto para volume sistólico derivado por Doppler melhora a precisão do cálculo do orifício da valva aórtica em comparação à fórmula de Gorlin invasiva.[125,126]

ESTENOSE SUBVALVAR DA VALVA AÓRTICA

Sub-AS é um tipo incomum de obstrução do LVOT. Ela pode assumir diferentes formas, como uma crista individualizada fibrosa ou muscular; anel fibromuscular circunferencial; ou estreitamento longo, difuso e semelhante a um túnel. A obstrução pode ser focal ou difusa.[127,128] O tipo individualizado de sub-AS é o mais frequentemente encontrado (90%).[129] Sub-AS pode ser uma lesão congênita isolada associada a outros defeitos cardíacos, ou pode ser adquirida.[130] Os defeitos cardíacos associados ocorrem em 40–60% dos pacientes.[128,129] As duas lesões mais frequentemente associadas são defeito septal ventricular perimembranoso e CoA. Outras lesões associadas são AVSDs, canal arterial patente, valva aórtica bicúspide ou ventrículo direito com dupla saída. Regurgitação aórtica é comum (> 50%), que pode ser relacionada com o fluxo turbulento corrente abaixo da sub-AS.[131] Sub-AS adquirida é geralmente uma lesão secundária que aparece anos depois de um reparo cirúrgico de outros defeitos cardíacos.[129,130] Progressão da sub-AS na infância ou idade adulta e recorrência de sub-AS após excisão cirúrgica bem-sucedida ocorre frequentemente.[129,132] Esforço tangencial alterado secundariamente a anormalidades sutis do LVOT foi proposto como gatilho da proliferação celular, levando ao desenvolvimento ou progressão da sub-AS.[133]

Ecocardiografia é, geralmente, a única ferramenta diagnóstica usada no diagnóstico, acompanhamento e avaliação pré-cirúrgica das lesões de sub-AS. A morfologia de uma obstrução do LVOT, como uma membrana individualizada ou um estreitamento difuso, pode ser bem delineada em 2DE.[86–88] Ecocardiografia transesofágica pode ajudar a visualizar melhor a anatomia, particularmente em adultos. Mapeamento de fluxo com Doppler colorido pode mostrar aceleração do fluxo e turbulência na obstrução. Doppler de onda contínua é usado para medir o gradiente instantâneo máximo através da lesão para quantificar o grau de obstrução. Ele é geralmente preciso, quando a sub-AS é individualizada, mas pode não ser preciso quando a lesão é longa ou exibe estreitamento afunilado, por causa da equação de Bernoulli modificada. CMRI é uma ferramenta alternativa útil para adquirir imagem a fim de definir a anatomia e quantificar velocidade de fluxo.

A disponibilidade da 3DE permite diagnóstico mais preciso e análise mais detalhada das lesões de sub-AS. A RT3DE tem sido usada para encontrar membranas subvalvares individualizadas despercebidas ou erradamente diagnosticadas, resultando em uma mudança no plano cirúrgico.[134,135] Diferentes tipos anatômicos de sub-AS podem ser bem ilustrados por 3DE transtorácica ou transesofágica, como resto em forma de crescente, uma membrana subaórtica fibrótica rompida, membranas subvalvares duplas e uma obstrução circunferencial.[136,137] O local exato e a extensão completa da sub-AS podem ser bem-definidos por RT3DE, e os achados em 3DE se correlacionam bem com os achados cirúrgicos.[136–141] Como ela fornece uma revisão multiplanar dos planos infinitos a partir dos conjuntos de dados de 3D total, a RT3DE é particularmente útil para oferecer uma análise abrangente para identificar outras lesões associadas[140,141] e para exibir uma imagem frontal da obstrução.[141–143] Assim, a área estenótica da obstrução e suas alterações dinâmicas podem ser quantificadas com exatidão.[141,143] Com base em um orifício maior medido na imagem frontal, a RT3DE transtorácica permitiu a identificação correta de uma sub-AS importante erroneamente diagnosticada por Doppler, fornecendo informação importante para tomada de decisão clínica.[143]

Dado que a anormalidade estrutural ventricular esquerda associada pode desempenhar um papel na progressão e recorrência de sub-AS individualizada, Bharucha et al.[141] conseguiram quantificar a geometria intracardíaca em um grupo de 16 pacientes consecutivos com sub-AS usando análise de revisão multiplanar dos conjuntos de dados de RT3DE. Observaram eles que o ângulo aortosseptal foi significativamente diminuído em pacientes com sub-AS em comparação a sujeitos normais. O achado de um ângulo aortosseptal mais inclinado em pacientes com sub-AS concordou com os achados de um relatório precedente[144] e suportou o conceito de "esforço tangencial alterado". Também demonstrou que medir a geometria intracardíaca como o ângulo aortosseptal em imagens de RT3DE é praticável e pode ser mais preciso, porque a revisão multiplanar permite encontrar o plano correto a analisar.

Figura 9-9A e B

Imagens 3D transtorácicas demonstrando um anel fibroso individualizado espesso localizado 1,5 cm abaixo da valva aórtica *(setas amarelas)*. O anel aórtico é pequeno, e a valva aórtica é espessada. AV, valva aórtica; LA, átrio esquerdo; LV, ventrículo esquerdo; RA, átrio direito; RV, ventrículo direito.

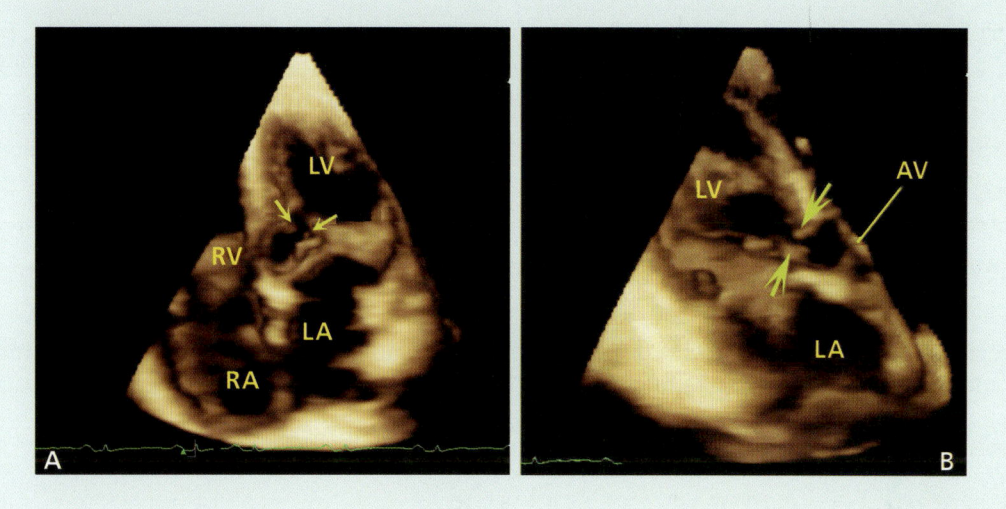

Ilustramos o imageamento de 3DE transtorácico da sub-AS na **Figura 9-9**. Esta imagem foi obtida de uma mulher de 55 anos com grave dispneia de esforço e dor torácica. Um anel fibroso individualizado espesso (d = 10 mm) foi visto claramente 1,5 cm abaixo da valva aórtica. O anel aórtico era pequeno (d = 17 mm), e a valva aórtica era grossa. A paciente tinha também um pequeno aneurisma septal membranoso compatível com um defeito septal ventricular fechado espontaneamente (não mostrado). Doppler de onda contínua mediu um gradiente máximo de pressão de 72 mmHg. Mapeamento de fluxo com Doppler colorido mostrou regurgitação aórtica branda. A paciente foi submetida a reparo cirúrgico bem-sucedido, e todos os achados de RT3DE foram confirmados na cirurgia.

ESTENOSE AÓRTICA SUPRAVALVAR

A SVAS é a mais rara forma de obstrução do LVOT. Há pelo menos duas formas anatômicas: uma deformidade em ampulheta e um estreitamento difuso. Uma estenose com membrana individualizada que pode ser uma variante da deformidade em ampulheta é também descrita ocasionalmente.[145–148] A SVAS clássica começa na junção sinotubular e compromete frequentemente a aorta ascendente inteira. Todas as formas de SVAS tendem a progredir. A SVAS pode ocorrer como parte da síndrome de Williams, que é caracterizada por SVAS, comprometimento intelectual e feições faciais típicas.[149,150] Ela pode ser também herdada como um caráter dominante autossômico ou manifestar-se como uma anomalia esporádica. Uma mutação no gene da elastina foi identificado, o que leva à arteriopatia da elastina.[151] Estenose de artéria pulmonar, seja da artéria pulmonar principal, seja das artérias ramos, é comum, ocorrendo em cerca de 50% dos pacientes. Comprometimento do arco aórtico, aorta descendente (coarctação) e sistema arterial periférico (como artéria carótida, cerebral, renal e ilíaca) pode ocorrer, mas é raro.[147–150] Estenose de artéria coronária pode resultar de estreitamento focal ou difuso, aterosclerose acelerada ou obstrução por folhetos redundantes da valva aórtica.[152] Anormalidades da valva aórtica ocorrem em 50% dos pacientes. Os folhetos da valva aórtica podem ser espessados, redundantes, restritos ou parcialmente aderentes à crista supravalvar estenosante. Estenose ou regurgitação aórtica resultante é a reação mais frequente para reoperação.[147,148] Valva aórtica bicúspide congênita e sub-AS podem também coexistir.

O diagnóstico de SVAS tradicionalmente era feito por cateterismo cardíaco com angiografia invasiva. Muitas modalidades de imageamento não invasivo são agora disponíveis para o diagnóstico e quantificação de SVAS. Angiografias por CMRI e CT fornecem excelente exibição da aorta ascendente e podem delinear acuradamente a extensão da SVAS. A 2DE transtorácica é útil para detectar o estreitamento da aorta ascendente proximal.[86-88] Ecocardiografia transesofágica é superior à ecocardiografia transtorácica para adquirir imagem das lesões.[153] Ela é particularmente útil para avaliar o mecanismo relacionado com a valva aórtica de obstrução ostial de artéria coronária associada à SVAS. Entretanto, a visualização da extensão completa da aorta ascendente é frequentemente difícil, especialmente a da parte distal. Não obstante, a 3DE (especialmente transesofágica) foi descrita como bem-sucedida na avaliação de pacientes com SVAS.[92,154,155] Em estudos preliminares, a RT3DE transesofágica provou seu papel incremental com relação à 2DE, porque ela é capaz de delinear por completo a configuração semilunar da SVAS em uma imagem frontal da lesão, em oposição a apenas uma crista, conforme visto em projeções individuais de 2DE.[155]

A Figura 9-10 é uma imagem de RT3DE transtorácica de um jovem de 16 anos com síndrome de Williams. A aorta ascendente era difusamente estreitada começando ao nível da junção sinotubular (painel esquerdo). A dimensão interna mais estreita da lesão media apenas 8 mm; Doppler de onda contínua forneceu um gradiente de pressão máximo de 120 mmHg, indicando obstrução grave. Os achados de RT3DE foram confirmados na cirurgia, como mostrado no painel direito. O laudo da patologia descreveu hipertrofia da íntima com desorganização das fibras de elastina dentro da média da parede da aorta ascendente.

Figura 9-10A e B

Imagem 3D transtorácica mostrando SVAS congênita (painel *esquerdo, A, setas amarelas*). A aorta ascendente está difusamente estreitada começando ao nível da junção sinotubular. Os achados cirúrgicos (painel *direito, B, setas amarelas*) são comparáveis aos achados de RT3DE. LA, átrio esquerdo; LV, ventrículo esquerdo; RV, ventrículo direito.

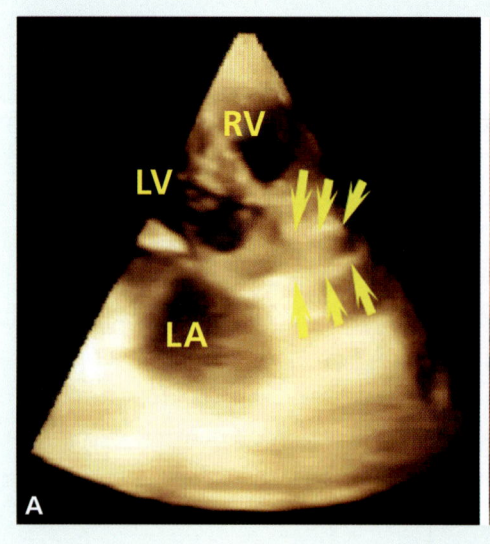

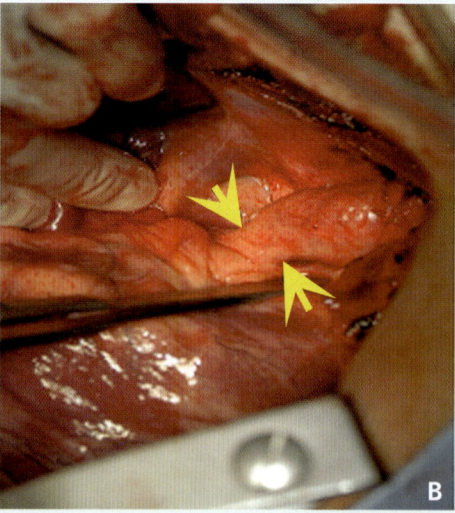

COARCTAÇÃO AÓRTICA

A CoA é uma malformação relativamente comum, responsabilizando-se por 6–8% de todos os defeitos cardíacos congênitos. Sua prevalência é aumentada em certas doenças, como síndrome de Turner (> 10%). A maioria dos casos ocorre esporadicamente, e recorrência familiar é rara.[156] CoA é tipicamente um estreitamento individualizado da aorta torácica imediatamente distal à artéria subclávia esquerda. Entretanto, a constrição pode ser proximal à artéria subclávia esquerda, comprometendo o arco ou o istmo. Uma forma mais difusa pode estar presente, comprometendo um segmento longo sob a forma de hipoplasia tubular. CoA é uma arteriopatia difusa.[157,158] Alterações císticas na média aórtica foram descritas nos segmentos paracoarctação e na aorta ascendente.[159] CoA é frequentemente associada a uma valva aórtica bicúspide. Outras lesões cardíacas associadas podem ocorrer, como defeito septal ventricular, canal arterial patente, todas as formas de estenoses aórticas e PMV estenose (complexo de Shone).[1] Aneurismas intracranianos podem ser detectados em até 10% dos casos.

Clinicamente, insuficiência cardíaca pode ocorrer em recém-nascidos e bebês, especialmente naqueles com outros defeitos cardíacos associados. Sopro cardíaco, hipertensão e pulsos femorais retardados ou diminuídos devem levar a suspeitar clinicamente da doença. Uma radiografia de tórax pode mostrar o característico sinal do "3" da aorta e o entalhe nas costelas secundário à extensa formação de colaterais.

Tradicionalmente, cateterismo invasivo e angiografia da aorta foram usados para avaliar CoA. A angiografia por CMRI e CT com reconstrução 3D contemporâneos está agora se tornando as ferramentas preferidas para definir o grau e a extensão da CoA, bem como as colaterais. Ecocardiografia bidimensional transtorácica e ecocardiografia com Doppler são modalidades de imagem úteis para a avaliação inicial da presença de CoA. Pela projeção supraesternal, a 2DE pode mostrar o segmento estreitado no arco aórtico distal e istmo e a dilatação nas regiões proximal e distal.[160,161] A 2DE de alta qualidade com mapeamento por Doppler colorido pode estabelecer o diagnóstico de CoA, especialmente em bebês e crianças.[160–162] Tamanho ventricular esquerdo, espessura e função da parede e lesões associadas podem ser bem avaliados. Doppler de onda contínua[161,163] pode aumentar a sensibilidade diagnóstica, demonstrando a presença de fluxo anterógrado diastólico continuado clássico (escoamento diastólico) na aorta descendente. Ele mostra também um gradiente de pressão instantâneo máximo através do local da CoA; entretanto, isto frequentemente superestima a gravidade da CoA em razão da importante recuperação de pressão e o uso de uma equação de Bernoulli simplificada.[164] Também pode subestimar a lesão, se o feixe de ultrassom não se alinhar com o jato. Além disso, gradientes averiguados com cateter ou Doppler podem não ser confiáveis, quando estão presentes colaterais extensos. Por essas razões, imageamento anatômico preciso da lesão é mais valioso.

A 3DE pode melhorar a apreciação espacial da CoA. Estudos *in vitro* e *in vivo*, usando um explorador transesofágico multiplanar[165] ou um ultrassom intravascular,[166] conseguiram obter com sucesso reconstrução 3D de CoA. As imagens reconstruídas corresponderam bem às peças anatômicas reais, com alta reprodutibilidade. Clinicamente, a RT3DE com aquisição em ângulo aberto pela incisura supraesternal é capaz de colher imagem da lesão de CoA, contanto que a janela acústica seja ideal. A Figura 9-11 apresenta uma imagem de RT3DE transtorácica de uma mulher de 46 anos com CoA. Um segmento longo, estreito da aorta descendente (setas amarelas) e segmentos dilatados proximal e distal estão bem delineados. O comprimento da

Figura 9-11

Imagem 3D transtorácica com aquisição por ângulo aberto pela incisura supraesternal, mostrando CoA. O segmento estreito longo da aorta descendente *(setas amarelas)* e os segmentos proximal e distal dilatados estão bem delineados.

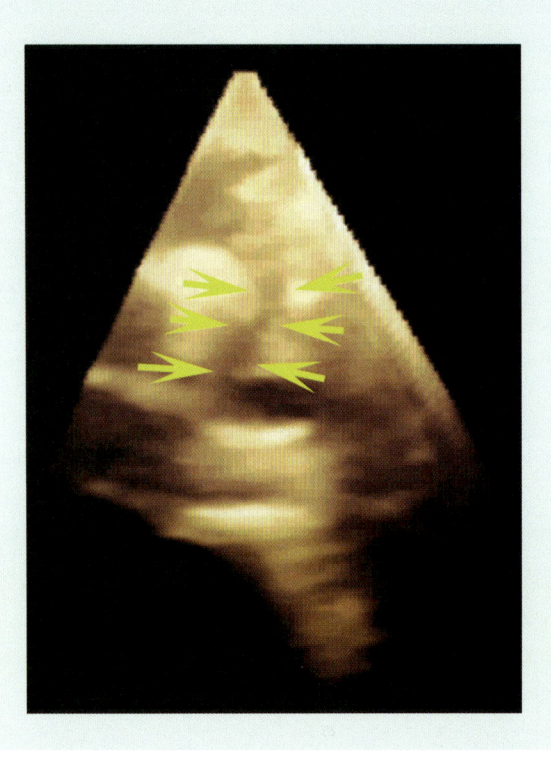

lesão é de 30 mm, com o segmento mais estreito de 6 a 7 mm. Doppler de onda contínua mostrou um gradiente máximo de 64 mmHg, indicando CoA grave.

Entretanto, visualização e quantificação de CoA pela imagem transtorácica, com 2DE ou 3DE, são muitas vezes difíceis, particularmente em adultos. Scohy *et al.*[167] aplicaram RT3DE com uma incidência intratorácica (imageamento epicárdico) para avaliação perioperatória de lesões de CoA. Com revisão multiplanar *on-line*, eles conseguiram ver abrangentemente detalhes morfológicos extensos e quantificar a área de corte transversal do segmento da CoA pré-operatoriamente e a anastomose após reparo. Em três de nove procedimentos cirúrgicos, 3DE intraoperatória forneceu informação adicional para suportar tomada de decisão cirúrgica. Um paciente recebeu um procedimento de reanastomose com base em achados mostrando uma pequena área de corte transversal depois da primeira anastomose, um paciente foi retratado cirurgicamente de um trombo na aorta descendente, e um paciente evitou reoperação desnecessária depois que 3DE mostrou uma área adequada de anastomose, apesar de uma diferença importante de pressão braço-tornozelo medida pós-operatoriamente. Os autores concluíram que a RT3DE é uma modalidade de imagem exequível e útil para avaliação intraoperatória de lesões e reparos de CoA. Os resultados são animadores, e o papel da RT3DE está continuando a evoluir.

REFERÊNCIAS

1. Shone JD, Sellers RD, Anderson RC, *et al.* The developmental complex of "parachute mitral valve," supravalvular ring of left atrium, subaortic stenosis, and coarctation of aorta. *Am J Cardiol.* 1963;11:714–725.
2. King DL, Harrison MR, King DL Jr, *et al.* Improved reproducibility of left atrial and left ventricular measurements by guided three-dimensional echocardiography. *J Am Coll Cardiol.* 1992;20(5):1238–1245.
3. Siu SC, Rivera JM, Guerrero JL, *et al.* Three-dimensional echocardiography. In vivo validation for left ventricular volume and function. *Circulation.* 1993;88(4 Pt 1):1715–1723.
4. Jiang L, Siu SC, Handschumacher MD, *et al.* Three-dimensional echocardiography. In vivo validation for right ventricular volume and function. *Circulation.* 1994;89(5):2342–2350.
5. Jiang L, Vazquez de Prada JA, Handschumacher MD, *et al.* Three-dimensional echocardiography: in vivo validation for right ventricular free wall mass as an index of hypertrophy. *J Am Coll Cardiol.* 1994;23(7):1715–1722.
6. Gopal AS, Schnellbaecher MJ, Shen Z, *et al.* Freehand three–dimensional echocardiography for determination of left ventricular volume and mass in patients with abnormal ventricles: comparison with magnetic resonance imaging. *J Am Soc Echocardiogr.* 1997;10(8):853–861.
7. Franke A, Kuhl HP. Second-generation real-time 3D echocardiography: a revolutionary new technology. *Medicamundi.* 2003;47:34–40.
8. Sugeng L, Weinert L, Thiele K, Lang RM. Real-time three-dimensional echocardiography using a novel matrix array transducer. *Echocardiography.* 2003;20(7):623–635.
9. Lang RM, Mor-Avi V, Sugeng L, *et al.* Three-dimensional echocardiography: the benefits of the additional dimension. *J Am Coll Cardiol.* 2006;48(10):2053–2069.
10. Hung J, Lang R, Flachskampf F, *et al.* 3D echocardiography: a review of the current status and future directions. *J Am Soc Echocardiogr.* 2007;20(3):213–233.
11. Schmidt MA, Ohazama CJ, Agyeman KO, *et al.* Real-time three-dimensional echocardiography for measurement of left ventricular volumes. *Am J Cardiol.* 1999;84(12):1434–1439.
12. Lee D, Fuisz AR, Fan PH, *et al.* Real-time 3-dimensional echocardiographic evaluation of left ventricular volume: correlation with magnetic resonance imaging–a validation study. *J Am Soc Echocardiogr.* 2001;14(1):1001–1009.
13. Kühl HP, Schreckenberg M, Rulands D, *et al.* High-resolution transthoracic real-time three-dimensional echocardiography: quantitation of cardiac volumes and function using semi-automatic border detection and comparison with cardiac magnetic resonance imaging. *J Am Coll Cardiol.* 2004;43(11):2083–2090.
14. Arai K, Hozumi T, Matsumura Y, *et al.* Accuracy of measurement of left ventricular volume and ejection fraction by new real-time three-dimensional echocardiography in patients with wall motion abnormalities secondary to myocardial infarction. *Am J Cardiol.* 2004;94(5):552–558.
15. Jenkins C, Bricknell K, Hanekom L, Marwick TH. Reproducibility and accuracy of echocardiographic measurements of left ventricular parameters using real-time three-dimensional echocardiography. *J Am Coll Cardiol.* 2004;44(4):878–886.
16. Corsi C, Lang RM, Veronesi F, *et al.* Volumetric quantification of global and regional left ventricular function from real-time three-dimensional echocardiographic images. *Circulation.* 2005;112(8):1161–1170.
17. Riehle TJ, Mahle WT, Parks WJ, *et al.* Real-time three-dimensional echocardiographic acquisition and quantification of left ventricular indices in children and young adults with congenital heart disease: comparison with magnetic resonance imaging. *J Am Soc Echocardiogr.* 2008;21(1):78–83.
18. 18. van den Bosch AE, Robbers-Visser D, Krenning BJ, *et al.* Real-time transthoracic three-dimensional echocardiographic assessment of left ventricular volume and ejection fraction in congenital heart disease. *J Am Soc Echocardiogr.* 2006;19(1):1–6.
19. Niemann PS, Pinho L, Balbach T, *et al.* Anatomically oriented right ventricular volume measurements with dynamic three-dimensional echocardiography validated by 3-Tesla magnetic resonance imaging. *J Am Coll Cardiol.* 2007;50(17):1668–1676.
20. Lu X, Nadvoretskiy V, Bu L, *et al.* Accuracy and reproducibility of real-time three-dimensional echocardiography for assessment of right ventricular volumes and ejection fraction in children. *J Am Soc Echocardiogr.* 2008;21(1):84–89.

21. Soriano BD, Hoch M, Ithuralde A, *et al.* Matrix-array 3-dimensional echocardiographic assessment of volumes, mass, and ejection fraction in young pediatric patients with a functional single ventricle: a comparison study with cardiac magnetic resonance. *Circulation.* 2008;117(14):1842–1848.
22. Acar P, Abadir S, Paranon S, *et al.* Live 3D echocardiography with the pediatric matrix probe. *Echocardiography.* 2007;24(7):750–755.
23. Bharucha T, Roman KS, Anderson RH, Vettukattil JJ. Impact of multiplanar review of three-dimensional echocardiographic data on management of congenital heart disease. *Ann Thorac Surg.* 2008;86(3):875–881.
24. Seliem MA, Fedec A, Szwast A, *et al.* Atrioventricular valve morphology and dynamics in congenital heart disease as imaged with real-time 3-dimensional matrix-array echocardiography: comparison with 2-dimensional imaging and surgical findings. *J Am Soc Echocardiogr.* 2007;20(7):869–876.
25. 25. Marx GR, Su X. Three-dimensional echocardiography in congenital heart disease. *Cardiol Clin.* 2007;25(2):357–365.
26. Shirali GS. Three-dimensional echocardiography in congenital heart defects. *Ann Pediatr Cardiol.* 2008;1(1):8–17.
27. Nanda NC, Miller AP. Real time three-dimensional echocardiography: specific indications and incremental value over traditional echocardiography. *J Cardiol.* 2006;48(6):291–303.
28. Simpson JM. Real-time three-dimensional echocardiography of congenital heart disease using a high frequency paediatric matrix transducer. *Eur J Echocardiogr.* 2008;9(2):222–224.
29. Del Pasqua A, Sanders SP, de Zorzi A, *et al.* Impact of three-dimensional echocardiography in complex congenital heart defect cases: the surgical view. *Pediatr Cardiol.* 2009;30(3):293–300.
30. 30 Bonnichsen CR, Anavekar NS, Connolly HM. Three-dimensional echocardiography in adult congenital heart disease. *Curr Cardiovasc Imaging Rep.* 2010;3(5):294–302.
31. Collins-Nakai RL, Rosenthal A, Castaneda AR, *et al.* Congenital mitral stenosis. A review of 20 years' experience. *Circulation.* 1977;56(6):1039–1047.
32. Moore P, Adatia I, Spevak PJ, *et al.* Severe congenital mitral stenosis in infants. *Circulation.* 1994;89(5):2099–2106.
33. 33. McElhinney DB, Sherwood MC, Keane JF, *et al.* Current management of severe congenital mitral stenosis: outcomes of transcatheter and surgical therapy in 108 infants and children. *Circulation.* 2005;112(5):707–714.
34. Snider B, Roge CL, Schiller BN, Silverman HN. Congenital left ventricular inflow obstruction evaluated by two-dimensional echocardiography. *Circulation.* 1980;61(4):848–855.
35. 35. Vitarelli A, Landolina G, Gentile R, *et al.* Echocardiographic assessment of congenital mitral stenosis. *Am Heart J.* 1984;108(3 Pt 1):523–531.
36. Banerjee A, Kohl T, Silverman NH. Echocardiographic evaluation of congenital mitral valve anomalies in children. *Am J Cardiol.* 1995;76(17):1284–1291.
37. Espinola-Zavaleta N, Vargas-Barron J, Keirns C, *et al.* Three-dimensional echocardiography in congenital malformations of the mitral valve. *J Am Soc Echocardiogr.* 2002;15(5):468–472.
38. Martin RP, Rakowski H, Kleiman JH, *et al.* Reliability and reproducibility of two-dimensional echocardiographic measurement of stenotic mitral valve orifice area. *Am J Cardiol.* 1979;43(3):560–568.
39. Nakatani S, Masuyama T, Kodama K, *et al.* Value and limitations of Doppler echocardiography in the quantification of stenotic mitral valve area: comparison of the pressure half-time and the continuity equation methods. *Circulation.* 1988;77(1):78–85.
40. Karp K, Teien D, Bjerle P, Eriksson P. Reassessment of valve area determinations in mitral stenosis by the pressure half-time method: impact of left ventricular stiffness and peak diastolic pressure difference. *J Am Coll Cardiol.* 1989;13(3):594–599.
41. Flachskampf FA, Weyman AE, Gillam L, *et al.* Aortic regurgitation shortens Doppler pressure half-time in mitral stenosis: clinical evidence, in vitro simulation and theoretic analysis. *J Am Coll Cardiol.* 1990;16(2):396–404.
42. Chen Q, Nosir YF, Vletter WB, *et al.* Accurate assessment of mitral valve area in patients with mitral stenosis by three-dimensional echocardiography. *J Am Soc Echocardiogr.* 1997;10(2):133–140.
43. Binder TM, Rosenhek R, Porenta G, *et al.* Improved assessment of mitral valve stenosis by volumetric real-time three-dimensional echocardiography. *J Am Coll Cardiol.* 2000;36(4):1355–1361.

44. Sugeng L, Weinert L, Lammertin G, et al. Accuracy of mitral valve area measurements using transthoracic rapid freehand 3-dimensional scanning: comparison with noninvasive and invasive methods. *J Am Soc Echocardiogr*. 2003;16(12):1292–1300.
45. Zamorano J, Cordeiro P, Sugeng L, et al. Real-time three-dimensional echocardiography for rheumatic mitral valve stenosis evaluation: an accurate and novel approach. *J Am Coll Cardiol*. 2004;43(11):2091–2096.
46. Sugeng L, Coon P, Weinert L, et al. Use of real-time 3-dimensional transthoracic echocardiography in the evaluation of mitral valve disease. *J Am Soc Echocardiogr*. 2006;19(4):413–421.
47. Lu Q, Lu X, Xie M, et al. Real-time three-dimensional echocardiography in assessment of congenital double orifice mitral valve. *J Huazhong Univ Sci Technolog Med Sci*. 2006;26(5):625–628.
48. Abdullah M, Pearce K, Palmer N, Chenzbraun A. Double orifice mitral valve with dysplastic tricuspid valve and intact interatrial septum: a three-dimensional echocardiographic study. *Eur J Echocardiogr*. 2008;9(4):598–599.
49. Anwar AM, McGhie JS, Meijboom FJ, Ten Cate FJ. Double orifice mitral valve by real-time three-dimensional echocardiography. *Eur J Echocardiogr*. 2008;9(5):731–732.
50. Aggarwal G, Schlosshan D, Arronis C, et al. Images in cardiovascular medicine. Real-time 3-dimensional transesophageal echocardiography in the evaluation of a patient with concomitant double-orifice mitral valve, bicuspid aortic valve, and coarctation of the aorta. *Circulation*. 2009;120(22):e277–e279.
51. Tandon R, Takkar S, Kumbhkarni S, et al. A rare case of double orifice mitral valve with perimembranous ventricular septal defect: application of three-dimensional echocardiography for clinical decision making. *Ann Pediatr Cardiol*. 2010;3(1):87–89.
52. Marino BS, Kruge LE, Cho CJ, et al. Parachute mitral valve: morphologic descriptors, associated lesions, and outcomes alter biventricular repair. *J Thorac Cardiovasc Surg*. 2009;137:385–393.e4.
53. Hakim FA, Kendall CB, Alharthi M, et al. Parachute mitral valve in adults–a systematic overview. *Echocardiography*. 2010;27(5):581–586.
54. Motoda H, Murata M, Iwanaga S, et al. Parachute mitral valve incidentally diagnosed in an adult patient with hypertension. *J Echocardiogr* 2010;8:28–29.
55. Popescu BA, Jurcut R, Serban M, et al. Shone's syndrome diagnosed with echocardiography and confirmed at pathology. *Eur J Echocardiogr*. 2008;9(6):865–867.
56. Almeida S, Cotrim C, Miranda R, et al. The role of echocardiography in assessing parachute mitral valve [in English, Portuguese]. *Rev Port Cardiol*. 2009;28(3):335–339.
57. Arat N, Gölbasi Z, Ilkay E, et al. Live three-dimensional transthoracic echocardiography in the assessment of the papillary muscle abnormality with mitral regurgitation. *Anadolu Kardiyol Derg*. 2007;7(4):459.
58. Baird CW, Bengur AR, Bensky A, Watts LT. Congenital absence of posteromedial papillary muscle and anterior mitral leaflet chordae: the use of three-dimensional echocardiography and approach in complex pediatric mitral valve disease. *J Thorac Cardiovasc Surg*. 2010;139(4):e75–e77.
59. Godoy I, Tantibhedhyangkul W, Karp R, Lang R. Images in cardiovascular medicine. Cor triatriatum. *Circulation*. 1998;98(24):2781.
60. Ostman–Smith I, Silverman NH, Oldershaw P, et al. Cor triatriatum sinistrum. Diagnostic features on cross sectional echocardiography. *Br Heart J*. 1984;51(2):211–219.
61. Sadiq M, Sreeram N, Silove ED. Congenitally divided left atrium: diagnostic pitfalls in cross-sectional echocardiography. *Int J Cardiol*. 1995;48(1):99–101.
62. Buchholz S, Jenni R. Doppler echocardiographic findings in 2 identical variants of a rare cardiac anomaly, "subtotal" cor triatriatum: a critical review of the literature. *J Am Soc Echocardiogr*. 2001;14(8):846–849.
63. Baweja G, Nanda NC, Kirklin JK. Definitive diagnosis of cor triatriatum with common atrium by three-dimensional transesophageal echocardiography in an adult. *Echocardiography*. 2004;21(3):303–306.
64. Abadir S, Acar P. Live 3D transthoracic echocardiography for assessment of cor triatriatum sinister. *Echocardiography*. 2008;25(10):1147–1148.
65. Tantibhedhyangkul W, Godoy I, Karp R, Lang RM. Cor triatriatum in a 70-year-old woman: role of transesophageal echocardiography and dynamic three-dimensional echocardiography in diagnostic assessment. *J Am Soc Echocardiogr*. 1998;11(8):837–840.
66. Melzer C, Bartel T, Müller S, et al. Dynamic three-dimensional echocardiography in the assessment of cor triatriatum. *Clin Cardiol*. 1997;20(1):82–83.

67. Jacobs A, Weinert LC, Goonewardena S, et al. Three-dimensional transthoracic echocardiography to evaluate cor triatriatum in the adult. *J Am Soc Echocardiogr*. 2006;19(4):468.e1–468.e4.
68. Mercer-Rosa L, Fedec A, Gruber P, Seliem M. Cor triatriatum sinister with and without left ventricular inflow obstruction: visualization of the entire supravalvular membrane by real-time three-dimensional echocardiography. Impact on clinical management of individual patient. *Congenit Heart Dis*. 2006;1(6):335–339.
69. Lee YS, Kim KS, Lee JB, et al. Cor triatriatum dexter assessed by three-dimensional echocardiography reconstruction in two adult patients. *Echocardiography*. 2007;24(9):991–994.
70. Pericas P, Rodríguez-Fernández A, Melis G, et al. Real-time three-dimensional transesophageal echocardiographic imaging of cor triatriatum and persistent left superior vena cava. *J Am Soc Echocardiogr*. 2011;24(6):706.e1–706.e3.
71. Hamdan R, Mirochnik N, Celermajer D, et al. Cor Triatriatum Sinister diagnosed in adult life with three dimensional transesophageal echocardiography. *BMC Cardiovasc Disord*. 2010;10:54.
72. Stretton TB, Fentem PH. Stenosis of the left atrioventricular canal. *Br Heart J*. 1962;24:237–240.
73. Toscano A, Pasquini L, Iacobelli R, et al. Congenital supravalvar mitral ring: an underestimated anomaly. *J Thorac Cardiovasc Surg*. 2009;137(3):538–542.
74. Novero LJ, Rosenkranz ER, Kardon RE. Supravalvar mitral ring with complete atrioventricular septal defect: a case report and three-dimensional echocardiography evaluation. *J Am Soc Echocardiogr*. 2010;23(7):792.e1–792.e2.
75. Edwards JE. Congenital stenosis of pulmonary veins: pathologic and developmental considerations. *Lab Invest*. 1960;9:46–66.
76. Bini RM, Cleveland DC, Ceballos R, et al. Congenital pulmonary vein stenosis. *Am J Cardiol*. 1984;54(3): 369–375.
77. Latson LA, Prieto LR. Congenital and acquired pulmonary vein stenosis. *Circulation*. 2007;115(1):103–108.
78. Dong J, Vasamreddy CR, Jayam V, et al. Incidence and predictors of pulmonary vein stenosis following catheter ablation of atrial fibrillation using the anatomic pulmonary vein ablation approach: results from paired magnetic resonance imaging. *J Cardiovasc Electrophysiol*. 2005;16(8):845–852.
79. Devaney EJ, Chang AC, Ohye RG, Bove EL. Management of congenital and acquired pulmonary vein stenosis. *Ann Thorac Surg*. 2006;81(3):992–995.
80. Minich LL, Tani LY, Breinholt JP, et al. Complete follow-up echocardiograms are needed to detect stenosis of normally connecting pulmonary veins. *Echocardiography*. 2001;18(7):589–592.
81. Tan CW, Munfakh N, Helmcke F, et al. Congenital bilateral pulmonary venous stenosis in an adult: diagnosis by Echo-Doppler. *Catheter Cardiovasc Interv*. 2000;49(3):328–330.
82. Smallhorn JF, Pauperio H, Benson L, et al. Pulsed Doppler assessment of pulmonary vein obstruction. *Am Heart J*. 1985;110(2):483–486.
83. Jing-Jing Y, Wei-ze X, Qiang S, et al. Real time three-dimensional transthoracic echocardiography evaluation in a patient with congenital pulmonary vein stenosis. *Echocardiography*. 2010;27(9):E109–E111.
84. Arnold R, Kitchiner D. Left ventricular outflow obstruction. *Arch Dis Child*. 1995;72(2):180–183.
85. Aboulhosn J, Child JS. Left ventricular outflow obstruction: subaortic stenosis, bicuspid aortic valve, supravalvar aortic stenosis, and coarctation of the aorta. *Circulation*. 2006;114(22):2412–2422.
86. Weyman AE. Cross-sectional echocardiographic assessment of aortic obstruction. *Acta Med Scand Suppl*. 1979;627:120–136.
87. Weyman AE, Feigenbaum H, Hurwitz RA, et al. Localization of left ventricular outflow obstruction by cross-sectional echocardiography. *Am J Med*. 1976;60(1):33–38.
88. Tworetzky W, McElhinney DB, Brook MM, et al. Echocardiographic diagnosis alone for the complete repair of major congenital heart defects. *J Am Coll Cardiol*. 1999;33(1):228–233.
89. Marelli AJ, Child JS, Perloff JK. Transesophageal echocardiography in congenital heart disease in the adult. *Cardiol Clin*. 1993;11(3):505–520.
90. Salustri A, Spitaels S, McGhie J, et al. Transthoracic three-dimensional echocardiography in the adult patient with congenital heart disease. *J Am Coll Cardiol*. 1995;26(3):759–767.
91. Dall'Agata A, Cromme-Dijkhuis AH, Meijboom FJ, et al. Use of three-dimensional echocardiography for analysis of outflow obstruction in congenital heart disease. *Am J Cardiol*. 1999;83(6):921–925.

92. Siu SC, Silversides CK. Bicuspid aortic valve disease. *J Am Coll Cardiol.* 2010;55(25):2789–2800.
93. Radford DJ, Bloom KR, Izukawa T, et al. Echocardiographic assessment of bicuspid aortic valves. Angiographic and pathological correlates. *Circulation.* 1976;53(1):80–85.
94. Brandenburg RO, Tajikh AJ, Edwards WD, et al. Accuracy of 2-dimensional echocardiographic diagnosis of congenitally bicuspid valve: echocardiographic-anatomic correlation in 115 patients. *Am J Cardiol.* 1983;51(9):1469–1473.
95. Espinal M, Fuisz AR, Nanda NC, et al. Sensitivity and specificity of transesophageal echocardiography for determination of aortic valve morphology. *Am Heart J.* 2000;139(6):1071–1076.
96. Beppu S, Suzuki S, Matsuda H, et al. Rapidity of progression of aortic stenosis in patients with congenital bicuspid aortic valves. *Am J Cardiol.* 1993;71(4):322–327.
97. Chu JW, Picard MH, Agnihotri AK, Fitzsimons MG. Diagnosis of congenital unicuspid aortic valve in adult population: the value and limitation of transesophageal echocardiography. *Echocardiography.* 2010;27(9):1107–1112.
98. Tutarel O. The quadricuspid aortic valve: a comprehensive review. *J Heart Valve Dis.* 2004;13(4):534–537.
99. 99. Sadagopan SN, Veldtman GR, Sivaprakasam MC, et al. Correlations with operative anatomy of real time three-dimensional echocardiographic imaging of congenital aortic valvar stenosis. *Cardiol Young.* 2006;16(5):490–494.
100. Singh P, Dutta R, Nanda NC. Live/real time three-dimensional transthoracic echocardiographic assessment of bicuspid aortic valve morphology. *Echocardiography.* 2009;26(4):478–480.
101. Buchner S, Kobuch R, Luchner A, Debl K. Diagnosis of unicommissural unicuspid aortic valve stenosis by different imaging modalities. *J Cardiovasc Med (Hagerstown).* 2011;12(5):347–348.
102. Burri MV, Nanda NC, Singh A, Panwar SR. Live/real time three-dimensional transthoracic echocardiographic identification of quadricuspid aortic valve. *Echocardiography.* 2007;24(6):653–655.
103. Nucifora G, Badano LP, Iacono MA, et al. Congenital quadricuspid aortic valve associated with obstructive hypertrophic cardiomyopathy. *J Cardiovasc Med (Hagerstown).* 2008;9(3):317–318.
104. Espinola-Zavaleta N, Muñoz-Castellanos L, Attié F, et al. Anatomic three-dimensional echocardiographic correlation of bicuspid aortic valve. *J Am Soc Echocardiogr.* 2003;16(1):46–53.
105. Armen TA, Vandse R, Bickle K, Nathan N. Three-dimensional echocardiographic evaluation of an incidental quadricuspid aortic valve. *Eur J Echocardiogr.* 2008;9(2):318–320.
106. Unsworth B, Malik I, Mikhail GW. Recognizing bicuspid aortic stenosis in patients referred for transcatheter aortic valve implantation: routine screening with three-dimensional transoesophageal echocardiography. *Heart.* 2010;96(8):645.
107. Nanda NC, Roychoudhury D, Chung SM, et al. Quantitative assessment of normal and stenotic aortic valve using transesophageal three-dimensional echocardiography. *Echocardiography.* 1994;11(6):617–625.
108. Malagoli A, Barbieri A, Modena MG. Bicuspid aortic valve regurgitation: quantification of anatomic regurgitant orifice area by 3D transesophageal echocardiography reconstruction. *Echocardiography.* 2008;25(7):797–798.
109. Schoenhagen P, Hill A. Transcatheter aortic valve implantation and potential role of 3D imaging. *Expert Rev Med Devices.* 2009;6(4):411–421.
110. De Castro S, Salandin V, Cavarretta E, et al. Epicardial real-time three-dimensional echocardiography in cardiac surgery: a preliminary experience. *Ann Thorac Surg.* 2006;82(6):2254.
111. Niederberger J, Schima H, Maurer G, Baumgartner H. Importance of pressure recovery for the assessment of aortic stenosis by Doppler ultrasound. Role of aortic size, aortic valve area, and direction of the stenotic jet in vitro. *Circulation.* 1996;94(8):1934–1940.
112. Bahlmann E, Cramariuc D, Gerdts E, et al. Impact of pressure recovery on echocardiographic assessment of asymptomatic aortic stenosis: a SEAS substudy. *JACC Cardiovasc Imaging.* 2010;3(6):555–562.
113. Stoddard MF, Hammons RT, Longaker RA. Doppler transesophageal echocardiographic determination of aortic valve area in adults with aortic stenosis. *Am Heart J.* 1996;132(2 Pt 1):337–342.
114. Tribouilloy C, Leborgne L, Rey JL, et al. Can Doppler echocardiography help to avoid cardiac catheterization in the surgical decision-making in isolated left heart valve diseases? [in French]. *Arch Mal Coeur Vaiss.* 1996;89(12):1607–1616.
115. Brasch AV, Luo H, Khan SS, et al. Effect of harmonic imaging for planimetry on transthoracic echocardiography on visualization of the aortic valve. *Am J Cardiol.* 2001;88(9):1047–1049.

116. Menzel T, Mohr-Kahaly S, Kölsch B, *et al.* Quantitative assessment of aortic stenosis by three-dimensional echocardiography. *J Am Soc Echocardiogr.* 1997;10(3):215–223.
117. Ge S, Warner JG Jr, Abraham TP, *et al.* Three-dimensional surface area of the aortic valve orifice by three-dimensional echocardiography: clinical validation of a novel index for assessment of aortic stenosis. *Am Heart J.* 1998;136(6):1042–1050.
118. Goland S, Trento A, Iida K, *et al.* Assessment of aortic stenosis by three-dimensional echocardiography: an accurate and novel approach. *Heart.* 2007;93(7):801–807.
119. Bernard Y, Meneveau N, Vuillemenot A, *et al.* Planimetry of aortic valve area using multiplane transoesophageal echo-cardiography is not a reliable method for assessing severity of aortic stenosis. *Heart.* 1997;78(1):68–73.
120. Donal E, Novaro GM, Deserrano D, *et al.* Planimetric assessment of anatomic valve area overestimates effective orifice area in bicuspid aortic stenosis. *J Am Soc Echocardiogr.* 2005;18(12):1392–1398.
121. Doddamani S, Bello R, Friedman MA, *et al.* Demonstration of left ventricular outflow tract eccentricity by real time 3D echocardiography: implications for the determination of aortic valve area. *Echocardiography.* 2007;24(8):860–866.
122. Poh KK, Levine RA, Solis J, *et al.* Assessing aortic valve area in aortic stenosis by continuity equation: a novel approach using real-time three-dimensional echocardiography. *Eur Heart J.* 2008;29(20):2526–2535.
123. De Simone R, Glombitza G, Vahl CF, *et al.* Three-dimensional color Doppler flow reconstruction and its clinical applications. *Echocardiography.* 2000;17(8):765–771.
124. Gutiérrez-Chico JL, Zamorano JL, Prieto-Moriche E, *et al.* Real-time three-dimensional echocardiography in aortic stenosis: a novel, simple, and reliable method to improve accuracy in area calculation. *Eur Heart J.* 2008;29(10):1296–1306.
125. Veronesi F, Corsi C, Mor-Avi V, *et al.* Quantification of aortic valve stenosis using transesophageal real-time 3D echocardiographic images. *Comput Cardiol.* 2009;36:37–40.
126. Choi JY, Sullivan ID. Fixed subaortic stenosis: anatomical spectrum and nature of progression. *Br Heart J.* 1991;65(5):280–286.
127. Maginot KR, Williams RG. Fixed subaortic stenosis. *Prog Pediatr Cardiol.* 1994;3(3):141–149.
128. Oliver JM, González A, Gallego P, *et al.* Discrete subaortic stenosis in adults: increased prevalence and slow rate of progression of the obstruction and aortic regurgitation. *J Am Coll Cardiol.* 2001;38(3):835–842.
129. Leichter DA, Sullivan I, Gersony WM. "Acquired" discrete subvalvular aortic stenosis: natural history and hemodynamics. *J Am Coll Cardiol.* 1989;14(6):1539–1544.
130. Feigl A, Feidl D, Lucas RV Jr, Edwards JE. Involvement of the aortic valve cusps in discrete subaortic stenosis. *Pediatr Cardiol.* 1984;5(3):185–190.
131. Wright GB, Keane JF, Nadas AS, *et al.* Fixed subaortic stenosis in the young: medical and surgical course in 83 patients. *Am J Cardiol.* 1983;52(7):830–835.
132. Cape EG, Vanauker MD, Sigfússon G, *et al.* Potential role of mechanical stress in the etiology of pediatric heart disease: septal shear stress in subaortic stenosis. *J Am Coll Cardiol.* 1997;30(1):247–254.
133. Maréchaux S, Juthier F, Banfi C, *et al.* Illustration of the echocardiographic diagnosis of subaortic membrane stenosis in adults: surgical and live three-dimensional transoesophageal findings. *Eur J Echocardiogr.* 2011;12:E2.
134. Tanaka H, Kawai H, Tatsumi K, *et al.* Accessory mitral valve associated with aortic and mitral regurgitation and left ventricular outflow tract obstruction in an elderly patient: a case report. *J Cardiol.* 2007;50(1):65–70.
135. Ge S, Warner JG Jr, Fowle KM, *et al.* Morphology and dynamic change of discrete subaortic stenosis can be imaged and quantified with three-dimensional transesophageal echocardiography. *J Am Soc Echocardiogr.* 1997;10(7):713–716.
136. Kelpis TG, Ninios VN, Dardas PS, Pitsis AA. Subaortic stenosis in an adult caused by two discrete membranes: a three-dimensional transesophageal echocardiographic visualization. *Ann Thorac Surg.* 2009;88(5):1703.
137. Agrawal GG, Nanda NC, Htay T, *et al.* Live three-dimensional transthoracic echocardiographic identification of discrete subaortic membranous stenosis. *Echocardiography.* 2003;20(7):617–619.

138. Misra A, McCulloch M, Gangopadhyay S, et al. Images in cardiology: remarkable correlation of subaortic membrane visualization by three-dimensional echocardiography and at surgery. *Clin Cardiol*. 2005;28(7):356.
139. Vogel M, Ho SY, Anderson RH, Redington AN. Transthoracic 3-dimensional echocardiography in the assessment of subaortic stenosis due to a restrictive ventricular septal defect in double inlet left ventricle with discordant ventriculoarterial connections. *Cardiol Young*. 1999;9:549–555.
140. Bharucha T, Ho SY, Vettukattil JJ. Multiplanar review analysis of three-dimensional echocardiographic datasets gives new insights into the morphology of subaortic stenosis. *Eur J Echocardiogr*. 2008;9(5):614–620.
141. Miyamoto K, Nakatani S, Kanzaki H, et al. Detection of discrete subaortic stenosis by 3-dimensional transesophageal echocardiography. *Echocardiography*. 2005;22(9):783–784.
142. Bandarupalli N, Faulkner M, Nanda NC, Pothineni KR. Erroneous diagnosis of significant obstruction by Doppler in a patient with discrete subaortic membrane: correct diagnosis by 3D-transthoracic echocardiography. *Echocardiography*. 2008;25(9):1004–1006.
143. Kleinert S, Geva T. Echocardiographic morphometry and geometry of the left ventricular outflow tract in fixed subaortic stenosis. *J Am Coll Cardiol*. 1993;22(5):1501–1508.
144. O'Connor WN, Davis JB Jr, Geissler R, et al. Supravalvular aortic stenosis. Clinical and pathologic observations in six patients. *Arch Pathol Lab Med*. 1985;109(2):179–185.
145. Flaker G, Teske D, Kilman J, et al. Supravalvular aortic stenosis. A 20-year clinical perspective and experience with patch aortoplasty. *Am J Cardiol*. 1983;51(2):256–260.
146. Sharma BK, Fujiwara H, Hallman GL, et al. Supravalvular aortic stenosis: a 29-year review of surgical experience. *Ann Thorac Surg*. 1991;51(6):1031–1039.
147. Stamm C, Kreutzer C, Zurakowski D, et al. Forty-one years of surgical experience with congenital supravalvular aortic stenosis. *J Thorac Cardiovasc Surg*. 1999;118(5):874–885.
148. Rein AJ, Preminger TJ, Perry SB, et al. Generalized arteriopathy in Williams syndrome: an intravascular ultrasound study. *J Am Coll Cardiol*. 1993;21(7):1727–1730.
149. Zalzstein E, Moes CA, Musewe NN, Freedom RM. Spectrum of cardiovascular anomalies in Williams-Beuren syndrome. *Pediatr Cardiol*. 1991;12(4):219–223.
150. Ewart AK, Jin W, Atkinson D, et al. Supravalvular aortic stenosis associated with a deletion disrupting the elastin gene. *J Clin Invest*. 1994;93(3):1071–1077.
151. Thistlethwaite PA, Madani MM, Kriett JM, et al. Surgical management of congenital obstruction of the left main coronary artery with supravalvular aortic stenosis. *J Thorac Cardiovasc Surg*. 2000;120(6):1040–1046.
152. Subahi SA, Nouh MS, Allam AR, Akhtar MJ. Diagnosis of supravalvular aortic stenosis by transesophageal echocardiography. *Echocardiography*. 1997;14(4):399–402.
153. Roldán FJ, Vargas-Barrón J, Romero-Cárdenas A, et al. Three-dimensional reconstruction of heart defects associated with Williams-Beurer syndrome. *Echocardiography*. 2002;19(4):337–340.
154. Faletra FF, De Castro S, Pandian NG, et al. *Atlas of Real Time 3D Transesophageal Echocardiography*. New York, NY: Springer; 2010.
155. Wessels MW, Berger RM, Frohn-Mulder IME, et al. Autosomal dominant inheritance of left ventricular outflow tract obstruction. *Am J Med Genet A*. 2005;134A(2):171–179.
156. Levine JC, Sanders SP, Colan SD, et al. The risk of having additional obstructive lesions in neonatal coarctation of the aorta. *Cardiol Young*. 2001;11(1):44–53.
157. Marx GR. "Repaired" aortic coarctation in adults: not a "simple" congenital heart defect. *J Am Coll Cardiol*. 2000;35(4):1003–1006.
158. Vukovic I, Lackovic V, Todorivic V, et al. Cytohistologic and immunohistochemical characteristics of the aortic intima and media in coarctation of the aorta of the adult type [in Serbian]. *Srp Arh Celok Lek*. 2004;132(Suppl 1): 66–71.
159. Nihoyannopoulos P, Karas S, Sapsford RN, et al. Accuracy of two-dimensional echocardiography in the diagnosis of aortic arch obstruction. *J Am Coll Cardiol*. 1987;10(5):1072–1077.
160. Cyran SE. Coarctation of the aorta in the adolescent and adult: echocardiographic evaluation prior to and following surgical repair. *Echocardiography*. 1993;10(5):553–563.
161. Simpson IA, Sahn DJ, Valdes-Cruz LM, et al. Color Doppler flow mapping in patients with coarctation of the aorta: new observations and improved evaluation with color flow diameter and proximal acceleration as predictors of severity. *Circulation*. 1988;77(4):736–744.

162. Carvalho JS, Redington AN, Shinebourne EA, *et al.* Continuous wave Doppler echocardiography and coarctation of the aorta: gradients and flow patterns in the assessment of severity. *Br Heart J.* 1990;64(2):133–137.
163. Marx GR, Allen HD. Accuracy and pitfalls of Doppler evaluation of the pressure gradient in aortic coarctation. *J Am Coll Cardiol.* 1986;7(6):1379–1385.
164. Sugeng L, Cao QL, Delabays A, *et al.* Three-dimensional echocardiographic evaluation of aortic disorders with rotational multiplanar imaging: experimental and clinical studies. *J Am Soc Echocardiogr.* 1997;10(2):120–132.
165. Jiang L, Lee MY, Southern JD, *et al.* Quantitative three-dimensional reconstruction of aortic coarctation by intravascular ultrasonography. *J Am Soc Echocardiogr.* 2001;14(1):73–76.
166. Scohy TV, du Plessis F, McGhie J, *et al.* Rapid method for intraoperative assessment of aortic coarctation using three-dimensional echocardiography. *Eur J Echocardiogr.* 2009;10(8):922–925.

CAPÍTULO
10

ECOCARDIOGRAFIA TRIDIMENSIONAL DAS ANOMALIAS COMPLEXAS DO TRATO DE SAÍDA

David A. Roberson, MD ◆ Vivian Wei Cui, MD

RESUMO

As anomalias complexas do trato de saída são decorrentes da formação anormal de um ou vários dos componentes e características dos segmentos cardíacos incluindo o septo ventricular, cone subarterial, conexões ventriculoarteriais, valvas semilunares e relações espaciais dos grandes vasos. Elas compreendem uma coleção muito ampla de diagnósticos, incluindo anomalias, como Tetralogia de Fallot, transposição completa das grandes artérias, ventrículo direito com dupla saída, complexo de arco aórtico interrompido e outros. O valor da ecocardiografia tridimensional para imageamento destas anomalias é sua capacidade de demonstrar as complexas relações espaciais de todas as estruturas envolvidas e fornecer imagens únicas de superfícies, em particular o septo ventricular e as valvas semilunares, que não são possíveis por ecocardiografia bidimensional. Neste capítulo, descrevemos métodos e imagens úteis para demonstrar estas características.

INTRODUÇÃO

As anomalias complexas do trato de saída, também conhecidas como malformações conotronculares, compreendem uma coleção de defeitos que incluem anormalidades de alguns ou todos os seguintes componentes cardíacos: septo ventricular, cone subarterial, valvas semilunares, conexões ventriculoarteriais e relações dos grandes vasos.[1,2] Neste capítulo, ilustramos uma coleção de ecocardiogramas tridimensionais (3D) representativos das anomalias complexas do trato de saída adquiridas, usando-se as modalidades transtorácica e transesofágica, incluindo 3D ao vivo, 3D *zoom* e 3D de volume total.

Abordamos este tópico de uma maneira segmentar[3–5] a partir das estruturas, conexões e relações mais proximais para as mais distais. As características importantes que exigem análise de cada um dos respectivos segmentos cardíacos são discutidas em cada seção específica. Do mesmo modo, as melhores projeções e modos 3D para análise anatômica, pelas projeções transtorácicas e transesofágicas, são discutidas em cada seção.

ANÁLISE DO SEPTO VENTRICULAR

Considerações gerais

Os defeitos complexos do trato de saída incluem frequentemente um defeito septal ventricular (VSD).[6-9] Embora qualquer tipo de VSD seja possível, e todos os tipos de VSDs sejam encontrados entre a larga coleção das anomalias complexas do trato de saída, os tipos mais comuns associados a anomalias do trato de saída são VSDs tipo desalinhamento (ver Figs. 10-1–10-8) e VSDs da saída (ver Fig. 10-12). O ecocardiografista deve determinar ser um VSD está ou não presente e, se estiver, determinar o tipo, o tamanho, a forma e a localização do defeito.

VSDs tipo desalinhamento são causados pelo desvio do septo conal em uma direção anterior ou posterior com relação ao septo muscular trabecular. Desvio anterior do septo conal na presença de grandes vasos normalmente relacionados resulta em Tetralogia de Fallot ou ventrículo direito (RV) com dupla saída com VSD subaórtico. Quando as grandes artérias estão transpostas, desvio anterior do septo conal resulta em RV com dupla saída com VSD subpulmonar, também conhecido como anomalia de Taussig–Bing. Um VSD desalinhado com desvio posterior do septo conal e grandes vasos normalmente relacionados resulta em estenose subaórtica e complexo de arco aórtico interrompido ou coarctação da aorta. Desvio posterior do cone está também presente na transposição completa (conexão ventriculoarterial discordante) com VSD de desalinhamento posterior e obstrução do trato de saída ventricular esquerdo.

O tamanho do VSD é importante a definir porque tem um impacto importante na tomada de decisão clínica. Por exemplo, um VSD restritivo com um *shunt* pequeno da esquerda para a direita pode não necessitar de tratamento a não ser que estejam presentes outros defeitos cardíacos que exijam cirurgia. Defeitos maiores ou casos submetidos à cirurgia para reparar anomalias associadas receberão mais frequentemente a execução de fechamento do VSD com remendo. Em alguns casos de anomalias complexas do trato de saída, como RV com dupla saída e complexo de arco aórtico interrompido, o VSD pode ser a única saída funcional do ventrículo esquerdo.

Figura 10-1

Aquisição em modo volume total subcostal transtorácico com corte da esquerda para a direita demonstra uma imagem sagital de Tetralogia de Fallot com desvio anterior do cone e um grande VSD (*) desalinhado com cavalgamento aórtico. AoV, valva aórtica; C, cone; MV, valva mitral; PV, valva pulmonar; TV, valva tricúspide; VS, septo ventricular. Notar o ícone de orientação 3D na Figura.

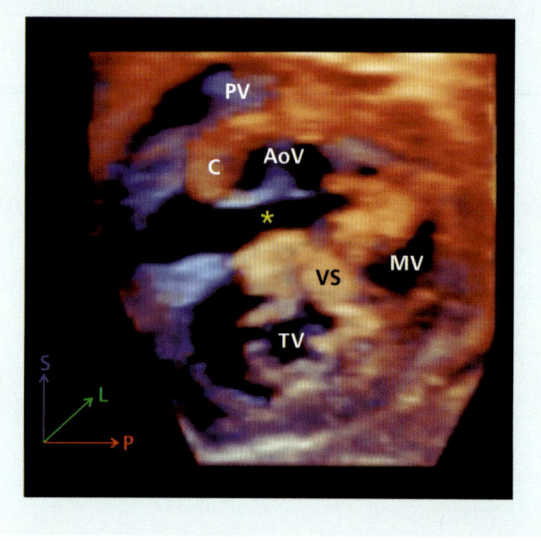

Ecocardiografia Tridimensional das Anomalias Complexas do Trato de Saída | 165

Figura 10-2

Aquisição em modo volume total subcostal transtorácica com corte da esquerda para a direita demonstra uma vista sagital de atresia pulmonar e VSD (*) com desvio anterior do cone e um grande VSD desalinhado com cavalgamento aórtico. Ao, aorta; C, cone; MV, valva mitral; RVOT, trato de saída ventricular direito; TV, valva tricúspide; VS, septo ventricular.

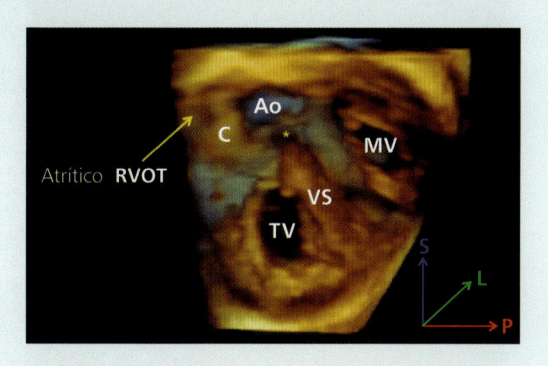

Se o VSD for restritivo, ele necessitará de aumento a fim de regular o débito do ventrículo esquerdo de uma maneira inobstruída para a valva semilunar sistêmica funcional através do VSD.

Imagens 3D do septo ventricular pelo lado do ventrículo direito ou o esquerdo são ideais para demonstrar o tamanho e a forma do VSD. A forma de um VSD é geralmente oval ou em crescendo. Por essa razão, o tamanho do VSD é, muitas vezes, subestimado por ecocardiografia bidimensional (2D) se confiarmos só na projeção apical de quatro câmaras ou na projeção coronal. Na maioria dos casos, conforme evidenciado por imagens frontais septais ventriculares 3D, a dimensão superior/basal a inferior/apical, conforme visto por eco 2D apical, é frequentemente o menor eixo, enquanto a dimensão anterior a posterior, que é mais bem vista em imagens frontais

Figura 10-3

Imagem em modo 3D ao vivo subcostal de ventrículo direito com dupla saída com defeito septal ventricular subaórtico. A parte do cone superior (C) do septo é desalinhada anteriormente com relação ao septo trabecular muscular (VS). A aorta é superposta ao VSD (*) e septo. As valvas mitral e aórtica são contínuas (seta), i. e., não há cone presente entre elas. Ao, aorta; DORV, ventrículo direito com dupla saída; LA, átrio esquerdo; LV, ventrículo esquerdo; PA, artéria pulmonar; VS, septo ventricular.

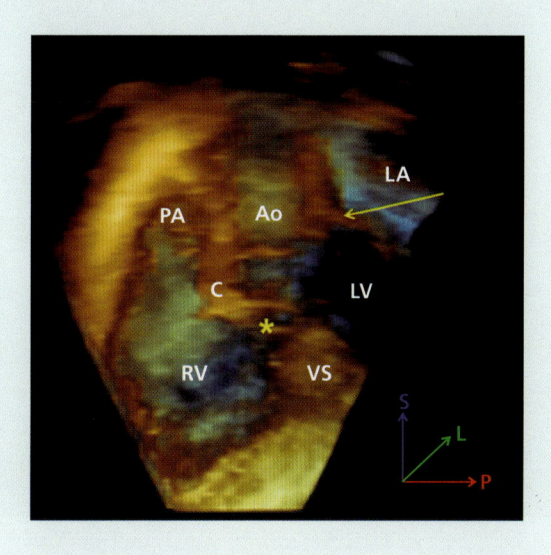

Figura 10-4

Imagem 3D ao vivo de eixo longo medioesofágica de RV com dupla saída (DORV) com atresia mitral. O cone separa a valva aórtica do trato de saída ventricular direito. AoV, valva aórtica; C, cone; LA, átrio esquerdo; RVOT, trato de saída ventricular direito.

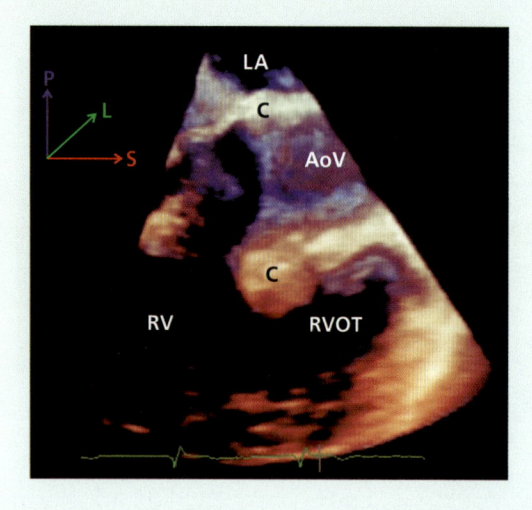

3D de face, é mais comumente o eixo mais longo do defeito. Um achado interessante adicional por eco 3D é a mudança importante em tamanho de alguns VSDs ao longo do ciclo cardíaco. Em alguns casos, a área do orifício do VSD muda mais de 50% da diástole à sístole. Por essa razão, defeitos que são de tamanho limítrofe no fim da diástole podem-se tornar significativamente estreitos, à medida que a sístole prossegue. Isto pode-se tornar uma consideração importante para decidir se aumento do VSD é necessário para realizar reparo cirúrgico bem-sucedido.

Figura 10-5

Imagens de eixos curto e longo de volume total 3D em cortes medioesofágicos de um caso de RV com dupla saída (DORV) com má posição anterior da aorta e estenose da valva pulmonar. Ao, aorta; AoV, valva aórtica; C, cone; PA, artéria pulmonar; PV, valva pulmonar.

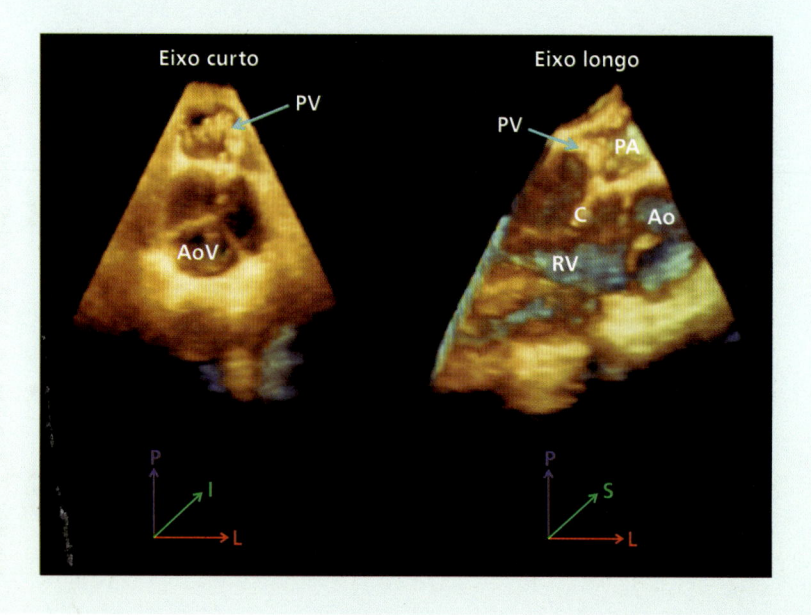

Figura 10-6

Imagem 3D ao vivo subcostal de valva atrioventricular (AVV) comum aberta e estenose subpulmonar em um caso de defeito septal atrioventricular (AVSD) dominante direito e RV com dupla saída (DORV). AoV, valva aórtica.

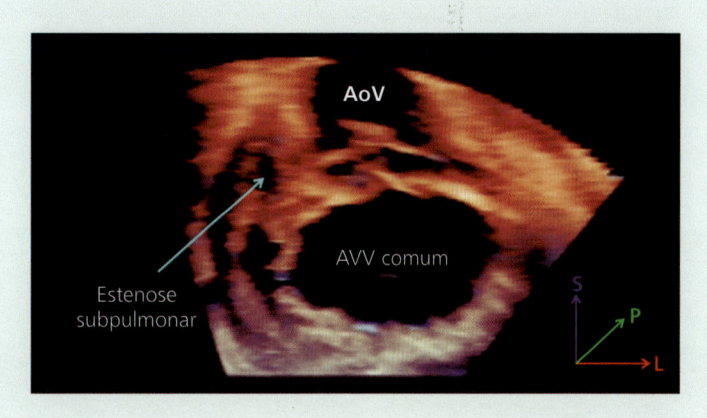

A localização de um VSD se correlaciona com o tipo diagnóstico particular de VSD, mas também é importante determinar sua relação espacial às valvas semilunares. A relação de um VSD à valva semilunar sistêmica é particularmente importante, porque o objetivo da correção cirúrgica é conectar o ventrículo esquerdo morfológico à valva semilunar sistêmica de uma maneira inobstruída. Além disso, a via de acesso para fechamento cirúrgico de um VSD é, às vezes, melhor por uma via transvalva semilunar em defeitos tipo de saída, por exemplo, um reparo transvalva pulmonar de um VSD subarterial (supracristal) duplamente comprometido constitui geralmente o acesso preferido. Por essas razões, a posição do VSD precisa ser claramente definida para completa análise anatômica e planejamento cirúrgico adequado.

Figura 10-7

Aquisição de volume total 3D subcostal com corte em plano frontal (imagem *à esquerda*) demonstra RV com duplo orifício (DORV) com VSD subaórtico (*), estenose subaórtica e valva aórtica hipoplásica. O trato de saída subaórtico estreito (1) está separado do trato de saída subpulmonar, maior (2), pelo cone (C). Imagem transversa na base mostra a aorta hipoplásica e a grande valva pulmonar. Ao, aorta; C, cone; PA, artéria pulmonar; PV, valva pulmonar; RA, átrio direito.

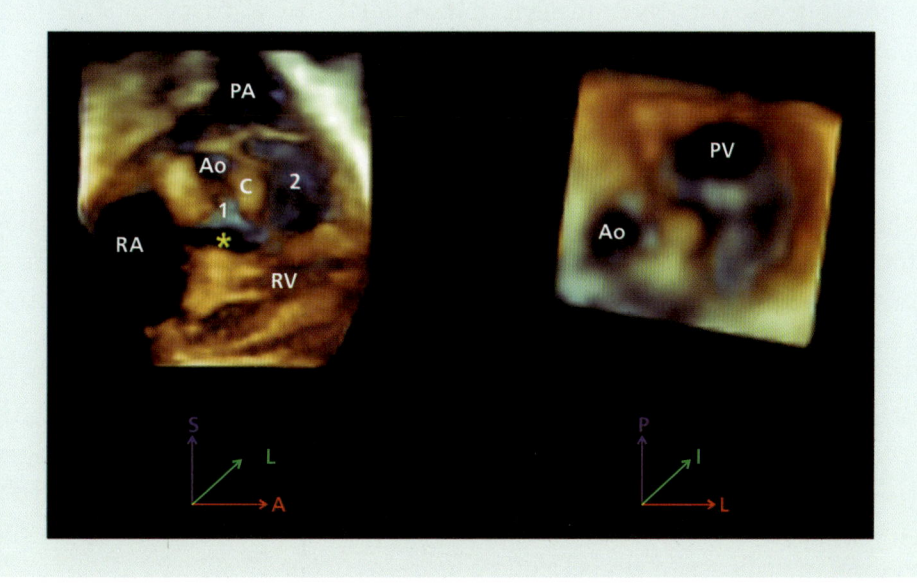

Figura 10-8

Vistas 3D transtorácicas de arco aórtico interrompido tipo B com VSD desalinhado e estenose subaórtica. À *esquerda,* está uma imagem subcostal de volume total 3D cortada de anterior a posterior, que demonstra desalinhamento do septo ventricular muscular, e septo conal da saída (C) com um VSD (*). A *seta* aponta a área subaórtica estreita. Há também cone subaórtico persistente (C). À *direita* está uma imagem da incisura supraesternal 3D ao vivo da interrupção tipo B da aorta. A artéria inominada direita (1) e a artéria carótida esquerda (2) se originam da aorta. A artéria subclávia esquerda origina-se da aorta descendente próximo do canal arterial patente. Ao, aorta; IV, veia inominada; LA, átrio esquerdo; LSCA, artéria subclávia esquerda; MPA, artéria pulmonar principal; MV, valva mitral; PDA, canal arterial patente; TV, valva tricúspide; VS, septo ventricular.

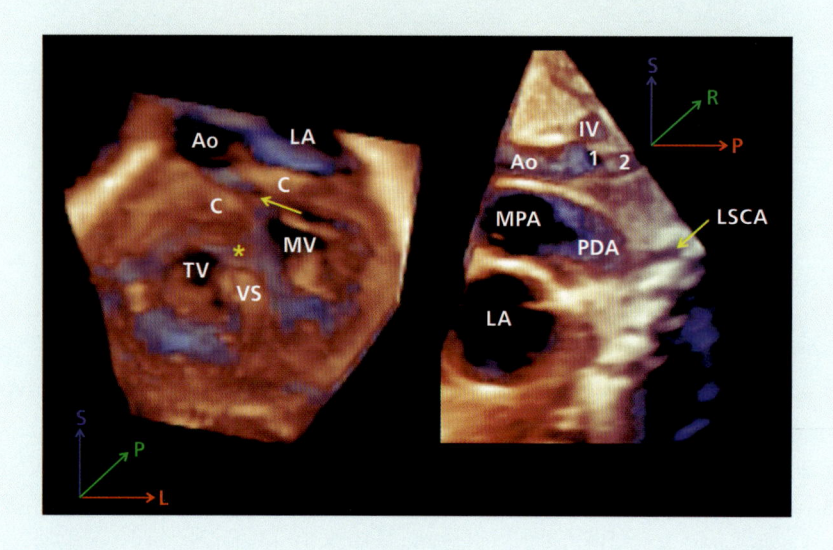

Análise ecocardiográfica 3D dos VSDs

Nesta e em outras seções, o leitor deve estar ciente do fato de que os comentários a respeito do desempenho do exame ecocardiográfico 3D se aplicam apenas em termos gerais. Cada caso particular pode ter suas características únicas que exigem modificação destas projeções ecocardiográficas recomendadas.

Eco 3D transtorácico. As imagens mais úteis para o exame eco 3D dos VSDs são adquiridas em projeções de quatro câmaras coronais apicais e subcostais usando o modo 3D de volume total com corte pós-aquisição para obter imagens frontais por ambas as perspectivas direita e esquerda. Projeções de eixo longo apicais usando modo 3D ao vivo com o setor de imagem paralelo ao septo ventricular pode ser também usado para obter imagens frontais, empregando-se a *trackball* para rodar eletronicamente a imagem 90° horariamente para a imagem frontal direita *versus* 90° anti-horariamente para a imagem frontal esquerda.

Eco 3D transesofágico. Como seria previsível, imagens transesofágicas que são análogas a vistas transtorácicas são usadas para demonstrar as características 3D dos VSDs. As projeções empregadas incluem aquisições de quatro câmaras pelo médio-esofágico e de quatro câmaras transgástricas, usando modo 3D volume total com corte frontal pelos lados direito e esquerdo, respectivamente. Imagens longitudinais do septo ventricular e tratos de saída usando modos de volume total e 3D ao vivo também são úteis. O modo 3D *zoom*, que fornece imagens 3D ao vivo pré-corte, ainda que a frequências de quadros mais lentas, é mais útil com ecocardiografia transesofágica (TEE), porque os pacientes tendem a ser maiores, e a frequência cardíaca mais lenta que nas crianças menores. O tamanho bastante grande do transdutor de 3D TEE atualmente disponível torna-o inadequado em pacientes com peso corporal < 20 kg.

ANÁLISE DO CONE E TRATOS DE SAÍDA SUBARTERIAIS

Considerações gerais

O cone é definido como a parte do miocárdio localizada entre uma valva atrioventricular e uma valva semilunar. No coração normal ao nascimento, o cone está presente no RV, resultando em uma descontinuidade entre as valvas tricúspide e pulmonar. Em contraste, o ventrículo esquerdo normal ao nascimento não tem cone, desse modo resultando em continuidade da valva mitral à aórtica. Anormalidades do cone são comuns em anomalias complexas do trato de saída, e em alguns tipos, são o defeito anatômico etiológico principal, por exemplo, desvio anterior septal conal na Tetralogia de Fallot.

Desalinhamentos do cone em uma direção anterior para o RV é associado a anomalias, como Tetralogia de Fallot[10-13] (ver Fig. 10-1), atresia pulmonar com VSD (ver Fig. 10-2) e RV com dupla saída[14-19] (ver Figs. 10-3–10-7). Desalinhamento posterior do cone resulta muitas vezes em estenose subaórtica, que é geralmente associada a anormalidades obstrutivas esquerdas mais distais (ver Fig. 10-8), incluindo estenose da valva aórtica, coarctação aórtica e arco aórtico interrompido.[20-22]

Persistência anormal de cone entre a valva mitral e a valva aórtica ocorre em anomalias, como estenose subaórtica tipo túnel e RV com dupla saída. Deficiência bilateral do cone está presente em alguns dos muito raros casos com ventrículo esquerdo com dupla saída. Hipertrofia do cone, hipertrofia de outras partes do miocárdio, feixes musculares anômalos, presença de tecido fibroso acessório e inserções anormais de valvas atrioventriculares podem também causar obstrução ao nível do trato de saída. Combinações de uma ou várias destas características podem estar presentes e, se assim for, são muitas vezes associadas à obstrução em locais mais distais. Procedimentos cirúrgicos específicos foram desenvolvidos para lidar com obstrução da saída em múltiplos níveis. As Figuras 10-8 e 10-9 demonstram obstruções esquerdas em múltiplos níveis. Dois dos tipos mais comuns de reparo cirúrgico para obstrução da saída em múltiplos níveis, a saber, o procedimento de Damus–Kaye–Stansel (ver Fig. 10-10) e o procedimento de Konno (ver Fig. 10-11), estão também ilustrados.

Figura 10-9

Imagem de volume total 3D transesofágica pelo esôfago médio, mostrando obstruções esquerdas em vários níveis. O septo ventricular é muito hipertrofiado, resultando em estreitamento mediocavitário. Há uma membrana subaórtica individualizada. Há uma valva aórtica pequena, grossa e fazendo cúpula. LA, átrio esquerdo; LV, ventrículo esquerdo; VS, septo ventricular.

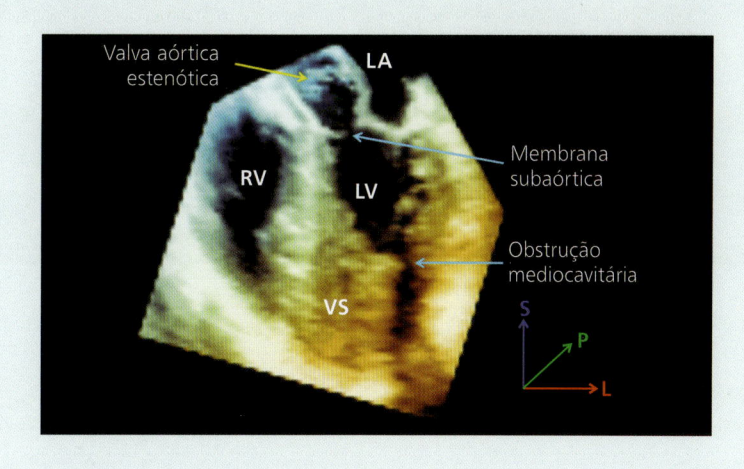

Figura 10-10

Imagem de 3D subcostal transtorácica de volume total com corte da *esquerda* para a *direita* de uma conexão cirúrgica aortopulmonar de Damus–Kaye–Stansel (DKS) efetuada em um caso de coração univentricular com estenose subaórtica. Ao, aorta; PA, artéria pulmonar.

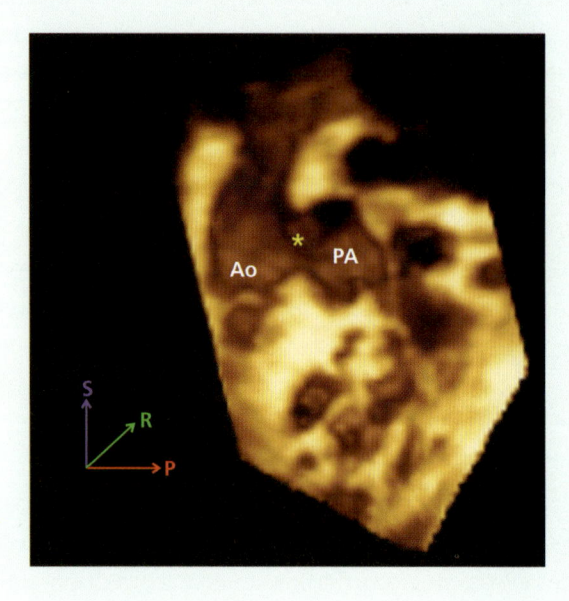

Figura 10-11

Imagem de procedimento de Konno efetuado para estenose subaórtica e valva aórtica hipoplásica. O remendo no VSD e a valva aórtica protética são vistos pela projeção de eixo longo do esôfago médio *(à esquerda)* e projeção de eixo curto *(à direita)* pelo esôfago superior. AoV, valva aórtica; LA, átrio esquerdo; LV, ventrículo esquerdo; O, orifício; RVOT, trato de saída ventricular direito; VS, septo ventricular.

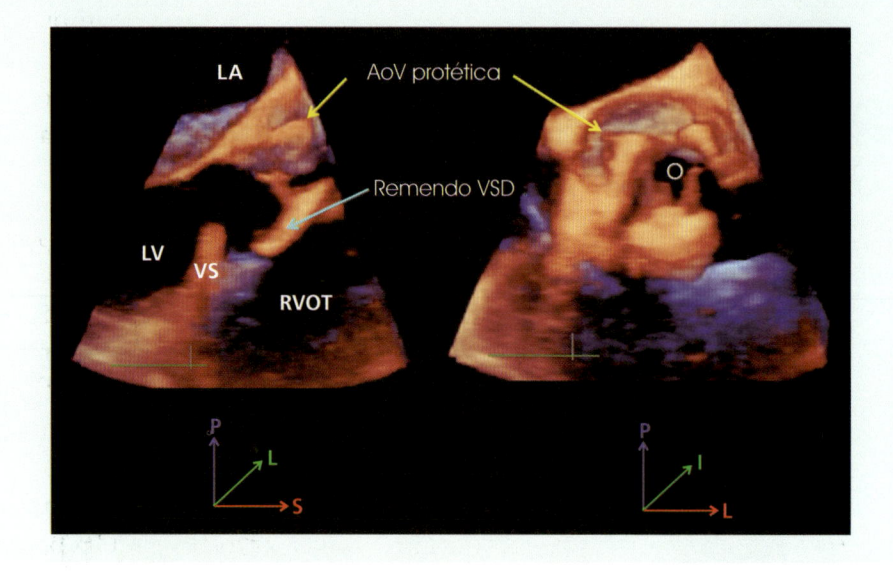

Figura 10-12

Imagens subcostal *(à esquerda)* e apical *(à direita)* 3D de volume total transtorácicas com corte de anterior a posterior em um caso com *truncus arteriosus* (T) tipo 1. *À esquerda,* é vista a conexão aortopulmonar (*). *À direita,* são vistos o VSD da saída (X) e sobreposição da valva troncular. Ao, aorta; LV, ventrículo esquerdo; MPA, artéria pulmonar principal; RA, átrio direito; VS, septo ventricular.

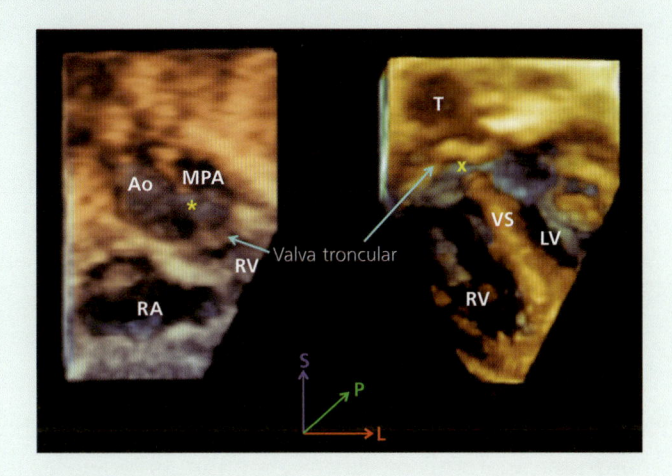

Análise ecocardiográfica 3D do cone

Eco 3D transtorácico. Análise do trato de saída ventricular direito é, em geral, mais bem realizada pelas projeções de eixos curtos paraesternal e sagital subcostal. Análise do trato de saída ventricular esquerdo é, geralmente, mais bem efetuada pela projeção de eixos longos paraesternal e coronal subcostal. Aquisições 3D de volume total fornecem um grande volume de amostra e são, por essa razão, muito úteis para demonstrar a anomalia principal e estruturas de interesse circundantes. Conforme assinalado previamente, no entanto, artefato de costura pode ser uma limitação séria da 3D de volume total em alguns casos. 3D ao vivo é frequentemente melhor em bebês pequenos, especialmente pela posição subcostal do transdutor, que permite que as estruturas de interesse fiquem situadas no campo distante, onde o setor de imagem 3D é mais largo e mais grosso. 3D de volume total permanece limitada em alguns recém-nascidos e crianças menores em virtude do artefato de costura, causado pelas suas frequências cardíacas relativamente rápidas e falta de capacidade de prender a respiração.

Eco 3D transesofágico. A imagem do trato de saída ventricular direito obtida pela projeção médio-esofágica com o do arranjo transdutor em rotação de 45°–60° fornece, muitas vezes, uma imagem de alta qualidade das estruturas da saída ventricular direita. O trato de saída ventricular esquerdo é mais bem visto ao mesmo nível com uma orientação do arranjo transdutor de 90°–110°. Projeções transgástricas equivalentes às projeções sagitais subcostais do RV podem ser obtidas de uma projeção do trato de saída ventricular direito transgástrica com a rotação do arranjo transdutor a 0°–20° com o transdutor não tão fundo quanto à posição da projeção do trato de saída ventricular esquerdo. Inserção do transdutor transesofágico a uma profundidade ligeiramente maior revela a projeção transgástrica do trato de saída ventricular esquerdo, que é análoga às vistas de eco da superfície subcostal coronal. Nesta posição, rotação do arranjo do transdutor a aproximadamente 60° resultará em outra imagem sagital do trato de saída ventricular direito, bem como da entrada da valva tricúspide para o RV. Em geral, modo 3D ao vivo é usado naqueles com uma frequência cardíaca mais rápida, e corte pós-aquisição de volume total 3D é usado naqueles com uma frequência cardíaca mais lenta.

ANÁLISE DAS VALVAS SEMILUNARES

Considerações gerais

Análise por eco 3D das valvas semilunares deve incluir a determinação do número de valvas semilunares presente. Se só uma única valva semilunar estiver presente, é necessário determinar se isso é decorrente da presença de *truncus arteriosus*[23-27] *versus* atresia de uma das valvas semilunares (ver Figs. 10-2 e 10-9). Características importantes a analisar incluem a avaliação do tamanho do anel da valva, o número de folhetos e comissuras, mobilidade dos folhetos e tamanho do orifício da valva. As características anatômicas intrínsecas, como espessamento, deiscência, locais de insuficiência, falta de coaptação e perfurações, devem ser definidas. Imagens da valva pulmonar estenótica são apresentadas nas Figuras 10-1 e 10-5. Imagens dos tipos comuns de valva aórtica bicúspide e um exemplo de valva aórtica unicúspide estão apresentados nas Figuras 10-13 e 10-14, respectivamente.

Análise ecocardiográfica 3D das valvas semilunares

Eco 3D transtorácico. As projeções de eixo curto paraesternal e sagital subcostal são as melhores projeções para demonstrar a anatomia da valva pulmonar. As projeções de eixo curto paraesternal, eixo longo paraesternal e eixo longo apical do trato de saída ventricular esquerdo são as melhores para demonstrar a valva aórtica. 3D ao vivo é geralmente o melhor modo porque são necessárias frequências rápidas de volume, e os folhetos não têm grande profundidade. Por essa razão, o setor relativamente estreito do modo 3D ao vivo é geralmente suficiente.

Eco 3D transesofágico. As imagens da valva pulmonar pelo esôfago na projeção médio-esofágica com rotação do arranjo do transdutor a 60° para dentro do trato de saída ventricular direito, e no esôfago superior as projeções de eixo curto basal do trato de saída ventricular direito e da valva pulmonar com uma orientação de arranjo do transdutor de 0°–20°. As imagens da valva pulmonar pela posição transgástrica incluem a projeção sagital do trato de saída ventricular di-

Figura 10-13

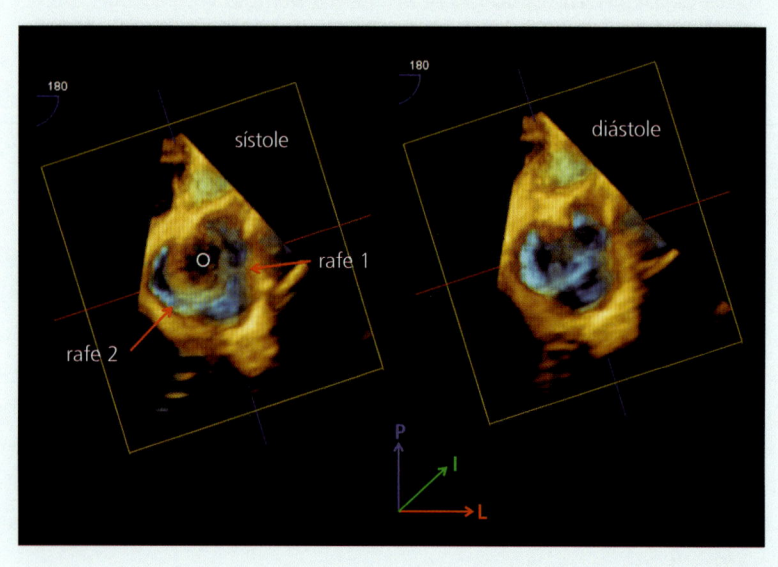

Imagens de TEE 3D ao vivo pelo esôfago superior, mostrando valva aórtica unicúspide na posição aberta durante a sístole *(à esquerda)* e na posição fechada durante a diástole *(à direita)*. I, inferior; L, esquerda; P, posterior.

Figura 10-14

Imagens de TEE 3D ao vivo do esôfago superior mostrando valva aórtica normal *(em cima)*, valva aórtica bicúspide com comissura fundida da esquerda com a direita *(à esquerda)* e valva aórtica bicúspide com comissura fundida da direita com a não coronariana *(à direita)*. AoV, valva aórtica; I, inferior; L-R, esquerda à direita; P, posterior; R-N direita a não coronariana.

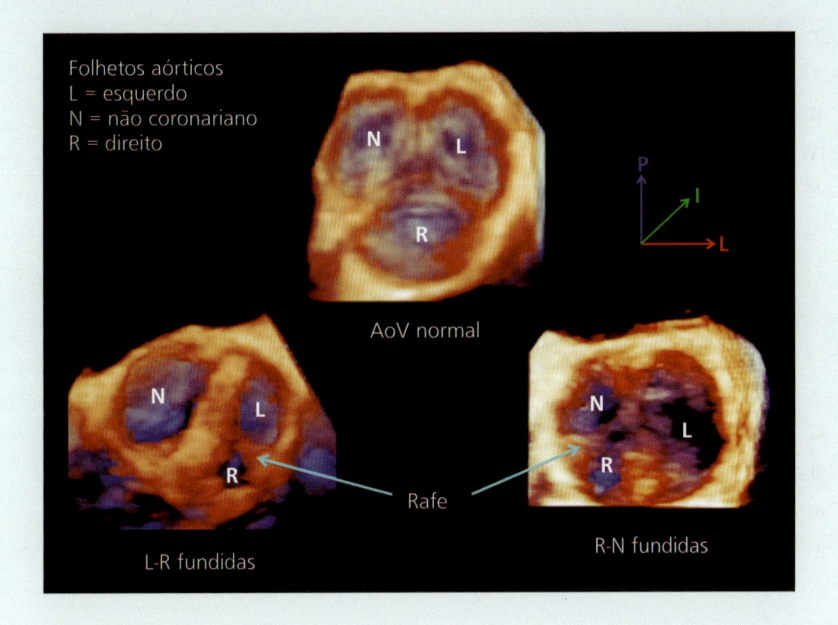

reito e da valva pulmonar pela posição mais rasa de orientação de arranjo a 0° ou a posição ligeiramente mais profunda com orientação de arranjo a 60°. A valva aórtica é mais bem vista a partir do esôfago superior na projeção de eixo curto basal, usando 3D ao vivo com o arranjo a 30°–60°. Excelentes imagens transversais da valva aórtica são obtidas nesta posição (ver **Figs. 10-13** e **10-14**). A projeção de eixo longo da valva aórtica é obtida ao nível do esôfago médio com rotação do arranjo a 90°–110°.

CONEXÕES VENTRICULOARTERIAIS E RELAÇÕES ESPACIAIS DOS GRANDES VASOS

Considerações gerais

Durante os anos, vários métodos para descrever conexões ventriculoarteriais e relações espaciais foram publicados[28-34] e aplicados de modo bastante efetivo. Neste capítulo, nós usamos uma abordagem descritiva simples, definindo as conexões pelo ventrículo ao qual a grande artéria (valva semilunar) se conecta. As conexões são descritas como normal, superposta (ver **Figs. 10-1** e **10-2**), dupla saída (ver **Figs. 10-3–10-7**), ou discordantes. Exemplos de conexões ventriculoarteriais discordantes incluem transposição congenitamente corrigida (ver **Fig. 10-15**) e transposição completa (ver **Figs. 10-16–10-18**). As relações são descritas de acordo com a posição anatômica no espaço 3D da valva da aorta com relação à valva pulmonar em terminologia direcional simples: anterior *versus* posterior, superior *versus* inferior, e direita *versus* esquerda. As posições espaciais relativas dos grandes vasos (ver **Fig. 10-19**) e se eles cruzam ou não um ao outro no arranjo normal ou têm uma relação paralela, conforme visto em transposições de vários tipos, devem também ser definidas. Ver a imagem de baixo da **Figura 10-18** para um exemplo de transposição completa com grandes vasos paralelos.

Figura 10-15

Imagens de quatro câmaras *(à esquerda)* e de quatro valvas *(à direita)* de levotransposição das grandes artérias (L-TGA) adquiridas em modo 3D de volume total ao nível médio-esofágico. AoV, valva aórtica; LA, átrio esquerdo; LAA, apêndice atrial esquerdo; LV, ventrículo esquerdo; MV, valva mitral; PV, valva pulmonar; RA, átrio direito.

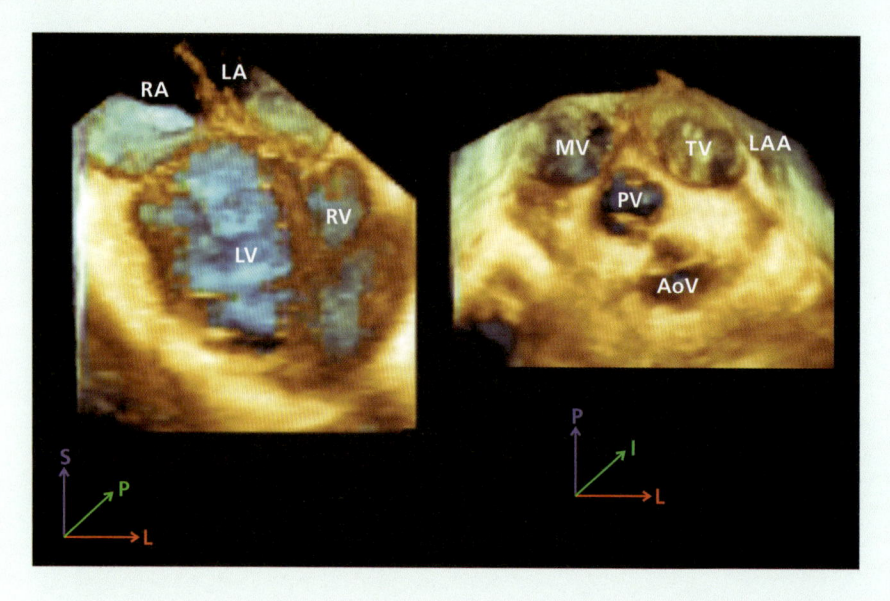

Figura 10-16

Imagens de transposição completa com VSD adquiridas pela posição subcostal em modo 3D de volume total incluindo uma imagem frontal pela direita *(à esquerda),* imagem frontal *(centro),* e imagem frontal pela esquerda *(à direita).* Ao. aorta; LA, átrio esquerdo; LV, ventrículo esquerdo; PA, artéria pulmonar; VS, septo ventricular.

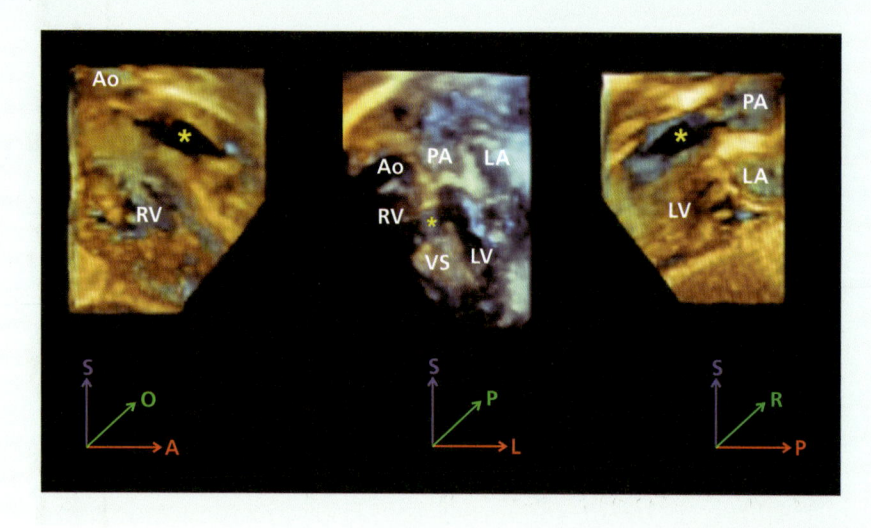

Figura 10-17

Imagens de eixo longo 3D ao vivo transesofágicas de transposição completa após o procedimento de Mustard. As anatomias do regulador *(baffle)* venoso sistêmico (SVB) e o regulador *(baffle)* venoso pulmonar (PVB) estão demonstradas. TV, valva tricúspide.

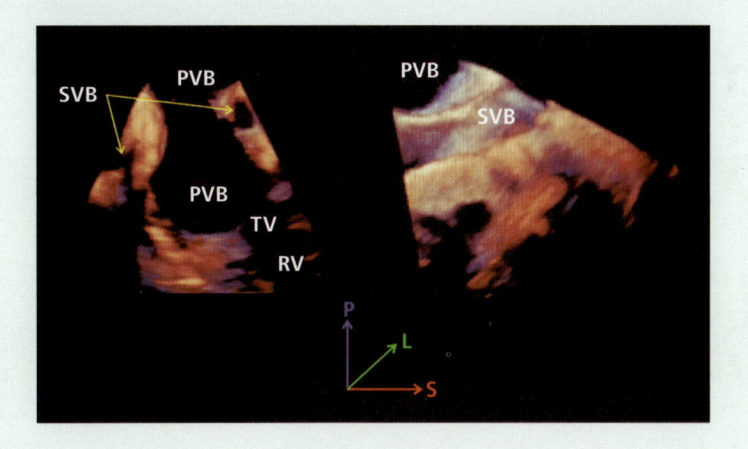

Figura 10-18

Ecocardiogramas de volume total 3D transesofágicos de transposição completa após o procedimento de Mustard. As duas imagens de cima foram adquiridas ao nível médio-esofágico e cortadas de anterior a posterior. A Figura de baixo é uma imagem sagital adquirida ao nível transgástrico e cortada da esquerda para a *direita*. Ao, aorta; L, esquerda; LV, ventrículo esquerdo; P, posterior; PA, artéria pulmonar; PVB, regulador *(baffle)* da veia pulmonar; R, direita; S, superior; SVB, regulador *(baffle)* venoso sistêmico; TGA, transposição das grandes artérias.

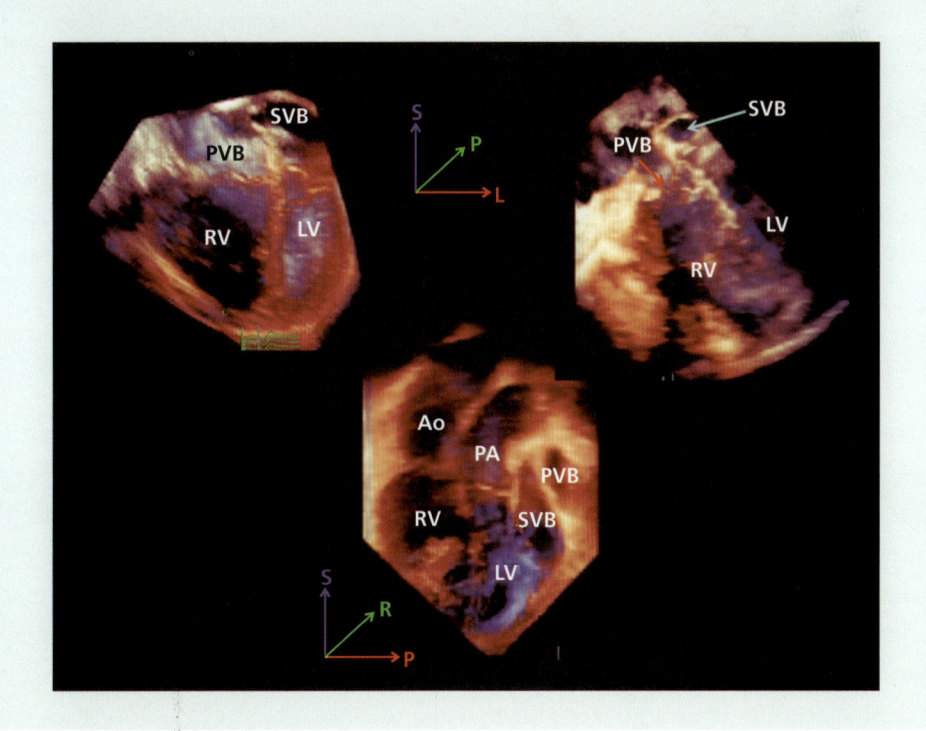

Figura 10-19

Imagens da base do coração em casos com aorta anterior transposta, usando-se 3D TEE aquisição de volume total pela projeção médio-esofágica. *Em cima*, a aorta é diretamente anterior à valva pulmonar (PV). *Embaixo, à esquerda*, a aorta é para a direita e anterior à PV. *Embaixo, à direita*, a aorta é para a esquerda e anterior à PV. Ao, aorta; AoV, valva aórtica; AP, anterior a posterior; D-TGA, D-transposição das grandes artérias; I, inferior; L, esquerda; LAA, apêndice atrial esquerdo; L-TGA, L-transposição das grandes artérias; MV, valva mitral; P, posterior; PA, artéria pulmonar; PVB, regulador (*baffle*) de veia pulmonar; SVB, regulador (*baffle*) de veia sistêmica; TV, valva tricúspide.

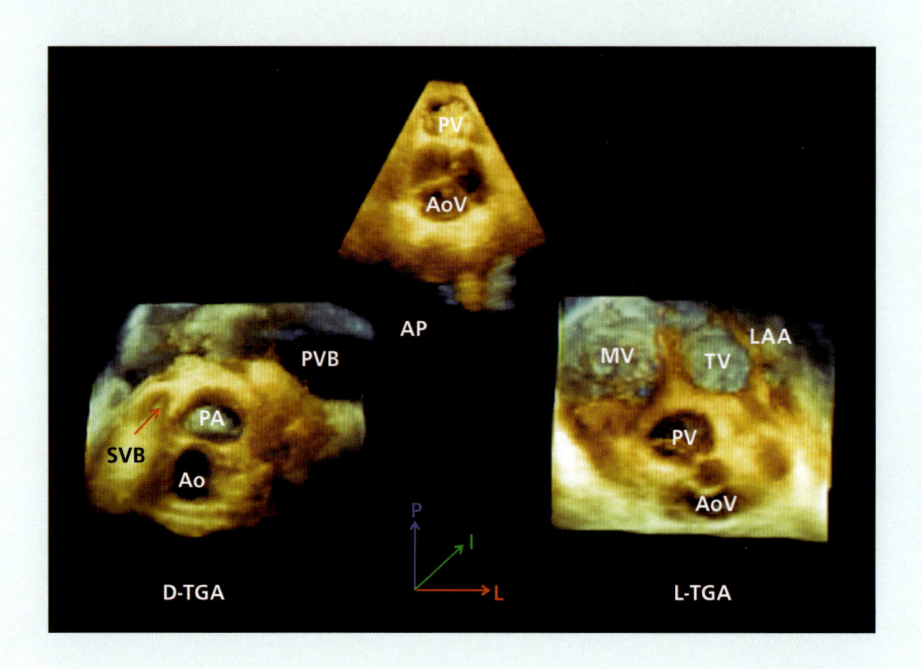

Análise ecocardiográfica 3D das conexões ventriculoarteriais e relações dos grandes vasos

Eco 3D transtorácico. As conexões ventriculoarteriais e as relações espaciais dos grandes vasos são muitas vezes mais bem vistas pelas projeções de eixos longo e curto paraesternais, sagital subcostal e coronal subcostal. Aquisições 3D de volume total com corte de anterior a posterior visto de anterior e corte de superior a inferior visto de superior são tipicamente os métodos mais úteis para avaliar conexões e relações. Alternativamente, naqueles com frequências cardíacas mais rápidas ou respirações rápidas modo 3D ao vivo pode ser usado.

Eco 3D transesofágico. Uma imagem muito útil que é exclusiva da eco 3D transesofágica é a imagem 3D de volume total das quatro valvas. Ela é obtida adquirindo-se uma projeção de quatro câmaras de volume total ao nível do esôfago médio com orientação de arranjo a 0°–20° e cortando uma pequena quantidade de superior a inferior anatômico (no plano azul), e inclinando-se a imagem para frente 90°. Todas as quatro valvas, quando elas estão presentes e as relações espaciais das valvas semilunares são demonstradas nesta imagem (ver **Fig. 10-15**). Imagens adicionais que demonstram as conexões e relações incluem a projeção sagital transgástrica; esôfago médio rotação 60°–110° do arranjo transdutor, o que mostra as respectivas conexões ventriculoarteriais direitas e esquerdas; e projeção de eixo curto basal pelo esôfago superior.

CONCLUSÃO

Ecocardiografia 3D transtorácica e transesofágica proveem imagens únicas e úteis das características anatômicas dos componentes das anomalias complexas do trato de saída. Grande progresso claramente foi feito na tecnologia de transdutor e *software*. Entretanto, algumas limitações persistem. Para resolvê-las, fazem-se necessárias frequências de volume mais rápidas, aquisição em um batimento, e ainda mais desenvolvimento de métodos quantitativos rápidos.

REFERÊNCIAS

1. Hagler DJ, Tajik AJ, Seward JB, *et al.* Wide-angle two-dimensional echocardiographic profiles of conotruncal abnormalities. *May Clin Proc.* 1980;55:73–82.
2. Sanders SP, Bierman FZ, William RG. Conotruncal malformations: diagnosis in infancy using subxiphoid 2-dimensional echocardiography. *Am J Cardiol.* 1982;50:1361–1367.
3. Anderson RH, Becker AE, Freedom PM, *et al.* Sequential segmental analysis of congenital heart disease. *Pediatr Cardiol.* 1984;5:281–287.
4. Freedom RM, Culham JAG, Moes CAF. The application of segmental nomenclature. In: Dew MTN, ed. *Angiography of Congenital Heart Disease.* New York: Macmillan Publishing Co.; 1984:17–45.
5. Anderson RH, Ho SY. Sequential Segmental analysis–description and categorization for the millennium. *Cardiol Young.* 1997;7:98–116.
6. Bierman FZ, Fellows K, Williams RG. Prospective identification of ventricular septal defects in infancy using subxiphoid two-dimensional echocardiography. *Circulation.* 1980;62:807–817.
7. Sutherland GR, Godman MJ, Smallhorn JF, *et al.* Ventricular septal defects. Two dimensional echocardiographic and morphologic correlations. *Br Heart J.* 1982;47:316–328.
8. Smallhorn J, Anderson RH, Macartney FJ. Morphological characteristics of ventricular septal defects associated with coarctation of the aorta by cross-sectional echocardiography. *Br. Heart J.* 1983;49:485–494.
9. Schmidt KG, Cassidy SC, Silverman NH, Stanger P. Doubly-committed subarterial ventricular septal defects: Echocardiographic features and surgical implications. *J Am Coll Cardiol.* 1988;12:1538–1546.
10. Van Praagh R, Van Praagh S, Nebesar RA, *et al.* Tetralogy of Fallot: underdevelopment of the pulmonary infundibulum and its sequelae. *Am J Cardiol.* 1970;26:25–33.
11. Anderson RH, Allwork SP, Ho SY, *et al.* Surgical anatomy of tetralogy of Fallot. *J Thorac Cardiovasc Surg.* 1981;81:887–896.
12. Silverman NH. Tetralogy of Fallot and related lesions. In: Pine JW, ed. *Pediatric Echocardiography.* Baltimore: Williams & Wilkins; 1993:195–214.
13. Bharati S, Lev M. Tetralogy of Fallot. In: Lincoln AB, ed. *The Pathology of Congenital Heart Disease.* Armonk NY: Futura Publishing Co; 1996:67–134.
14. Lev M, Bharati S, Meng CC, *et al.* A concept of double outlet right ventricle. *J Thorac Cardiovasc Surg.* 1972;64:271–281.
15. Lev M, Bharati S. Double outlet right ventricle. Association with other cardiovascular anomalies. *Arch Pathol.* 1973;95:117–122.
16. Sridaromont S, Ritter DG, Feldt RH, *et al.* Double-outlet right ventricle. Anatomic and angiocardiographic correlations. *Mayo Clin Proc.* 1978;53:555–577.
17. Hagler DJ, Tajik AJ, Seward JB, *et al.* Double-outlet right ventricle: Wide-angle two-dimensional echocardiographic observations. *Circulation.* 1981;63:419–428.
18. Macartney FJ, Rigby ML, Anderson RH, *et al.* Double outlet right ventricle. Cross sectional echocardiographic findings, their anatomical explanation, and surgical relevance. *Br Heart J.* 1984;52:164–177.
19. Roberson DA, Silverman NH. Malaligned outlet septum with subpulmonary ventricular septal defect and abnormal ventriculoarterial connection: A morphologic spectrum defined echocardiographically. *J Am Coll.* 1990;16:459–468.
20. Smallhorn JF, Anderson RH, Macartney FJ. Cross-sectional echocardiographic recognition of interruption of aortic arch between left carotid and subclavian arteries. *Br Heart J.* 1982;48:229–235.

21. Smallhorn JF, Anderson RH, Macartney FJ. Morphological characterisation of ventricular septal defects associated with coarctation of aorta by cross-sectional echocardiography. *Br Heart J.* 1983;49:485–494.
22. Bharati S, Lev M. Absence of transverse arch (interrupted aortic arch) with ventricular septal defect. In: Lincoln AB, ed. *The Pathology of Congenital Heart Disease.* Armonk NY: Futura Publishing Co; 1996:1361–1370.
23. Collett RW, Edwards JE. Persistent truncus arteriosus: a classification according to anatomic types. *Surg Clin North Am.* 1949;29:1245–1270.
24. Van Praagh R, Van Praagh S. The anatomy of common aorticopulmonary trunk (truncus arteriosus communis) and its embryologic implications: a study of 57 necropsy cases. *Am J Cardiol.* 1965;16:406–425.
25. Bharati S, McAllister HA Jr, Rosenquist GC, et al. The surgical anatomy of truncus arteriosus communis. *J Thorac Cardiovasc Surg.* 1974;67:501–510.
26. Houston AB, Gregory NL, Murtagh E, Goleman EN. Two-dimensional echocardiography in infants with persistent truncus arteriosus. *Br Heart J.* 1981;46:492–497.
27. Smallhorn JF, Anderson RH, Macartney FJ. Two-dimensional echocardiographic assessment of communications between ascending aorta and pulmonary trunk or individual pulmonary arteries. *Br Heart J.* 1982;47:563–572.
28. Silverman NH, Payot M, Stanger P, Rudolph AM. The echocardiographic profile of patients after Mustard's operation. *Circulation.* 1978;58:1083–1093.
29. Bierman FZ, Williams RG. Prospective diagnosis of d-transposition of the great arteries in neonates by subxyphoid, two-dimensional echocardiography. *Circulation.* 1979;60:1496–1502.
30. Anderson RH, Tynan M. Complete transposition. The significance of describing separately connections, arterial relationships and infundibular morphology. *Int J Cardiol.* 1984;5:19–20.
31. Anderson RA, Henry GW, Becker AE. Morphologic aspects of complete transposition. *Cardiol Young.* 1991;1:41–53.
32. Silverman NH. Ventriculoarterial discordance (transposition of the great arteries). In: Pine JW, ed. *Pediatric Echocardiography.* Baltimore: Williams & Wilkins;1993:245–278.
33. Van Pragh R. What is congenitally corrected transposition? *N Engl J Med.* 1970;282:1097–1098.
34. Freedom RM, Dyck JD. Congenitally corrected transposition of the great arteries. In: Blow JB, ed. *Moss and Adams 5th edition Heart Disease in Infants, Children and Adolescents.* Baltimore Maryland: Williams & Wilkins; 1995:1222–1245.

CAPÍTULO 11

ECOCARDIOGRAFIA TRIDIMENSIONAL DO CORAÇÃO UNIVENTRICULAR

David A. Roberson, MD ◆ Vivian Wei Cui, MD

RESUMO

Este capítulo descreve uma abordagem ecocardiográfica tridimensional (3DE) à análise de corações univentriculares. Imagens transtorácicas e transesofágicas pelas modalidades disponíveis de 3DE são apresentadas. Os casos ilustrativos incluem atresia tricúspide, ventrículo esquerdo com dupla entrada, defeito septal atrioventricular desbalanceado e outros. Os exemplos de 3DE de sobreposição anular da valva atrioventricular, cavalgamento pelo folheto da valva atrioventricular, imagens do procedimento de Fontan e alguns métodos 3D quantitativos são também incluídos.

INTRODUÇÃO

Coração univentricular, também conhecido como ventrículo único, ventrículo comum e conexão atrioventricular univentricular, inclui uma variedade ampla e complexa de diagnósticos com a característica comum de terem a valva ou valvas atrioventriculares conectadas exclusivamente ou predominantemente a um ventrículo.[1-4] Através dos anos, conceitos, definições e nomenclatura destas anomalias foram debatidos.[5-8] Apesar deste debate, o tratamento dos corações univentriculares e lesões semelhantes consiste tipicamente em uma paliação de fase final por meio de um procedimento de Fontan. Este capítulo evita se envolver nestes debates e se foca na análise ecocardiográfica tridimensional (3DE) destes defeitos. Nós não catalogamos e ilustramos a miríade de possibilidades morfológicas, mas em vez disso apresentamos casos 3DE ilustrativos para demonstrar os conceitos, as características-chave anatômicas e as capacidades da 3DE no imageamento dos corações univentriculares.

O valor da 3DE para adquirir imagem destas anomalias é sua capacidade de demonstrar anatomia complexa e relações espaciais da junção atrioventricular, valvas atrioventriculares e morfologia ventricular complexa. O imageamento das superfícies dos folhetos valvares, fixações das cordas e das relações destas com as conexões atrioventriculares e defeitos septais é grandemente melhorado. Além disso, meios 3D de quantificar volume ventricular esquerdo, fração de ejeção e sincronia, bem como de medir volume e fração de ejeção ventriculares direitos, todos que estão livres de pressuposições geométricas, estão agora disponíveis e em uso clínico.

A 3DE é útil para analisar as características importantes das anomalias nesta categoria, incluindo atresia tricúspide,[9-11] atresia mitral com ventrículo direito com dupla saída, ventrículo esquerdo com dupla entrada,[12-14] defcito septal atrioventricular desbalanceado,[15] (Figs. 11-1–11-8), cavalgamento de valva atrioventricular, superposição do anel da valva atrioventricular[16-18] e conexões atrioventriculares entrecruzadas[19,20] (Figs. 11-9–11-13). Um tratamento paliativo final comum para estes pacientes é geralmente o procedimento de Fontan (Figs. 11-14–11-16).

Os cinco modos de imageamento 3DE atualmente disponíveis incluem os modos X-planar, 3D ao vivo, 3D *zoom*, 3D de volume total e 3D em cores, cada um dos quais tem forças e limitações. Estas modalidades encontram-se discutidas em detalhe no Capítulo 6.

Nós usamos uma abordagem segmentar sistemática a partir das estruturas proximais para as anatômicas distais como um arcabouço para demonstrar as capacidades da 3DE para analisar estas anomalias. Imagens transtorácicas e transesofágicas estão incluídas. Os leitores devem observar que é necessário um exame por abordagem segmentar organizada, cuidadoso e completo destes defeitos complexos. Este capítulo foca na avaliação 3DE da junção atrioventricular e da anatomia importante relacionada com a anatomia, fisiologia e paliação do coração univentricular.

SEPTO ATRIAL

Considerações gerais

O Capítulo 6 é dedicado ao defeito septal atrial (ASD); portanto, a discussão de ASD neste capítulo é breve para evitar redundância. Um tipo específico de ASD está presente nos corações univentriculares. É importante determinar o tipo e o tamanho do ASD, porque fluxo sanguíneo interatrial inobstruído é essencial para evitar obstrução venosa sistêmica em casos de atresia tricúspide ou estenose tricúspide importante, ou, alternativamente, para evitar obstrução venosa pulmonar em atresia mitral ou estenose mitral significativa. O ASD tipo *secundum* pode reduzir-se em tamanho relativo ou absoluto com o tempo. Por essa razão, avaliação básica e continuada da patência

Figura 11-1

Atresia tricúspide adquirida da posição apical transtorácica usando 3D modo X-planar demonstrando imagens 2D ao vivo biplanares simultâneas. *Em cima, à esquerda*, projeção de eixo longo ventricular esquerdo (LV); *em cima à direita*, projeção de quatro câmaras. As figuras da fileira de baixo foram adquiridas com ecocardiografia transesofágica (TEE) usando aquisição 3D de volume total e cortada no plano frontal. *Embaixo, à esquerda*, projeção longitudinal do LV com o arranjo transdutor a 100°; *embaixo, à direita*, projeção de quatro câmaras com o arranjo transdutor a 0°. O local da atresia da valva tricúspide está marcado no X. Um cateter rabo-de-porco está presente no LV. Ao, aorta; LA, átrio esquerdo; RA, átrio direito; RV, ventrículo direito.

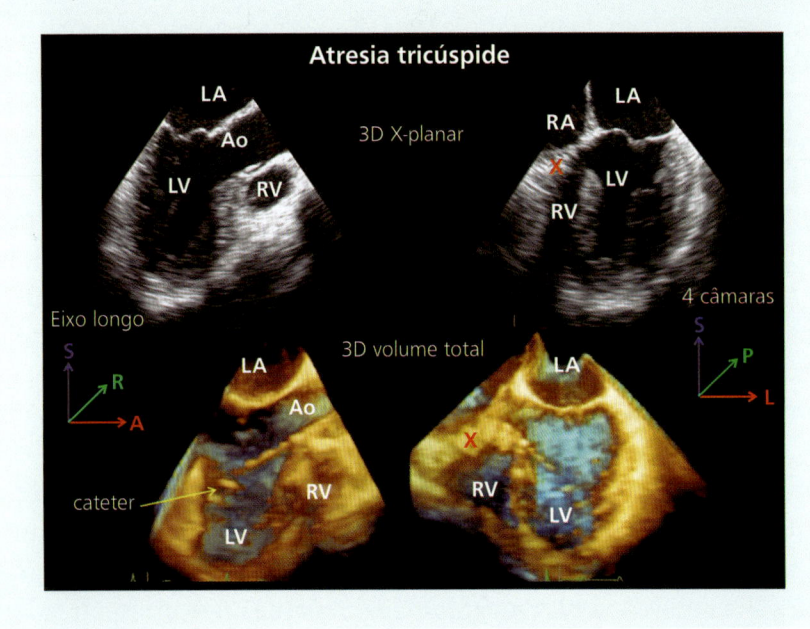

Ecocardiografia Tridimensional do Coração Univentricular

Figura 11-2A, B e C

Hipoplasia da valva tricúspide, dextrocardia, defeito septal ventricular (VSD) na entrada, e *cor triatriatum* (cor t.), conforme vistos por vários modos de 3D ecocardiografia transesofágica (TEE). *A,* Por uma projeção 3D de quatro câmaras de volume total com corte frontal. *B,* Aquisição 3D modo *zoom* mostrando o orifício do *cor triatriatum*. *C,* Mapa de fluxo em Doppler colorido X-planar mostrando imagens ortogonais biplanares simultâneas de fluxo turbulento através do orifício obstrutivo. cor t., membrana obstrutiva do *cor triatriatum;* LAd, câmara atrial esquerda distal; LAp, câmara atrial esquerda proximal; LV, ventrículo esquerdo; RA, átrio direito; RV, ventrículo direito; TV, valva tricúspide.

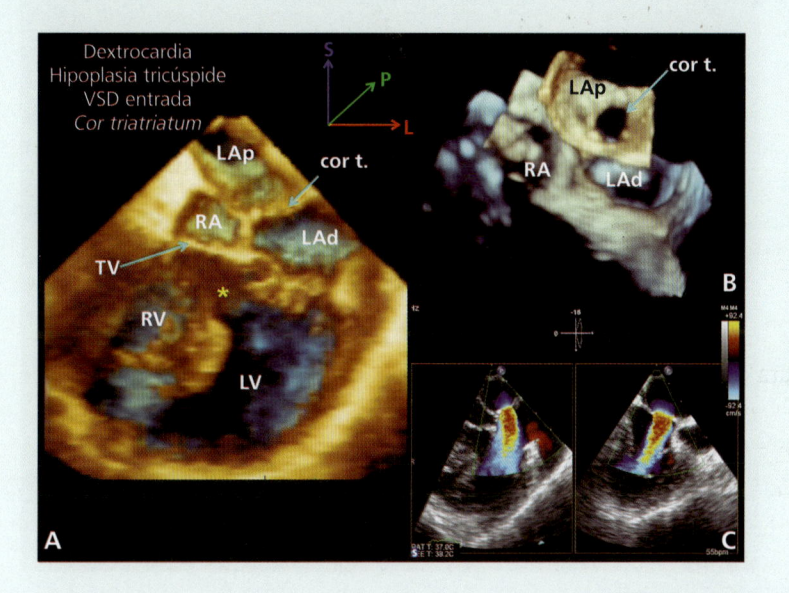

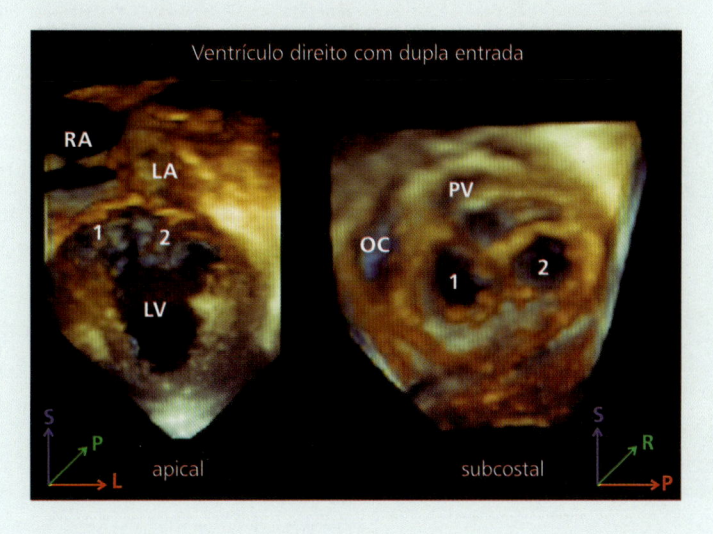

Figura 11-3

Imagem de ventrículo esquerdo com dupla entrada adquirida com ecocardiograma transtorácico 3D de volume total. *À esquerda,* projeção apical com corte frontal das valvas atrioventriculares direita (1) e esquerda (2) conectando com o ventrículo esquerdo. *À direita,* projeção sagital subcostal com corte do ápice para a base demonstrando as valvas atrioventriculares direita (1) e esquerda (2), a valva pulmonar (PV), e a câmara de saída (OC) subaórtica. LA, átrio esquerdo; LV, ventrículo esquerdo; RA, átrio direito.

Figura 11-4

Imagens transtorácicas de ventrículo esquerdo (LV) com dupla entrada adquiridas em modo 3D de volume total. À esquerda, projeção apical das duas valvas atrioventriculares (AV) abrindo-se para o ventrículo esquerdo. Em cima, à direita, Corte transversal da junção AV vista do átrio mostrando as valvas AV direita (1) e esquerda (2) abertas. Embaixo, à direita, Do mesmo quadro de corte transversal agora visto pelo ápice do LV. Mostra ambas as valvas AV abrindo-se para o LV. LA, átrio esquerdo; RA, átrio direito.

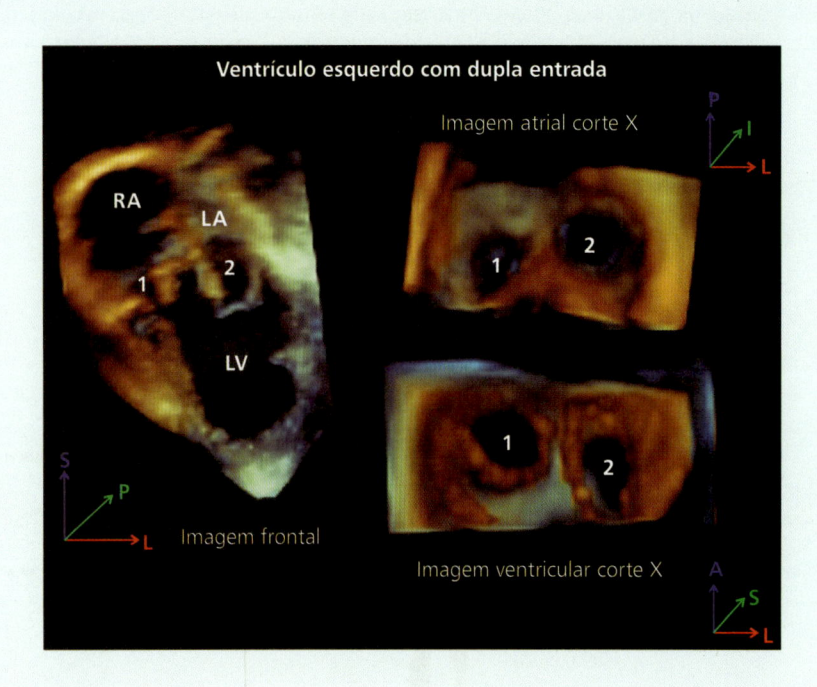

Figura 11-5

Ventrículo esquerdo com dupla entrada (LV) após procedimento de septação, conforme visto por uma aquisição 3D de quatro câmaras transesofágica de volume total com corte frontal. LA, átrio esquerdo; RA, átrio direito; RV, ventrículo direito.

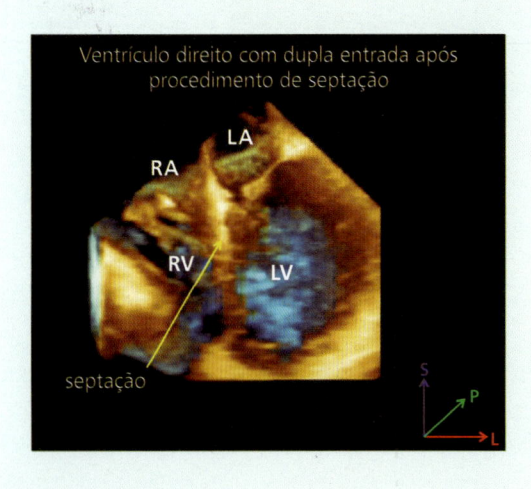

inobstruída da comunicação interatrial é necessária em alguns corações univentriculares. ASD tipo *primum*, um componente do defeito septal atrioventricular, está presente no tipo desbalanceado de defeito septal atrioventricular, este sendo um dos tipos comuns de coração univentricular. Entretanto, ASD raramente primum causa obstrução interatrial e não se reduz espontaneamente em tamanho.

Uma anormalidade raramente encontrada de desalinhamento entre septo atrial e septo ventricular pode ser detectada, usando-se projeções de quatro câmaras. Na nossa experiência, este desalinhamento é frequentemente o precursor de anormalidades da junção atrioventricular, em particular cavalgamento de valva atrioventricular e sobreposição de valva atrioventricular, o que pode resultar em hipoplasia importante de um dos ventrículos.

Figura 11-6

Defeito septal atrioventricular desbalanceado. *À esquerda,* defeito septal atrioventricular (AV) desbalanceado dominante direito, átrio comum (CA) e isomerismo atrial direito. Uma banda fina de tecido se estende pelo átrio comum. A valva atrioventricular é comprometida inteiramente com o ventrículo direito. O ventrículo esquerdo é essencialmente ausente. Este paciente também tinha um ventrículo direito (RV) com dupla saída (não demonstrado neste quadro). Esta figura é de uma aquisição de volume total 3D transesofágica com corte no plano frontal. *À direita,* defeito septal atrioventricular dominante esquerdo com ventrículo direito hipoplásico. Esta é uma aquisição modo 3D ao vivo transtorácica com o transdutor na posição subcostal. A valva atrioventricular comum está fechada neste quadro sistólico inicial. Um defeito septal atrial (*) e defeito septal ventricular (+) estão presentes. LA, átrio esquerdo; LV, ventrículo esquerdo; RA, átrio direito; VS, septo ventricular.

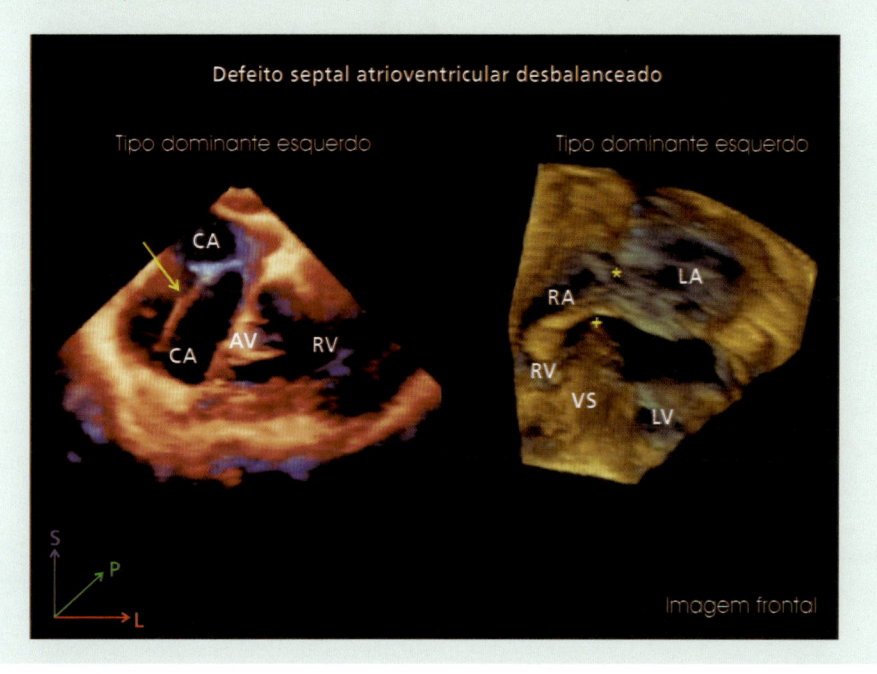

Análise com 3DE

Conjuntos de dados 3D de volume total transtorácicos devem ser obtidos pelas projeções de quatro câmaras apical e subcostal e podem ser cortados lateralmente por ambos os lados para fornecer imagens frontais da anatomia septal atrial. Corte de anterior a posterior no plano frontal é também útil para demonstrar o tipo de ASD, localização e tamanho. Se a frequência cardíaca não for rápida demais, modo 3D *zoom* é similarmente útil para obter imagens frontais do ASD. Modo 3D ao vivo transtorácico, com sua frequência de quadros mais rápida e sem artefato de costura, é útil em crianças menores com frequências cardíacas mais rápidas e capacidade limitada de prender a respiração.

Análise 3DE transesofágica do septo atrial é mais bem efetuada usando-se as imagens frontais por 3D *zoom*, projeção de quatro câmaras medioesofágica adquirida com 3D de volume total, e projeções 3D ao vivo transgástricas profundas. Métodos detalhados destas estão descritos e ilustrados no Capítulo 6.

JUNÇÃO ATRIOVENTRICULAR

Considerações gerais

Anormalidades da junção atrioventricular, resultando em ausência ou limitação do fluxo sanguíneo direto para dentro do ventrículo, e desenvolvimento limitado do ventrículo, do qual o fluxo sanguíneo foi desviado, constituem as características-chave dos corações univentriculares. Avaliação detalhada sobre a valva atrioventricular ser atrésica, estenótica ou totalmente patente é ne-

Figura 11-7

Um exemplo de atresia mitral com um grande defeito septal atrial após septostomia atrial, pequeno defeito septal ventricular muscular (VSD) e ventrículo esquerdo (LV) hipoplásico. A aquisição é um ecocardiograma 3D transesofágico de volume total pela projeção de quatro câmaras ao nível médio-esofágico. Ventrículo direito (RV) com dupla saída também estava presente, mas não é visualizado neste quadro. LA, átrio esquerdo; MV, valva mitral; RA, átrio direito; TV, valva tricúspide.

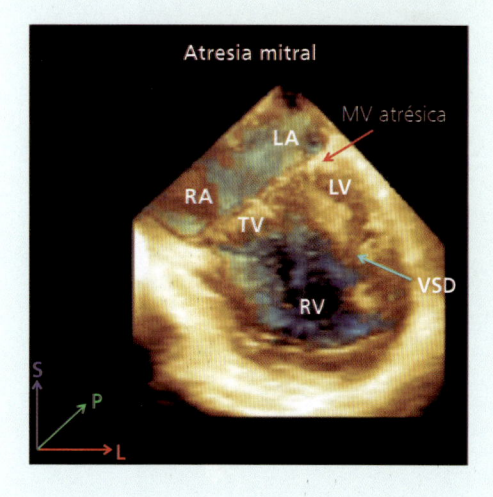

Figura 11-8

Deformidade de valva mitral em paraquedas demonstrada por ecocardiograma transesofágico 3D ao vivo adquirido do esôfago médio com rotação anti-horária do transdutor. Este paciente tinha ventrículo esquerdo (LV) com dupla entrada com estenose grave da valva mitral em paraquedas esquerdo. LA, átrio esquerdo; PM, músculo papilar.

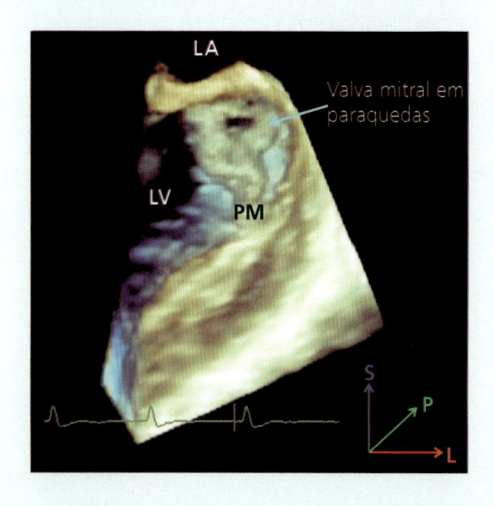

cessária. As valvas devem ser identificadas como tricúspide, mitral, ou tipo valva atrioventricular comum. Deve também ser determinado se há alinhamento e inserção de valvas atrioventriculares normais, em oposição à superposição anular anormal, cavalgamento ou ambos.

Atresia é definida como a ausência congênita da abertura de uma valva. Este capítulo se ocupa com atresia de valva tricúspide ou mitral. Atresia de valva atrioventricular (Figs. 11-1 e 11-7) pode ser de um tipo muscular em que há ausência completa ou quase completa de qualquer tecido valvar aparente. No seu, está um assoalho muscular do respectivo átrio em que uma covinha é encontrada no local, onde a valva deixou de se desenvolver. Alternativamente e menos comumente, folhetos e cordas fundidas malformadas desprovidas de qualquer perfuração podem estar presentes.

Estenose é definida como a presença de um estreitamento congênito de uma valva atrioventricular. Ela é causada por hipoplasia anular, cordas valvares encurtadas, cordas fundidas, folhetos fundidos, folhetos hipoplásicos, má posição de músculo papilar, ou ausência de um músculo papilar. Qualquer característica isolada ou combinação destes aspectos pode estar presente em um dado caso. No caso da valva mitral em forma de paraquedas (Fig. 11-8) da estenose da valva mitral, a maioria ou todas estas anormalidades estão presentes. A Figura 11-2 mostra um caso de hipoplasia anular da valva tricúspide que causa estenose em associação a outros defeitos complexos.

Superposição do anel da valva atrioventricular (Figs. 11-9–11-11) refere-se ao arranjo anormal em que a junção atrioventricular é desalinhada, de modo que o anel da valva atrioventricular é desviado para o lado contralateral, desse modo se tornando posicionado diretamente acima de um defeito septal ventricular de tal maneira a se superpor parcialmente, e, portanto, esvaziar-se, para dentro de ambos os ventrículos. Normalmente, o anel da valva atrioventricular é posicionado direta e exclusivamente acima do seu respectivo ventrículo somente: a valva tricúspide ao ventrículo morfológico direito e a valva mitral ao ventrículo morfológico esquerdo.

Ecocardiografia Tridimensional do Coração Univentricular

Figura 11-9

Defeito septal atrioventricular dominante direito, conforme visto pela base cardíaca na direção do ápice. Notar que o lado esquerdo do orifício da valva atrioventricular (AV) é muito menor que o lado direito. A valva AV está fechada no quadro sistólico *(à esquerda)* e aberta no quadro diastólico *(à direita)*. O septo atrial *secundum* é visto dividindo o orifício atrioventricular desbalanceado. LAVV, valva atrioventricular esquerda; RAA, apêndice atrial direito; RAVV valva atrioventricular direita; S2, *septum secundum.*

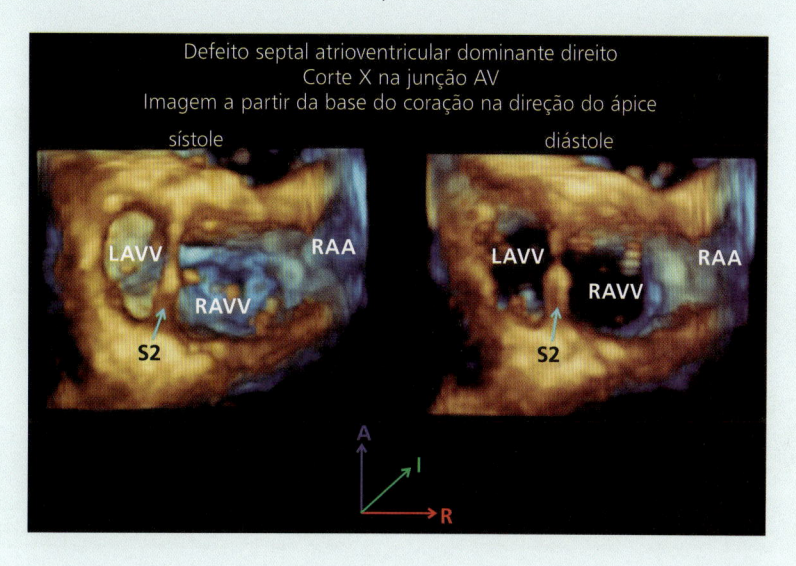

Muitas valvas com superposição do anel também têm a característica de cavalgamento. Cavalgamento do aparelho tensor de uma valva atrioventricular é a situação anormal em que os folhetos e cordas da valva são malformados e anormalmente inseridos de tal modo que eles atra-

Figura 11-10

Superposição e cavalgamento da valva mitral, defeito septal ventricular desalinhado (*), e ventrículo direito (RV) com dupla saída. *À esquerda,* Superposição do anel da valva mitral. A *seta amarela* bisseciona o anel mitral e aponta diretamente o septo ventricular. *À direita,* cavalgamento da valva mitral. A *seta azul* aponta as inserções cordais da valva mitral no lado direito do septo ventricular na junção da banda moderadora. O septo ventricular da entrada (1) e o septo ventricular da saída (2) são desalinhados um em relação ao outro. LA, átrio esquerdo; LV, ventrículo esquerdo; MB, banda moderadora; RA, átrio direito.

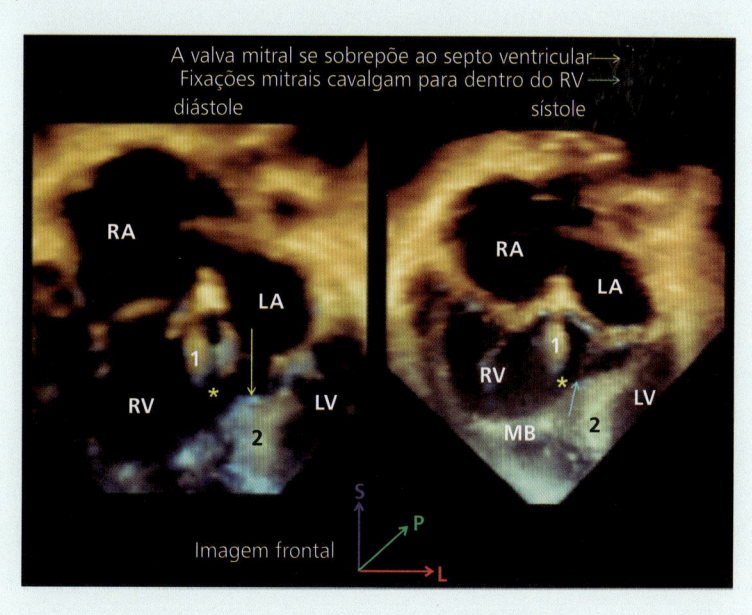

Figura 11-11

Do mesmo paciente da Figura 11-8, uma imagem de corte transversal a partir do ápice na direção da base mostrando o orifício da valva mitral (MV) durante a diástole fica posicionada diretamente acima do septo ventricular; portanto, ela é superposta. LV, ventrículo esquerdo; LVOT, trato de saída ventricular esquerdo; RV, ventrículo direito; TV, valva tricúspide.

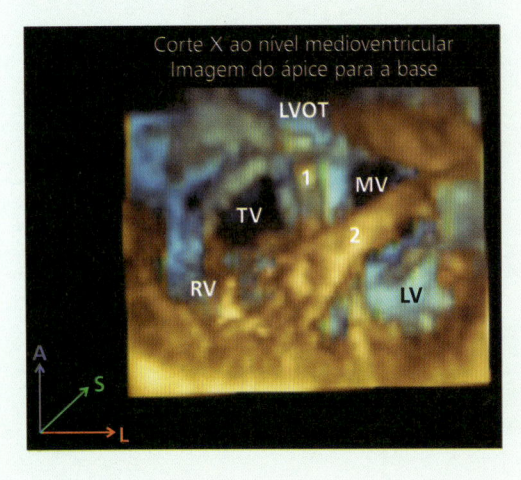

Figura 11-12

Cavalgamento das cordas da valva tricúspide (TV) através de um grande defeito septal ventricular (*) para se inserirem dentro do ventrículo esquerdo (LV). Aquisição 3D ao vivo a partir de uma posição de transdutor coronal subcostal transtorácica.
RA, átrio direito; RV, ventrículo direito; VS, septo ventricular.

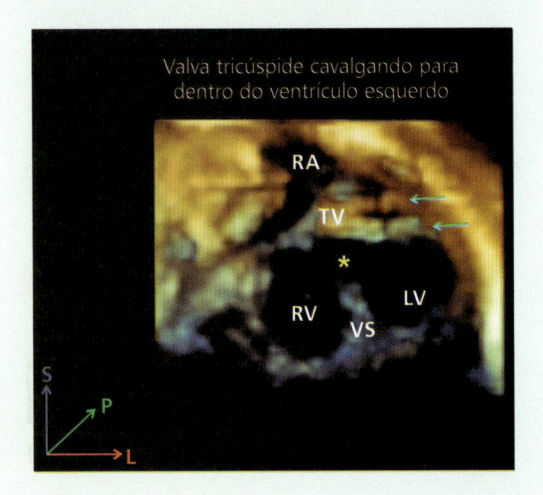

vessam um defeito septal ventricular para se inserirem dentro do ventrículo contralateral em músculos papilares mal posicionados. Cavalgamento pode estar presente com ou sem sobreposição do anel (Figs. 11-10 e 11-12). Ele resulta comumente em hipoplasia do ventrículo oposto à direção do cavalgamento. Por exemplo, com cavalgamento das inserções da valva tricúspide por meio de um defeito septal ventricular da entrada para se inserir dentro do ventrículo esquerdo, seria predita a presença de hipoplasia ventricular direita. Mais comumente, a valva tricúspide cavalga através de defeitos septais ventriculares localizados dentro da parte da entrada, enquanto a valva mitral tipicamente cavalga através de defeitos septais ventriculares localizados na parte de saída do septo ventricular. Valvas mitrais que cavalgam são frequentemente fendidas.

Fixações septais ventriculares anormais das cordas da valva mitral são outra anormalidade importante e comum do aparelho de tensão da valva mitral. Esta má inserção está presente em defeito septal atrioventricular e outros defeitos. Ocasionalmente, estas más inserções são extensas e associadas não só à obstrução do trato de saída ventricular esquerdo, mas também com obstrução esquerda multinível, resultando em importante hipoplasia ventricular esquerda, dessa maneira dirigindo alguns destes casos para terapia por trato de paliação de ventrículo único.

Análise 3DE

Aquisições 3D de volume total transtorácicas pelas posições de transdutor em quatro câmaras apical e coronal subcostal com corte por plano frontal de anterior a posterior são usadas para demonstrar as características da anatomia da valva, patência, superposição do anel e cavalgamento. Em pacientes menores com frequências cardíaca e respiratória mais rápidas, varreduras 3D ao vivo nas posições apical e subcostal podem ser usadas como substitutas ou acrescentadas.

Imagens em corte transversal da junção atrioventricular são obtidas por cortes adicionais do conjunto 3D de volume total adquiridos na posição apical. Os cortes são executados no plano

Figura 11-13

Coração entrecruzado com discordância atrioventricular e ventrículo direito (RV) pequeno. Esta aquisição 3D transtorácica de volume total é de uma posição subcostal e cortada de anterior a posterior no plano frontal. Observar que o eixo anatômico da valva tricúspide (TV) (painel esquerdo, *seta amarela*) é perpendicular ao eixo anatômico da valva mitral (MV) (painel direito, *seta azul*). LA, átrio esquerdo; LV, ventrículo esquerdo; PA, artéria pulmonar; RA, átrio direito; VS, septo ventricular.

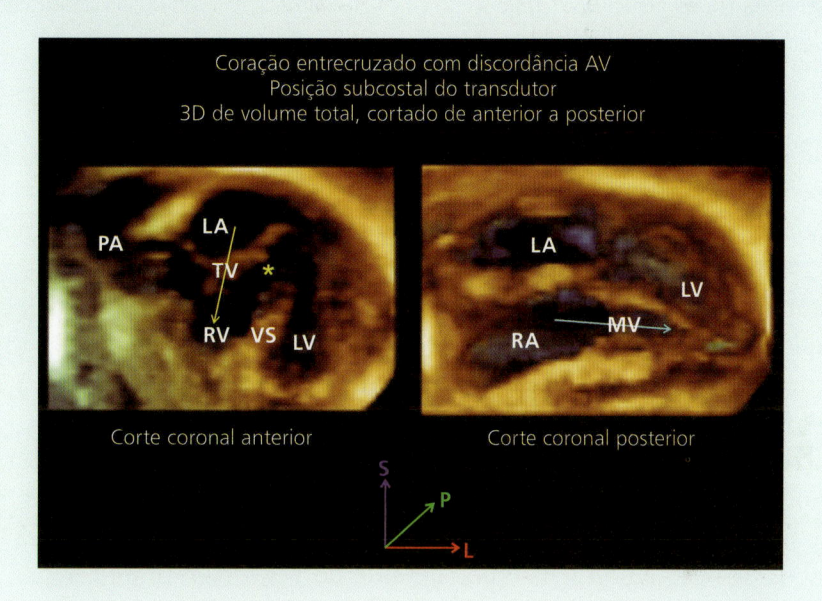

vertical a partir tanto da base quanto do ápice na direção da junção atrioventricular. A imagem é girada 90° para frente no plano frontal para vê-la a partir da base. Alternativamente, ela pode ser girada 90° para trás para ver a junção atrioventricular a partir do ápice. As **Figuras 11-4** e **11-7** são exemplos dessa projeção do corte transversal da função atrioventricular, conforme vista a partir da base do coração, e as **Figuras 11-4** e **11-9** ilustram o esquema de corte, conforme visto a partir do ápice. Esta imagem em corte transversal da junção atrioventricular permite determinação do tipo de valva tricúspide *versus* mitral *versus* atrioventricular comum; revela a presença de superposição de anel; e possibilita visualização de cavalgamento da valva.

A 3DE transesofágica da morfologia da junção atrioventricular, também, faz uso da aquisição 3D de volume total pela projeção de quatro câmaras com corte subsequente de anterior a posterior no plano frontal. Corte da base para o ápice para obter imagens de corte transversal análogo ao usado com 3DE transtorácica é usado também. Modo 3D *zoom* é usado similarmente para demonstrar o corte transversal da junção atrioventricular, embora a uma frequência lenta de quadros.

ANÁLISE DO VENTRÍCULO

Considerações gerais

As características intrínsecas que definem um ventrículo direito morfológico normal são a presença de uma banda moderadora; uma valva atrioventricular tricúspide; posição mais apical dos folhetos da valva tricúspide com relação à valva mitral; uma banda septal; trabeculações apicais proeminentes e cone subarterial separando a valva tricúspide da valva semilunar. As características intrínsecas definidoras de um ventrículo esquerdo morfológico normal são a presença de superfície septal lisa; uma valva mitral; ausência de inserções septais de cordas da valva atrioventricular; folhetos da valva AV posicionados mais basais com relação à valva tricúspide; trabeculações apicais finas e continuidade da valva atrioventricular à semilunar. Em corações malformados complexos, algumas destas características podem estar ausentes ou extremamente difíceis de demonstrar. A posição cardíaca, relações espaciais relativas do ventrículo direito *versus* esquerdo, a contribuição respectiva de cada ventrículo para a formação do ápice cardíaco precisam também ser definidas. Todos estes fatores são bem-definidos com 3DE; entretanto, limitações de espaço impedem ilustrá-las todas aqui. A 3DE é ideal para medir volume e fração de ejeção ventriculares direitas e esquerdas, conforme discutido adiante.

Análise 3DE

Aquisições 3D de volume total transtorácicas pela projeção de quatro câmaras, de eixo longo apical, e projeções sagital e coronal subcostais são usadas para avaliar anatomias ventriculares qualitativa e quantitativa. Em pacientes com frequências cardíacas rápidas ou retenção respiratória limitada, varreduras no modo 3D ao vivo pelas mesmas posições podem ser usadas para analisar a anatomia qualitativa; contudo, este modo não é adequado para quantificação volumétrica 3D, porque a totalidade do ventrículo não pode geralmente ser capturada em uma aquisição, em razão da espessura relativa do tamanho do setor de 3D ao vivo em comparação ao grande modo 3D de volume total.

Imagens 3D de volume total transesofágicas são adquiridas pelas projeções de quatro câmaras e de eixo longo ventriculares esquerdas ao nível médio-esofágico. Projeções transgástricas profundas que são equivalentes às subcostais transtorácicas são muito efetivas para imagens adicionais de ambos os ventrículos, mas especialmente do ventrículo direito. Estas imagens são equivalentes às projeções coronais subcostais, obtidas por ecocardiografia transtorácica. Aquisições de volume total são usadas para análise quantitativa. Nós preferimos as modalidades em tempo real ao vivo do modo 3D *zoom* e modo 3D ao vivo para análise qualitativa da anatomia durante ecocardiografia transesofágica.

ANÁLISE DO TRATO DE SAÍDA VENTRICULAR

Considerações gerais

Patência inobstruída do trato de saída é importante, porque obstrução embaixo da valva semilunar sistêmica é particularmente deletéria para função de ventrículo único. Frequentemente com corações univentriculares, a valva semilunar sistêmica e sua região subvalvar imediata estão posicionadas na posição subesternal; por essa razão, exame desta região é difícil em certo número de pacientes que tipicamente foram submetidos a esternotomias. Também bastante comumente, como na atresia tricúspide com transposição e também com ventrículo esquerdo com dupla entrada com câmara de saída ventricular direita subaórtica, um defeito septal ventricular muscular serve como a saída potencialmente ou realmente obstruída do ventrículo sistêmico funcional para a valva semilunar sistêmica nativa. A natureza deste defeito septal ventricular muscular, também chamado *forame bulboventricular*, é sofrer estreitamento espontâneo com o tempo. Desvio e hipertrofia septal conal anormal também podem causar estreitamento do trato de saída ventricular sistêmico. Causas adicionais de obstrução nesta região são feixes musculares anômalos, proliferação de tecido fibroso e ocasional má inserção das cordas da valva atrioventricular no trato de saída.

Análise com 3DE

Imagens tomográficas seriadas de eixo curto transtorácicas por perspectivas apicais e basais são muitas vezes bastante úteis e são mais bem obtidas de uma aquisição de volume total apical. Subsequentemente, elas podem ser cortadas da base para o ápice e vice-versa com o topo/base do conjunto de dados 3D inclinado 90° para frente para ver a base, ou o fundo/ápice inclinado 90° para frente a partir do ápice. Esta técnica é análoga à descrita anteriormente para demonstrar a junção atrioventricular em corte transversal. Imagens variáveis apicais, de eixo longo e subcostais demonstrando imagens laterais e frontais do trato de saída, devem também ser obtidas.

Projeções transgástricas profundas transesofágicas usando 3D ao vivo são muito úteis por causa do alinhamento favorável com o eixo longo de ambos os tratos de saída. As projeções médio-esofágicas com a orientação do arranjo do transdutor a 90° a 120° são favoráveis para o trato de saída ventricular esquerdo, e 60° a 80° geralmente são melhores para o trato de saída ventricular direito. Aquisições no modo 3D de volume total são frequentemente usadas e cortadas de maneira semelhante às aquisições transtorácicas.

PROCEDIMENTOS PALIATIVOS PARA O CORAÇÃO UNIVENTRICULAR

A maioria dos pacientes com coração univentricular sobrevive através do completamento da paliação de Fontan. Na nossa clínica, temos muito mais pacientes com coração univentricular, crianças e adultos, no estágio pós-Fontan do que no estágio pré-Fontan. Por essa razão, deve-se ficar familiarizado com o aspecto 3DE dos procedimentos paliativos.

Procedimento de Glenn

Considerações gerais. O procedimento de Glenn clássico envolve conexão da veia cava superior à artéria pulmonar direita e ligadura da conexão da artéria pulmonar direita com a artéria pulmonar principal. Hoje, a versão mais comumente usada da anastomose da veia cava superior à artéria pulmonar direita é o Glenn bidirecional, em que a conexão da artéria pulmonar direita à artéria pulmonar principal é mantida. Nos casos em que está presente uma veia cava superior esquerda persistente, ela é anastomosada à artéria pulmonar esquerda, resultando no Glenn bidirecional bilateral. Finalmente, casos ocasionais têm manutenção de uma pequena quantidade de fluxo anterógrado restritivo através da valva pulmonar para dentro da artéria pulmonar junto com o Glenn bidirecional, resultando em Glenn bidirecional pulsátil.

Análise 3DE. As melhores imagens das conexões cavopulmonares são obtidas pelas posições transtorácicas supraesternal ou subclavicular e pela posição transesofágica superior com rotação horária do transdutor. 3D ao vivo é usada para demonstrar tamanho da veia cava superior e patência da anastomose. Doppler de fluxo colorido em 3D de volume total é usado para demonstrar fluxo anterógrado laminar de baixa velocidade com variação respiratória a partir da veia cava para dentro da artéria pulmonar. Reversão de fluxo pode, às vezes, ser vista na presença de Glenn pulsátil ou fluxo colateral importante arterial sistêmico para arterial pulmonar.

Procedimento de Fontan

Considerações gerais. A conexão cavopulmonar total ou procedimento de Fontan na sua variação original clássica consiste em uma conexão do apêndice atrial direito à artéria pulmonar (Fig. 11-14). Esta versão resulta em uma estrutura subpulmonar venosa de grande capacitância

Figura 11-14

Fontan clássico de um paciente adulto com atresia tricúspide. Esta imagem ecocardiográfica transesofágica de eixo curto pela base foi adquirida em modo 3D *zoom* no esôfago superior. A grande porção atrial do Fontan se enrola em torno do aspecto anterior do coração. AoV, valva aórtica; IVC, veia cava inferior; LA, átrio esquerdo; PA, artéria pulmonar.

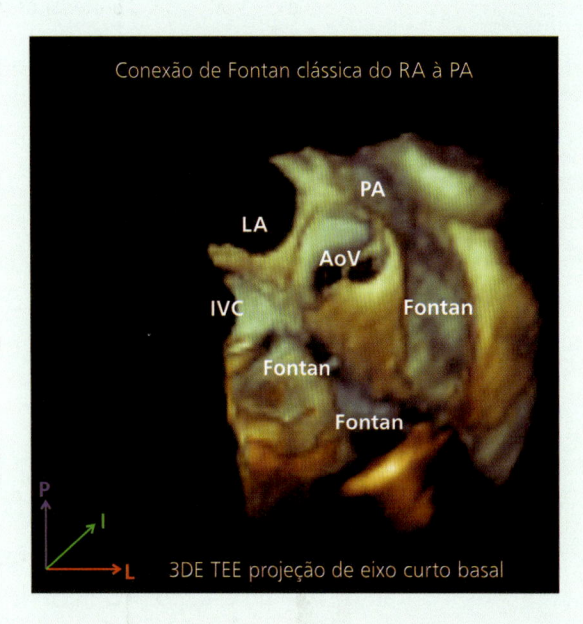

que causa importante perda de energia do fluxo. Por essa razão, ele foi substituído pelo tipo de Fontan de túnel lateral em que a face lateral do Fontan é remendo protético ou pericárdio, e a face medial é tecido atrial (Fig. 11-15). A versão mais recente é o Fontan extracardíaco, em que a conexão da veia cava inferior à artéria pulmonar é um enxerto tubular protético, e a conexão cava superior–pulmonar é um Glenn bidirecional (Fig. 11-16). Pequenas variações destes tipos básicos são usadas por alguns.

Análise 3DE. O Fontan é frequentemente difícil de imagear em pacientes mais velhos, usando-se ecocardiografia transtorácica. A posição subcostal do transdutor é geralmente a melhor para imageamento transtorácico da veia cava inferior, veias hepáticas e Fontan inferior. O Fontan superior com conexão à artéria pulmonar é, muitas vezes, a região mais difícil de visualizar em pacientes maiores. Ele pode ser mais bem visto por projeções paraesternais altas modificadas.

Utilizando-se o acesso transesofágico, a qualidade de imagem é, em geral, significativamente melhor. A projeção transgástrica é a melhor para visualização da veia cava inferior, veias hepáticas e Fontan proximal. A projeção longitudinal pelo esôfago médio a superior com uma orientação do arranjo transdutor de 90° a 110° usando 3D *zoom* ou 3D ao vivo é frequentemente a mais útil para o meio do Fontan. Uma posição transesofágica alta com orientação do arranjo a 0° e rotação para a direita empregando 3D ao vivo é melhor para visualizar o conduto do Fontan para conexão à artéria pulmonar (Fig. 11-14). Padrões de fluxo anterógrado lento com variabilidade respiratória e *shunts* anormais da direita para a esquerda podem ser vistos, usando-se métodos de Doppler X-planar colorido e 3D Doppler ao vivo colorido.

Ecocardiografia Tridimensional do Coração Univentricular | 191

Figura 11-15

Fontan em túnel lateral para atresia tricúspide, conforme vista por imagens 3D transesofágicas. *À esquerda,* corte transversal visto pela base do coração, adquirida em modo 3D com *zoom*. *À direita,* imagem de eixo longo do ventrículo esquerdo (LV) adquirida em modo 3D de volume total e cortada no plano frontal. Esta imagem é adequada para quantificação 3D do volume, função e sincronia do LV. AMV = folheto anterior da valva mitral; Ao, aorta; LA, átrio esquerdo; LAA, apêndice atrial esquerdo; PMV, folheto posterior da valva mitral.

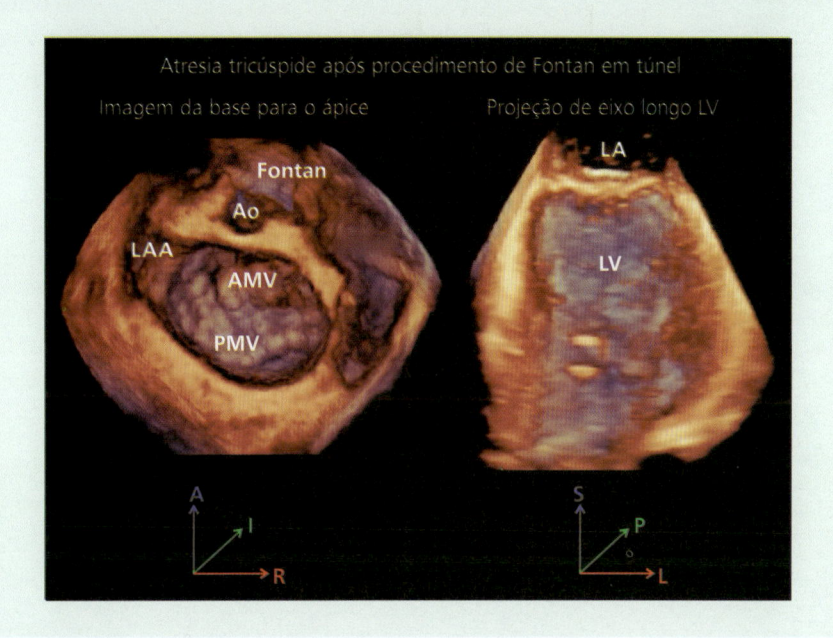

Figura 11-16

Três cortes de Fontan extracardíaco conforme vistos em ecocardiografia 3D ao vivo transesofágica. *Embaixo,* de uma posição transgástrica a 0° de orientação do arranjo com torção do transdutor para a direita. *Meio,* do esôfago médio com orientação a 90° do arranjo. *Em cima,* do esôfago superior, arranjo a 0°, com torção do transdutor para a direita. IVC, veia cava inferior; LPA, artéria pulmonar esquerda; PA, artéria pulmonar; RPA, artéria pulmonar direita.

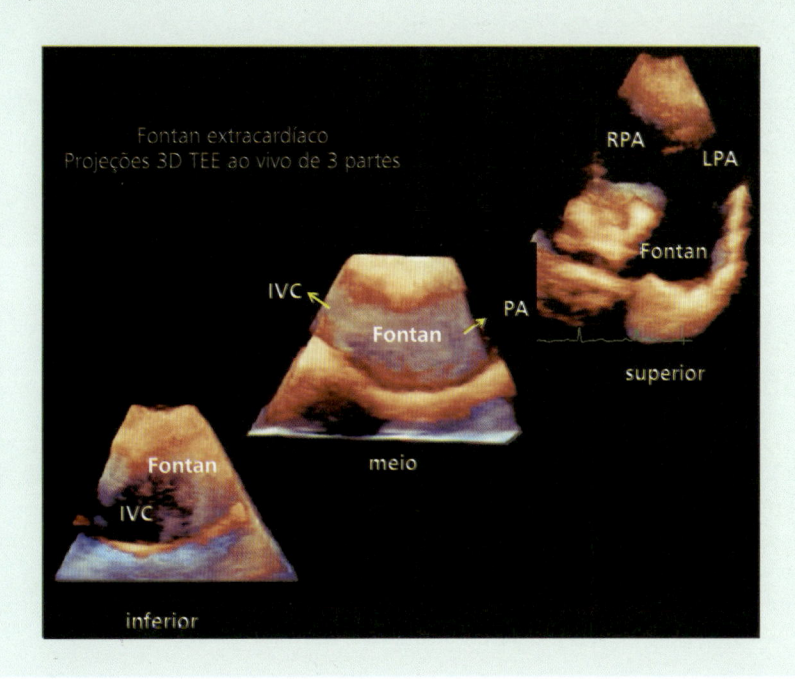

TÉCNICAS 3D VOLUMÉTRICAS QUANTITATIVAS

Medições volumétricas ventriculares esquerdas que são livres de pressupostos geométricos estão agora em uso clínico. Com o *software* avançado Philips QLAB 3DQ (Amsterdã, Holanda), volume ventricular, fração de ejeção, volume sistólico e sincronismo podem ser medidos rapidamente a partir de conjuntos de dados 3D de volume total de maneira semiautomática rápida (Fig. 11-17). Similarmente, volume ventricular direito, fração de ejeção e volume sistólico ventriculares direitos podem ser medidos usando-se *software* TomTec (Chicago, IL) 4DRV.

Figura 11-17

Estudo de sincronia e função ventricular usando dedicado *software* 3D avançado. Imagem de um paciente de 13 anos com ventrículo esquerdo com dupla entrada, após procedimento de septação e marca-passo biventricular *(bipace). Em cima à esquerda,* pré-*bipace; em cima à direita,* pós-*bipace.* Tabela inferior esquerda resume as alterações em sincronia, volume e fração de ejeção (EF) antes e depois da dupla estimulação; painel inferior direito é um exemplo de curvas de volume e sincronia de um coração normal. Os dados mostram melhora, mas não normalização após *bipace.* EDV, volume diastólico final; ESV, volume sistólico final; TMSV, tempo para volume sistólico mínimo.

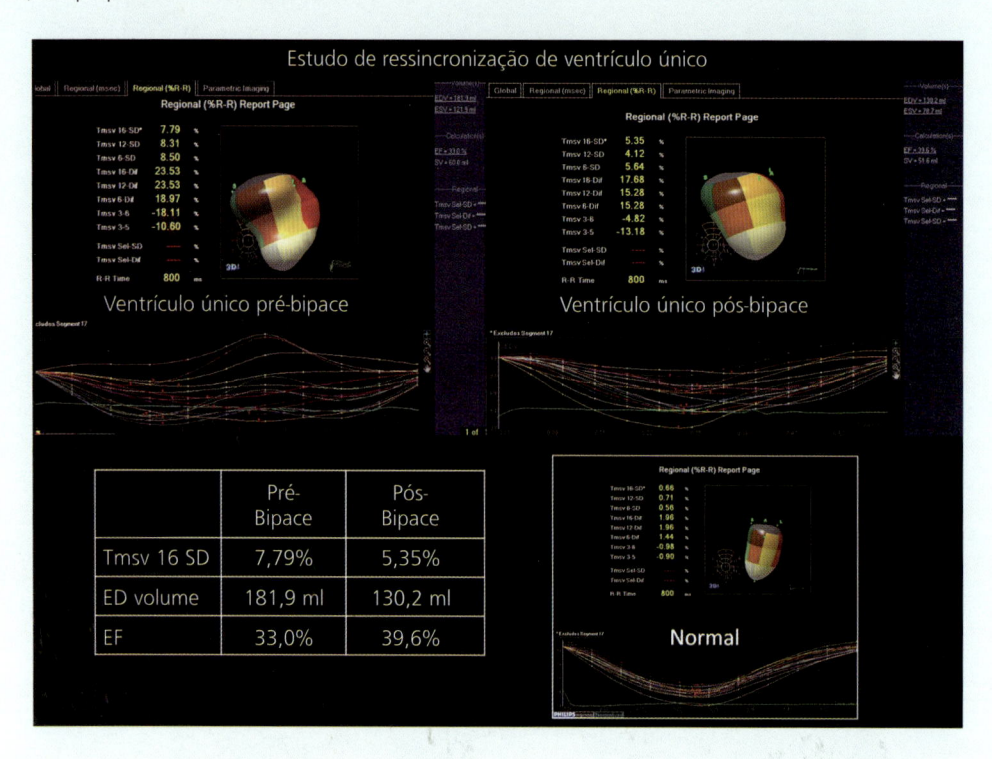

	Pré-Bipace	Pós-Bipace
Tmsv 16 SD	7,79%	5,35%
ED volume	181,9 ml	130,2 ml
EF	33,0%	39,6%

RFEERÊNCIAS

1. Silverman NH. Univentricular atrioventricular connections (complex with one dominant ventricle – single ventricle). In: Silverman NH, ed. *Pediatric Echocardiography.* Baltimore, MD: Williams & Wilkins; 1993. pp. 279–302.
2. Huhta JC, Seward JB, Tajik AJ, et al. Two-dimensional echocardiographic spectrum of univentricular atrioventricular connection. *J Am Coll Cardiol.* 1985;5(1):149–157.
3. Rigby ML, Anderson RH, Gibson D, et al. Two-dimensional echocardiographic categorization of the univentricular heart, morphology, type and mode of atrioventricular connection. *Br Heart J.* 1981;46(6):603–612.

4. Sahn DJ, Harder JR, Freedom RM, *et al.* Cross-sectional diagnosis and classification of univentricular hearts: imaging studies of atrioventricular valves, septal structures and rudimentary outflow chambers. *Circulation*. 1982;66(5):1070–1077.
5. Anderson RH, Becker AE, Macartney FJ, *et al.* "Tricuspid atresia" a univentricular heart? *Pediatr Cardiol*. 1979;1:51–56.
6. Bharati S, Lev M. The concept of tricuspid atresia complex as distinct from that of the single ventricle complex. *Pediatr Cardiol*. 1979;1:57–62.
7. Van Praagh R, David I, Van Praagh S. What is a ventricle? The single-ventricle trap. *Pediatr Cardiol*. 1982;2(1):79–84.
8. Anderson RH, Macartney FJ, Tynan M, *et al.* Univentricular atrioventricular connection: the single ventricle trap unsprung. *Pediatr Cardiol*. 1983;4(4):273–280.
9. Van Praagh R, Ando M, Dungan WT. Anatomic types of tricuspid atresia: clinical and developmental implications. *Circulation*. 1971;44(Suppl 2):111–115.
10. Bharati S. Tricuspid atresia. In: Bharati S, Lev M, eds. *The Pathology of Congenital Heart Disease*. Vol 1. Armonk, NY: Futura Publishing; 1996. pp. 403–420.
11. Weinberg PM. Anatomy of tricuspid atresia and its relevance to forms of surgical therapy. *Ann Thorac Surg*. 1980;29(4):306–314.
12. Van Praagh R, Ongley PA, Swan HJ. Anatomic types of single or common ventricle in man: morphologic and geometric aspects of 60 necropsied cases. *Am J Cardiol*. 1964;13:367–386.
13. Van Praagh R, Van Praagh S, Vlad P, Keith JD. Diagnosis of the anatomic types of single or common ventricle. *Am J Cardiol*. March, 1965;15:345–366.
14. Bharati S. Single ventricle with small outlet chamber. In: Bharati S, Lev M, eds. *The Pathology of Congenital Heart Disease*. Vol 2. Armonk, NY: Futura Publishing; 1996. pp. 1049–1114.
15. Smallhorn JF, De Tommasini G, Macartney FJ. Two-dimensional echocardiographic assessment of common atrioventricular valves in univentricular hearts. *Br Heart J*. 1981;46(1):30–34.
16. Smallhorn JF, Tommasini G, Macartney FJ. Detection and assessment of straddling and overriding atrioventricular valves in univentricular hearts. *Br Heart J*. 1981;46(3):254–262.
17. Milo S, Ho SY, Macartney FJ, *et al.* Straddling and overriding atrioventricular valves: morphology and classification. *Am J Cardiol*. 1979;44(6):1122–1134.
18. Bharati S. Straddling and displaced atrioventricular orifices and valves. In: Bharati S, Lev M, eds. *The Pathology of Congenital Heart Disease*. Vol 2. Armonk, NY: Futura Publishing; 1996. pp. 1115–1148.
19. Anderson RH, Shinebourne EA, Gerlis LM. Criss-cross atrioventricular relationships producing paradoxical atrioventricular concordance or discordance. Their significance to nomenclature of congenital heart disease. *Circulation*. 1974;50(1):176–180.
20. Marino B, Sanders SP, Pasquini L, *et al.* Two-dimensional echocardiographic anatomy in crisscross heart. *Am J Cardiol*. 1986;58(3):325–333.

CAPÍTULO 12

AVALIAÇÃO ECOCARDIOGRÁFICA TRIDIMENSIONAL DA VALVA MITRAL

Jeffrey F. Smallhorn, MBBS, FRACP, FRCP(C)

RESUMO

Avaliação das anormalidades da valva mitral é uma das forças atuais do imageamento ecocardiográfico tridimensional (3DE). A atual plataforma de aquisição de imagem possibilita um diagnóstico anatômico preciso e aperfeiçoa os dados ecocardiográficos bidimensionais. Ela também capacita o ecocardiografista a falar a mesma língua que o cirurgião ao descrever e demonstrar a patologia. A aplicação da exibição e análise 3D forneceu percepções únicas das funções da valva mitral normal e anormal, incluindo anormalidades congênitas, como fenda isolada do folheto anterior, valva mitral cavalgando, displasia da valva mitral, valva mitral com duplo orifício, prolapso da valva mitral, valva mitral em transposição corrigida e valva mitral em paraquedas. A 3DE também fornece imageamento superior de lesões associadas com estenose da valva mitral, incluindo estenose mitral supravalvar e estenose da valva mitral secundária a espessamento do folheto, encurtamento cordal e fusão.

INTRODUÇÃO

A valva mitral tem sido extensamente avaliada, usando-se ecocardiografia tridimensional (3DE). A maior parte das investigações tem sido feita em adultos, com atenção à estenose reumática da valva mitral, regurgitação isquêmica da valva mitral e prolapso.[1–4] A função da forma do anel mitral também tem sido um tópico de interesse, do mesmo modo que a localização do músculo papilar em pacientes com regurgitação isquêmica.[5–10] A 3DE melhorou nossa compreensão das funções normal e anormal da valva mitral e é atualmente usada na tomada de decisão clínica. Durante anos, os ecocardiografistas se esforçaram por educar seus colegas cirúrgicos em avaliação ecocardiográfica bidimensional (2DE) da valva mitral; entretanto, o que o ecocardiografista mostrava e o que cirurgião via eram muito diferentes. Quando a valva mitral é demonstrada em 3DE, com as imagens exibidas em uma projeção cirúrgica pelo átrio esquerdo, nossos colegas cirurgiões instantaneamente apreciam a patologia, frequentemente com mais confiança que o ecocardiografista. Além disso, a avaliação 3DE morfológica e funcional da valva mitral é fisiológica, enquanto a avaliação cirúrgica pela inspeção e teste com soro fisiológico não é.[11] Isto não significa que devamos abandonar a avaliação 2D da valva mitral, mas que, em vez disso, devemos nos esforçar por determinar o valor incremental da 3DE.[2,3,11]

VALVA MITRAL NORMAL

A valva mitral funciona como uma unidade, com todos os componentes atuando em uníssono para manter a competência valvar.[12] O anel da valva tem forma de sela para minimizar o estresse dos folhetos, com dois pontos altos e dois baixos (Fig. 12-1A e B),[9,13] um conceito importante que será expandido na seção sobre "Prolapso da valva mitral". O anel muda de forma durante todo o ciclo cardíaco e é muito heterogêneo,[8] diferentemente da sua contraparte tricúspide, que é homogênea (Fig. 12-1A). As forças anulares variam também de tal modo que, durante a sístole, o trato de saída ventricular esquerdo mantém dimensão máxima para permitir fluxo livre para a aorta.[7,10] Os folhetos da valva mitral normal possuem um elemento de retenção e prolapso re-

Figura 12-1A e B

A, Montagem que demonstra a forma do anel mitral, conforme visto a partir do átrio esquerdo, bem como exemplos gráficos da forma anular e um padrão heterogêneo de contração, conforme visto no painel superior direito. O painel inferior esquerdo mostra a forma 3D das coordenadas do anel, que é tirada da mesma população normal, conforme mostrada no painel superior direito. O painel inferior direito é um desenho da mesma população demonstrando a numeração dos segmentos anulares. *B*, Duas imagens que demonstram a forma de sela do anel tricúspide no painel esquerdo, bem como o ângulo de flexão em uma população pediátrica. O anel se dobra ao longo da linha das comissuras entre os folhetos anterior e posterior. Observar que a dobra do anel começa na sístole mais tardia e continua através do relaxamento isovolúmico e adentro da diástole. A, anterior; AL, folheto anterior; AO, aorta; AVC, fechamento da valva aórtica; AVO, abertura da valva aórtica; DP, fase diastólica; EP, fase de ejeção; IC, contração isovolúmica; IR, relaxamento isovolúmico; LA, átrio esquerdo; MVC, fechamento da valva mitral; MVO, abertura da valva mitral; P, posterior; TV, valva tricúspide.

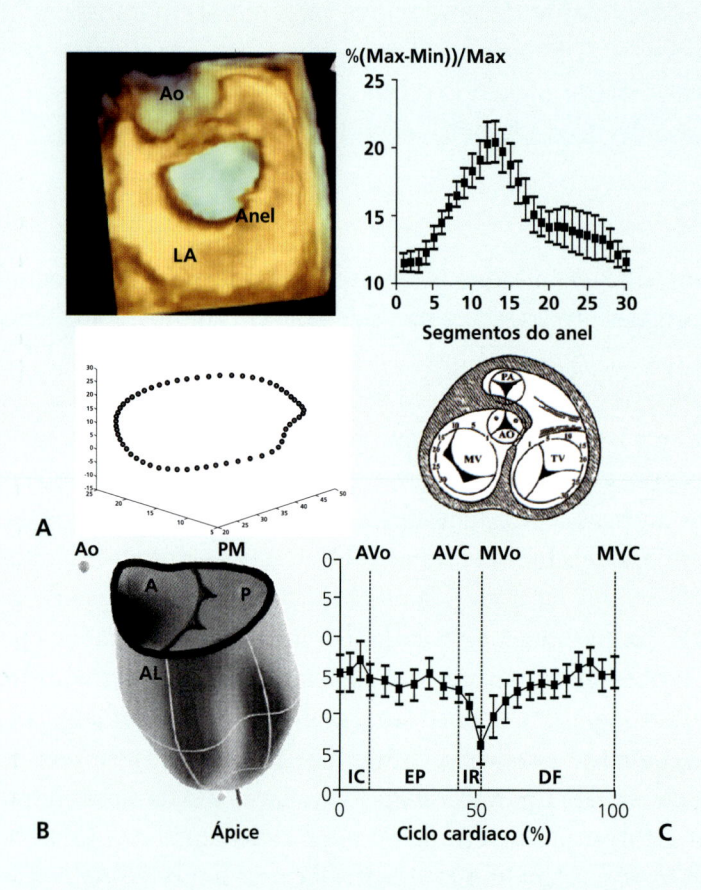

lacionado com os pontos de inserção das cordas.[14] Os folhetos rolam um sobre o outro de modo a manter coaptação máxima durante toda a sístole. O folheto anterior ou aórtico é menor que sua contraparte posterior ou mural, com uma zona de aposição recurvada entre os dois durante a sístole (Fig. 12-2A).

As cordas da valva mitral são múltiplas e complexas (Fig. 12-2B).[12] Duas cordas de suporte principais se inserem no folheto anterior, com as inserções correndo desde as margens livres por sobre o ventre do folheto. Estas proveem suporte importante ao folheto e são responsáveis pela retenção em pacientes que têm regurgitação isquêmica da valva mitral e desvio secundário de músculo papilar. As margens livres do folheto anterior são suportadas por cordas de zona rugosa, que são menores, múltiplas, e impedem prolapso do folheto. Medial e lateralmente, há cordas comissurais que são compartilhadas por ambos os folhetos anterior e posterior. O folheto posterior possui uma série de recortes, que são suportados por cordas fendidas. Os folhetos são suportados por dois músculos papilares que podem ter uma única ou múltiplas cabeças. Os músculos papilares têm uma base ampla de fixação e mantêm um ângulo constante com o anel durante todo o ciclo cardíaco (Fig. 12-2C). Este arranjo é importante porque mantém mínimo estresse sobre os folhetos. Todos os achados anteriores podem ser apreciados em 3DE, e de fato esta técnica é que forneceu estas percepções únicas da função da valva mitral.

ANORMALIDADES CONGÊNITAS DA VALVA MITRAL

Compreensão dos tipos de anormalidades congênitas é importante ao partir para uma avaliação ecocardiográfica da valva mitral anormal.[15–18] As lesões se dividem de modo geral naquelas que produzem estenose ou regurgitação predominante, embora haja superposição.

Fenda isolada do folheto anterior

Fenda isolada do folheto anterior resulta em regurgitação da valva mitral, cuja gravidade é determinada em parte pela extensão da fenda.[19–22] Em alguns casos, a fenda corre da margem livre do folheto à sua base, enquanto em outros a extensão é incompleta. A fenda difere daquela vista em um defeito septal atrioventricular porque ela aponta para o trato de saída ventricular esquerdo em vez do septo interventricular e o ventrículo direito.[19] A exceção é em corações com conexões ventriculoarteriais anormais, quando ela, muitas vezes, é excêntrica.[23,24] Os músculos papilares estão na localização normal em corações com uma fenda isolada, diferentemente de em um defeito septal atrioventricular, quando o músculo papilar posteromedial é girado mais lateralmente.[19] Na maioria dos casos, as margens livres da fenda não são suportadas; todavia, em alguns pacientes existem cordas acessórias suportando o folheto, o que geralmente resulta em competência valvar. As cordas acessórias podem-se inserir no septo interventricular, enquanto, em outros casos, elas cruzam o septo ventricular através de um defeito, resultando em cavalgamento da valva mitral. Embora esta lesão tenha sido descrita pela primeira vez após visualização em 3DE, a técnica recente de 3D permite uma avaliação mais completa da extensão da fenda, bem como quaisquer inserções cordais associadas. Uma fenda isolada pode ser reconstruída a partir de um conjunto de dados de volume total de quatro câmaras apical ou de uma projeção de eixo longo paraesternal. Uma projeção renderizada apical a partir de baixo fornece imagens ideais pelas razões mencionadas na seção sobre "Valva Mitral Normal"; entretanto, para nossos colegas cirurgiões, ela pode ser exibida a partir de cima (Fig. 12-3A e B). Pela projeção de eixo longo paraesternal, uma imagem cortada a partir de cima, tal que o septo interventricular seja removido, fornece visualização ideal do folheto mitral anterior e uma fenda. Nenhuma destas duas últimas projeções é possível em 2DE, assim demonstrando a exclusividade da 3DE.

Figura 12-2A, B e C

A, Duas imagens que mostram as características 3D da valva mitral normal, conforme visto em ecocardiografia transesofágica. Notar o folheto anterior largo e o posterior ou mural menor. Observar também as comissuras, conforme vistas no painel direito, bem como a natureza ondulada do folheto mural, vista no painel direito em diástole. O painel esquerdo mostra os picos e vales do folheto. Os videoclipes mostram os mesmos aspectos, vistos de cima (Fig. 12-2 filme 1) e de baixo (Fig. 12-2 filme 2). *B,* Aparelho cordal, como visto em 3DE, bem como em uma peça de patologia. Notar as cordas aderidas que tensionam o folheto anterior na direção da cavidade ventricular esquerda. As cordas marginais podem ser vistas na zona de coaptação dos folhetos. O videoclipe mostra os aspectos 3DE (Fig. 12-2 filme 3). *C,* Aspecto 3DE dos músculos papilares anterior e posterior da valva mitral. Observar as cordas se inserindo no músculo anterior e a base larga do músculo papilar posterior. Os videoclipes mostram os mesmos aspectos que as imagens estáticas (Fig. 12-2 filmes 4 e 5). ANT PM, músculo papilar anterior; AL, folheto anterior; Ao, aorta; LA, átrio esquerdo; LV, ventrículo esquerdo; MC, cordas marginais (ou zona rugosa); ML, folheto mural ou posterior; POST PM, músculo papilar posterior; PM, músculo papilar; RZ, cordas da zona rugosa; SC, cordas aderidas.

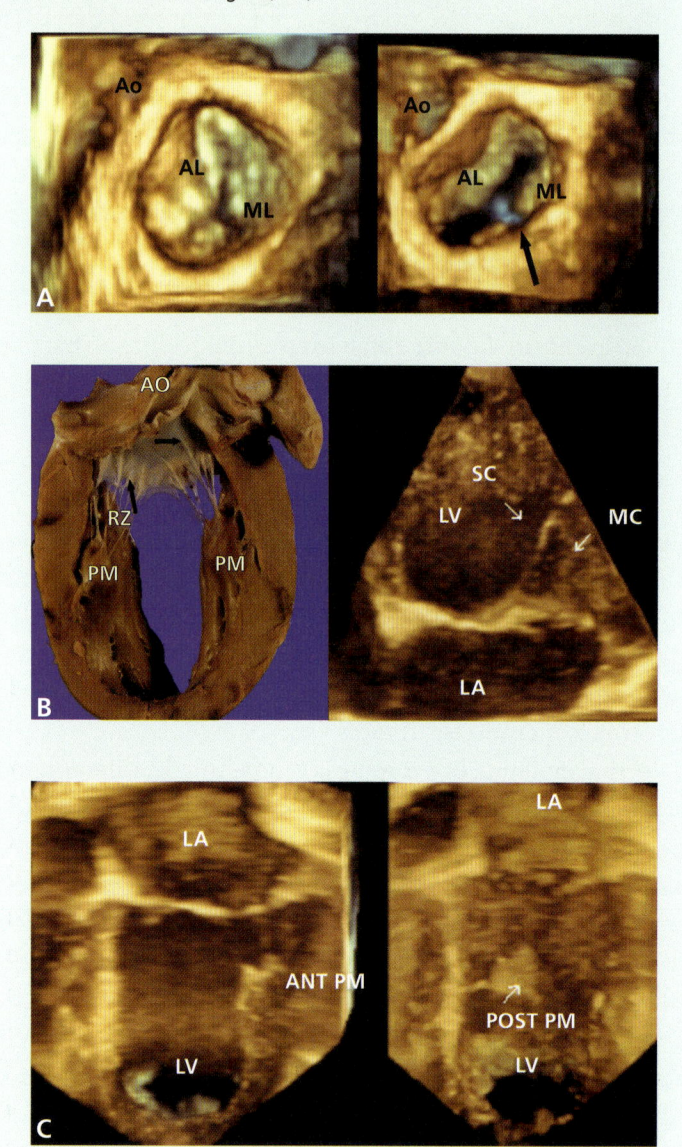

Valva mitral cavalgando

Uma valva mitral cavalgando é vista mais frequentemente em corações com uma anormalidade da conexão ventriculoarterial, em particular discordância ventriculoarterial, ou ventrículo direito

Figura 12-3A e B

A, Montagem que mostra a aparência 2D e 3D de uma fenda mitral isolada da valva mitral (*seta preta* no painel esquerdo e asterisco no painel direito). A *seta branca* mostra o ponto de continuidade mitral aórtica. Notar no painel esquerdo que a imagem 3D mostra a extensão completa da fenda, enquanto o painel direito não mostra. O videoclipe (Fig. 12-3 filme 1) mostra os mesmos aspectos em tempo real. O videoclipe 2D em cores (Fig. 12-3 filme 2) mostra a regurgitação. *B,* Uma fenda excêntrica como vista em 3DE, pelos aspectos ventricular esquerdo (painel direito) e atrial esquerdo (painel esquerdo). Observar que a fenda não aponta na direção do trato de saída ventricular esquerdo. Observar no painel direito que os músculos papilares estão bem próximos. Este paciente foi submetido a uma operação de troca para transposição das grandes artérias. Os videoclipes (Fig. 12-3 filme 3) e MV abaixo (Fig. 12-3 filme 4) mostram os aspectos em tempo real. AL, folheto anterior; AO, aorta; ML, folheto mural ou posterior; MV, valva mitral; PM, músculo papilar.

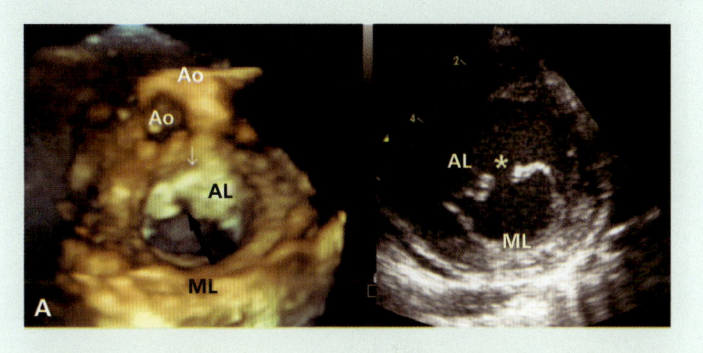

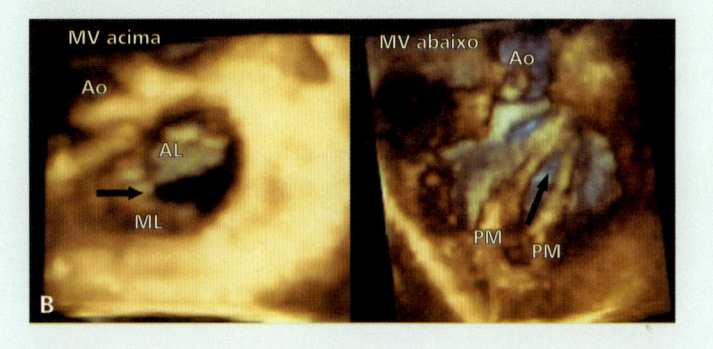

com dupla saída. O grau de cavalgamento é importante, porque a presença de ventrículos equilibrados determina se será empreendido um reparo biventricular ou funcionalmente de ventrículo único.[25,26] A valva mitral cavalgando pode-se inserir na crista do septo interventricular, na direção da sua base ou em uma localização mais anterior. Na primeira situação, reparo biventricular pode ser considerado; entretanto, no último caso, paliação de dois-um-ventrículo é geralmente o tratamento de escolha. Como ela tem frequências de quadros mais altas, a 2DE ainda fornece detalhe superior ao imagear estruturas cordais finas; contudo, ela é inferior quando se está procurando determinar a relação espacial destas estruturas em um espaço 3D. Se um defeito septal ventricular pode ser fechado depende destas relações, e é aqui que a 3DE é muito valiosa. Mais importante, ela fornece aos cirurgiões uma imagem mental daquilo que eles encontrarão, e, assim, podem evitar exploração cirúrgica desnecessária e melhorar o planejamento pré-operatório. Uma vez que as cordas da valva mitral sempre cavalguem através de um defeito anterior no septo interventricular, elas são mais bem apreciadas em 3DE pela localização paraesternal, uma vez que isto forneça resolução e imageamento ideais no plano axial. Isto não quer dizer que as cordas da valva mitral não possam ser imageadas a partir de outras localizações, mas este acesso é ótimo. A projeção que nós temos achado mais útil é aquela obtida, quando o plano de corte anterior é ajustado, porque o defeito septal, cordas e quaisquer músculos papilares acessórios são facilmente apreciados (Fig. 12-4).

Figura 12-4

Aspectos 2D e 3D de uma valva mitral cavalgando no contexto de transposição das grandes artérias, e um defeito septal ventricular, mais obstrução do trato de saída pulmonar. Observar que a valva mitral cavalga através de um grande defeito septal ventricular muscular anterior, com cordas se inserindo em um músculo papilar que reside no ventrículo direito. Os videoclipes demonstram as características muito melhor que as imagens estáticas. Figura 12-4 filmes 1 e 2 são as mesmas imagens na Figura estática 12-4. A Figura 12-4 filme 3 mostra as características únicas do defeito septal ventricular muscular, conforme visto pelo aspecto ventricular direito, bem como a localização do músculo papilar anormal da valva mitral. Notar o segundo defeito septal ventricular perimembranoso. IVS, septo interventricular. A *seta preta* aponta as cordas. LV, ventrículo esquerdo; PM, perimembranoso; RV, ventrículo direito; TV, valva tricúspide; VSD, defeito septal ventricular.

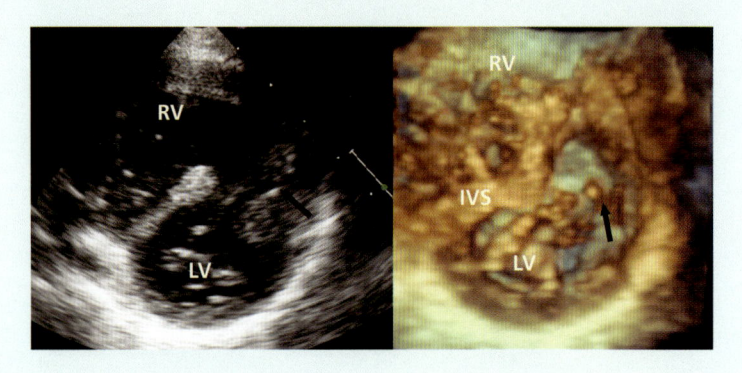

Displasia da valva mitral

Displasia da valva mitral geralmente resulta em regurgitação ou estenose valvar mitral em razão da deficiência, aderência e zonas de má coaptação dos folhetos.[27] O folheto mitral posterior geralmente é mais afetado que a sua contraparte anterior. A 2DE demonstra folhetos que aparecem espessados e relativamente imóveis, muitas vezes presos com áreas de má coaptação. A 3DE pode demonstrar o mesmo; entretanto, a quantidade de aderência e a área do folheto podem ser determinadas.

Valva mitral com duplo orifício

Valva mitral com duplo orifício pode ser responsável por regurgitação da valva mitral, embora em outros casos seja encontrada incidentalmente durante avaliação quanto a uma lesão associada.[28] Os orifícios podem ser de igual tamanho ou um pode ser muito menor. Um ou ambos os orifícios podem ser regurgitantes, o que é problemático ao tentar reparo, porque se o orifício regurgitante for fechado, o outro pode ser demasiadamente estenótico. Na maioria dos casos, cada orifício tem seu próprio mecanismo de suporte, diferentemente daqueles vistos em defeito septal atrioventricular, onde um pode parecer meramente uma perfuração no folheto. Valvas mitrais com duplo orifício foram descritas frequentemente por 2DE; entretanto, a evidência é escassa sobre a confiabilidade de detectá-los. A 2DE fica insuficiente em precisão diagnóstica da valva atrioventricular esquerda nos corações com um defeito septal atrioventricular, de modo que o mesmo pode ser verdade sobre sua contraparte mitral. Se a 3DE for superior, só será determinada por estudos longitudinais. De um ponto de vista de aquisição de imagem, um conjunto de dados de volume total adquirido pela projeção de quatro câmaras apical ou de eixo longo paraesternal deve fornecer imageamento ideal para ajudar no diagnóstico desta lesão (Fig. 12-5).

Prolapso da valva mitral

Prolapso da valva mitral raramente é encontrado em crianças, exceto naquelas com anormalidades do tecido elástico, como síndrome de Marfan e síndrome de Ehlers–Danlos. A incidência de prolapso da valva mitral na população em geral é cerca de 2,4%, muito mais baixa do que se pensava

Figura 12-5A e B

A, Características bi e tridimensionais de uma valva mitral com duplo orifício, marcados 1 e 2, em um coração normal sob outros aspectos. Figura 12-5 filme 1 mostra os mesmos aspectos. *B,* Montagem tirada de um conjunto de dados 3D de reconstrução multiplanar em outro paciente com uma valva mitral com duplo orifício (1 e 2). Observar o orifício anterior menor. Figura 12-5 filme 2 mostra os mesmos aspectos. LA, átrio esquerdo; LV, ventrículo esquerdo; LVOT, trato de saída ventricular esquerdo.

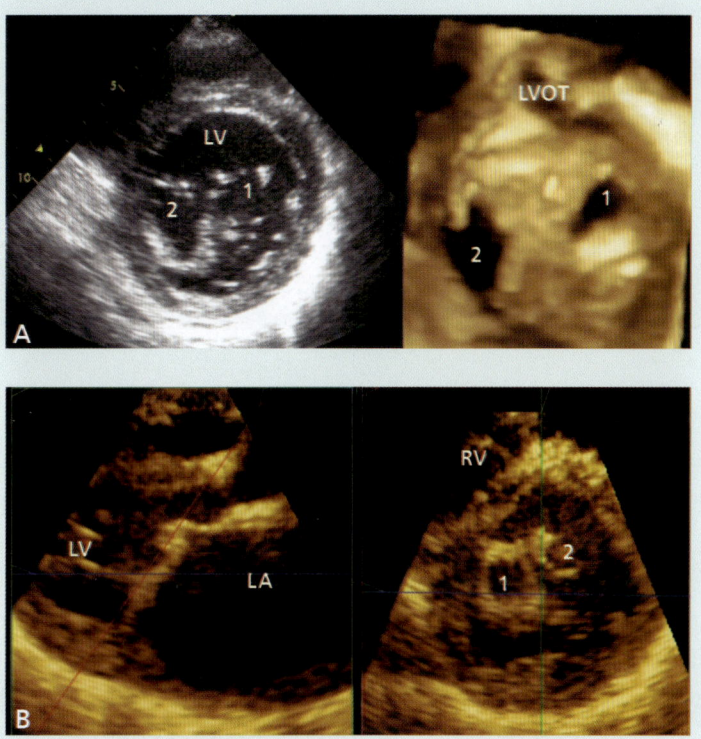

anteriormente.[29] O culpado pelo excesso de diagnóstico foi a ecocardiografia no modo M e uma má compreensão da estrutura normal do anel mitral. Este excesso de diagnóstico foi corrigido quando a forma verdadeira do anel mitral foi apreciada, de modo mais importante pelo trabalho inicial em 3DE, mostrando que o anel mitral tem forma de sela, com dois pontos altos e dois baixos. Por essa razão, avaliação por 2DE na projeção de eixo longo paraesternal forneceu uma avaliação mais acurada do que era possível pela projeção de quatro câmaras apical, uma vez que a primeira colhe imagem dos dois pontos altos do anel, enquanto o último modo colhe imagem dos dois pontos baixos.[13] Sistemas mais avançados de 3DE (em particular 3DE transesofágica) permitem imageamento de ambos, o anel e os folhetos, a partir de múltiplos planos de imageamento, fornecendo uma avaliação muito sensível de prolapso localizado.[30] Esta abordagem mais sofisticada é importante, particularmente uma vez que a valva mitral normal possui prolapso e amarração embutidos, o que é um componente intrínseco da função normal da valva.[14] Comparada à 2DE, que exige múltiplos planos de imageamento para determinar a localização precisa do prolapso da valva mitral,[31] uma visão 3D fornece dados precisos instantâneos que o cirurgião prontamente compreende (Fig. 12-6). Esta técnica é capaz não só de determinar a localização do prolapso, mas com programas de quantificação o volume do prolapso pode ser também medido. De fato, este foi um dos passos importantes à frente na avaliação de prolapso da valva mitral. A outra vantagem da 3DE é que o imageador não fica limitado a planos 2D padrão; em vez disso, a valva pode ser examinada a partir de múltiplas localizações. Por essas razões, a evidência atual é que a 3DE fornece melhores dados anatômicos e funcionais do que a sua contraparte 2D.

Figura 12-6

Montagem de um paciente com prolapso da valva mitral com displasia associada dos folhetos. O painel esquerdo mostra o aspecto ao eco transesofágico a 120°. Notar no painel direito que todos os folhetos podem ser vistos com prolapso importante em A1 e A2. O painel do meio foi tirado durante diástole e mostra as comissuras e a natureza irregular do folheto anterior. Ao, aorta; LV, ventrículo esquerdo. Letras A1–A3 e P1–P3 representam os segmentos individuais dos folhetos anterior e posterior. Figura 12-6 filmes 1 e 2 mostram as características em tempo real do prolapso.

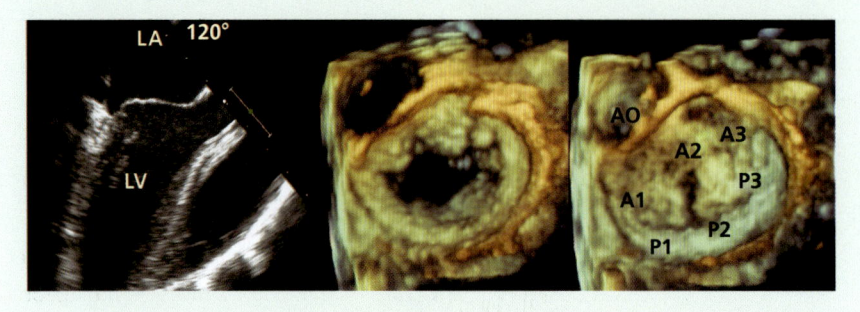

Valva mitral na transposição corrigida

Valva mitral em transposição corrigida é frequentemente anormal e tem um impacto importante na tomada de decisão ao tratar pacientes em que é considerado um reparo anatômico do coração. A valva pode ter uma fenda no folheto anterior, cordas encurtadas ou múltiplos folhetos (Fig. 12-7). Além disso, fixações anormais das cordas podem obstruir o trato de saída pulmonar ou cavalgar um defeito septal ventricular anterior. A 2DE fornece algum detalhe e pode ser útil no diagnóstico de uma fenda e cavalgamento pelo aparelho cordal. Em contraposição, a 3DE pode fornecer maior detalhe em pacientes com múltiplos folhetos e anormalidades comissurais. Do mesmo modo, local e tamanho da *vena contracta* são mais facilmente definidos em 3DE em pacientes com regurgitação. Aquisição de imagem a partir da projeção de quatro câmaras geralmente fornece um conjunto de dados ideal; contudo, a valva frequentemente se situa em mais de um ângulo com o feixe transdutor, resultando em imageamento menos ideal do que acontece com sua contraparte tricúspide.

AVALIAÇÃO DA REGURGITAÇÃO NA VALVA MITRAL

Quantificação precisa da regurgitação da valva mitral tem sido o "Santo Graal" dos ecocardiografistas, porque ela provê a chave para determinar se uma alteração no tamanho ou função da câmara é meramente secundária a uma carga aumentada de volume ou representa deterioração da função da bomba. Múltiplas técnicas 2D e Doppler tiveram acordo da American Society of Echocardiography;[32] entretanto, elas frequentemente são difíceis de obter e são fundamentadas em pressupostos geométricos. A chave final da avaliação quantitativa ficará com as técnicas 3D.[33] O que a 3DE demonstrou é que, para muitos jatos, a área de superfície de isovelocidade

Figura 12-7

Transposição corrigida e uma fenda na valva mitral morfológica, conforme indicado pela *seta preta*. Os videoclipes (Fig. 12-7 filmes 1 e 2) demonstram os aspectos. MLV, ventrículo esquerdo morfológico; MRV, ventrículo direito morfológico.

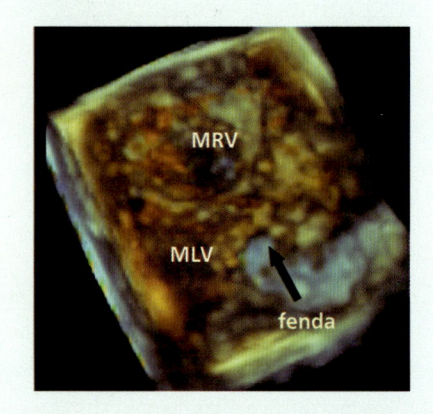

proximal não é um hemisfério, particularmente quando ela é adjacente a uma margem.[34–36] Além disso, os jatos regurgitantes muitas vezes são múltiplos e de forma irregular. A largura do jato regurgitante 2D, ou o tamanho da *vena contracta*, pode ser usada como uma medida semiquantitativa e de fato se correlaciona bem com aquela medida, usando-se técnicas 3D.[37] Apesar desta correlação, estudos usando análise multivariada demonstraram que os mecanismos de insuficiência da valva se correlacionam melhor com o tamanho 3D da *vena contracta*. Tamanho 3D da *vena contracta* se correlaciona bem com o volume de regurgitação e assim pode fornecer um método semiquantitativo para avaliar a gravidade da regurgitação da valva mitral. Se houver múltiplos jatos de regurgitação, então, eles podem ser somados. A melhor abordagem à medição do tamanho da *vena contracta* consiste em obter um conjunto de dados da projeção de quatro câmaras apical, uma vez que a valva e seu jato regurgitante sejam imageados no plano axial, fornecendo ótima resolução. Uma vez adquirido o conjunto de dados, ele pode ser cortado por cima e por baixo, de modo que a *vena contracta* fica como um sanduíche entre os dois planos, como o recheio de um biscoito recheado (Fig. 12-8). A(s) área(s) da *vena contracta* pode, então, ser planimetrada e a seguir relacionada com o tamanho do anel. Embora este método seja apenas semiquantitativo, é um passo na direção certa.

LESÕES ASSOCIADAS À ESTENOSE DA VALVA MITRAL

Estenose supravalvar mitral

Estenose mitral supravalvar raramente ocorre isoladamente, e geralmente é associada a uma anormalidade mais extensa da valva mitral, com associado espessamento do folheto e cordas encurtadas.[38] A lesão é situada imediatamente acima do anel mitral, o que a diferencia de *cor triatriatum*, em que a membrana é localizada acima do apêndice atrial esquerdo. Na estenose supramitral, o anel pode ser completo ou parcial, o que em parte determina a gravidade da obstrução. A 2DE subestima a extensão da uma membrana supramitral, do mesmo modo que ela faz na estenose subaórtica fibromuscular. Com 3DE, a extensão completa do anel é apreciada, particularmente a partir de um conjunto de dados de volume total de quatro câmaras (Fig. 12-9). Mais uma vez, este plano adquire imagem do anel no plano axial, fornecendo superior resolução.

Figura 12-8

Vena contracta em um paciente com regurgitação da valva mitral. Observar que o jato regurgitante é localizado no aspecto posterior da valva mitral. Os videoclipes demonstram a regurgitação em 3D. Figura 12-8 o filme 1 é a mesma imagem que a figura estática; o filme 2 mostra o jato regurgitante em ângulo; e o filme 3 mostra a utilidade da 3DE com o jato sendo mais posterior. AL, folheto anterior; AO, aorta; LA, átrio esquerdo.

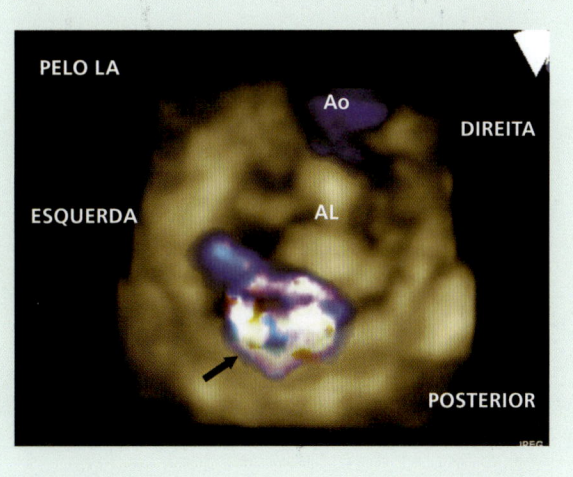

Estenose da valva mitral secundária a espessamento do folheto, encurtamento cordal e fusão

Estenose da valva mitral secundária a espessamento dos folhetos, encurtamento das cordas e fusão é a que é encontrada mais frequentemente. Neste contexto, os folhetos espessados estão frequentemente ligados a cordas encurtadas, de tal modo que é difícil determinar onde o folheto termina, e o músculo papilar começa.[39] Pode haver um orifício restritivo nas extremidades dos folhetos; todavia, em muitos pacientes, orifícios excêntricos semelhantes a fendas são vistos ao longo do comprimento das cordas fundidas (Fig. 12-10). O maior exemplo disto é uma arcada mitral com muscularização completa do aparelho subvalvar. A 2DE pode identificar espessamento do folheto e encurtamento cordal; entretanto, os orifícios excêntricos e a complexidade

Figura 12-9

Montagem de um paciente com estenose da valva mitral e um anel supramitral associado. As duas imagens à *direita* mostram o aspecto 2D, enquanto a imagem 3D mostra a natureza circunferencial do anel. Os videoclipes mostram as características 2D (Fig. 12-9 filme 1) e características 3D (Fig. 12-9 filme 2). LA, átrio esquerdo; LV, ventrículo esquerdo.

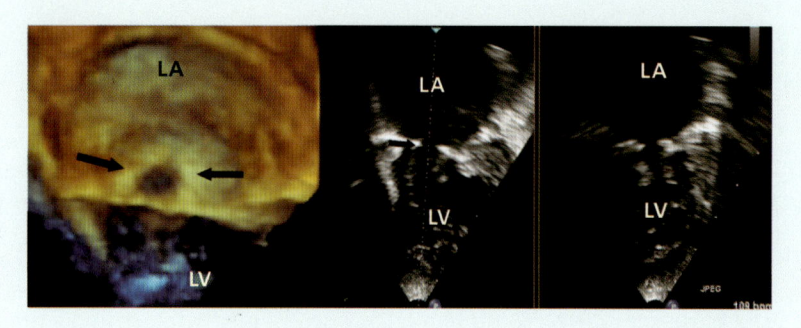

Figura 12-10

Duas imagens 3D de um paciente com estenose da valva mitral. A imagem à *esquerda* é vista pela frente, com o septo interventricular removido, de tal modo que as cordas e músculos papilares possam ser vistos. A imagem à *direita* é vista pelo aspecto ventricular esquerdo e mostra os músculos papilares e cordas e folhetos fundidos. Os videoclipes mostram a estenose em tempo real. Figura 12-10 o filme 1 mostra a valva mitral com excursão limitada, enquanto o filme 2 mostra a imagem cirúrgica com um anel hipoplásico. O filme 3 mostra a valva mitral estenótica pela frente e é a mesma que a imagem estática. Os filmes 4 e 5 mostram as características 2D da valva. O filme 6 mostra a obstrução começando ao nível da valva, em comparação ao filme 7, em que a aceleração do fluxo começa acima do anel mitral. AL, folheto anterior; ANT PM, músculo papilar anterior; AO, aorta; LV, ventrículo esquerdo; LVOT, trato de saída ventricular esquerdo; PM, músculo papilar; POST PM, músculo papilar posterior.

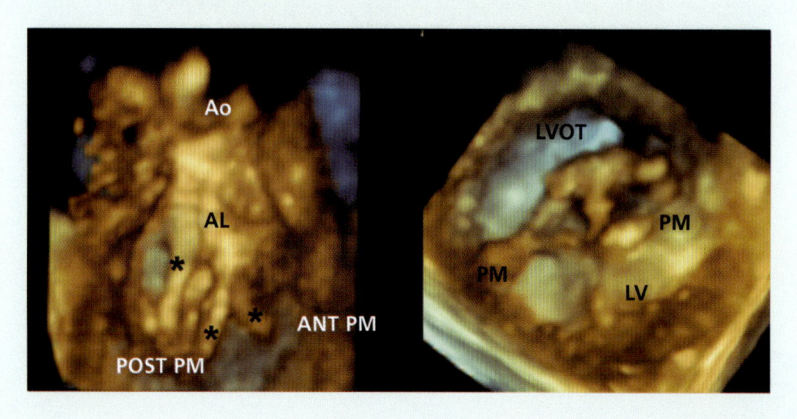

do aparelho subvalvar são mais bem apreciados em 3DE (Fig. 12-11A e B). Esta técnica pode também fornecer dados quantitativos a respeito da extensão da aderência, o que poderia ser importante para os cirurgiões no futuro.

Valva mitral em paraquedas

Valva mitral em paraquedas pode resultar em estenose, embora em alguns casos ela seja uma situação inocente que não tem nenhuma consequência hemodinâmica. Embora a valva mitral em paraquedas clássica consista em um músculo papilar solitário, em alguns pacientes há um músculo dominante que fornece a maior parte do suporte aos folhetos, com um músculo menor rudimentar que pode ou não ter inserções cordais. Quando a valva é estenótica, isto é geralmente relacionado com encurtamento cordal, fusão e espessamento dos folhetos. A 2DE provê excelente delineação de uma valva mitral em paraquedas; entretanto, sua contraparte 3D é superior quando adquirindo imagem dos folhetos e do aparelho cordal.

Figura 12-11A e B

A, Imagens de um paciente com uma arcada mitral. Notar a aparência muscularizada do aparelho subvalvar no painel direito, e folhetos espessados no painel esquerdo. O videoclipe (Fig. 12-11 filme 1) mostra a arcada mitral a partir da imagem ventricular esquerda. AL, folheto anterior; APM, músculo papilar anterior; LV, ventrículo esquerdo; ML, folheto mural; PPM, músculo papilar posterior. B, Uma reconstrução multiplanar (MPR) demonstrando a arcada mitral em uma projeção de quatro câmaras *(em cima, à esquerda)* e uma projeção de duas câmaras *(em cima, à direita)*, bem como a imagem 3D no painel inferior direito, que mostra os folhetos, cordas e músculo papilar anterior fundidos. Imagem inferior esquerda mostra o jato regurgitante em 3D, que é típico desta lesão. Figura 12-11 filme 2 mostra as imagens de MPR em tempo real, enquanto filme 3 mostra o jato regurgitante. LA, átrio esquerdo; LV, ventrículo esquerdo.

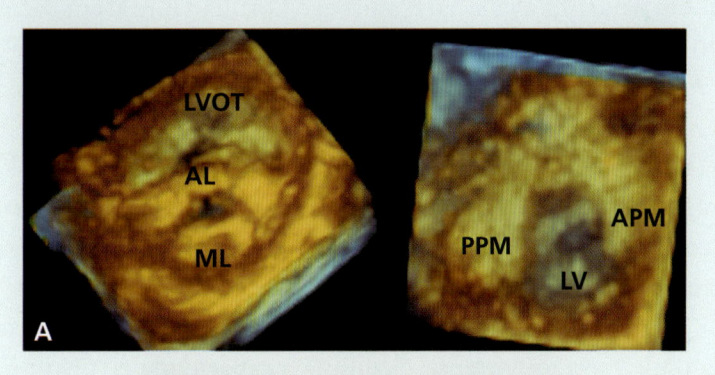

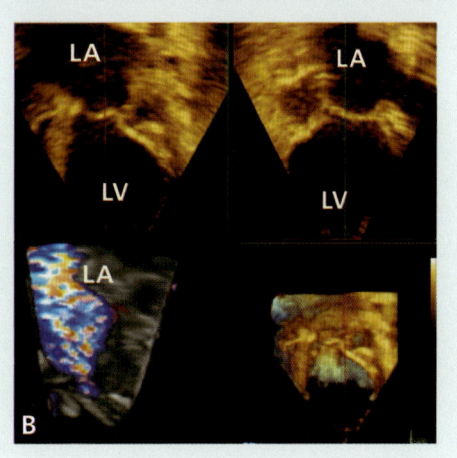

AVALIAÇÃO QUALITATIVA DA ESTENOSE DA VALVA MITRAL

Doppler colorido é uma modalidade valiosa na avaliação qualitativa da estenose da valva mitral, particularmente para ajudar a localizar o nível de estenose. Não está claro, neste momento, se 3DE é superior à 2DE. Pela projeção de quatro câmaras, se o *aliasing* (artefato de serrilhamento) começar acima do anel, então, isto geralmente significa estenose supravalvar mitral associada (Fig. 12-10). Em contraposição, em alguns casos, há fluxo laminar ao nível anular e abaixo para dentro do orifício, com a turbulência começando a meio caminho ou mais embaixo em razão de uma crista fibrosa que é fixada aos folhetos, fazendo protrusão para dentro da luz da valva. Também por ambas as técnicas, a natureza excêntrica dos orifícios pode ser apreciada, com jatos de cor emanando dos lados dos folhetos da valva.

AVALIAÇÃO QUANTITATIVA DA ESTENOSE MITRAL

Em crianças, a técnica mais confiável para avaliação quantitativa de estenose mitral até agora tem sido o cálculo do gradiente médio por Doppler de onda contínua.[40] Cálculo do tempo de meia pressão é menos útil em decorrência das frequências cardíacas mais altas em crianças, embora esta técnica possa ser usada em adolescentes mais velhos com frequência cardíaca mais lenta.[41] No grupo etário mais velho, tempo de meia pressão e área da valva se correlacionam bem. Embora os ecocardiografistas pediátricos usem avaliação do gradiente médio, esta abordagem é altamente dependente do débito cardíaco, o que limita seu valor na prática clínica. Além disso, se houver regurgitação associada da valva mitral, o gradiente médio superestima a gravidade da estenose.

A 3DE contribuiu para uma avaliação confiável do orifício mitral em pacientes com cardiopatia reumática, em que o orifício restritivo pode ser imageado no plano axial a partir de um conjunto de dados de volume total de quatro câmaras apical. Por diversas razões, dados semelhantes não são disponíveis em pacientes com estenose congênita da valva mitral. Em primeiro lugar, estenose congênita da valva mitral é uma lesão rara, particularmente isolada. Em segundo, é incomum ter correlações hemodinâmicas precisas quanto à gravidade, uma vez que a maioria dos pacientes pediátricos não seja submetida à avaliação hemodinâmica. Finalmente, a lesão é anatomicamente diferente da sua contraparte adquirida, porque o mecanismo de estenose é geralmente fusão das cordas, que existem muitas vezes múltiplos orifícios que são excêntricos. Embora este detalhe anatômico seja importante, ele limita a capacidade de medir a área de orifício e obter dados quantitativos.

REFERÊNCIAS

1. García-Orta R, Moreno E, Vidal M, *et al.* Three-dimensional versus two-dimensional transesophageal echocardiography in mitral valve repair. *J Am Soc Echocardiogr.* 2007;20(1):4–12.
2. Patel V, Hsiung MC, Nanda NC, *et al.* Usefulness of live/real time three-dimensional transthoracic echocardiography in the identification of individual segment/scallop prolapse of the mitral valve. *Echocardiography.* 2006;23(6):513–518.
3. Pepi M, Tamborini G, Maltagliati A, *et al.* Head-to head comparison of two-and three-dimensional transthoracic and transesophageal echocardiography in the localization of mitral valve. *J Am Coll Cardiol.* 2006;48(12):2524–2530.
4. Müller S, Müller L, Laufer G, *et al.* Comparison of three-dimensional imaging to transesophageal echocardiography for preoperative evaluation in mitral valve prolapse. *Am J Cardiol.* 2006;98(2):243–248.

5. Carlhäll C, Wigström L, Heiberg E, et al. Contribution of mitral annular excursion and shape dynamics to total left ventricular volume change. *Am J Physiol Heart Circ Physiol*. 2004;287(4):H1836–H1841.
6. Kwan J, Qin JX, Popoviæ ZB, et al. Geometric changes of mitral annulus assessed by real-time 3-dimensional echocardiography: becoming enlarged and less nonplanar in the anteroposterior direction during systole in proportion to global left ventricular systolic function. *J Am Soc Echocardiogr*. 2004;17(11):1179–1184.
7. Lansac E, Lim KH, Shomura Y, et al. Dynamic balance of the aortomitral junction. *J Thorac Cardiovasc Surg*. 2002;123(5):911–918.
8. Nii M, Roman KS, Macgowan CK, Smallhorn JF. Insight into normal mitral and tricuspid annular dynamics in pediatrics: a real-time three-dimensional echocardiographic study. *J Am Soc Echocardiogr*. 2005;18(8):805–814.
9. Salgo IS, Gorman JH 3rd, Gorman RC, et al. Effect of annular shape on leaflet curvature in reducing mitral leaflet stress. *Circulation*. 2002;106(6):711–717.
10. Veronesi F, Corsi C, Sugeng L, et al. A study of functional anatomy of aortic-mitral valve coupling using 3D matrix transesophageal echocardiography. *Circ Cardiovasc Imaging*. 2009;2(1):24–31.
11. Takehashi K, Mackie AS, Rebeyka IM, et al. Two-dimensional versus transthoracic real-time three-dimensional echocardiography in the evaluation of the mechanisms and sites of atrioventricular valve regurgitation in a congenital heart disease population. *J Am Soc Echocardiogr*. 2010;23(7):726–734.
12. Lam JH, Ranganathan N, Wigle ED, Silver MD. Morphology of the human mitral valve. I. Chordae tendineae: a new classification. *Circulation*. 1970;41(3):449–458.
13. Levine RA, Triulzi MO, Harrigan P, Weyman AE. The relationship of mitral annular shape to the diagnosis of mitral valve prolapse. *Circulation*. 1987;75(4):756–767.
14. Watanabe N, Ogasawara Y, Yamaura Y, et al. Quantification of mitral valve tenting in ischemic mitral valve regurgitation by transthoracic real-time three-dimensional echocardiography. *J Am Coll Cardiol*. 2005;45(5):763–769.
15. Ruckman RN, Van Praagh R. Anatomic types of congenital mitral stenosis: report of 49 autopsy cases with consideration of diagnosis and surgical implications. *Am J Cardiol*. 1978;42(4):592–601.
16. Asante-Korang A, O'Leary PO, Anderson RH. Anatomy and echo of the normal and abnormal mitral valve. *Cardiol Young*. 2006;16(Suppl 3):27–34.
17. Carpentier A, Branchini B, Cour JC, et al. Congenital malformations of the mitral valve in children. Pathology and surgical treatment. *J Thorac Cardiovasc Surg*. 1976;72(6):854–866.
18. Daliento L, Thiene G, Chirillo F, et al. Congenital mitral valve malformations: clinical and morphological aspects [in Italian]. *G Ital Cardiol*. 1991;21(11):1205–1216.
19. Kohl T, Silverman N. Comparison of cleft and papillary muscle position in cleft mitral valve and atrioventricular septal defect. *Am J Cardiol*. 1996;77(2):164–169.
20. Sigfússon G, Ettedgui JA, Silverman NH, Anderson RH. Is a cleft in the anterior leaflet of an otherwise normal mitral valve an atrioventricular canal malformation. *J Am Coll Cardiol*. 1995;26(2):508–515.
21. Smallhorn JF, De Leval M, Stark J, et al. Isolated anterior mitral cleft. Two dimensional echocardiographic assessment and differentiation from "clefts" associated with atrioventricular septal defect. *Br Heart J*. 1982;48(2):109–116.
22. Fraisse A, Massih TA, Kreitmann B, et al. Characteristics of cleft mitral valve. *J Am Coll Cardiol*. 2003;42(11):1988–1993.
23. Wenink ACG, Gittenberger-de Groot AC, Brom AG. Developmental considerations of mitral valve anomalies. *Int J Cardiol*. 1986;11(1):85–98.
24. Otero Coto E, Quero Jimenez M, Deverall PB, Bain H. Anomalous mitral 'cleft' with abnormal ventriculo-arterial connection: anatomical findings and surgical implications. *Pediatr Cardiol*. 1984;5(1):1–6.
25. Aeba R, Katogi T, Takeuchi S, Kawada S. Surgical management of the straddling mitral valve in the biventricular heart. *Ann Thorac Surg*. 2000;69(1):130–134.
26. Serraf A, Nakamura T, Lacour-Gayet F, et al. Surgical approaches for double-outlet right ventricle or transposition of the great arteries with straddling atrioventricular valves. *J Thorac Cardiovasc Surg*. 1996;111(3):527–535.
27. Kalangos A, Oberhansli I, Baldovinos A, et al. Hypoplasia of the posterior leaflet as a rare cause of congenital mitral insufficiency. *J Card Surg*. 1997;12(5):339–342.

28. Anwar AM, McGhie JS, Meijboom FJ, Ten Cate FJ. Double orifice mitral valve by real-time three-dimensional echocardiography. *Eur J Echocardiogr*. 2008;9(5):731–732.
29. Freed LA, Levy D, Levine RA, et al. Prevalence and clinical outcome of mitral-valve prolapse. *N Engl J Med*. 1999;341(1):1–7.
30. Sugeng L, Shernan SK, Salgo IS, et al. Live three-dimensional transesophegeal echocardiography: initial experience using a full-sampled matrix array probe. *J Am Coll Cardiol*. 2008;52(6):446–449.
31. Agricols E, Oppizzi M, De Bonis M, et al. American Society of Echocardiography. Multiplane transesophageal echocardiography performed according to the guidelines of the American Society of Echocardiography in patients with mitral valve prolapse, flail, and endocarditis: diagnostic accuracy in the identification of mitral regurgitant defects by correlation with surgical findings. *J Am Soc Echocardiogr*. 2003;16(1):61–66.
32. Zoghbi WA, Enriquez-Sarano M, Foster E, et al. American Society of Echocardiography. Recommendations for evaluation of the severity of native valvar regurgitation with two-dimensional and Doppler echocardiography. *J Am Soc Echocardiogr*. 2003;16(7):777–802.
33. Sugeng L, Weinert BS, Lang RM. Real time 3-dimensional color Doppler flow of mitral and tricuspid valve regurgitation: feasibility and initial quantitative comparison with 2-dimensional methods. *J Am Soc Echocardiogr*. 2007;20(9):1050–1057.
34. Little SH, Igo SR, Pirat B, et al. In vitro validation of real-time three-dimensional color Doppler echocardiography for direct measurement of proximal isovelocity surface area in mitral regurgitation. *Am J Cardiol*. 2007;99(10):1440–1447.
35. Yosefy C, Levine RA, Solis J, et al. Proximal flow convergence region as assessed by real-time 3-dimensional echocardiography: challenging the hemispheric assumption. *J Am Soc Echocardiogr*. 2007;20(4):389–396.
36. Chao K, Moises VA, Shandas R, et al. Influence of the Coanda effect on color Doppler jet area and color encoding. In vitro studies using color Doppler flow mapping. *Circulation*. 1992;85(1):333–341.
37. Buck T, Plicht P, Hurold P, et al. Broad-beam spectral Doppler sonification of the vena contracta using matrix-array technology: a new solution for semi-automated quantification of mitral regurgitant flow volume and orifice area. *J Am Coll Cardiol*. 2005;45(5):770–779.
38. Sullivan ID, Robinson PJ, de Leval M, am TP Jr. Membranous supravalvular mitral stenosis: a treatable form of congenital heart disease. *J Am Coll Cardiol*. 1986;8(1):159–164.
39. Collins-Nakai RL, Rosenthal A, Castaneda AR, et al. Congenital mitral stenosis. A review of 20 years' experience. *Circulation*. 1977;56(6):1039–1046.
40. Banerjee A, Kohl T, Silverman NH. Echocardiographic evaluation of congenital mitral valve anomalies in children. *Am J Cardiol*. 1995;76(17):1284–1291.
41. Hatle L, Brubakk A, Tromsdal A, Angelsen B. Noninvasive assessment of pressure drop in mitral stenosis by Doppler ultrasound. *Br Heart J*. 1978;40(2):131–140.

CAPÍTULO 13

AVALIAÇÃO ECOCARDIOGRÁFICA TRIDIMENSIONAL DA VALVA TRICÚSPIDE

Jeffrey F. Smallhorn, MBBS, FRACP, FRCP(C)

RESUMO

A ecocardiografia tridimensional abriu e ainda está abrindo nossos olhos para a anatomia e funções normal e anormal da valva tricúspide. Uma compreensão aperfeiçoada da valva tricúspide será essencial, à medida que os pacientes sobrevivam até os anos adultos com anormalidades congênitas e adquiridas da valva tricúspide. Esta técnica já é valiosa no planejamento de procedimentos cirúrgicos primários e secundários na valva tricúspide.

INTRODUÇÃO

A valva tricúspide tem sido o "primo pobre" da valva mitral no que concerne a uma compreensão detalhada, descrição morfológica, patologia e avaliação não invasiva. Aqueles envolvidos com cardiopatia congênita tiveram maior interesse, particularmente porque ela é problemática nos pacientes com síndrome de coração esquerdo hipoplásico que estão com um trajeto de Norwood/Fontan, pacientes com transposição completa ou congenitamente corrigida, malformação de Ebstein, displasia da valva tricúspide e anormalidades secundárias relacionadas com a dilatação ventricular direita ou dano por cirurgia prévia ao trato de saída ventricular direito +/− fechamento de um defeito septal ventricular.

ANATOMIA NORMAL

Como no caso da valva mitral, a compreensão da anatomia normal constitui um ponto de partida importante. Diferentemente da sua contraparte mitral, o anel tricúspide é de forma elíptica, com forças anulares laterais sendo maiores que em uma direção anteroposterior (Fig. 13-1). Estes dados foram colhidos da avaliação ecocardiográfica (3DE) das funções mitral e tricúspide normal em uma população pediátrica, quando é possível adquirir dados simultâneos sobre anéis mitral e tricúspide. O anel da tricúspide é também completamente circundado por músculo, diferente da valva mitral que tem uma área de continuidade fibrosa entre ela e o trato de saída aórtico. O anel tem também a forma de uma sela, com dois pontos altos e dois baixos, que similarmente à valva mitral, são importantes para minimizar o estresse sobre os folhetos (Fig. 13-1). As alterações anulares dinâmicas são, relativamente, homogêneas, diferentemente da valva mitral normal (Fig. 13-2). As forças laterais maiores mantêm a forma elíptica que, provavelmente, é essencial para manter a competência dos folhetos. A explicação disto bem pode ser relacionada com o fato de que embora

Figura 13-1

Esta ilustração mostra a natureza elíptica do anel tricúspide, que é mantida por forças laterais aumentadas, conforme indicado pelas *setas pretas*. Do mesmo modo a figura à direita demonstra a forma de sela do anel tricúspide. Ao, aorta; PA, artéria pulmonar; RVOT, trato de saída ventricular direito; TV, valva tricúspide.

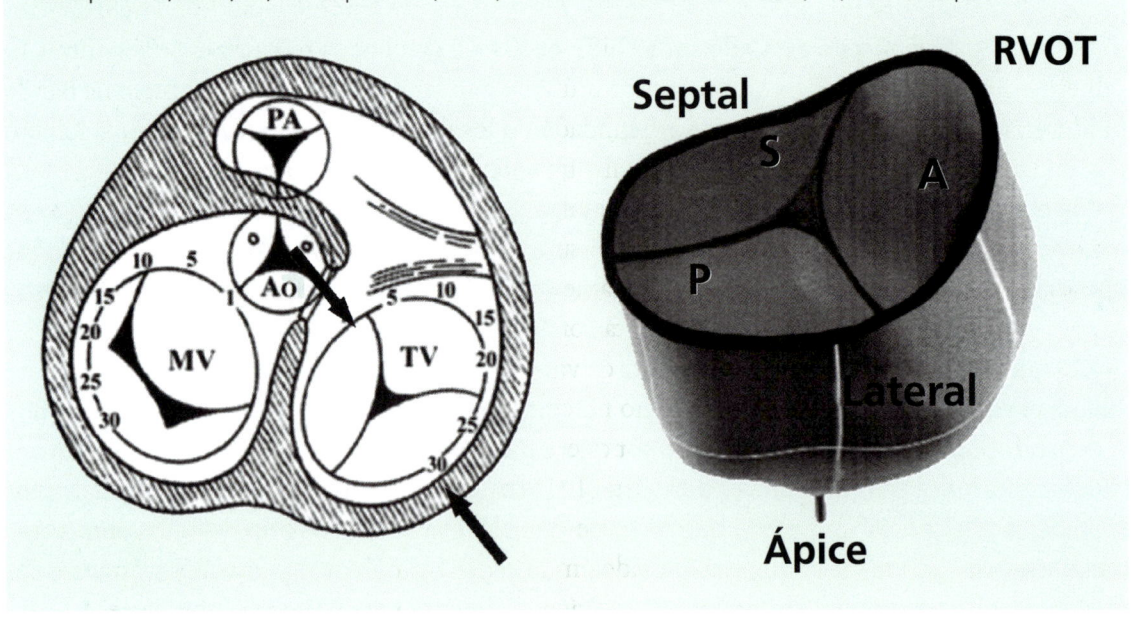

Figura 13-2

Este gráfico representa a alteração de diâmetro de cada segmento da valva tricúspide em um ciclo cardíaco. Notar que a alteração é homogênea.

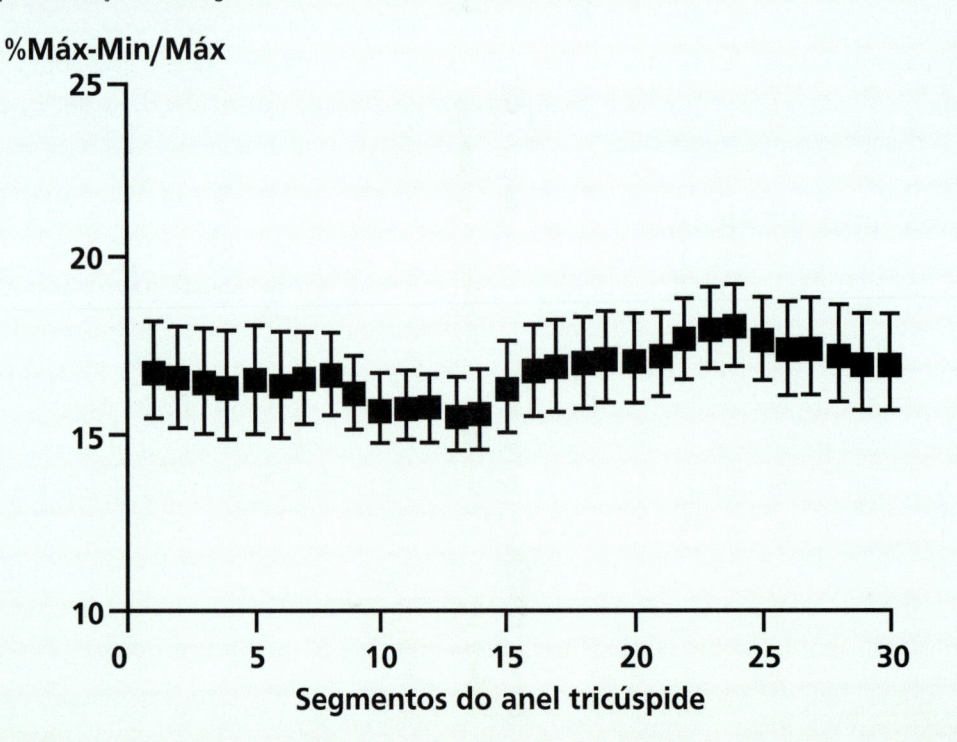

o folheto septal seja muito grande, ele é suportado por cordas relativamente curtas que se inserem diretamente no septo em vez de por músculos papilares individuais bem-definidos. O folheto septal pode, também, ter uma série de pequenas fendas que podem ou não ser suportadas por cordas. Como resultado, o folheto septal é relativamente imóvel quando comparado aos folhetos anterior e posterior da valva tricúspide, ou, de fato, ambos os folhetos da valva mitral. O folheto anterior é suportado por um grande músculo papilar que geralmente se insere na banda moderadora, outra vez com alguma variabilidade no local de inserção (Fig. 13-3). Este folheto tem suporte adicional na vizinhança da comissura anterosseptal pelo músculo papilar do cone. O suporte folheto posterior é menos constante, embora geralmente haja um músculo menor situado mais posteriormente. Há, também, uma comissura variável entre os folhetos anterior e posterior, que pode ser bem formada ou quase completamente fundida (Fig. 13-3). As inserções no músculo papilar anterior podem, também, cruzar esta comissura em alguns corações.

O que é evidente é que diferentemente da valva mitral, sua contraparte tricúspide tem considerável variabilidade anatômica, mesmo no coração normal. Compreensão da natureza dos folhetos fornece parte da explicação de por que o anel é elíptico em sua forma. O grande tamanho e imobilidade relativa do folheto septal atuam como um bloqueio de porta contra os folhetos anterior e posterior mais móveis. Se o anel fosse de forma mais circular, então esta relação seria menor do que ideal, resultando em má coaptação dos folhetos e regurgitação. De fato isto é encontrado clinicamente em ventrículos direitos morfológicos com sobrecarga de volume e pressão.

Figura 13-3

Estas duas peças demonstram a patologia da valva tricúspide. A imagem à *esquerda* é vista com a frente do ventrículo direito removida. Observar que o folheto anterior é fixado em um grande músculo papilar que é inserido na banda moderadora. Do mesmo modo, o asterisco mostra o músculo papilar do cone, que suporta a comissura anterosseptal. AL, folheto anterior; Ao, aorta; APM, músculo papilar anterior; MB, banda moderadora; PL, folheto posterior; SL, folheto septal.

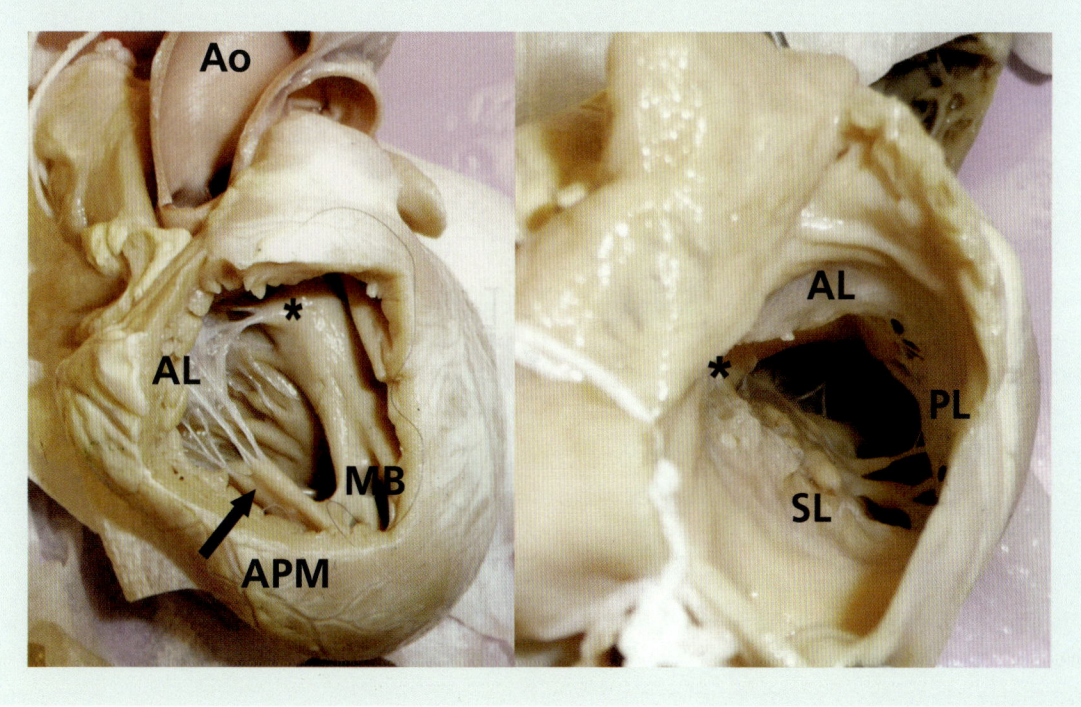

AQUISIÇÃO DE IMAGEM DA VALVA TRICÚSPIDE

Ecocardiografia bidimensional (2DE) fornece uma avaliação incompleta da valva tricúspide, em particular uma avaliação das comissuras. É difícil determinar onde o folheto anterior termina, e o posterior começa, uma vez que colher imagem da comissura entre os dois seja difícil. Pela projeção de quatro câmaras apical com o transdutor inclinado para o trato de saída ventricular esquerdo, o folheto anterior é visto, enquanto pela mesma posição, angulando mais posteriormente na direção do seio coronário, o folheto inferior é imageado. O que é difícil é a área entre os dois, particularmente uma vez que o tamanho dos folhetos anterior e posterior possa variar no coração normal. Como resultado, é quase impossível obter imagem da comissura entre os dois folhetos. Embora seja possível imagear o folheto septal a partir de uma variedade de projeções, identificar os vários recortes no folheto, junto com seu aparelho de suporte cordal, é uma dificuldade.

Ecocardiografia tridimensional supera a maioria destas limitações, uma vez que a valva tricúspide possa ser imageada em sua integridade.[1] Para a valva mitral, o folheto transesofágico fornece o melhor acesso para imagem no adulto e na criança mais velha. Isto é relacionado com a orientação da valva mitral, que se situa quase perpendicular ao feixe do transdutor, de tal modo que a valva é imageada em um plano axial, resultando em resolução ideal. A valva tricúspide situa-se obliquamente ao feixe transesofágico, tal que o imageamento da valva sofre das dificuldades da resolução lateral.[2] Isto é um problema maior se o modo *zoom* tridimensional for usado para aquisição de imagem, uma vez que as frequências de quadros sejam mais baixas. Aquisições de volume total com respiração presa podem ajudar, mas ainda resultam em imagem subótima em comparação à valva mitral. Como resultado desta limitação, a aquisição de imagem pela projeção de quatro câmaras, particularmente com o transdutor em uma localização ligeiramente mais mediana, fornece o plano ideal de imagem. A exceção a isto é em corações funcionalmente com ventrículo único com um ventrículo direito morfológico dominante, pós-procedimento de Mustard ou Senning, ou em corações com transposição corrigida. Uma vez que o conjunto de dados de volume total seja adquirido, é melhor orientar por uma de duas projeções. A imagem frontal deve ser imageada na orientação cirúrgica com a localização da raiz aórtica no quadrante superior esquerdo (Fig. 13-4). Também é útil obter imagem da valva por baixo, com a aorta sendo colocada no quadrante superior direito, quando imageada pelo ecocardiografista (Fig. 13-4). Como a valva mitral, isto fornece imagem ideal das comissuras, bem como quaisquer fendas na válvula septal. Também é possível imagear a inserção do folheto anterior no músculo papilar do cone (Figs. 13-3 e 13-4). A aplicação de Doppler colorido ajuda a determinar o tamanho e a localização de quaisquer jatos regurgitantes. Uma vez que áreas de perda possam ocorrer nos pontos de dobradiças com o anel tricúspide, Doppler colorido é um adjunto valioso para confirmar que estes locais não sejam defeitos verdadeiros nos folhetos (Fig. 13-5). Similarmente em valvas normais e anormais, há pontos altos e pontos baixos, porque os folhetos não são planos (Fig. 13-4). Neste contexto, os vales geralmente aparecem mais escuros e, em muitos casos, parecem áreas de perda, oferecendo um desafio sobre se isto é normal ou representa uma deficiência no folheto. Doppler colorido é valioso neste contexto, uma vez que se não houver jato regurgitante nesse local, então isso representa apenas a morfologia normal desse folheto particular. Ecocardiografia tridimensional é também mais precisa ao definir jatos de regurgitação do que a sua contraparte bidimensional, ou teste com soro fisiológico no momento da avaliação cirúrgica.[3] Isto é compreensível, uma vez que o Doppler colorido forneça uma avaliação fisiológica, diferentemente do teste com soro fisiológico.

Avaliação Ecocardiográfica Tridimensional da Valva Tricúspide   213

Figura 13-4

Estas imagens tridimensionais demonstram a valva tricúspide por cima e por baixo. A imagem, *à esquerda,* é por baixo e mostra as comissuras bem como os folhetos. Notar que é possível identificar todos os três folhetos da valva tricúspide. Os videoclipes mostram os mesmos aspectos que as imagens estáticas. AL, folheto anterior; PL, folheto posterior; SL, folheto septal; TV, valva tricúspide.

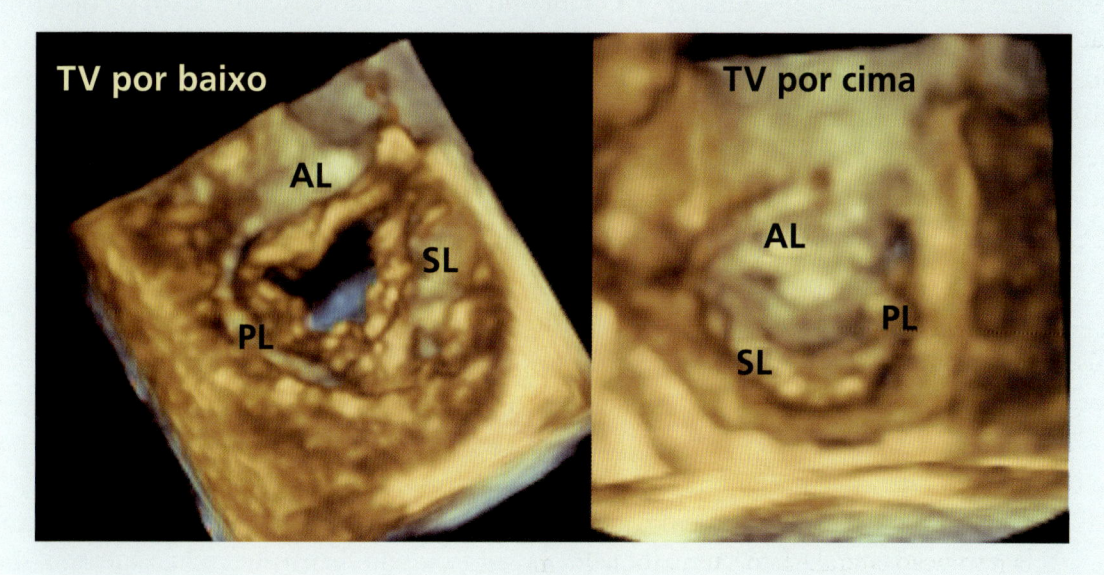

Figura 13-5

Esta montagem é no modo MPR e mostra a valva tricúspide em formatos bi e tridimensional. O painel inferior esquerdo mostra o sinal de Doppler colorido em três dimensões, demonstrando que o jato regurgitante envolve a parte central da valva, bem como na direção da comissura anterosseptal. Os videoclipes mostram a regurgitação tricúspide em tempo real. ANT, folheto anterior; POST, folheto posterior; RA, átrio direito; RV, ventrículo direito; SEPT, folheto septal.

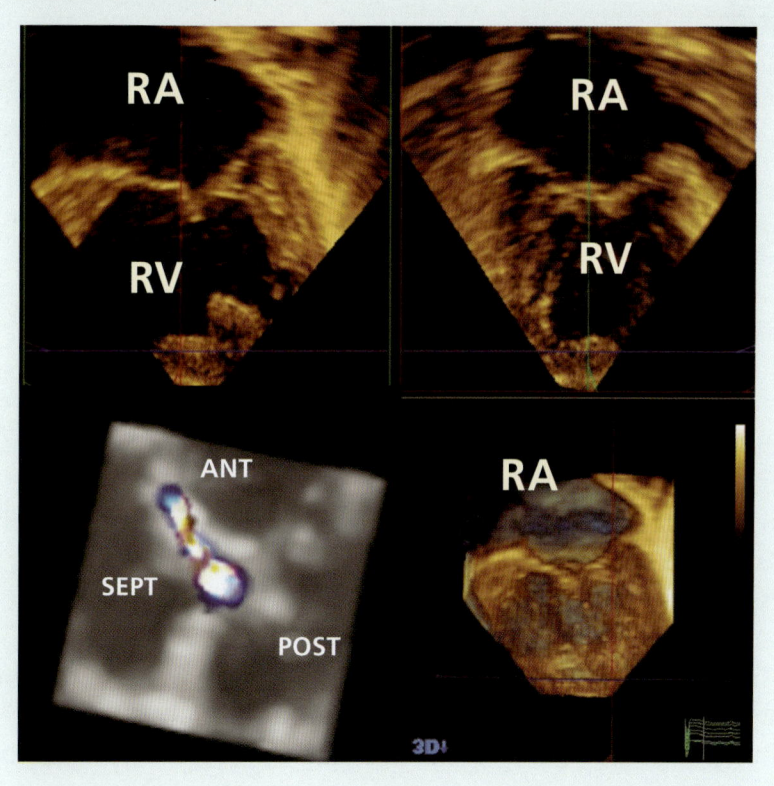

Ecocardiografia tridimensional também permite uma abordagem mais quantitativa à avaliação da valva tricúspide. Pela extração das coordenadas dos vários componentes da valva, a geometria dinâmica do anel, movimento dos folhetos e localização de músculos papilares podem ser quantificados.[4] De interesse usando 3DE é que o ângulo do músculo papilar com relação ao anel pode ser determinado.[5,6] Do mesmo modo, estas relações podem ser determinadas pela aplicação de cristais de sonomicrometria em animais.[7] Este ângulo é de, aproximadamente, 90°, e é o mesmo como foi medido usando cristais de sonomicrometria em um modelo experimental em animal. Um conhecimento acurado desta relação é importante quando se está tentando compreender mecanismos de insuficiência da valva.

ANORMALIDADES DA VALVA TRICÚSPIDE

- *Displasia da valva tricúspide:* pode ser vista isoladamente, particularmente nos períodos fetal e neonatal, ou pode ser associada a outras anormalidades congênitas, em particular atresia pulmonar e septo ventricular intacto. Os folhetos são, geralmente, espessados, deficientes, e presos, com áreas de má coaptação, resultando em regurgitação (**Fig. 13-6**). A aderência é, geralmente, decorrente de cordas encurtadas que limitam a mobilidade dos folhetos anterior e posterior, tal que elas não podem fazer contato com a sua contraparte septal. Quando imageada por 2DE, a falta de mobilidade pode ser apreciada pela projeção de quatro câmaras apical, com o local de coaptação, sendo abaixo do nível do anel tricúspide. Neste contexto, o jato regurgitante parece, em geral, ser em uma localização central. O que é difícil de apreciar são anormalidades das comissuras, bem como a forma do jato regurgitante. Ecocardiografia tridimensional supera esta limitação, bem como fornece imagem ideal das comissuras, particularmente pelo aspecto ventricular direito. Muitos dos jatos regurgitantes acompanham as linhas das comissuras, de modo que são bastante irregulares, limitando qualquer abordagem quantitativa pelo método PISA (**Fig. 13-6A**). Do mesmo modo, embora haja uma boa correlação entre largura e área da *vena contracta* ecocardiográfica bi e tridimensional, é apenas a última que se correlaciona bem com insuficiência da valva em uma análise multivariada.

- *Prolapso da valva tricúspide:* foi uma entidade difícil de diagnosticar por 2DE, uma vez que haja uma má compreensão da forma anular com seus pontos altos e baixos, falta de estudos correlacionados e, em geral, falta de interesse. Aqueles envolvidos com cardiopatia congênita foram mais interessados, particularmente nos corações em que a valva tricúspide está sob pressão sistêmica. Mesmo nesta população, definir prolapso foi difícil por imagem bidimensional. Do mesmo modo, definição cirúrgica de prolapso foi difícil, particularmente quando a valva é imageada em um modo não fisiológico. De fato, em um estudo de correlação tanto as técnicas bi quanto tridimensionais subestimaram a presença de prolapso comparada à inspeção cirúrgica.[3] Isto mais provavelmente se relaciona com uma falta de definição pelos cirurgiões, em vez de pelos ecocardiografistas. Prolapso congênito primário é incomum à parte os pacientes com anormalidades da elastina. Prolapso adquirido é mais comum, seja secundário a fechamento cirúrgico de um defeito septal ventricular, a dilatação com balão de estenose da valva pulmonar, ou em razão da provável isquemia subendocárdica e disfunção de músculo papilar. Métodos quantitativos ecocardiográficos tridimensionais são capazes de superar este problema e fornecer informação quantitativa exata.[6] Na população pediátrica, a quantidade de prolapso "normal" da valva tricúspide foi calculada, e pode ser usada para comparar àqueles com insuficiência da valva em que prolapso patológico é um mecanismo de regurgitação.[3] O passo seguinte no processo

Avaliação Ecocardiográfica Tridimensional da Valva Tricúspide | 215

Figura 13-6A e B

A, Esta montagem demonstra as características de uma valva tricúspide displásica, conforme visto no modo MPR. O painel de baixo, *à esquerda*, é uma imagem da valva tricúspide de cima e demonstra o local de regurgitação. O videoclipe 3D VC acima mostra o jato regurgitante anterior, enquanto o videoclipe 2D, intitulado 2D col, compare reg, mostra a regurgitação usando-se eco bidimensional. O videoclipe 3D 4ch teth TV mostra os folhetos presos da valva tricúspide em uma projeção de quatro câmaras 3D. AL, folheto anterior; PL, folheto posterior; RA, átrio direito; RV, ventrículo direito; SL, folheto septal. *B*, Esta montagem demonstra uma valva tricúspide displásica, conforme vista de cima (painel esquerdo) e de baixo (painel direito). Os videoclipes intitulados 3D TV above e dísticos 3D TV mostram imagens frontais da valva tricúspide por cima e por baixo, respectivamente. AL, folheto anterior; AO, aorta; PL, folheto posterior; SL, folheto septal.

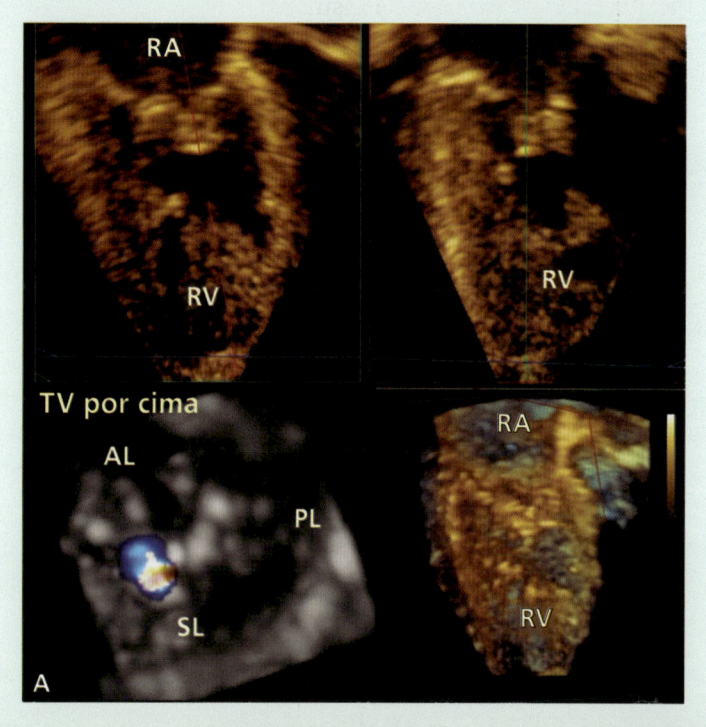

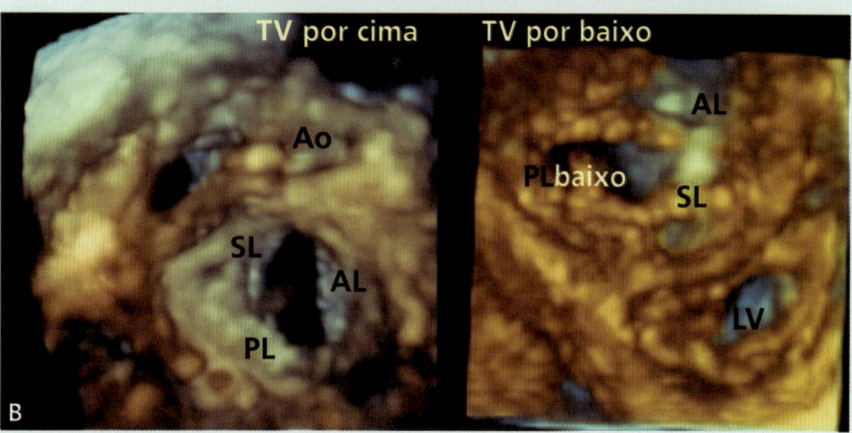

é determinar os graus de prolapso e como eles podem ser levados em conta para o reparo da valva. Para que isto aconteça, é necessário haver uma relação estreita operacional entre cirurgiões, cardiologistas e engenheiros. Embora uma abordagem quantitativa seja ideal, dados qualitativos valiosos podem ser colhidos da 3DE e levados como fatores para o processo de tomada de decisão para reparo da valva. Um conjunto de dados adquiridos pela projeção apical fornece normalmente toda a informação necessária. Imagens frontais por cima e por baixo podem ser usadas, mas são atualmente limitadas pelo exame das imagens em uma tela plana. Esta limitação pode ser superada naqueles centros que têm a capacidade de adquirir imagem em uma "caverna" tridimensional, mas isto ainda é experimental, com dificuldades para importar alguns dos conjuntos de dados para dentro desses sistemas. Certamente, este será o método de imageamento do futuro. Esta limitação pode ser superada, obtendo-se um conjunto de dados de volume total pelas projeções de quatro câmaras e, a seguir, adquirindo imagem do conjunto de dados tridimensional pelo lado. Por esta abordagem é possível imagear o anel e os folhetos por múltiplas projeções, e determinar o local preciso de prolapso (**Fig. 13-7**).

- *Anormalidades funcionais da valva tricúspide:* estão sendo encontradas mais frequentemente. São vistas em corações em que há dilatação secundária do anel da valva tricúspide causada pela regurgitação associada da valva pulmonar, hipertensão pulmonar, ou como resultado de dano cirúrgico no momento de reparo de defeito septal ventricular.[8-10] A patologia subjacente é frequentemente uma combinação de aderência de folheto e prolapso, que são agravados por dilatação associada do anel (**Fig. 13-8A e B**). Em corações com hipertensão pulmonar, folhetos aderidos são frequentemente um mecanismo responsável por regurgitação tricúspide, e são exacerbados por um anel mais circular em razão da alta pressão ventricular direita. Naqueles com um ventrículo direito carregado de volume à baixa pressão, dilatação é geralmente o mecanismo responsável pela regurgitação, resultando em zonas de má coaptação ao longo das áreas de fechamento. Em corações em que um defeito septal ventricular foi fechado previamente, lesão do folheto na vizinhança da comissura anterosseptal é, muitas vezes, o mecanismo responsável pela regurgitação, enquanto em outros ela é causada pela aderência cirúrgica do folheto septal. Nossos colegas intervencionistas são também responsáveis por algum trauma à valva tricúspide ao tempo da dilatação com balão de lesões obstrutivas do trato de saída ventricular direito. O com-

Figura 13-7

Esta montagem é de um paciente submetido a um procedimento de Norwood/Sano para síndrome de coração esquerdo hipoplásico e que, subsequentemente, desenvolveu prolapso da valva tricúspide. O prolapso afeta o folheto anterior da valva tricúspide e é visto no painel esquerdo. O sinal de Doppler colorido mostra o jato regurgitante, conforme visto de cima. Os videoclipes mostram o prolapso anterior da valva tricúspide por eco bi e tridimensional. ANT, anterior; POST, posterior; RA, átrio direito; RV, ventrículo direito; SEPTAL, septal; TV, valva tricúspide.

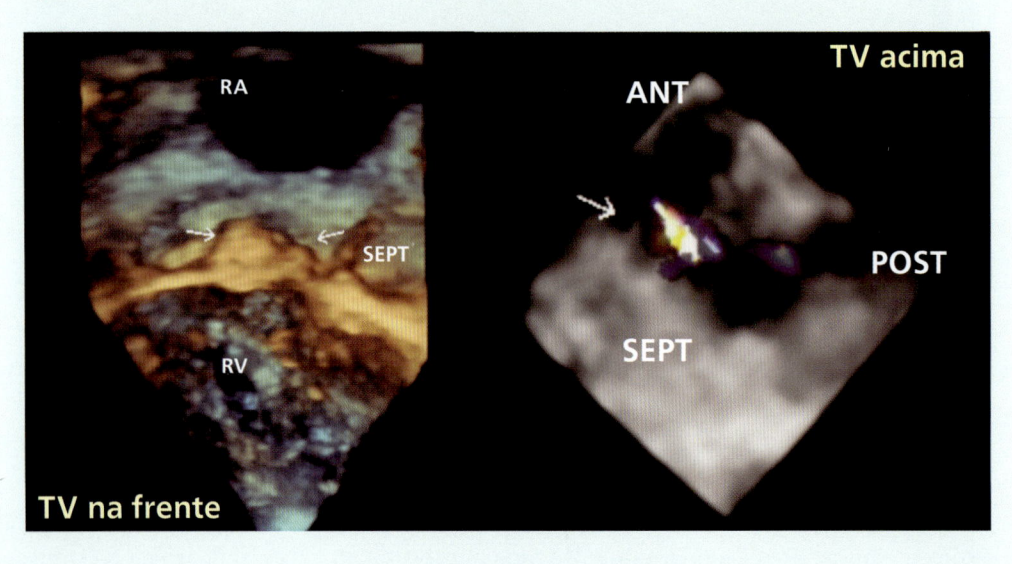

Figura 13-8A e B

A, Esta imagem tridimensional é de um caso pós-operatório com um ventrículo direito funcionando mal, dilatado, com aderência da valva tricúspide. A restrição da valva é mais bem apreciada nos videoclipes em tempo real, intitulados 3D front tethered e 3D TV below. O videoclipe bidimensional, intitulado 2D 4c dil RV, mostra as características por eco bidimensional. AL, folheto anterior; PL, folheto posterior; POT, trato de saída pulmonar; SL, folheto septal. *B,* Estas imagens mostram a regurgitação da valva tricúspide no modo MPR, com a imagem *embaixo, à esquerda,* demonstrando a *vena contracta* em uma imagem frontal. Os dois videoclipes, chamados 3D col MPR mode e 3D col TR por cima, mostram o imageamento Doppler colorido. ANT, anterior; POST, posterior; RA, átrio direito; RV, ventrículo direito.

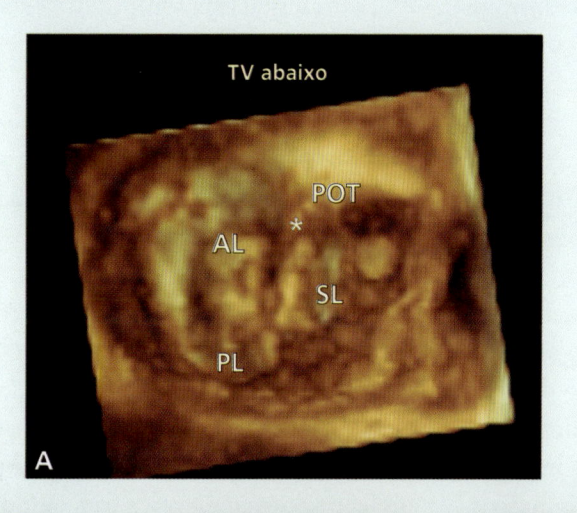

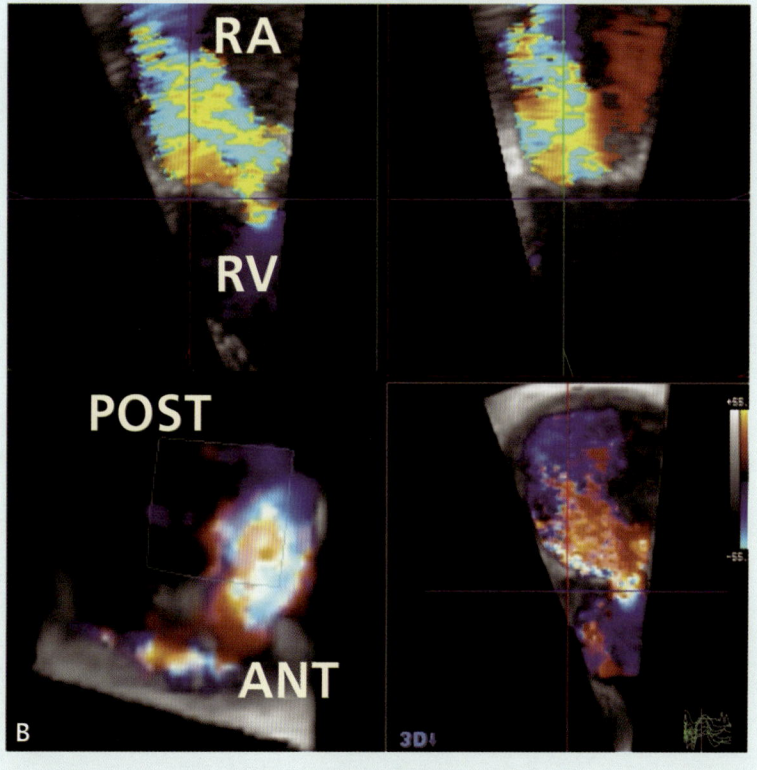

ponente mais vulnerável da valva tricúspide é na região da comissura anterosseptal com avulsão do músculo papilar do cone, resultando em valva tricúspide prolapsada nessa região. A 3DE é valiosa para ajudar a determinar os mecanismos de falha da valva e determinar os locais precisos de regurgitação. Os vários métodos de imageamento descritos nas seções precedentes podem ser aplicados a corações com regurgitação secundária da valva tricúspide. Uma compreensão aperfeiçoada dos mecanismos de falha da valva tricúspide por meio da ecocardiografia[11] é benéfica na tomada de decisão no que concerne a reparo *versus* substituição da valva tricúspide.[12]

- *Malformação de Ebstein da valva tricúspide:* por definição, isto envolve ao mesmo tempo desvio e displasia e é encontrado no feto ou no recém-nascido, o que geralmente representa o espectro mais grave, até o paciente mais velho que se apresenta como um sopro ou taquicardia supraventricular. O folheto septal está sempre desviado, com menos variabilidade no folheto posterior. O folheto anterior nunca é desviado, entretanto pode ter fixações lineares distais à parede anterior do ventrículo direito, o que, em alguns casos, resulta em obstrução do trato de saída ventricular direito (**Fig. 13-9**). Como resultado, o ventrículo direito verdadeiro pode ser muito menor que o componente atrializado. Como resultado do desvio, o orifício funcional da valva tricúspide é orientado na direção da saída ventricular direita (**Fig. 13-9**). Regurgitação associada da valva tricúspide é variável e tende a ser mais grave naqueles corações com desvio e displasia importantes (**Fig. 13-10**). O átrio direito tem frequentemente parede fina e é dilatado, resultando em importante cardiomegalia. Ecocardiografia bidimensional tem sido o principal modo de diagnóstico nesta lesão, fornecendo dados confiáveis e precisos sobre que é tomada a maioria das decisões clínicas. Ecocardiografia tridimensional é um desafio nesta lesão, particularmente naqueles corações com folhetos muito finos com que ocorre perda considerável de dados. Do mesmo modo, em razão da orientação anormal da valva tricúspide ela se situa parcialmente nos planos axial e lateral, o que influencia a qualidade da imagem. Em pacientes mais velhos, o tamanho absoluto da valva pode limitar a capacidade de imagear a valva inteira em um conjunto de dados de volume total. Apesar destas limitações, obter imagem das zonas de coaptação dos folhetos, bem como o verdadeiro tamanho e forma da *vena contrac-*

Figura 13-9

Esta montagem é de um caso com Ebstein e importantes inserções lineares distais do folheto anterior. O buraco de fechadura na valva tricúspide é visto na imagem *à direita,* enquanto *a esquerda* mostra as fixações lineares distais. O videoclipe intitulado TV por cima 3D dist lin mostra os mesmos aspectos que a imagem estática. O videoclipe chamado atr RV 3D mostra o anel tricúspide verdadeiro e a porção atrializada do ventrículo direito. AO, aorta; TV, valva tricúspide; RV, ventrículo direito; RVOT, trato de saída ventricular direito.

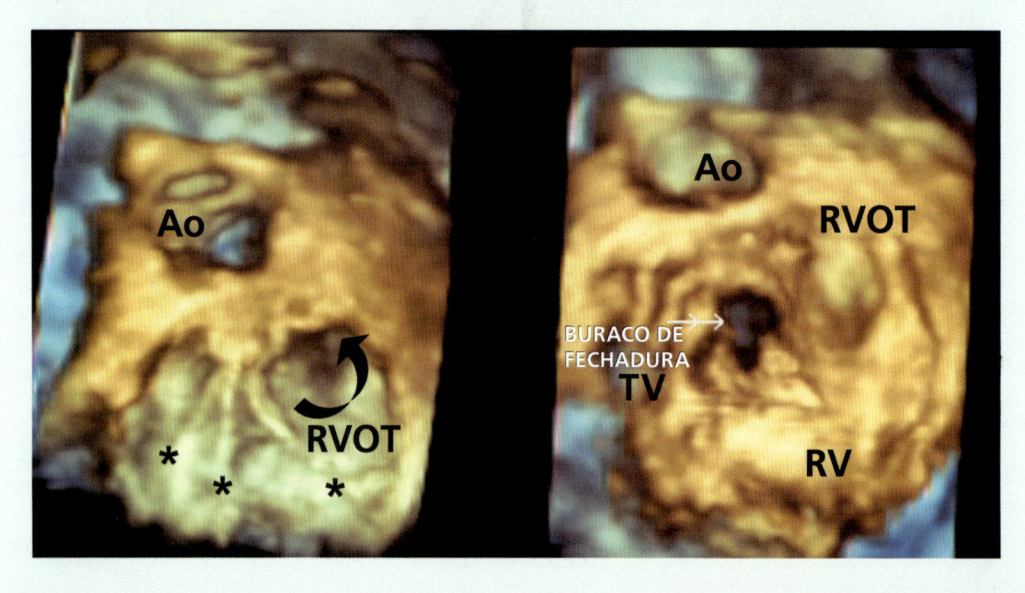

Figura 13-10A e B

A, A imagem à *esquerda* é uma projeção de quatro câmaras bidimensional de malformação de Ebstein e importante displasia da valva tricúspide. Observar os folhetos espessados, um átrio direito dilatado, e desvio do folheto septal. A imagem à *direita* é uma imagem 3D, conforme vista de baixo, demonstrando má coaptação dos folhetos mais posteriormente. Os videoclipes, chamados 2D 4ch e 2D 4ch reg, mostram os folhetos displásicos e a regurgitação. AL, folheto anterior; PL, folheto posterior; RA, átrio direito; RV, ventrículo direito; SL, folheto septal; TV, valva tricúspide. *B,* Este é o mesmo caso visto na Figura 13-10A, com uma imagem mais anterior no painel esquerdo e mais posterior à direita. Notar a boa coaptação anteriormente com um grande espaço entre os folhetos posteriormente. O videoclipe, chamado 3D TV below absent post leaf, mostra os mesmos aspectos; PL, folheto posterior; RA, átrio direito; RV, ventrículo direito; SL, folheto septal.

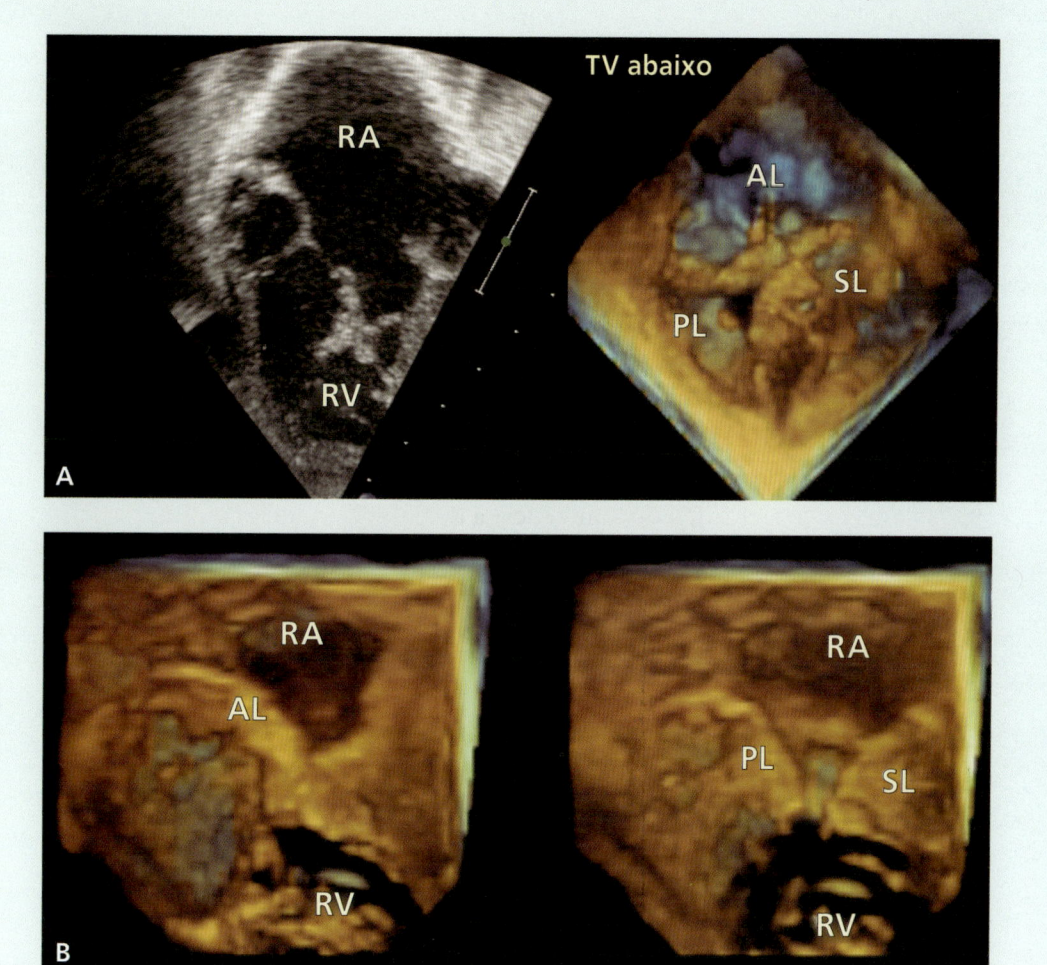

ta naqueles com regurgitação, é um adjunto valioso ao imageamento bidimensional. O grande folheto anterior semelhante a uma vela pode ser imageado na projeção subcostal, com imageamento simultâneo do trato de saída ventricular direito (**Fig. 13-11A**). Também é possível obter imagens únicas da valva tricúspide que podem aumentar nossa compreensão desta lesão (**Fig. 13-11B**). Do mesmo modo, é possível com 3DE determinar a extensão da regurgitação tricúspide (**Fig. 13-11C**).

- *Valva tricúspide na transposição corrigida:* é invariavelmente displásica e, ocasionalmente, desviada. Os folhetos são, frequentemente, espessados com cordas encurtadas associadas, resultando em aderência do folheto. Quando desvio do folheto é visto, isto muitas vezes compromete o folheto posterior, diferentemente daquilo visto em Ebstein, onde por definição ele é sempre do folheto septal (**Fig. 13-12A**). Regurgitação da valva tricúspide é

Figura 13-11A-C

A, Esta montagem é de um paciente com malformação de Ebstein e um grande folheto anterior semelhante a uma vela, com mínimas inserções lineares distais. A imagem *esquerda* é a imagem 3DE do folheto anterior em uma posição oblíqua anterior direita simulada. A imagem, *à direita*, é a 2DE da válvula anterior na vista oblíqua anterior direita. Os videoclipes, chamados 3D RAO *sail like ant leaf* e RAO 2D, mostram estes aspectos em tempo real. O videoclipe, chamado 4ch ant leaf TV, mostra os aspectos bidimensionais neste caso. AO, aorta; ALTV, folheto anterior da valva tricúspide; PA, artéria pulmonar; PLTV, folheto posterior da valva tricúspide; RA, átrio direito; RV, ventrículo direito. *B*, Esta imagem tridimensional é do Ebstein da valva tricúspide, conforme visto através do orifício tricúspide, sendo obtida pela incidência subcostal. Notar o folheto septal desviado com o folheto anterior maior. O videoclipe, chamado RAO view into TV orifice, mostra o mesmo aspecto em tempo real. AO, aorta; AL, folheto anterior; PL, folheto posterior; SL, folheto septal. *C*, Esta montagem mostra o grau de regurgitação tricúspide. O painel direito é em uma vista de quatro câmaras, enquanto o esquerdo mostra imagem da *vena contracta* por baixo e mostra que ela é um pequeno jato de forma elíptica. Os videoclipes, chamados 2D 4ch TR e 3D col TR 4ch, mostram a regurgitação da valva tricúspide. RA, átrio direito; RV, ventrículo direito.

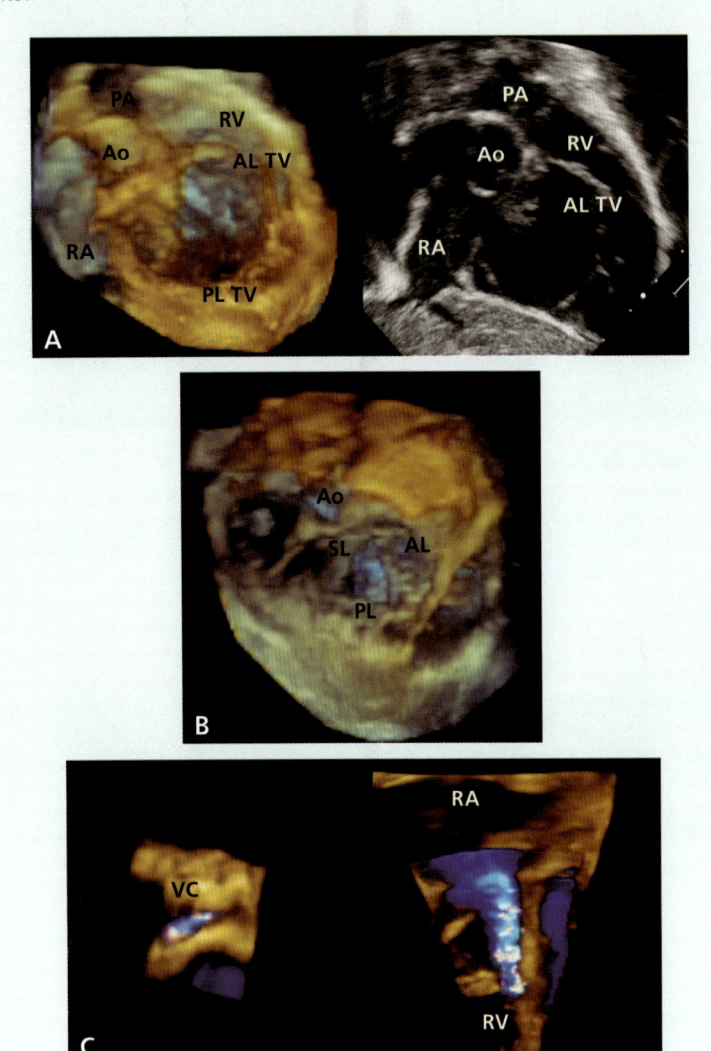

encontrada frequentemente, se não à apresentação, mais tarde à medida que a criança cresce (**Fig. 13-12B**). O folheto está sob pressão sistêmica, e uma combinação de um anel mais circular, em conjunção com displasia de folhetos e anormalidades das cordas, é responsável pela regurgitação. Esta produz mais regurgitação, uma vez que as válvulas displásticas e amarradas sejam incapazes de acomodar ainda mais dilatação anular, resultan-

Avaliação Ecocardiográfica Tridimensional da Valva Tricúspide 221

Figura 13-12A e B

A, Estas duas imagens são de um caso de transposição corrigida com desvio e displasia de ambos os folhetos septal e posterior da valva tricúspide. Observar que há, também, regurgitação da valva mitral associada.
Os videoclipes, 2D 4ch TV1 e 2D 4ch TV col, mostram os mesmos aspectos. LA, átrio esquerdo; LV, ventrículo esquerdo; RA, átrio direito; RV, ventrículo direito. *B,* Esta montagem é do mesmo paciente da Figura 13-12A. A imagem, *à esquerda,* é uma imagem frontal da valva tricúspide que demonstra os folhetos e o desvio e aderência associados. A imagem, *à direita,* é vista de baixo e mostra a valva em sístole com má coaptação.
Os videoclipes, 3D TV below e 3D TR above, mostram as características tridimensionais. AL, folheto anterior; MLV, ventrículo esquerdo morfológico; MV, valva mitral; PL, folheto posterior; SL, folheto septal; TV, valva tricúspide.

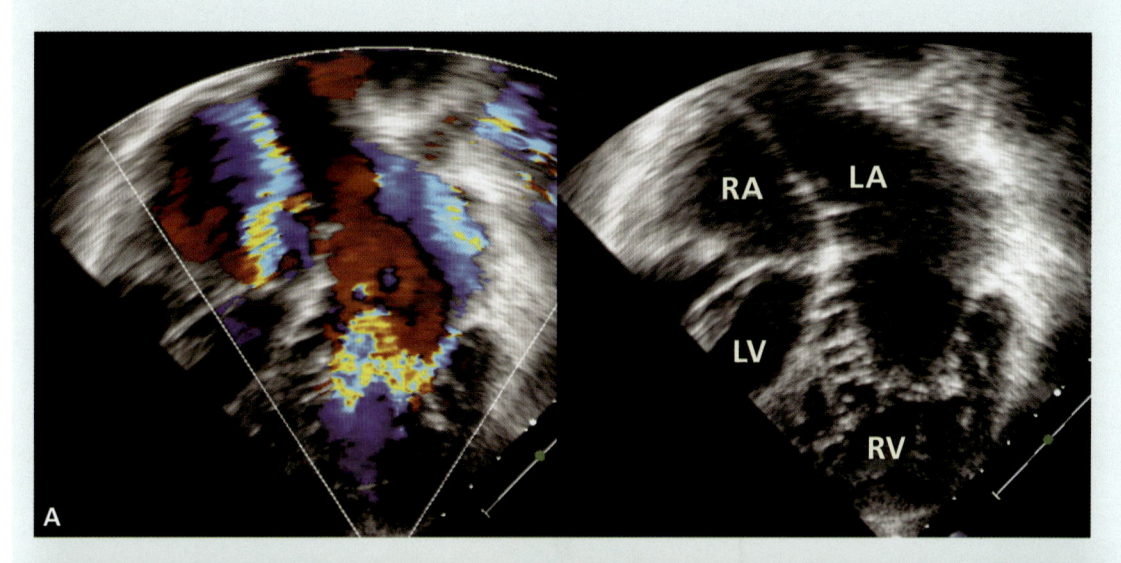

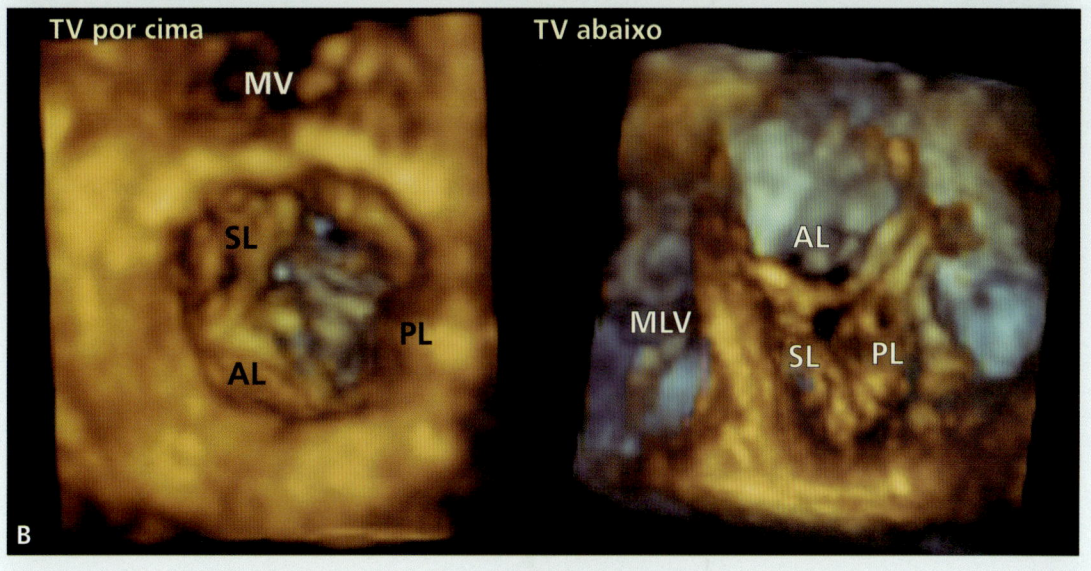

do em zonas inadequadas de aposição. Ecocardiografia bidimensional é capaz de diagnosticar a lesão, entretanto, ela é superada pela sua contraparte tridimensional quando se trata de detalhe de folhetos e comissuras. Diferentemente da valva tricúspide normal que não se presta ao imageamento por um acesso transesofágico tridimensional, na transposição corrigida, a orientação da valva é, geralmente, perpendicular ao feixe do transdutor na sístole, como resultado da orientação mais vertical do septo interventricular (**Fig. 13-13A-C**).

Figura 13-13A-C

A, Esta montagem demonstra o aspecto ao eco tridimensional da valva tricúspide na transposição corrigida pela incidência transesofágica. A imagem, *à direita*, mostra as comissuras (asterisco), vistas durante diástole. O videoclipe, 3D preop TV *view* 1, mostra a valva em tempo real por cima. AL, folheto anterior; PL, folheto posterior; SL, folheto septal. *B*, Este conjunto de dados de MPR mostra o aspecto mais anterior da valva tricúspide no painel de *cima à esquerda e direita* e o painel de *baixo à direita*. O painel de *baixo*, à esquerda, mostra a valva tricúspide conforme vista de baixo. O videoclipe, 3D preop TV *below lower lev,* mostra a valva tricúspide por baixo. ANT, anterior; LA, átrio esquerdo; PL, folheto posterior; SL, folheto septal. *C*, Este conjunto de dados de MPR mostra o local da regurgitação tricúspide que é no aspecto anterior da valva. A imagem inferior direita é a imagem frontal tridimensional para orientação. O videoclipe, chamado 3D col reg Jet above 1, mostra o local do jato regurgitante por cima. AL, folheto anterior; LA, átrio esquerdo; POST, posterior; PL, folheto posterior; RV, ventrículo direito; SL, folheto septal.

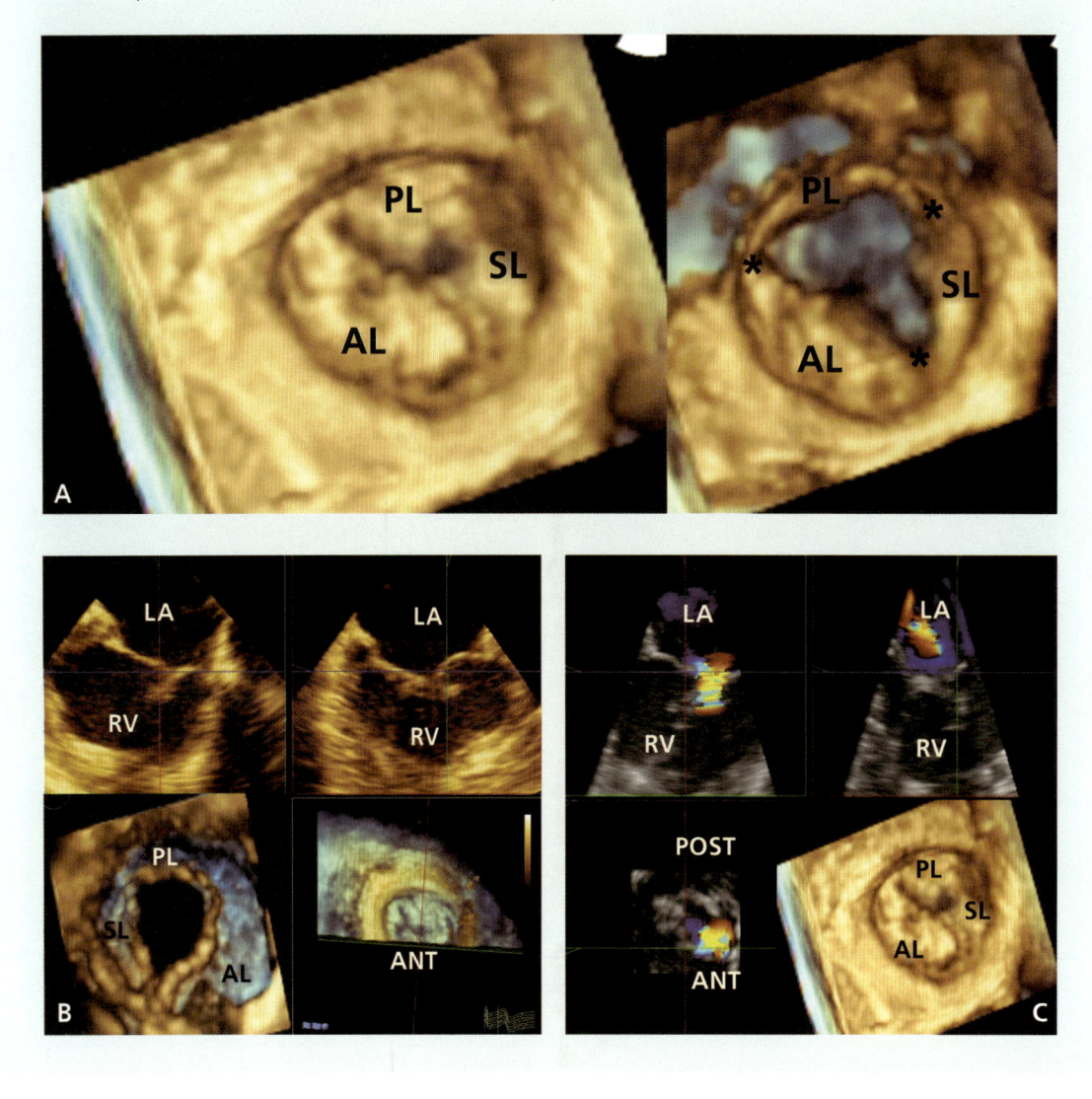

Do mesmo modo, ela fornece também imageamento ideal no paciente de menor tamanho em que o explorador transesofágico é grande demais. A valva é mais bem imageada a partir de uma posição de quatro câmaras, e pode ser vista de cima ou de baixo, fornecendo detalhes de zonas de coaptação, comissuras e locais de regurgitação. Técnicas quantitativas podem ser aplicadas para avaliar graus de aderência e prolapso, bem como forma do anel e posição de músculos papilares.

Figura 13-14A-C

A, Imagens bidimensionais de uma valva tricúspide cavalgando. O painel esquerdo mostra o folheto septal cavalgando através de um defeito septal ventricular perimembranoso para dentro do ventrículo esquerdo, conforme indicado pelo asterisco. Os dois videoclipes, chamados 2D straddling TV SA e 2D subc stradd TV, mostram estes aspectos em tempo real. LA, átrio esquerdo; LV, ventrículo esquerdo; RA, átrio direito; RV, ventrículo direito. *B,* Esta projeção de eixo longo tridimensional mostra a valva tricúspide cavalgando para dentro do ventrículo esquerdo. O folheto se insere em um grande músculo papilar no ventrículo esquerdo. O videoclipe, chamado 3D stradd TV above, mostra os mesmos aspectos que a imagem estática. AO, aorta; LA, átrio esquerdo; MV, valva mitral; RV, ventrículo direito; TV, valva tricúspide; VSD, defeito septal ventricular. *C,* Estas duas imagens demonstram a versatilidade da 3DE. A imagem, *à esquerda,* mostra os ventrículos direito e esquerdo com parte da parede anterior removida, de tal modo que o folheto septal da valva tricúspide é visto cavalgando o defeito septal ventricular (asterisco). A imagem, *à direita,* é uma projeção de eixo curto semelhante àquela em *A,* mas a profundidade adicionada da eco tridimensional fornece maior definição da valva tricúspide. Os dois videoclipes, chamados 3D subc pap through VSD 1 e 3D subc stradd TV, mostram a valva tricúspide cavalgando por eco tridimensional. LV, ventrículo esquerdo; MV, valva mitral; RV, ventrículo direito; S, septo interventricular; TV, valva tricúspide.

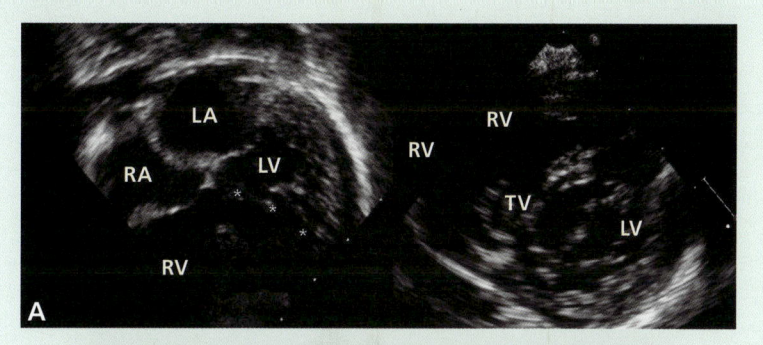

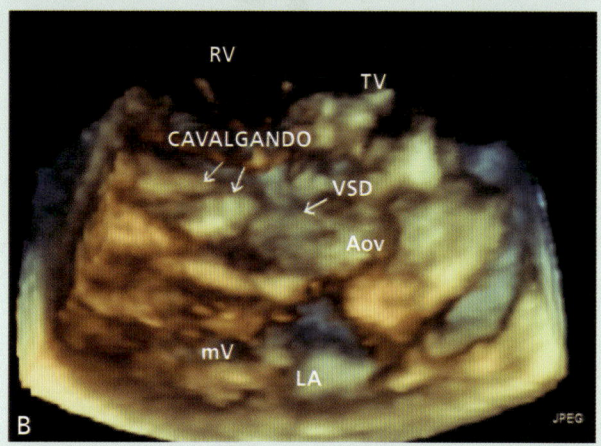

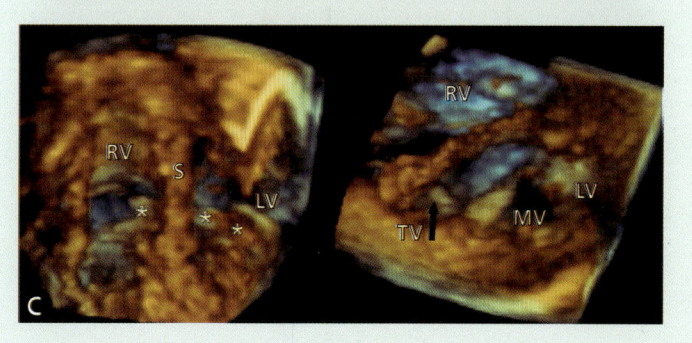

- *Valva tricúspide cavalgando:* é vista mais frequentemente naqueles corações com graus variados de hipoplasia do ventrículo direito. Naqueles corações, o componente posterior do septo interventricular é desviado, de tal modo que o anel tricúspide fica sobreposto ao septo. Como resultado, é o folheto septal e o posterior que cavalgam o defeito septal ventricular. Ecocardiografia bidimensional foi a principal técnica para diagnosticar uma valva tricúspide cavalgando e, de fato, em razão das frequências mais altas de quadros, fornece imageamento ideal de estruturas finas. Por outro lado, 3DE tem soberba resolução espacial, fornecendo definição superior das inserções cordais, bem como detalhe dos folhetos (Fig. 13-14).

REFERÊNCIAS

1. Badano LP, Agricola E, Perez de Isla L, *et al.* Evaluation of the tricuspid valve morphology and function by transthoracic real-time three-dimensional echocardiography. *Eur J Echocardiogr.* 2009;10:477–484.
2. Sugeng L, Shernan SK, Salgo IS, *et al.* Live 3-dimensional transesophageal echocardiography initial experience using the fully-sampled matrix array probe. *J Am Coll Cardiol.* 2008;52:446–449.
3. Takehashi K, Mackie AS, Rebeyka IM, *et al.* Two-dimensional versus transthoracic real-time three-dimensional echocardiography in the evaluation of the mechanisms and sites of atrioventricular valve regurgitation in a congenital heart disease population. *J Am Soc Echocardiogr.* 2010;23:726–734.
4. Nii M, Roman KS, Macgowan CK, Smallhorn JF. Insight into normal mitral and tricuspid annular dynamics in pediatrics. A real-time three-dimensional echocardiographic study. *J Am Soc Echo.* 2005;18:805–814.
5. Nii M, Guerra V, Roman KS, *et al.* Three-dimensional tricuspid annular function provides insight into the mechanisms of tricuspid-valve regurgitation in classic hypoplastic left heart syndrome. *J Am Soc Echo.* 2006;19:391–402.
6. Takehashi K, Inage A, Rebeyka IM, *et al.* Real-time 3-dimensional echocardiography provides new insight into mechanisms of tricuspid valve regurgitation in patients with hypoplastic left heart syndrome. *Circulation.* 2009;120:1091–1098.
7. Fawzy H, Fukamachi K, Mazer CD, *et al.* Complete mapping of the tricuspid valve apparatus using three-dimensional sonomicrometry. *J Thorac Cardiovasc Surg.* 2011;141:1037–1043.
8. Fukuda S, Saracino G, Matsumura Y, *et al.* Three-dimensional geometry of the tricuspid annulus in healthy subjects and in patients with functional tricuspid regurgitation: A real-time 3-dimensional echocardiographic study. *Circulation.* 2006;114:492–498.
9. Sukmawan R, Watanabe N, Ogasawara Y, *et al.* Geometric changes of tricuspid valve tenting in tricuspid regurgitation secondary to pulmonary hypertension by novel system with transthoracic real-time 3-dimensional echocardiography. *J Am Soc Echocardiogr.* 2007;20:470–476.
10. Ton-Nu TT, Levine RA, Handschumacher MD, *et al.* Geometric determinants of functional tricuspid regurgitation insights from 3-dimensional echocardiography. *Circulation.* 2006;114:143–149.
11. Roshanali F, Saidi B, Mandegar MH, *et al.* Echocardiographic approach to the decision-making process for tricuspid valve repair. *J Thorac Cardiovasc Surg.* 2010;139:1483–1487.
12. Scherptong RWC, Vliegen HW, Winter MM, *et al.* Tricuspid valve surgery in adults with a dysfunctional systemic right ventricle repair or replace. *Circulation.* 2009;119:1467–1472.

CAPÍTULO 14

ECOCARDIOGRAFIA FETAL TRIDIMENSIONAL E TETRADIMENSIONAL

Greggory R. DeVore, MD

RESUMO

Este capítulo cobre ecocardiografia tridimensional (3DE) fetal e ecocardiografia tetradimensional 4DE, incluindo correlação de imagem espaço-temporal, tecnologia de arranjo matricial, imageamento ultrassônico tomográfico, ultrassonografia de inversão de fase no modo B, imageamento Doppler colorido e power Doppler e imageamento renderizado de fluxo sanguíneo. As aplicações clínicas de exames de triagem em 3DE e 4DE do coração fetal são discutidas, bem como as diretrizes publicadas pelo *Pediatric Council of the American Society of Echocardiography* para realização de um ecocardiograma fetal. Os métodos de obtenção de nove projeções tetradimensionais exigidas no feto são explicados, incluindo uma projeção de quatro câmaras apical, uma projeção de cinco câmaras apical; projeções de eixo longo dos tratos de saída ventriculares esquerdo e direito, projeções de eixo curto ao nível dos grandes vasos e ao nível dos ventrículos, uma projeção de eixo longo caval, uma projeção do arco ductal e uma projeção do arco aórtico.

INTRODUÇÃO

Diferentemente de outros sistemas de órgãos em que o imageamento em tempo real no modo B é a principal tecnologia usada para identificar anatomias fetais normal e anormal, o coração fetal tem sido estudado com várias modalidades de aquisição de imagem adicionais (modo M, Doppler pulsado, Doppler contínuo, Doppler colorido e Doppler tecidual), cada um fornecendo informação que é importante para um diagnóstico particular.[1-49] Durante os últimos anos, ultrassonografia tridimensional (3D) e tetradimensional (4D) se tornaram disponíveis para uso em diagnóstico pré-natal de defeitos cardíacos.[50-105] Como o diagnóstico pré-natal de cardiopatia congênita é compartilhado entre médicos de várias especialidades (radiologistas, obstetras, especialistas em medicina materno-fetal e cardiologistas pediátricos), nem todos os diagnosticistas usam o mesmo equipamento e abordagens. Este capítulo focaliza o uso da ecocardiografia fetal 3D e 4D prevalente na comunidade de cardiologia não pediátrica. Discutimos os benefícios e desvantagens das várias modalidades de imageamento para dar ao cardiologista pediátrico uma compreensão das técnicas de aquisição de imagem comumente disponíveis, que podem ser usadas pelos seus colegas em outras especialidades que forneçam serviços diagnósticos pré-natais.

IMAGEAMENTO 3D

Quando ultrassonografia 3D foi introduzida, ela consistia em múltiplas imagens bidimensionais (2D) que eram empilhadas uma atrás da outra durante uma varredura manual ou automática do feixe transdutor por uma área de interesse (Fig. 14-1). O conjunto de dados 3D é exibido na tela sob forma de três imagens de quadro estático perpendiculares, representando os planos X, Y e Z (Fig. 14-2). À medida que as imagens 2D adquiridas durante aquisição de volume 3D são empilhadas uma atrás da outra, é criado um voxel que tem um componente X, Y e Z (Fig. 14-2). O tamanho do voxel determina a resolução das imagens nos planos X, Y e Z (Fig. 14-2).

A imagem do plano X (X-planar) tem a mais alta resolução e é equivalente à imagem 2D exibida durante a aquisição de volume 3D. A imagem X-planar consiste em pixels que possuem as propriedades de resoluções axial e lateral, idênticas a uma imagem 2D típica. A resolução axial fornece o maior detalhe para imagear estruturas no plano do feixe de ultrassom, enquanto a resolução lateral fornece menos detalhe porque ela exibe estruturas laterais ao feixe de ultrassom (Fig. 14-2). O plano Y de 3D exibe uma imagem perpendicular ao plano X em uma orientação vertical (Fig. 14-2). Esta imagem tem menos detalhe que a imagem X-planar, porque ela é reconstruída a partir de voxels de dentro do conjunto de dados de volume. Embora a imagem do Y-planar tenha menos detalhe do que a imagem X-planar, ela tem mais detalhe que a imagem Z-planar. A imagem Z-planar é perpendicular e horizontal ao plano X (Fig. 14-2). Embora a varredura estática 3D seja capaz de identificar adequadamente a anatomia cardíaca, artefatos podem ocorrer nas imagens Y e Z-planares, se a velocidade de varredura for lenta demais, resultando na exibição de vários ciclos cardíacos na imagem (Fig. 14-3).

IMAGEAMENTO 4D

A seguinte pergunta é feita frequentemente: "O que é ultrassonografia 4D?" Os princípios descritos na seção precedente sobre imageamento 3D se aplicam também à ultrassonografia 4D. A única diferença é que a quarta dimensão é movimento, isto é, exibição dos conjuntos de dados 3D rapidamente de modo a que as estruturas de projeções na tela pareçam estar se movimentando. Tem-se a impressão de movimento, como uma face sorrindo, movimento de extremidades e contração do coração. Ultrassonografia 4D é similar a ultrassonografia em tempo real em que imagens estáticas 2D são exibidas na tela a uma frequência rápida, dando a ilusão de movimento. As duas tecnologias de aquisição 4D que são disponíveis comercialmente são discutidas neste capítulo.

Figura 14-1 Múltiplas imagens 2D obtidas durante a varredura do feixe transdutor através do tórax fetal. Estas imagens são usadas para criar um conjunto de dados de voxels que são usados para reconstruir imagens 3D e 4D do coração fetal. Esta técnica é usada com transdutores mecânicos em máquinas de ultrassom não pediátrico 3D e 4D.

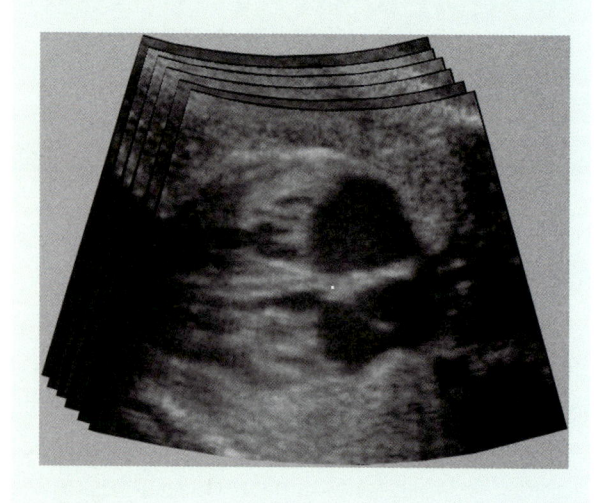

Figura 14-2

Em seguida à aquisição de imagens 2D sequenciais paralelas, voxels são criados e introduzidos no conjunto de dados de volume. Cada voxel consiste em um volume de pixels de imagem que possuem componentes X, Y e Z. A imagem X-planar, obtida durante a aquisição inicial, compreende a resolução axial (A) e lateral (L) da imagem 2D, que é uma função das características do feixe do transdutor. Os planos Y e Z possuem também resoluções axial e lateral. Entretanto, a resolução nestes planos é uma função do feixe transdutor, bem como do tamanho do voxel que é criado a partir do conjunto original de dados de volume. Por esta razão, as imagens nos planos Y e Z são de mais baixa resolução do que a imagem no plano X.

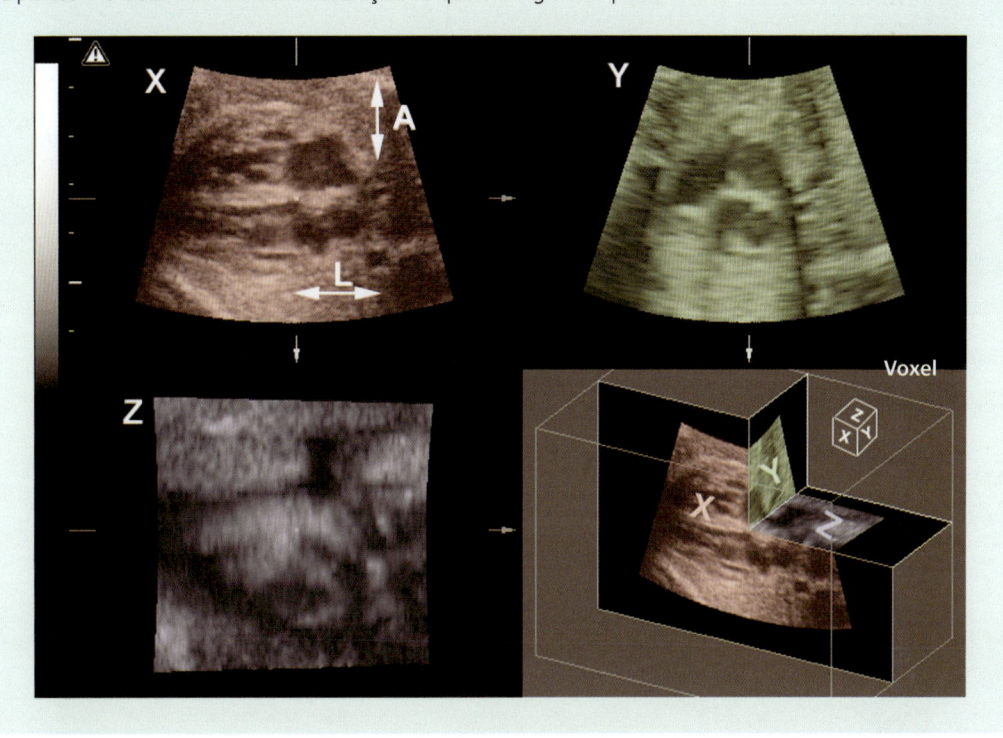

TECNOLOGIA DE AQUISIÇÃO

Imageamento de correlação de imagem 4D espaço-temporal com transdutor de arranjo mecânico

Correlação de imagem espaço-temporal (STIC) foi introduzida em 2003.[50–52] STIC foi uma abordagem nova em que o examinador exibe uma curva de imagem de um único ciclo cardíaco, dando a aparência de um exame em tempo real 2D ao vivo a partir de qualquer ângulo dentro do conjunto de dados de volume. O *display* (tela de exibição) do volume do STIC consiste em milhares de imagens adquiridas durante uma única varredura (7,5–15 segundos) através da área de interesse. As imagens são analisadas, e múltiplos volumes são correlacionados com fim de sístole e fim de diástole para criar uma curva de imagem de um único ciclo cardíaco de dentro do conjunto de dados de volume. Este procedimento permite ao examinador avaliar o conjunto de dados de volume de uma maneira idêntica à realizada com volume 3D estático. As únicas diferenças são que as estruturas são projeções como uma curva de imagem de um único ciclo cardíaco. A tecnologia STIC é capaz de exibir os dados como uma imagem no modo B, modo B com Doppler colorido, modo B com power Doppler, Doppler colorido, power Doppler, ou imagem no modo M (Fig. 14-4).[50,54,60,61]

Figura 14-3

Varredura 3D estática através do tórax fetal contendo estruturas cardíacas. A aquisição desta imagem é sagital, da *esquerda* para a *direita*. O plano Y ilustra a projeção de quatro câmaras reconstruída do coração. O painel superior mostra os planos X e Y em que a velocidade de varredura foi estabelecida em uma baixa velocidade para adquirir um número maior de imagens 2D para construir o conjunto de dados 3D. O uso desta técnica aumenta a resolução da imagem no plano X. Entretanto, em virtude da velocidade diminuída da varredura, o plano Y contém um artefato resultante da contração do coração fetal durante a aquisição da imagem. O painel inferior demonstra uma varredura semelhante a uma velocidade mais alta. O plano Y não demonstra o artefato; entretanto, a resolução da imagem da projeção de quatro câmaras é baixa.

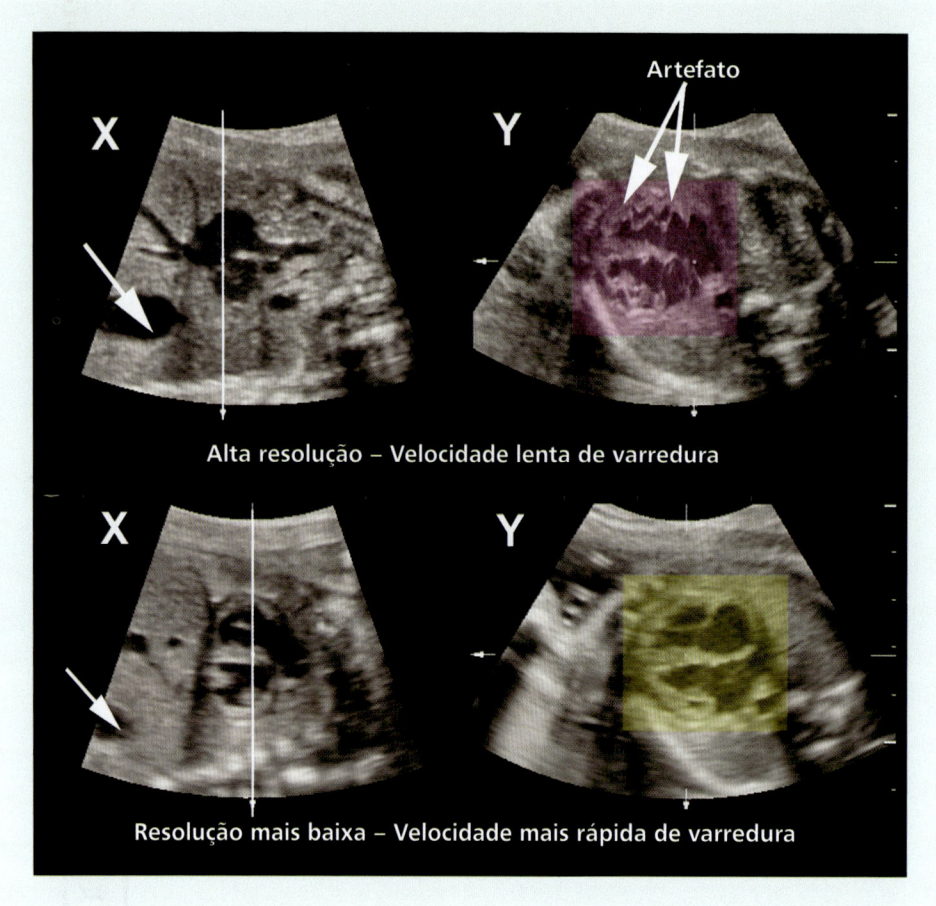

A única limitação do conjunto de dados de volume STIC é o fato de que movimentos fetais podem ocorrer durante a aquisição do volume. Dependendo do tipo de movimento (respiração fetal, movimento macro do corpo e respiração materna), as imagens nos planos X, Y e Z podem ser minimamente alteradas ou podem tornar-se não interpretáveis.

Como na aquisição de dados de volume 3D estática, a resolução das imagens nos planos X, Y e Z é uma função de como o usuário adquire o conjunto de dados de volume. A velocidade da varredura de volume pode variar de 7,5 a 15 segundos, e o ângulo da varredura pode variar entre 15° e 40°. O ângulo de varredura é equivalente à distância coberta durante a varredura; uma distância curta é equivalente a um ângulo pequeno, e uma distância grande é equivalente a um ângulo grande. Por exemplo, se o tempo selecionado for de 7,5 segundos, um número fixo de imagens será adquirido quer o ângulo seja 15° ou 40°. Portanto, a resolução da imagem seria mais alta se o ângulo fosse 15° do que se fosse 40° (Fig. 14-5).

A razão deste resultado é que, embora o mesmo número de imagens seja adquirido durante os 7,5 segundos, a distância entre as imagens é maior, quando o ângulo é maior. Por essa razão, as

Ecocardiografia Fetal Tridimensional e Tetradimensional | 229

Figura 14-4

Aquisição STIC por Doppler colorido multiplanar. O X ilustra o ponto de referência. As linhas *verde e amarela* representam os planos de corte na imagem superior esquerda. Os planos correspondentes estão delineados em *verde e amarelo*. IVC, veia cava inferior.

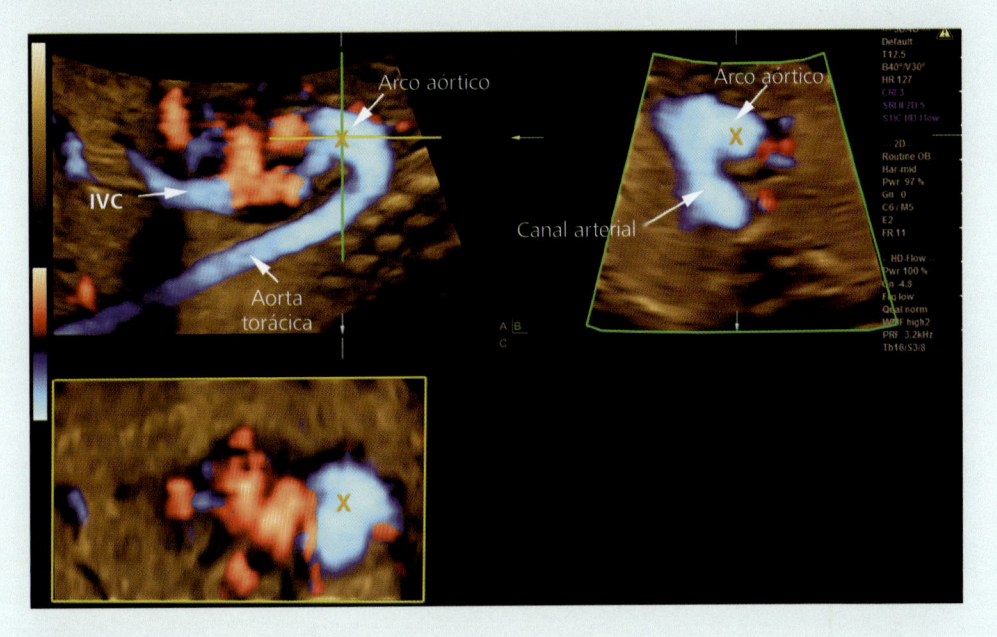

Figura 14-5

O número de quadros adquiridos durante aquisição de imagem usando tecnologia STIC. Quando o ângulo de varredura é de 40°, o número de quadros adquiridos aumenta quando a duração da aquisição é aumentada de 7,5 para 15 segundos. Entretanto, quando o ângulo de varredura é diminuído para 15°, mais quadros são adquiridos nos mesmos 15 segundos, porque a área examinada é menor. Ajuste destes controles permite ao examinador otimizar o conjunto de dados do volume para resolução máxima das imagens nos planos Y e Z.

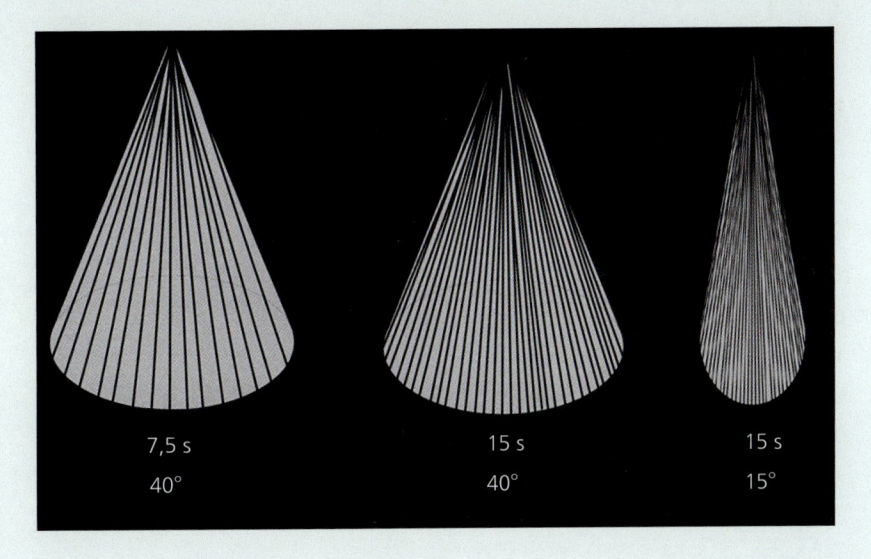

imagens nos planos Y e Z na varredura de 40° são de resolução mais baixa do que aquelas na varredura de 15°. Assim, o examinador deve ajustar o tempo e o ângulo de varredura para maximizar a resolução (menor ângulo, tempo aumentado de varredura) para o tamanho do coração fetal que está sendo examinado.

As vantagens da tecnologia STIC são as seguintes:

1. Um ciclo cardíaco em alça exibe simultaneamente anatomia nos planos X, Y e Z.
2. Resolução de imagem é melhorada em comparação àquela da varredura de volume 3D estática, dependendo dos ajustes selecionados (máximo tempo de aquisição e mínimo volume angular para imagear as estruturas cardíacas).
3. O examinador pode avaliar a anatomia cardíaca quadro a quadro porque é exibido um único ciclo cardíaco.
4. Dinâmica de fluxo pode ser examinada com Doppler colorido e power Doppler simultaneamente nos planos X, Y e Z (**Fig. 14-4**).
5. Fim da diástole e fim da sístole podem ser determinados, e podem ser feitas medições a partir das imagens nos planos X, Y e Z (**Fig. 14-6**).
6. Modo M a partir de qualquer ângulo pode ser exibido para medição mais precisa de estruturas cardíacas no fim da sístole e da diástole (**Fig. 14-7**).[106]

Figura 14-6A-D

Isolamento do fim da sístole e do fim da diástole de um volume STIC a partir do qual medições de câmaras atriais e ventriculares podem ser feitas a partir da projeção de quatro câmaras (A e C). Uso desta abordagem facilita medições cardíacas, porque o examinador pode alinhar o coração na projeção de eixo curto (B e D) de modo que as mais largas e menores dimensões das câmaras ventriculares ou atriais sejam medidas acuradamente. LA, átrio esquerdo; LV, ventrículo esquerdo; RA, átrio direito; RV, ventrículo direito.

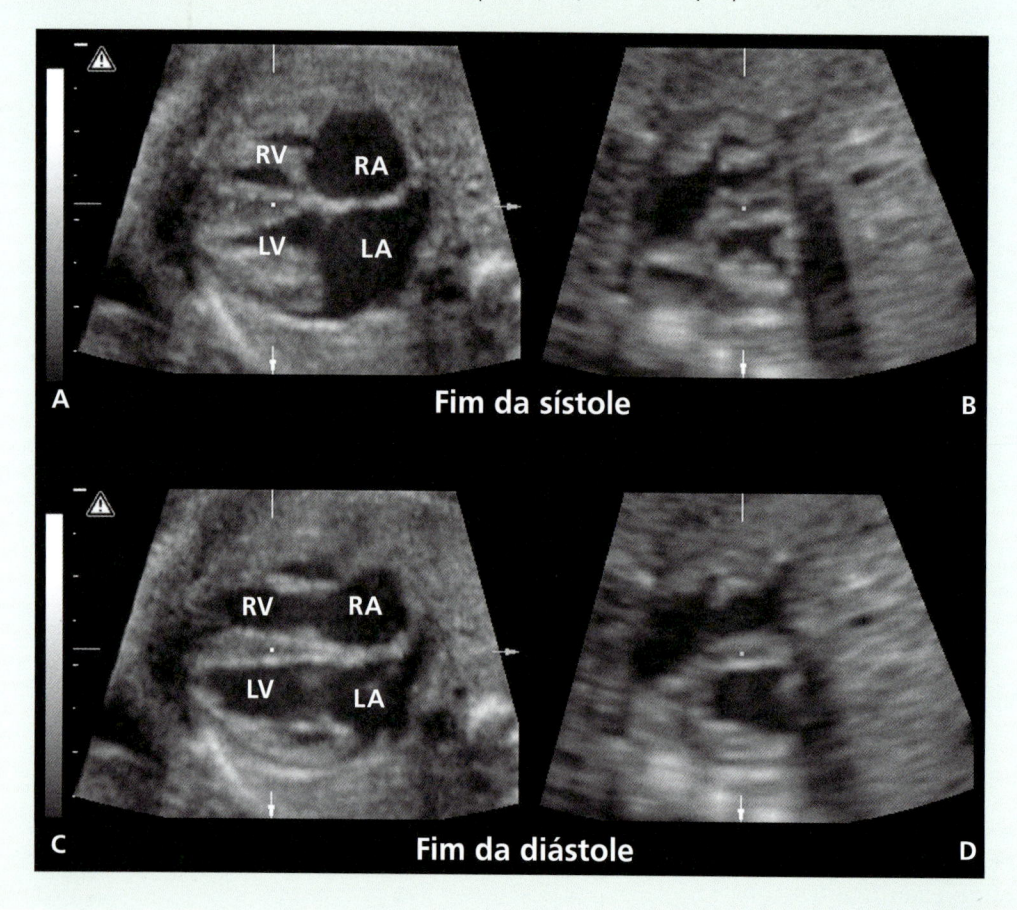

Figura 14-7

Registros no modo M obtidos de uma única aquisição STIC. O cursor do modo M pode ser colocado em qualquer lugar dentro do volume e exibido o modo M. Medidas podem ser tiradas de várias estruturas cardíacas a partir do *display* do modo M.

Paredes ventriculares

Paredes atriais

Paredes atrioventriculares

Valva aórtica

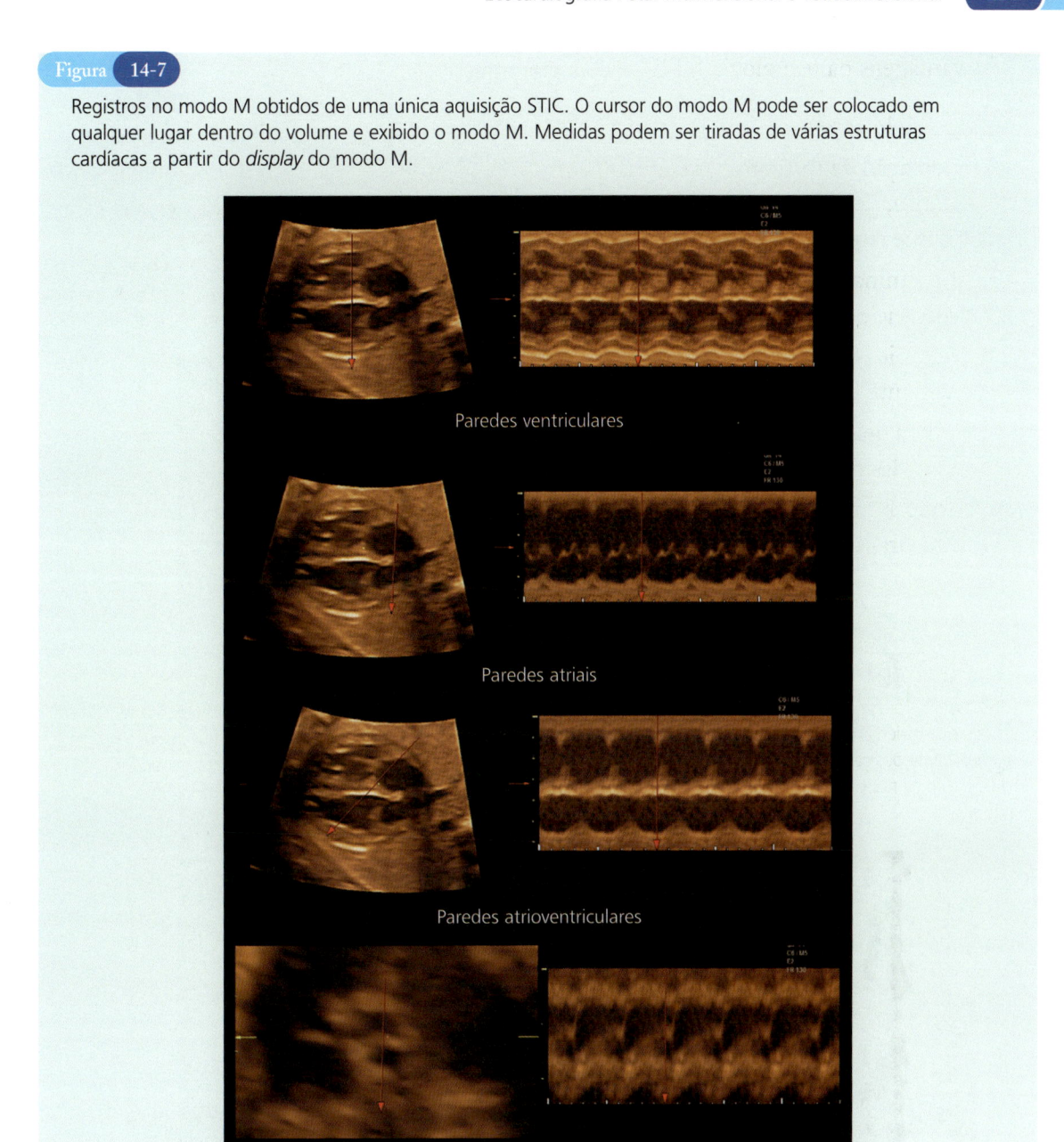

Tecnologia de arranjo matricial

Em 2002, Philips Ultrasound (Bothell, Washington) introduziu o explorador de arranjo matricial para cardiologia adulta em que todos os elementos do explorador são disparados simultaneamente em uma matriz 3D, gerando um volume de tronco de pirâmide de ultrassom quase instantaneamente.[107] Esta modalidade opera diferentemente do imageamento 3D ou 4D descrito anteriormente, que reconstrói volumes a partir de uma série de imagens 2D adquiridas ao longo do tempo. Por esta razão, a tecnologia 3D em tempo real, diferentemente da tecnologia 3D reconstrutiva, não exige *gating* cardíaco para capturar movimento cardíaco. Em virtude da frequência de quadros mais rápida obtida com esta tecnologia do que com o explorador de arranjo mecânico, nenhum artefato de movimento é introduzido nos planos Y e Z do conjunto de dados de volume (Fig. 14-8).[107]

Figura 14-8A-D

A e *B*, Imagem modo B simultânea do coração fetal obtida, usando-se um arranjo matricial. A frequência de quatros é 167/s. A linha vertical no painel *A* demonstra a localização da imagem exibida no painel *B*, que é perpendicular à imagem no painel *A*. A linha cursora pode ser movida por toda a imagem no painel *A* para exibir várias imagens perpendiculares no painel *B*. *C* e *D*, Exame de volume 4D em tempo real do coração fetal, usando o explorador 4D de arranjo matricial. As imagens do coração fetal foram tiradas usando-se diferentes orientações do plano de corte quando ele passa através da projeção de quatro câmaras. Uma vez que o conjunto de dados de volume ultrassônicos seja adquirido simultaneamente em todos os planos (X, Y e Z), a frequência de volumes é mais alta (28 volumes/s) do que quando usando o explorador de arranjo mecânico (6 volumes/s).

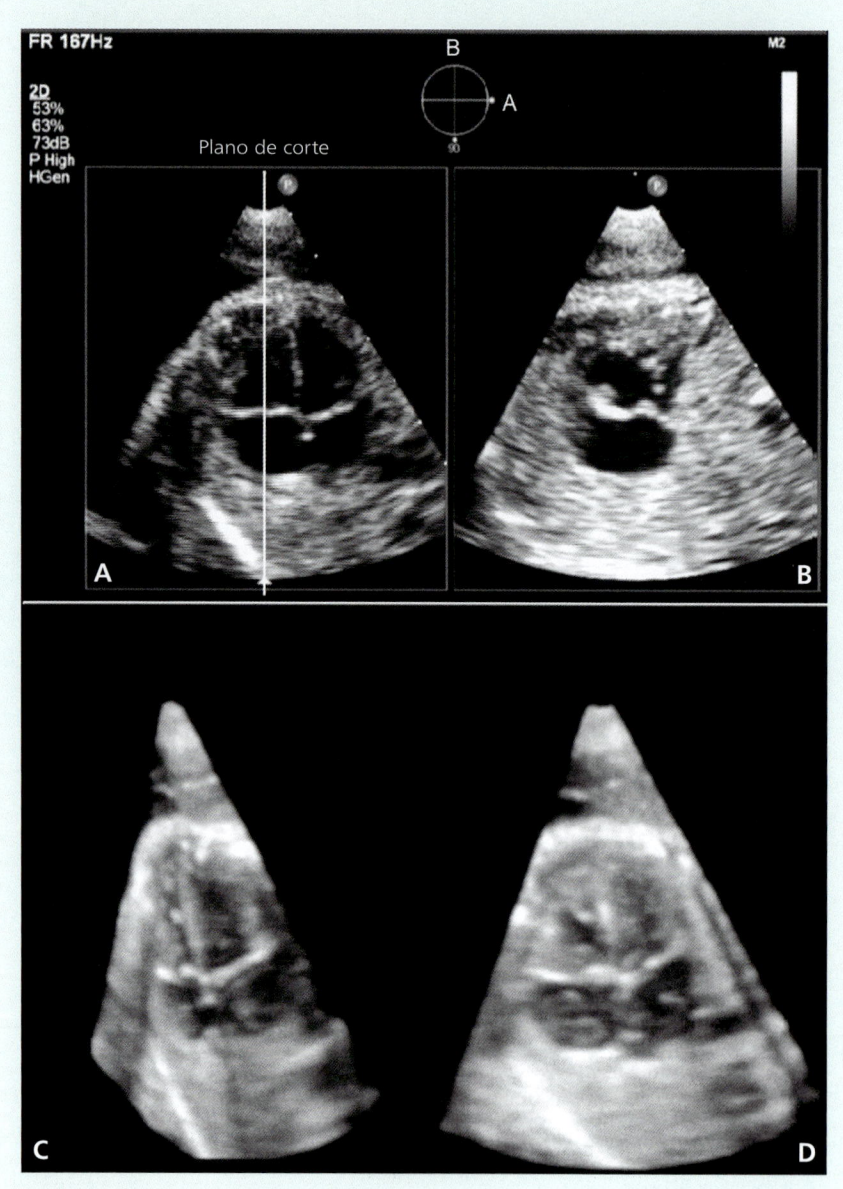

Exibição de imagem e renderização dos volumes adquiridos

Uma vez os volumes sejam adquiridos usando-se o arranjo mecânico ou o transdutor de arranjo matricial, os volume STIC podem ser analisados em múltiplos planos de imagem 2D ou *renderizados* para exibir uma estrutura 3D do coração. Estas características são discutidas nas seções seguintes.

Exibição da imagem dos volumes adquiridos

Exibição de imagem múltipla simultânea. Se o examinador dirigir o feixe do explorador ultrassônico em um plano transverso da projeção de quatro câmaras na direção do pescoço fetal, as seguintes projeções podem ser obtidas: projeção de quatro câmaras, projeção de cinco câmaras, projeção de três vasos e projeção traqueal. Diversos autores descreveram estas projeções como importantes para a identificação de anormalidades cardíacas (Fig. 14-9).[108–110]

Quando o examinador obtém uma aquisição STIC em um plano transverso que inclui as projeções de quatro câmaras, cinco câmaras, três vasos, e traqueal, múltiplas imagens podem, simultaneamente, ser exibidas na tela. Este tipo de *display* tem vários nomes, dependendo do fabricante do equipamento de ultrassom. Para finalidades de discussão, referimo-nos a este tipo de exibição como imageamento ultrassônico tomográfico (TUI) (Fig. 14-10).[57,64,65,67]

Rotação do volume STIC para identificar os tratos de saída e os arcos aórtico e ductal. Vários investigadores publicaram incidências para identificar os tratos de saída[55,104] e vasos do arco, manipulando o conjunto de dados de volume STIC. A técnica que preferimos é a técni-

Figura 14-9

Imagens obtidas dirigindo-se o feixe ultrassônico a partir da projeção de quatro câmaras para o tórax superior em um plano transverso. As imagens que são observadas em ordem sequencial são a projeção de quatro câmaras, projeção de cinco câmaras, projeção de três vasos e projeção traqueal. Se todas estas projeções forem normais, então grandes defeitos cardíacos congênitos podem ser eliminados. AA, aorta ascendente; DA, canal arterial; LA, átrio esquerdo; LV, ventrículo esquerdo; PA, artéria pulmonar; RA, átrio direito; RV, ventrículo direito; SVC, veia cava superior; TA, arco aórtico transverso.

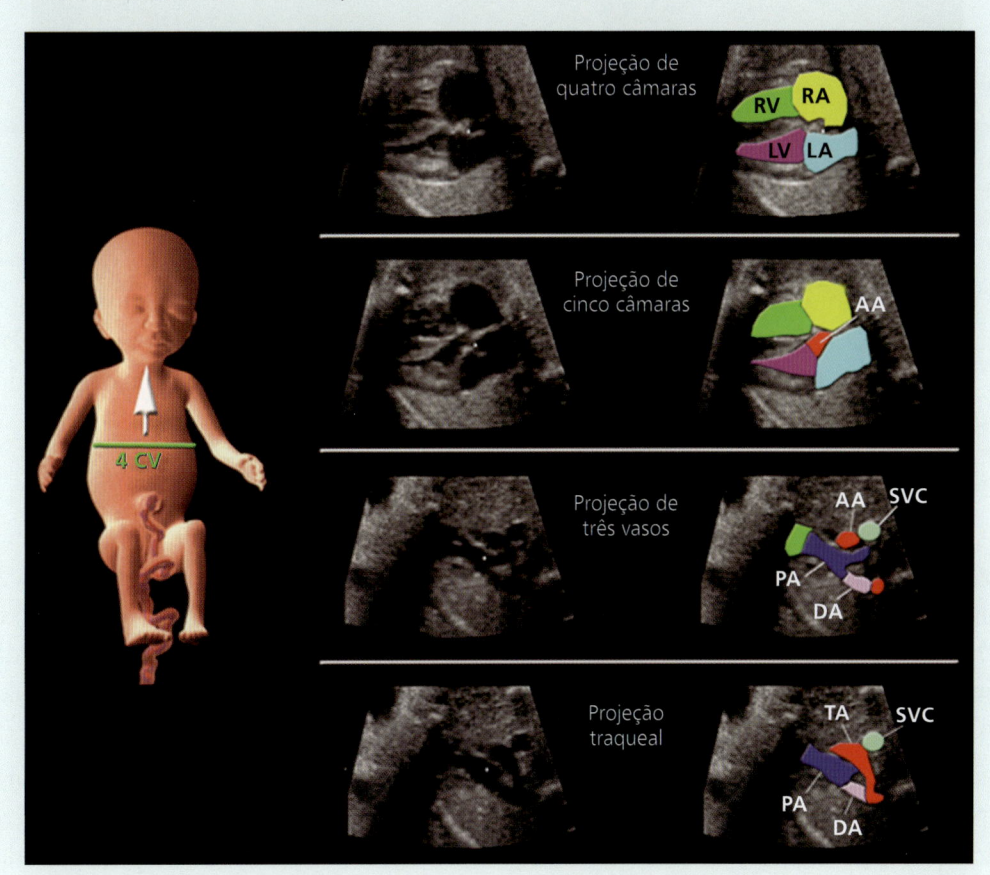

Figura 14-10

Imagens de uma aquisição STIC. As imagens são exibidas exatamente no mesmo ponto do ciclo cardíaco. A imagem superior esquerda tem linhas paralelas que representam as imagens rotuladas que são perpendiculares a esta imagem. A imagem de referência é indicada pelo asterisco *(embaixo, à esquerda)*. A partir deste ponto, imagens para a direita são indicadas por + mm, e imagens para a esquerda são indicadas por – mm. Os indicadores "+" e "–" milímetros não são úteis para finalidades de identificação, mas o valor absoluto é. Por exemplo, a base da projeção de quatro câmaras é 6,1 mm abaixo da imagem de referência, a projeção de cinco câmaras é 2,8 mm acima da imagem de referência, a bifurcação da artéria pulmonar é 8,4 mm acima da imagem de referência, a bifurcação da artéria pulmonar é 8,4 mm acima da imagem de referência, e o arco aórtico transverso é 12 mm acima da imagem de referência. AA, arco aórtico; PA, artéria pulmonar.

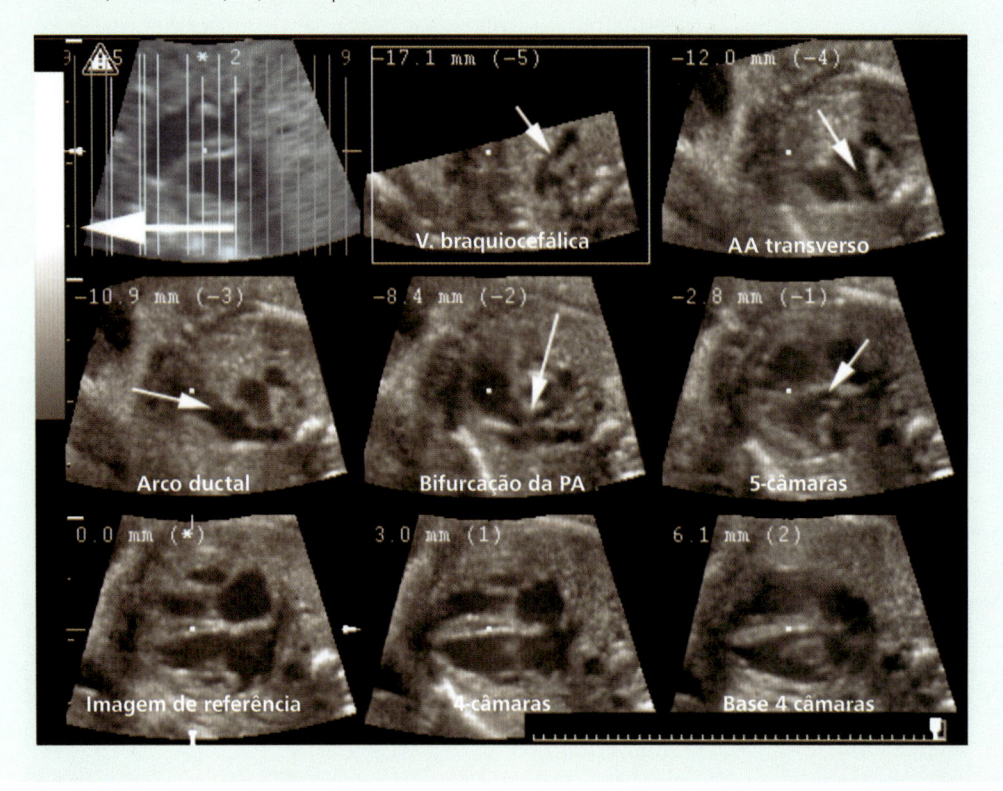

ca de "spin".[55] Com esta abordagem, qualquer vaso, observado em qualquer projeção, pode ser identificado, colocando-se o ponto de referência dentro do vaso e rodando o volume no plano do eixo Y. Na maioria dos casos, este processo identifica a forma, comprimento e origem do vaso que está sendo analisado. A Figura 14-11 ilustra este princípio.

Exibição renderizada dos volumes adquiridos

Ultrassonografia no modo B. Outro benefício das aquisições de volume STIC é que as imagens 2D contidas dentro de cada volume podem ser compiladas para criar um modelo 3D da anatomia do coração e dos padrões de fluxo sanguíneo. Por exemplo, a projeção de quatro câmaras 2D típica pode ser *renderizada* para fornecer uma estrutura 3D que demonstra profundidade. A Figura 14-12 ilustra uma imagem renderizada 3D que demonstra a veia cava inferior na parede posterior do átrio direito.

Ultrassonografia de inversão de fase no modo B. Outro método que é utilizado para criar uma imagem 3D é o modo de inversão.[58] Esta técnica requer que o examinador obtenha renderização do coração 3D (ver anteriormente) e a seguir inverta as cores, desse modo criando uma imagem que tenha aparência de um molde do coração (Fig. 14-13).

Figura 14-11A-D

Projeção de cinco câmaras do coração. *A*, Um ponto de referência (ponto branco) está colocado dentro do vaso inferior à aorta ascendente, que deve ser a artéria pulmonar direita (A). O conjunto de dados de volume é, então, rodado em torno do eixo Y (painéis *B, C* e *D*), até que a artéria pulmonar direita seja alongada e demonstrada saindo da artéria pulmonar principal (painel *D*). A técnica de *spin* pode ser usada para identificar qualquer vaso no sistema cardiovascular. Ao, aorta; AV, valva aórtica; DA, canal arterial; LA, átrio esquerdo; LV, ventrículo esquerdo; MPA, artéria pulmonar principal; PV, veia pulmonar; RA, átrio direito; RV, ventrículo direito; SVC, veia cava superior.

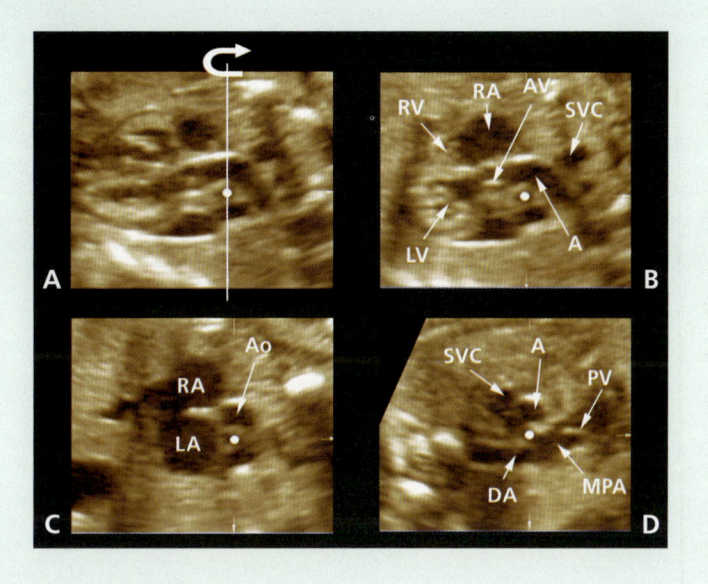

Figura 14-12

Projeção de quatro câmaras renderizada a 3D do coração fetal. Embora a imagem tenha a aparência de uma imagem 2D, a renderização fornece profundidade, de modo que as paredes posteriores das câmaras atriais e ventriculares possam ser identificadas. O átrio direito (RA) demonstra a abertura da veia cava inferior (IVC), e o átrio esquerdo (LA), a abertura de uma das veias pulmonares. LV, ventrículo esquerdo; PV, veia pulmonar; RV, ventrículo direito.

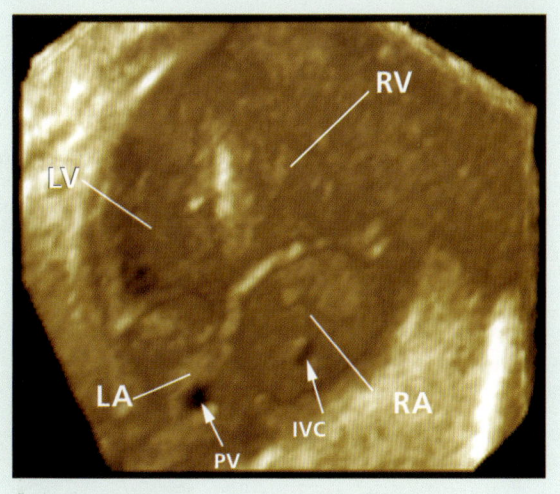

Imageamento por Doppler colorido e power. Quando a aquisição STIC inclui ultrassonografia por power Doppler, uma imagem 3D renderizada do acúmulo sanguíneo pode ser obtida.[54] O acúmulo sanguíneo pode ser exibido como imagem estática ou em tempo real (**Fig. 14-14**). Esta modalidade é útil ao avaliar fetos com anormalidades complexas de tratos de saída.

Figura 14-13

Imagem STIC modo B do trato de saída ventricular esquerdo, quando ele sai do ventrículo esquerdo. As imagens invertidas renderizadas demonstram o cruzamento da artéria pulmonar principal (P) e a aorta (Ao), bem como o canal arterial (DA). AA, arco aórtico; MPA, artéria pulmonar principal; SVC, veia cava superior.

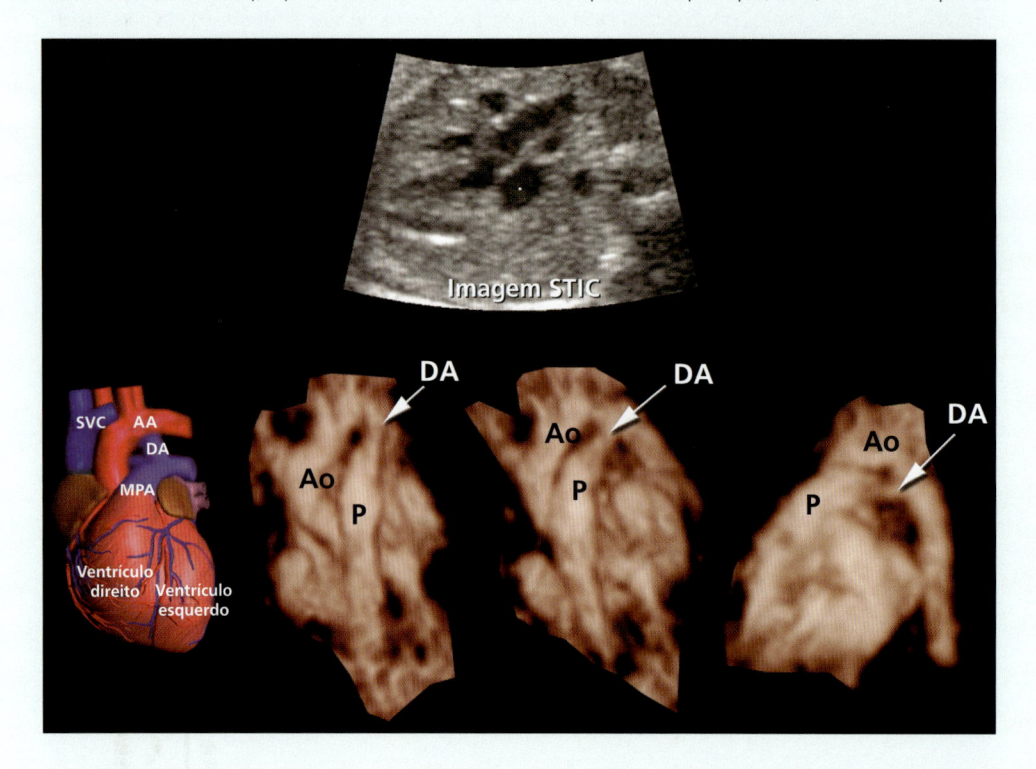

Fluxo B renderizado. Ultrassonografia no modo B identifica tecido mole e o acúmulo sanguíneo quando examinando estruturas cardiovasculares. Entretanto, ele não identifica o fluxo de sangue. A maioria dos examinadores usa Doppler colorido ou power Doppler para identificar fluxo sanguíneo. Um dos problemas com a imagem por Doppler colorido renderizada é que os limites não são bem-definidos entre o acúmulo de sangue e as paredes das câmaras. Todavia, fluxo B é uma técnica em que eritrócitos em movimento são identificados a partir da imagem no modo B.[69,74,77] Esta tecnologia não utiliza princípios do Doppler para exibir fluxo sanguíneo. Uma vez que a imagem de fluxo B seja adquirida, ela pode ser renderizada para fornecer uma estrutura 3D do sistema cardiovascular fetal que se assemelha a um angiograma (Fig. 14-15).

Figura 14-14

Aorta renderizada usando-se power Doppler.

Aplicações clínicas do exame de triagem ecocardiográfico STIC 4D do coração fetal

Diretrizes recentes, publicadas pelo American College of Radiology, American Institute of Medicine e American College of Obstetrici-

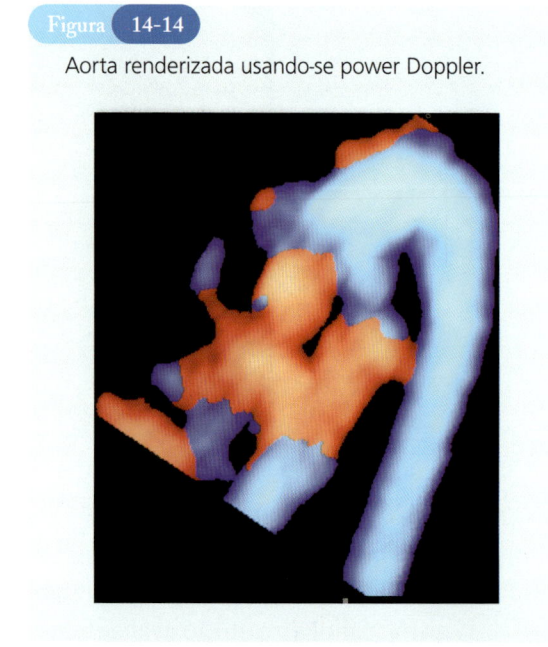

Figura 14-15A-D

Sequência de imagens de fluxo B de um feto de 17 semanas de idade. *A,* Enchimento das câmaras do ventrículo direito (RV) e ventrículo esquerdo (LV) durante a diástole. *B,* Sístole ventricular depois que os ventrículos se esvaziaram. Esta imagem demonstra as relações da artéria pulmonar principal (MPA), artéria pulmonar direita (RPA) indo por baixo do arco aórtico (AA), e o canal arterial (DA) se esvaziando na aorta torácica. *C,* Semelhante à imagem no painel *B* exceto que mais tarde no ciclo sistólico. *D,* Mesma imagem que no painel *C* exceto que o volume foi girado para mostrar a anatomia perpendicular da MPA e AA.

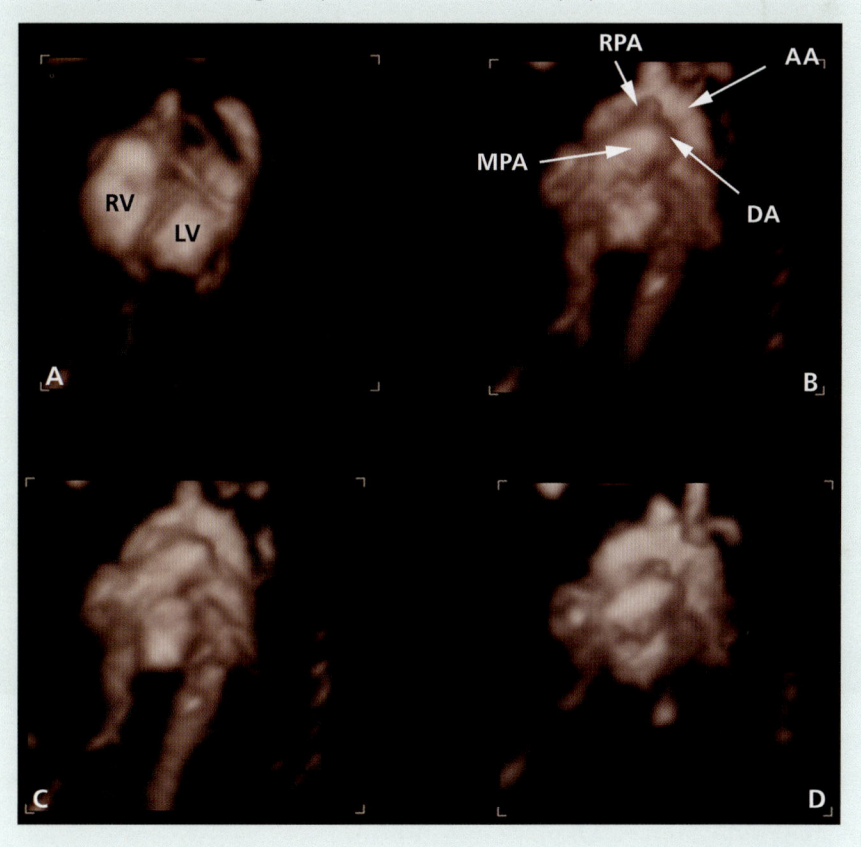

ans and Gynecologists, exigem que um médico ultrassonografista que examine o feto durante o segundo e o terceiro trimestres da gravidez deve tentar avaliar a projeção de quatro câmaras e os tratos de saída do coração fetal. Diversos estudos descreveram uma abordagem para examinar os tratos de saída que só exigem que o examinador dirija o feixe ultrassônico transversalmente a partir do nível da projeção de quatro câmaras para o pescoço fetal.[108–112] A sequência de imagens que são exigidas consiste nas seguintes: projeções de quatro câmaras, cinco câmaras, três vasos e traqueal (Fig. 14-9). Usando esta abordagem, a localização e o tamanho das seguintes estruturas podem ser identificados: câmaras atriais e ventriculares, aorta ascendente, artéria pulmonar principal, bifurcação da artéria pulmonar principal, canal arterial e o arco aórtico transverso.[108–112] Empregando tecnologia STIC, o examinador pode exibir estas projeções rolando através do volume ou exibindo simultaneamente múltiplas projeções, usando TUI (Fig. 14-10).[57,64,65,67] A distância entre as projeções sequenciais paralelas pode ser ajustada entre 0,1 e 5 mm, fornecendo ao usuário uma determinação precisa da distância entre as estruturas cardíacas. Os benefícios desta abordagem são os seguintes:

- As relações normais da projeção de quatro câmaras, projeção de cinco câmaras, artéria pulmonar principal, bifurcação da artéria pulmonar principal, canal arterial e arco aórtico transverso podem ser rapidamente identificadas para triagem de defeitos cardíacos congênitos.

> **Figura 14-16**
>
> Imagens de ultrassom tomográfico demonstrando estenose pulmonar (PS). Imagem 4 *(embaixo à direita)* demonstra um ventrículo direito (RV) dilatado com regurgitação tricúspide (TR). Imagem com um asterisco *(centro)* demonstra regurgitação da artéria pulmonar (PA Reg), e imagem 3 *(em cima centro)* demonstra a artéria pulmonar principal dilatada. Embora não presente neste quadro, a artéria pulmonar principal demonstrou *aliasing*. LV, ventrículo esquerdo; RV, ventrículo direito.

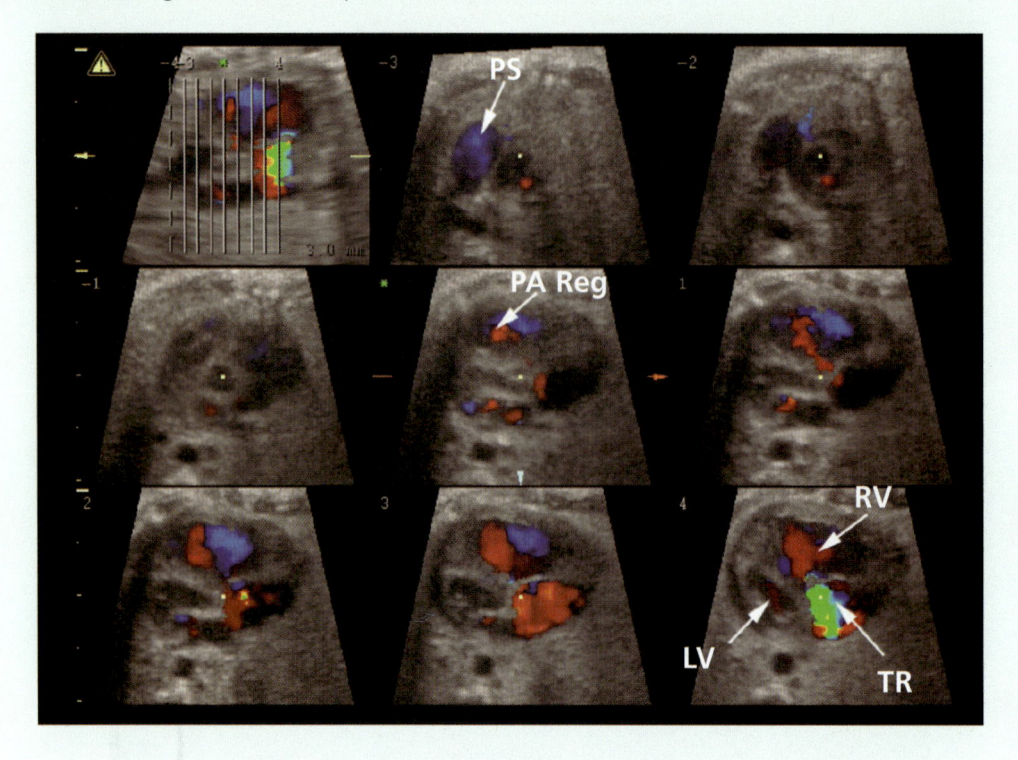

- Esta técnica de exibição pode ser usada para modo B, bem como para modos de *display* de Doppler colorido e power Doppler (**Fig. 14-16**).
- Exibição simultânea de múltiplas imagens pode diminuir o tempo necessário para análise do exame de triagem do coração.

A limitação da técnica de varredura transversa é que o examinador não identifica os arcos aórtico ou ductal na sua integridade. Para atacar este problema, vários investigadores descreveram técnicas para identificar estas estruturas.[55,104] Uma conduta é usar a técnica de *spin* ao nível da projeção traqueal.[55] Coloca-se um marcador de referência dentro do canal arterial ou do arco aórtico transverso no nível da projeção traqueal e, a seguir, gira-se a imagem até que cada vaso esteja vertical à tela. Quando este processo é completado, os respectivos arcos ductal e aórtico podem ser visualizados na imagem B (**Figs. 14-17** e **14-18**).

Aplicações clínicas da ecocardiografia fetal 3D e 4D ao realizar ecocardiograma fetal

Em 2004, o Conselho de Pediatria da *American Society of Echocardiography* publicou diretrizes para a realização de um ecocardiograma fetal.[113] As recomendações incluíram nove projeções 2D do coração fetal, usando nove planos de imageamento diferentes (**Fig. 14-19**), medidas por Doppler de estruturas intracardíacas específicas e vasos extracardíacos, medições dos ventrículos e tratos de saída; exame de ritmo e frequência, estabelecimento de *situs* e determinação da idade

Figura 14-17 O painel superior ilustra um plano transverso através do tórax fetal superior, demonstrando o canal arterial (DA) e o arco aórtico transverso (TA) no plano X e um plano sagital do tórax e abdome no plano Y. A *seta reta* aponta o ponto de referência no plano X. O painel inferior demonstra o efeito de rodar a imagem (*seta curva* no painel superior) no plano X, até que o DA fique vertical. Uma vez que isto ocorra, o arco ductal aparece no plano Y. SVC, veia cava superior.

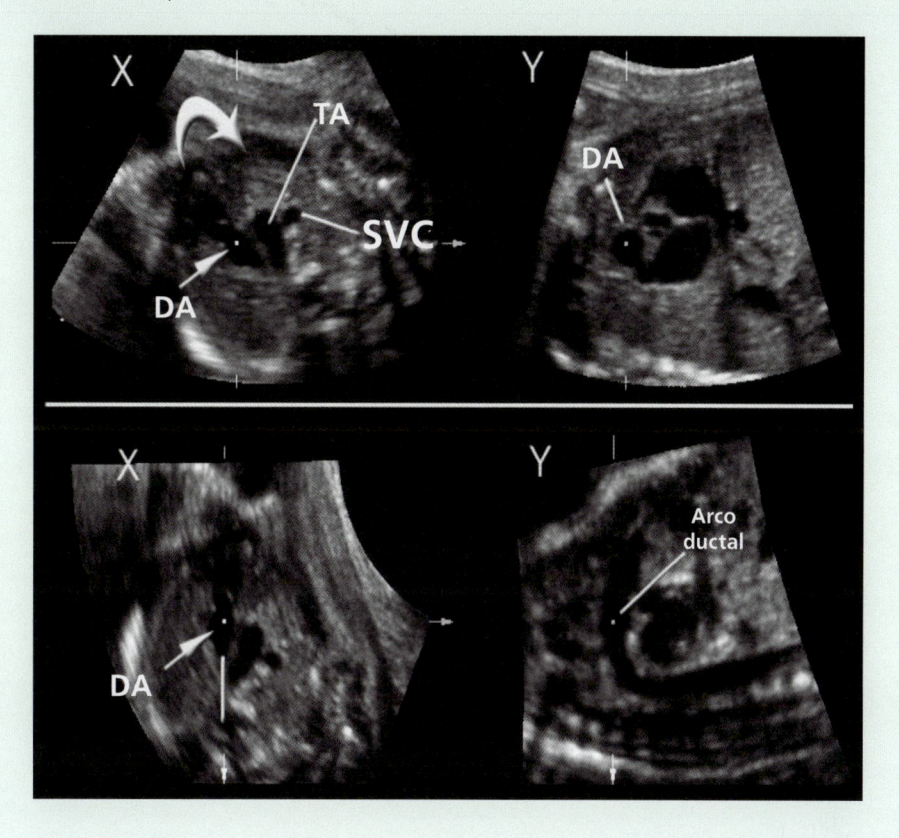

gestacional pela medição do diâmetro biparietal ou o comprimento do fêmur. Imageamento STIC pode ser útil para identificar as nove imagens 2D recomendadas, determinação de *situs* e obtenção de medidas a partir das imagens 2D.[113]

OBSERVANDO OS NOVE PLANOS DE IMAGEAMENTO TOMOGRÁFICO

Uma vez que o feto pode nem sempre estar em uma posição ideal para adquirir imagem dos nove planos (Fig. 14-19), usando imageamento 2D convencional, tecnologia de imageamento 4D pode ser de auxílio utilizando-se os acessos discutidos nas seções que se seguem.

Varredura transversa

Depois de obter uma varredura transversa do estômago ao pescoço fetal, as imagens são exibidas no formato TUI. Identificação das imagens transversas sequenciais permite ao examinador identificar o seguinte: posição do estômago no abdome, projeção de quatro câmaras, projeção de cinco câmaras, projeção de três vasos e projeção traqueal (Fig. 14-9). Esta sequência de imagem identifica dois dos nove planos de imageamento sugeridos: (1) a projeção de quatro câmaras apical e (2) a projeção de cinco câmaras apical.

Figura 14-18

O painel superior mostra o plano transverso através do tórax fetal demonstrando o canal arterial (DA) e o arco aórtico transverso (TA) no plano X e uma projeção sagital do tórax e abdome superior no plano Y. A *seta reta* aponta o ponto de referência no plano X. O painel inferior demonstra o efeito de girar a imagem (*seta curva* no painel superior) no plano X até o arco aórtico transverso ficar vertical. Uma vez isto ocorra, o arco aórtico aparece no plano Y. AA, aorta ascendente; SVC, veia cava superior.

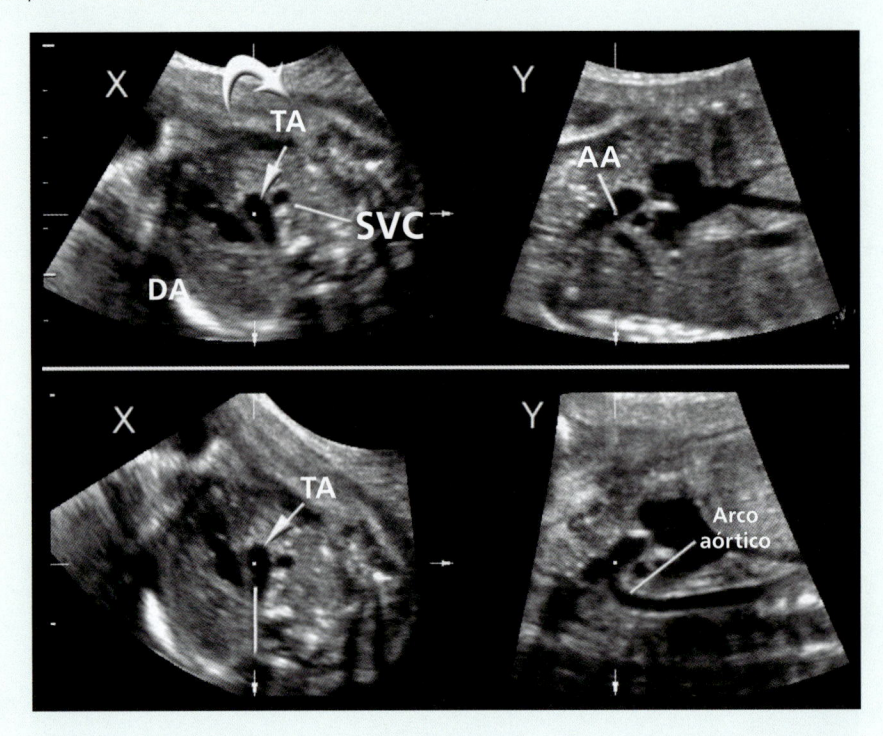

Varredura de eixo curto sagital

Depois de completar a varredura transversa como descrito na seção precedente, o examinador obtém um conjunto de dados 4D volumétrico dirigindo a varredura de ultrassom em um plano sagital do lado direito para o esquerdo ou do lado esquerdo para o direito do feto. Quando o septo interventricular ficar perpendicular ao feixe ultrassônico, o eixo curto dos ventrículos está em alinhamento adequado para sua avaliação (plano de imagem 6) (Fig. 14-20).

Varredura sagital: projeção de eixo longo caval e projeção do arco aórtico

Para identificar a projeção de eixo longo caval e a projeção do arco aórtico (planos 7 e 9 na Fig. 14-19) usando a varredura sagital, a projeção de quatro câmaras deve ser orientada de tal modo que o septo interventricular fique a 30° do plano horizontal (Fig. 14-21). Para realizar esta orientação, o examinador gira a projeção de quatro câmaras em torno do eixo X. O TUI é, então, ativado, exibindo as projeções de eixo longo caval e do arco aórtico (Fig. 14-21).

Varredura sagital: projeção de eixo curto ao nível dos grandes vasos e projeção do arco ductal

A projeção de cinco câmaras é orientada de modo que o septo interventricular fique a 30° do plano horizontal (Fig. 14-22). Quando TUI é ativado, a projeção de eixo curto ao nível dos grandes vasos e o arco ductal são identificados (níveis 5 e 8 da Fig. 14-19).

Ecocardiografia Fetal Tridimensional e Tetradimensional 241

Figura 14-19

Nove projeções 2D do coração fetal, usando nove diferentes planos de imageamento, recomendadas pelo Conselho de Pediatria da American Society of Echocardiography. Ao, aorta; DA, canal arterial; IVC, veia cava inferior; LA, átrio esquerdo; LV, ventrículo esquerdo; LVOT, trato de saída ventricular esquerdo; MV, valva mitral; PA, artéria pulmonar; RA, átrio direito; RV, ventrículo direito; RVOT, trato de saída ventricular direito; SVC, veia cava superior. Adaptada com permissão de Rychik et al.[113]

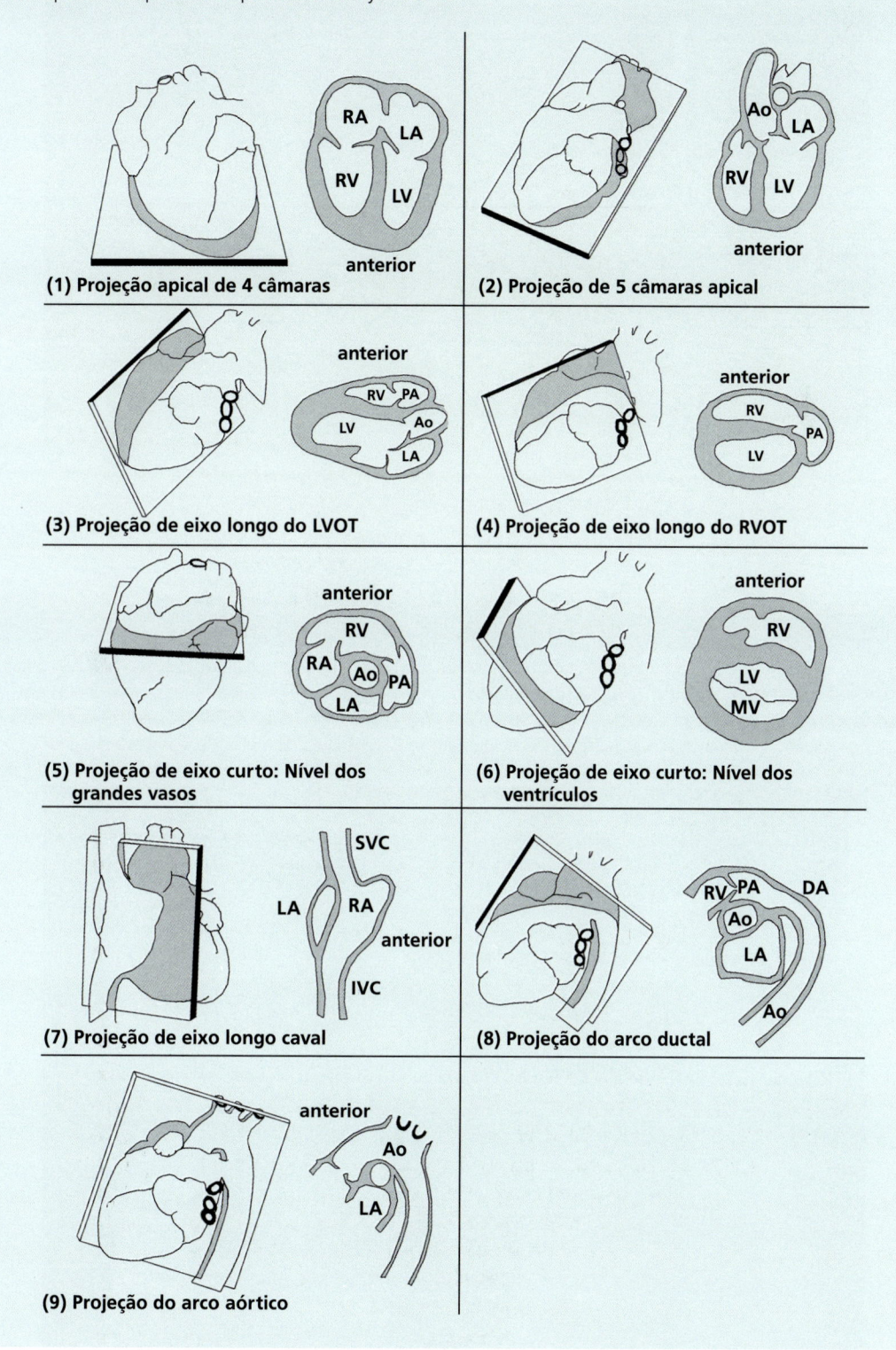

(1) Projeção apical de 4 câmaras
(2) Projeção de 5 câmaras apical
(3) Projeção de eixo longo do LVOT
(4) Projeção de eixo longo do RVOT
(5) Projeção de eixo curto: Nível dos grandes vasos
(6) Projeção de eixo curto: Nível dos ventrículos
(7) Projeção de eixo longo caval
(8) Projeção do arco ductal
(9) Projeção do arco aórtico

Figura 14-20

Varredura sagital usando a técnica estática ou a STIC. A imagem em P1 é a projeção de quatro câmaras que seria exibida no plano Y (Fig. 14-14). Utilizando TUI, múltiplas imagens simultâneas do eixo curto dos ventrículos são exibidas nos quadros P2–P6. P6 mostra o tamanho e a forma da valva tricúspide (TV) e valva mitral (MV). RV, ventrículo direito; LV, ventrículo esquerdo. Com permissão de Rychik et al.[113]

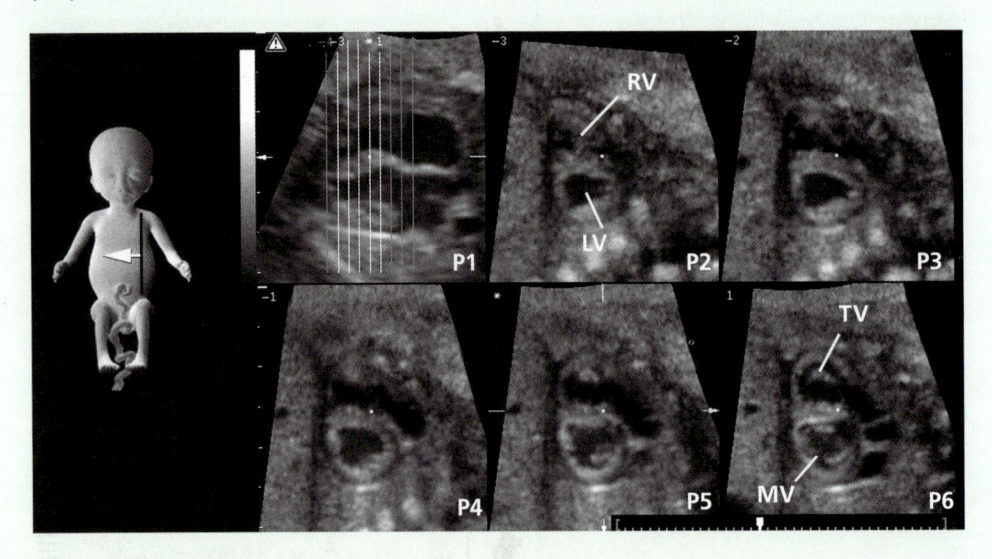

Figura 14-21

Varredura sagital usando a técnica estática ou a STIC. A imagem em P1 é a projeção de quatro câmaras rodada 45°, que seria exibida no plano Y (Fig. 14-14). Utilizando TUI, múltiplas imagens simultâneas são exibidas nos quadros P2–P4. P2 identificou o arco aórtico (AA), e P3 a projeção de eixo longo caval. IVC, veia cava inferior; LA, átrio esquerdo; LV, ventrículo esquerdo; RA, átrio direito: RV, ventrículo direito; SVC, veia cava superior.

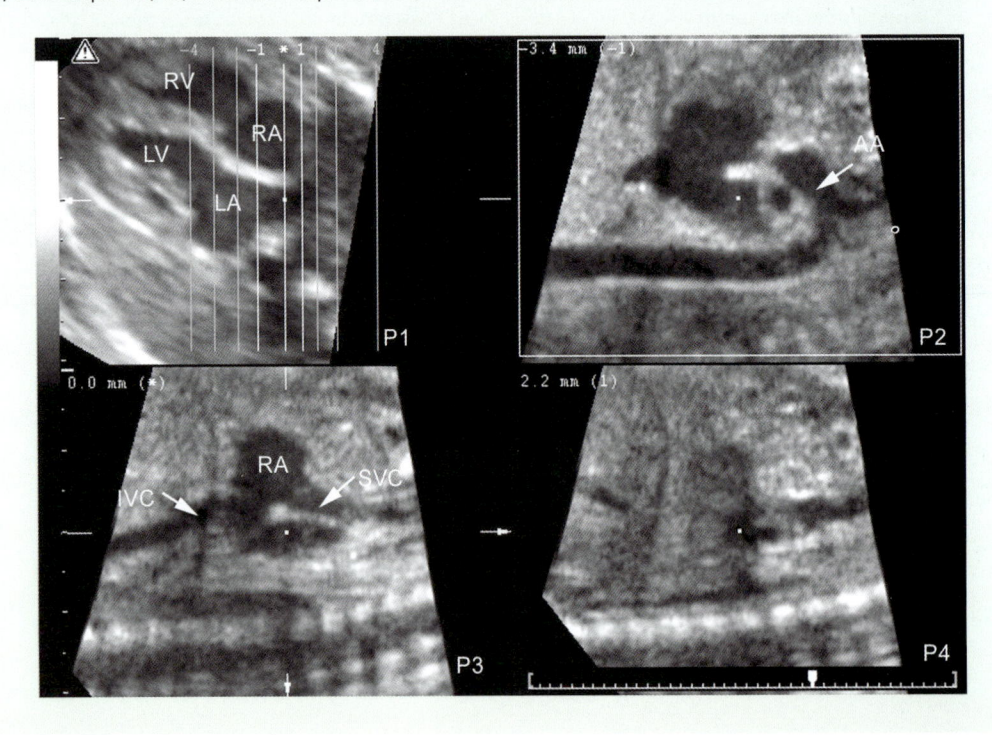

Figura 14-22

Varredura sagital usando a técnica estática ou a STIC. A imagem em P1 é a projeção de cinco câmaras girada 45°, que seria exibida no plano Y (Fig. 14-14). Empregando TUI, múltiplas imagens simultâneas do arco ductal são exibidas nos quadros P2–P6. AV, valva aórtica; DA, canal arterial; PV, valva pulmonar.

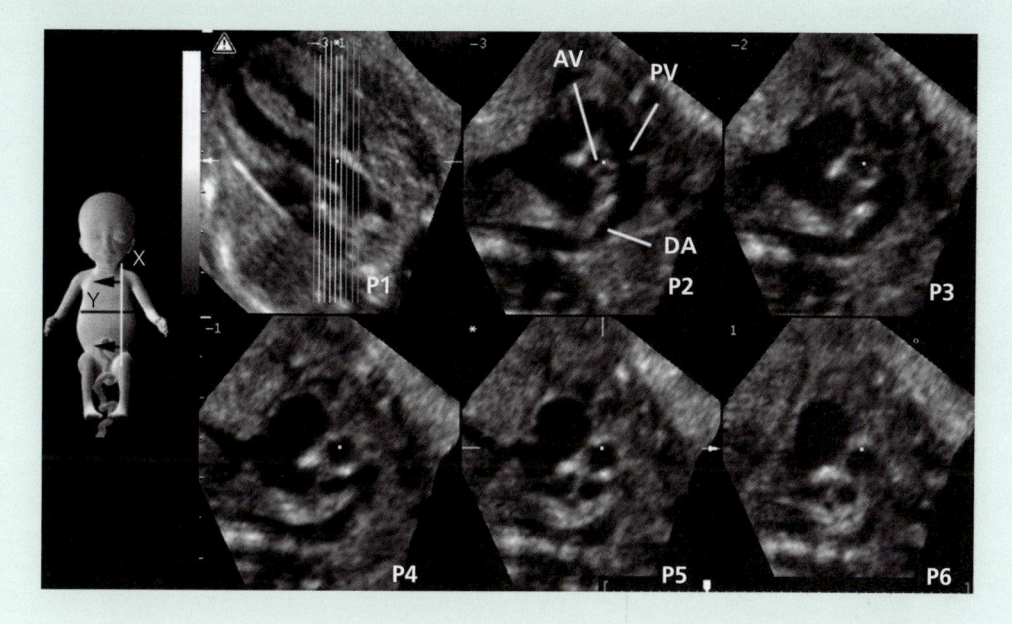

Exame do septo interventricular

Avaliação do septo interventricular é geralmente efetuada ao nível da projeção de quatro câmaras. Infelizmente, esta projeção representa só uma parte do septo. Usando aquisições 4D STIC, o septo inteiro pode ser examinado quanto à evidência de defeitos que não estão no plano da projeção de quatro câmaras (Fig. 14-23).

ANORMALIDADES E ANOMALIAS CARDÍACAS

Experiências multicêntricas comparando tecnologia STIC a imageamento 2D tradicional observaram que a aquisição STIC se desempenha tão bem quanto imageamento tradicional.[85,93,97,103] Além disso, os pesquisadores descreveram a utilidade de transmitir conjuntos de dados de STIC pela Internet para centros de referência terciários distantes para revisão por peritos em cardiologia fetal. Eles observaram que esta conduta pode facilitar a consulta a longa distância concernente à suspeita de anomalias cardíacas.[52,84] Exemplos da patologia identificada com tecnologia STIC usando TUI ou imagens renderizadas a partir do conjunto de dados de STIC são ilustrados: tetralogia de Fallot com ausência de valva pulmonar (Fig. 14-24); rabdomioma, ventrículo esquerdo hipoplásico e D-transposição por um transdutor de arranjo matricial renderizado (Fig. 14-25); D-transposição usando o modo de inversão renderizado (Fig. 14-26); D-transposição das artérias (Fig. 14-27); defeito de coxim endocárdico (Fig. 14-28); *truncus arteriosus* (Fig. 14-29); defeito septal ventricular (Fig. 14-30); e arco aórtico direito (Fig. 14-31).

Figura 14-23

Aquisição por STIC da projeção de quadro câmaras. Os painéis superior e inferior são imagens idênticas, exceto pela exibição do Doppler colorido no painel inferior. O painel superior demonstra a projeção de quatro câmaras no plano X e uma imagem frontal (delineada por *linha preta*) do septo ventricular no plano Y. Exame cuidadoso não sugere quaisquer condições patológicas do septo interventricular. O painel inferior, com Doppler colorido ativado, demonstra um defeito septal ventricular (VSD) com *shunt* perto do ápice do plano X. O tamanho e a localização do defeito septal são claramente identificados na imagem frontal Y.

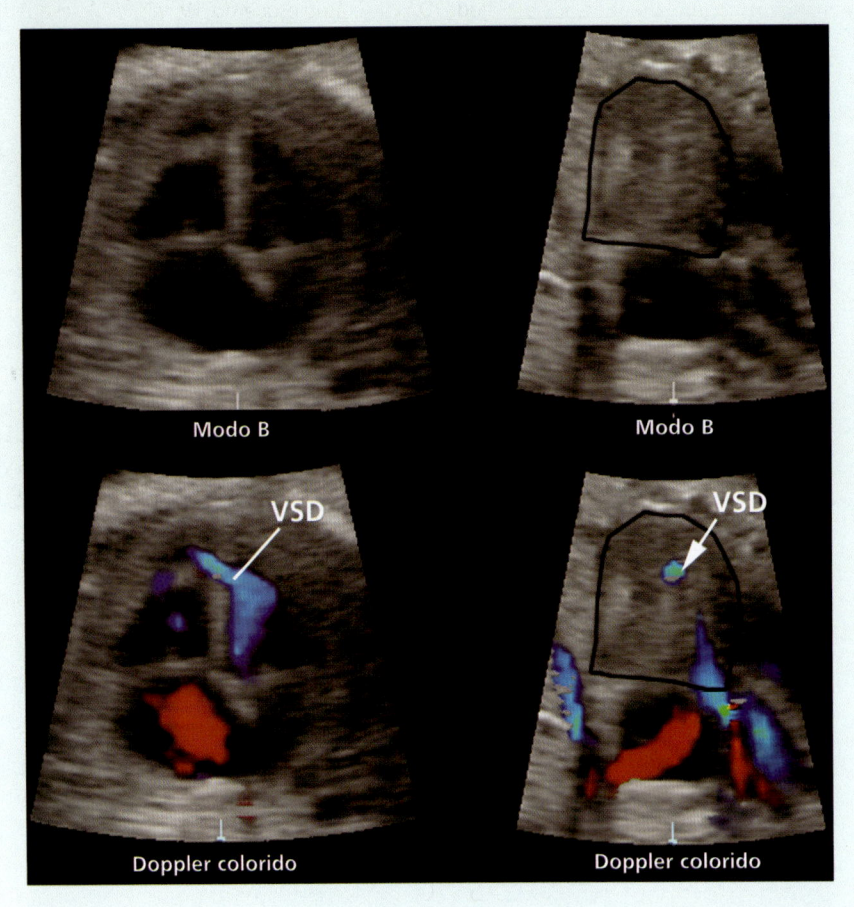

Figura 14-24A-D

Tetralogia de Fallot com ausência da valva pulmonar. Imagens de uma aquisição de STIC às 19 semanas. Todas as quatro imagens estão exibidas exatamente no mesmo ponto do ciclo cardíaco. *A*, Imagem no plano Y da aquisição STIC, demonstrando o nível dos cortes nos painéis *B*, *C* e *D*. *D*, Projeção de quatro câmaras. *C*, Projeção de cinco câmaras com um defeito septal ventricular (VSD) que é sobrejacente à aorta (A). *B*, O que parece ser a valva pulmonar (PV) com uma artéria pulmonar principal (MPA) dilatada. Entretanto, a valva pulmonar estava ausente, o que resultava em sangue se movendo na MPA durante a sístole e a diástole. Esta imagem demonstra também uma aorta dilatada (DA). LA, átrio esquerdo; LV, ventrículo esquerdo; RA, átrio direito; RV, ventrículo direito.

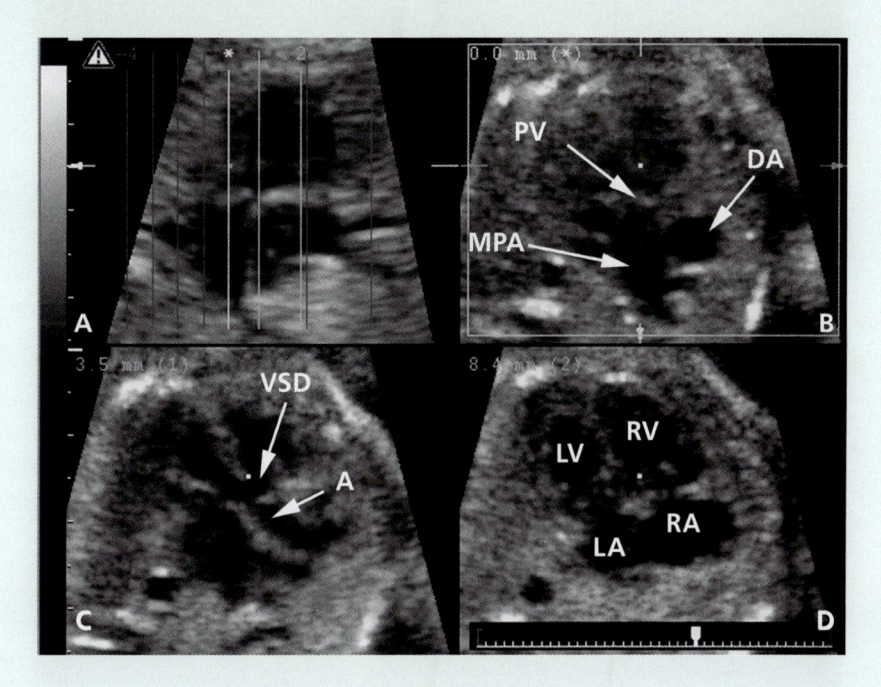

AVALIAÇÃO DA FUNÇÃO CARDÍACA

Usando o conjunto de dados de volume de STIC, investigadores avaliaram recentemente e computaram volumes sistólicos ventriculares.[73,78,88,92,98,100,101] Embora estes estudos sejam promissores, a computação de volumes ventriculares é demorada e tem um potencial de erro por causa da dificuldade para identificar os limites das câmaras quando se está efetuando a análise.

Figura 14-25

Exemplos de condições patológicas cardíacas (rabdomioma, ventrículo esquerdo hipoplásico e D-transposição) imageadas com transdutor de arranjo matricial. Todas as imagens estão orientadas na mesma direção com o ápice da projeção de quatro câmaras nas 9 horas. A imagem superior demonstra um rabdomioma (R) do ventrículo esquerdo, a imagem da direita mostra um ventrículo esquerdo hipoplásico, e a imagem de baixo mostra transposição das grandes artérias. Esta imagem foi obtida cefalicamente à projeção de quatro câmaras. LA, átrio esquerdo; LV, ventrículo esquerdo; RA, átrio direito; RV, ventrículo direito.

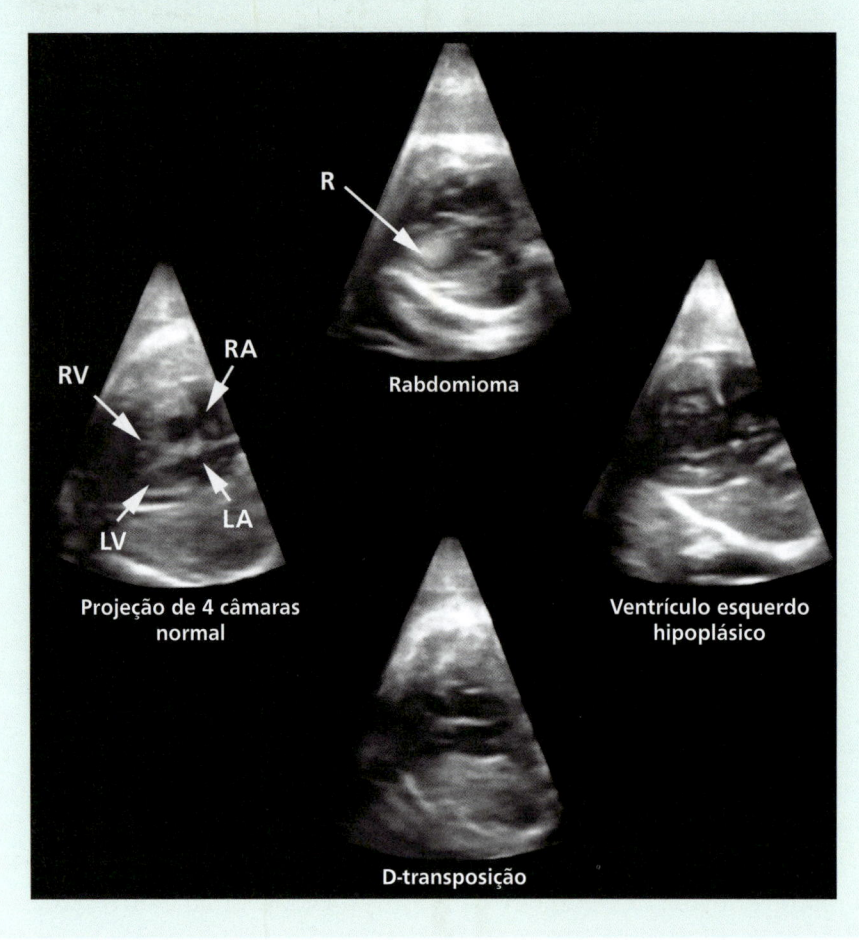

Figura 14-26

Imagem renderizada das quatro câmaras e tratos de saída usando-se o modo de inversão em um feto com transposição das grandes artérias. A imagem *à esquerda* é um modelo 3D do coração normal. AA, arco aórtico; aorta, aorta saindo do ventrículo direito; DA, canal arterial; LV, ventrículo esquerdo; MPA, artéria pulmonar principal saindo do ventrículo esquerdo; RV, ventrículo direito; SVC, veia cava superior.

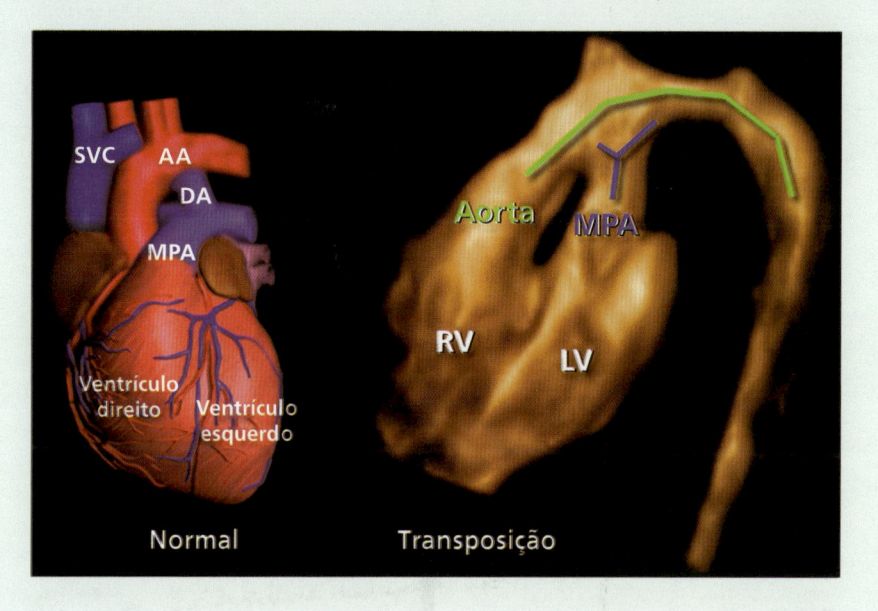

Figura 14-27

D-transposição das artérias. Imagem de TUI demonstrando a relação paralela dos tratos de saída com a artéria pulmonar principal (MPA) se originando do ventrículo esquerdo (LV) e a aorta se originando do ventrículo direito (RV).

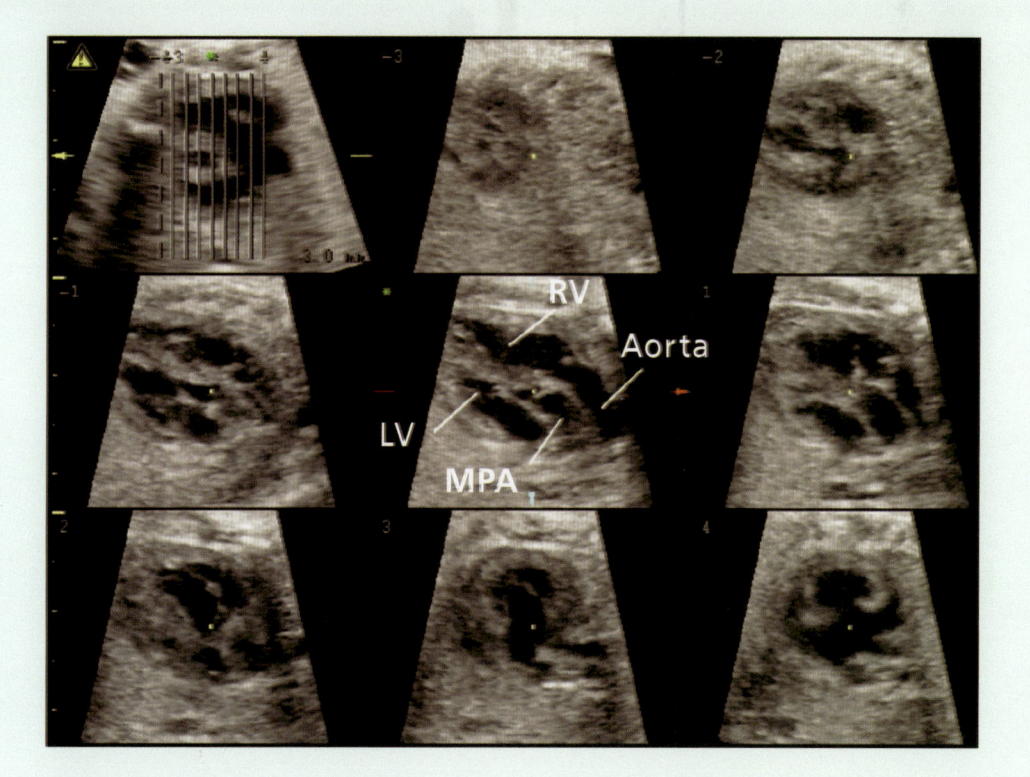

Figura 14-28

Defeito de coxim endocárdico. Imagem de TUI por meio da projeção de quatro câmaras do coração. A imagem 4 *(embaixo, à direita)* é na base do coração. Na imagem 1 *(centro, à direita)*, o septo ventricular aparece intacto; imediatamente o plano superior a este (imagem) demonstra os defeitos septais ventricular (VSD) e atrial (ASD). LA, átrio esquerdo; LV, ventrículo esquerdo; RA, átrio direito; RV, ventrículo direito.

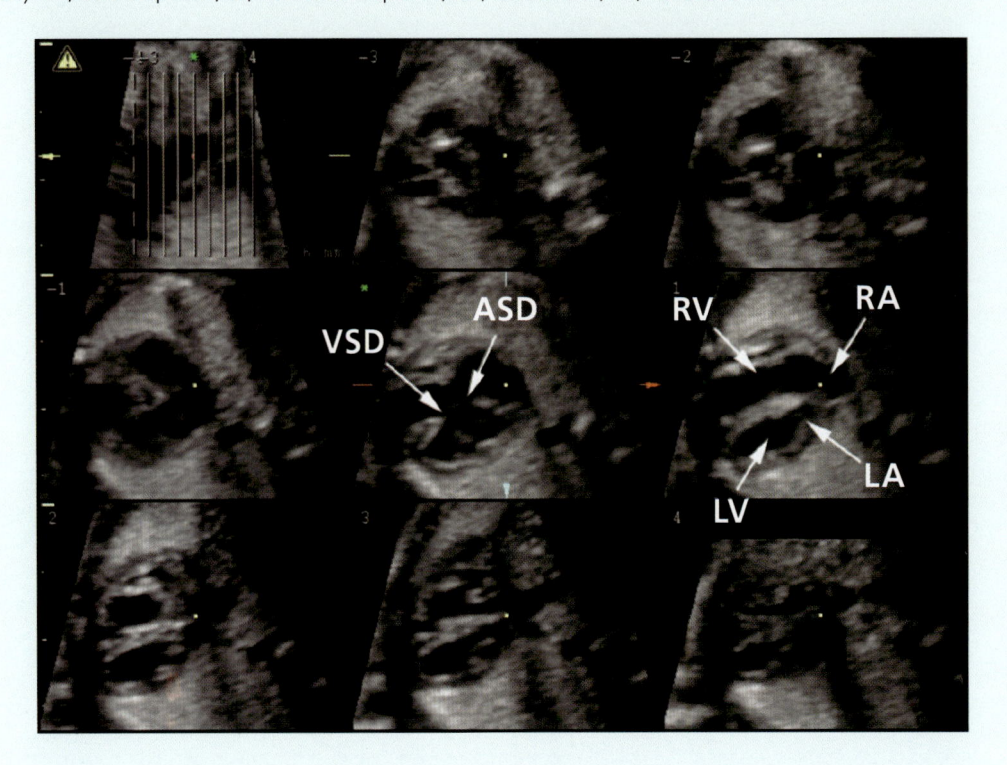

Figura 14-29

Imagem de fluxo B renderizada do coração demonstrando *truncus arteriosus*. A imagem *à esquerda* demonstra os ventrículos se enchendo na diástole. A imagem *à direita* é a fase sistólica do ciclo cardíaco. Os vasos tronculares estão traçados em contorno. LV, ventrículo esquerdo; RV, ventrículo direito.

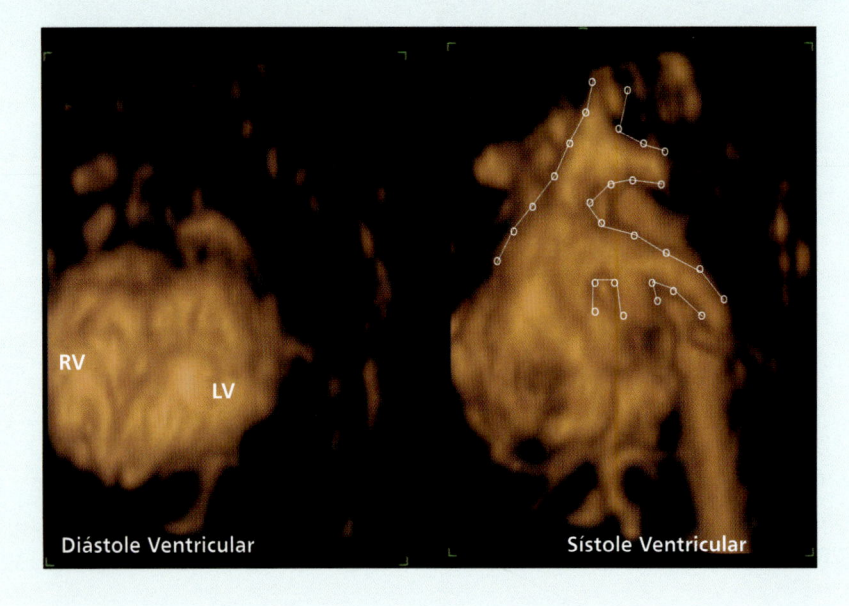

Ecocardiografia Fetal Tridimensional e Tetradimensional 249

Figura 14-30

Imagem de TUI ilustrando vários níveis da projeção de quatro câmaras demonstrando um defeito septal ventricular (VSD). A imagem 3 *(em cima, no centro)* não mostra o VSD apical, enquanto as outras imagens mostram. LV, ventrículo esquerdo; RV, ventrículo direito.

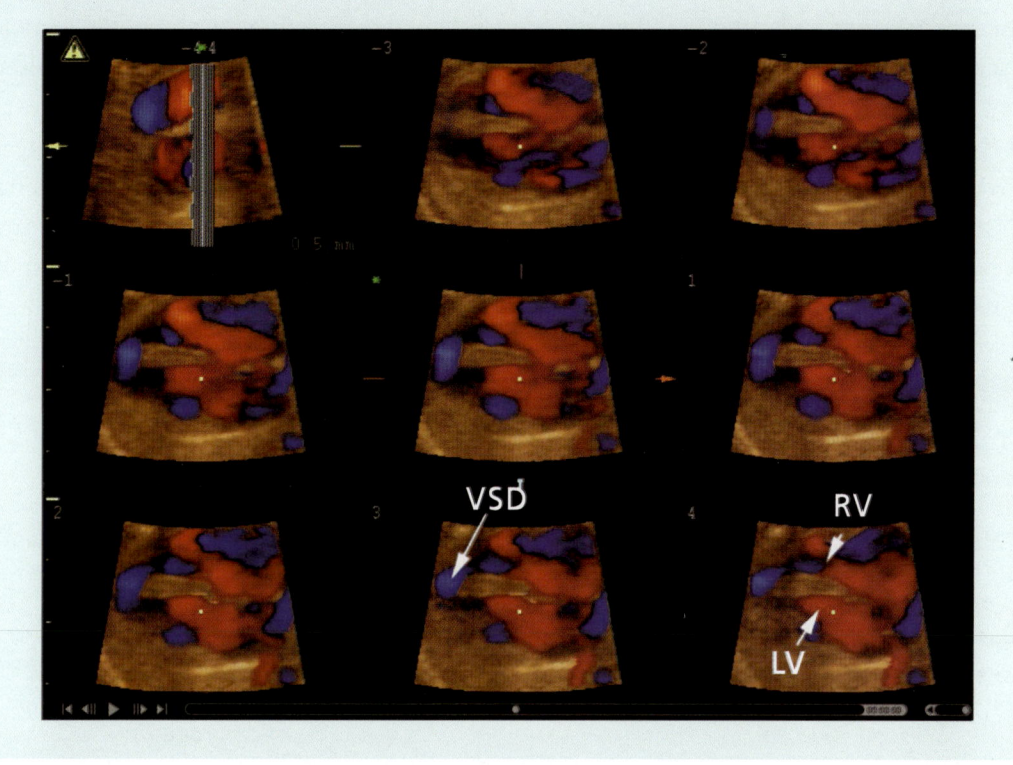

Figura 14-31

Imagem de fluxo B renderizada dos ventrículos e tratos de saída vistos pela parte anterior do coração. A artéria pulmonar principal foi cortada fora, demonstrando a aorta correndo em torno e atrás da traqueia. O efeito "de anel" demonstra o arco aórtico direito. LV, ventrículo esquerdo; RV, ventrículo direito.

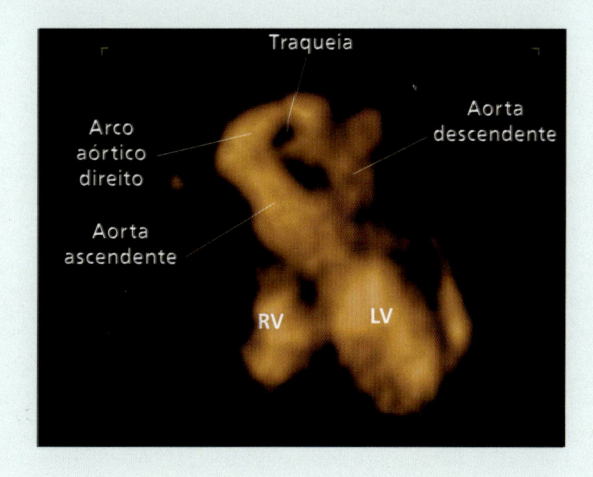

CONCLUSÃO

Ecocardiografia fetal 3D e 4D é um adjunto à ecocardiografia fetal tradicional. Dependendo da finalidade do exame e dos achados, esta nova tecnologia pode ajudar no diagnóstico de defeitos cardiovasculares, particularmente lesões complexas. Em alguns contextos clínicos, a tecnologia pode ser usada para triagem, especialmente quando o examinador deseja identificar simultaneamente projeções obtidas na varredura transversa do tórax. Embora esta tecnologia seja prevalente nas comunidades obstétrica, radiológica e de medicina materno-fetal, ela é relativamente nova para os cardiologistas pediátricos. Nós recomendamos que os cardiologistas pediátricos trabalhem estritamente com seus colegas em outras disciplinas para se familiarizarem com ecocardiografia fetal 3D ou 4D e usem esta tecnologia para aperfeiçoar sua avaliação dos fetos em risco aumentado de cardiopatias congênitas.

REFERÊNCIAS

1. Achiron R, Golan-Porat N, Gabbay U, *et al.* In utero ultrasonographic measurements of fetal aortic and pulmonary artery diameters during the first half of gestation. *Ultrasound Obstet Gynecol.* 1998;11(3):180–184.
2. Allan LD, Joseph MC, Boyd EG, *et al.* M-mode echocardiography in the developing human fetus. *Br Heart J.* 1982;47(6):573–583.
3. Allan LD, Chita SK, Al Ghazali W, *et al.* Doppler echocardiographic evaluation of the normal human fetal heart. *Br Heart J.* 1987;57(6):528–533.
4. Arduini D, Rizzo G, Romanini C. Fetal cardiac output measurements in normal and pathologic states. In: Copel JA, Reed KL, editors. *Doppler Ultrasound in Obstetrics and Gynecology.* New York: Raven Press; 1995. pp. 271–290.
5. Cartier MS, Davidoff A, Warneke LA, *et al.* The normal diameter of the fetal aorta and pulmonary artery: echocardiographic evaluation in utero. *AJR Am J Roentgenol.* 1987;149(5):1003–1007.
6. Chang CH, Chang FM, Yu CH, *et al.* Systemic assessment of fetal hemodynamics by Doppler ultrasound. *Ultrasound Med Biol.* 2000;26(5):777–785.
7. Comstock CH, Riggs T, Lee W, *et al.* Pulmonary-to-aorta diameter ratio in the normal and abnormal fetal heart. *Am J Obstet Gynecol.* 1991;165(4 Pt 1):1038–1044.
8. De Smedt MC, Visser GH, Meijboom EJ. Fetal cardiac output estimated by Doppler echocardiography during mid- and late gestation. *Am J Cardiol.* 1987;60(4):338–342.
9. De Vore GR, Siassi B, Platt LD. Use of femur length as a means of assessing M-mode ventricular dimensions during second and third trimesters of pregnancy in normal fetus. *J Clin Ultrasound.* 1985;13(9):619–625.
10. Deng J, Cheng PX, Gao SY, *et al.* Echocardiographic evaluation of the valves and roots of the pulmonary artery and aorta in the developing fetus. *J Clin Ultrasound.* 1992;20(1):3–9.
11. DeVore GR, Siassi B, Platt LD. Fetal echocardiography. IV. M-mode assessment of ventricular size and contractility during the second and third trimesters of pregnancy in the normal fetus. *Am J Obstet Gynecol.* 1984;150(8):981–988.
12. DeVore GR, Siassi B, Platt LD. Fetal echocardiography. V. M-mode measurements of the aortic root and aortic valve in second- and third-trimester normal human fetuses. *Am J Obstet Gynecol.* 1985;152(5):543–550.
13. DeVore GR, Siassi B, Platt LD. The use of the abdominal circumference as a means of assessing M-mode ventricular dimensions during the second and third trimesters of pregnancy in the normal human fetus. *J Ultrasound Med.* 1985;4(4):175-182.
14. DeVore GR, Siassi B, Platt LD. Fetal echocardiography. VIII. Aortic root dilatation—a marker for tetralogy of Fallot. *Am J Obstet Gynecol.* 1988;159(1):129–136.
15. DeVore GR, Horenstein J. Color Doppler identification of a pericardial effusion in the fetus. *Ultrasound Obstet Gynecol.* 1994;4(2):115–120.
16. DeVore GR. Color Doppler examination of the outflow tracts of the fetal heart: a technique for identification of cardiovascular malformations. *Ultrasound Obstet Gynecol.* 1994;4(6):463–471.

17. DeVore GR, Alfi O. The use of color Doppler ultrasound to identify fetuses at increased risk for trisomy 21: an alternative for high-risk patients who decline genetic amniocentesis. *Obstet Gynecol.* 1995;85(3):378–386.
18. DeVore GR. Second trimester ultrasonography may identify 77 to 97% of fetuses with trisomy 18. *J Ultrasound Med.* 2000;19(8):565–576.
19. DeVore GR. Trisomy 21: 91% detection rate using second-trimester ultrasound markers. *Ultrasound Obstet Gynecol.* 2000;16(2):133–141.
20. DeVore GR. The genetic sonogram: its use in the detection of chromosomal abnormalities in fetuses of women of advanced maternal age. *Prenat Diagn.* 2001;21(1):40–45.
21. DeVore GR. The role of fetal echocardiography in genetic sonography. *Semin Perinatol.* 2003;27(2):160–172.
22. Di Renzo GC, Luzi G, Cucchia GC, *et al.* The role of Doppler technology in the evaluation of fetal hypoxia. *Early Hum Dev.* 1992;29(1-3):259–267.
23. Firpo C, Hoffman JI, Silverman NH. Evaluation of fetal heart dimensions from 12 weeks to term. *Am J Cardiol.* 2001;87(5):594–600.
24. Fouron JC, Proulx F, Miro J, *et al.* Doppler and M-mode ultrasonography to time fetal atrial and ventricular contractions. *Obstet Gynecol.* 2000;96(5 Pt 1):732–736.
25. Friedman DM, Rupel A, Glickstein J, *et al.* Congenital heart block in neonatal lupus: the pediatric cardiologist's perspective. *Indian J Pediatr.* 2002;69(6):517–522.
26. Gembruch U, Shi C, Smrcek JM. Biometry of the fetal heart between 10 and 17 weeks of gestation. *Fetal Diagn Ther* 2000;15(1):20–31.
27. Glickstein J, Buyon J, Kim M, *et al.* PRIDE Investigators. The fetal Doppler mechanical PR interval: a validation study. *Fetal Diagn Ther.* 2004;19(1):31–34.
28. Harada K, Rice MJ, Shiota T, *et al.* Gestational age- and growth-related alterations in fetal right and left ventricular diastolic filling patterns. *Am J Cardiol.* 1997;79(2):173–177.
29. Hornberger LK, Sanders SP, Rein AJ, *et al.* Left heart obstructive lesions and left ventricular growth in the midtrimester fetus. A longitudinal study. *Circulation.* 1995;92(6):1531–1538.
30. Hornberger LK, Sanders SP, Sahn DJ, *et al.* In utero pulmonary artery and aortic growth and potential for progression of pulmonary outflow tract obstruction in tetralogy of Fallot. *J Am Coll Cardiol.* 1995;25(3):739–745.
31. St. John Sutton MG, Gewitz MH, Shah B, *et al.* Quantitative assessment of growth and function of the cardiac chambers in the normal human fetus: a prospective longitudinal echocardiographic study. *Circulation.* 1984;69(4):645–654.
32. Kenny JF, Plappert T, Doubilet P, *et al.* Changes in intracardiac blood flow velocities and right and left ventricular stroke volumes with gestational age in the normal human fetus: a prospective Doppler echocardiographic study. *Circulation.* 1986;74(6):1208–1216.
33. Kiserud T, Rasmussen S. Ultrasound assessment of the fetal foramen ovale. *Ultrasound Obstet Gynecol.* 2001;17(2):119–124.
34. Mielke G, Benda N. Blood flow velocity waveforms of the fetal pulmonary artery and the ductus arteriosus: reference ranges from 13 weeks to term. *Ultrasound Obstet Gynecol.* 2000;15(3):213–218.
35. Mielke G, Benda N. Cardiac output and central distribution of blood flow in the human fetus. *Circulation.* 2001;103(12):1662–1668.
36. Rane HS, Purandare HM, Chakravarty A, *et al.* Fetal echocardiography–norms for M-mode measurements. *Indian Heart J.* 1990;42(5):351–355.
37. Reed KL, Meijboom EJ, Sahn DJ, *et al.* Cardiac Doppler flow velocities in human fetuses. *Circulation.* 1986;73(1):41–46.
38. Rizzo G, Arduini D. Fetal cardiac function in intrauterine growth retardation. *Am J Obstet Gynecol.* 1991;165 (4 Pt 1):876–882.
39. Romero R, Espinoza J, Gonçalves L, *et al.* Fetal cardiac dysfunction in preterm premature rupture of membranes. *J Matern Fetal Neonatal Med.* 2004;16(3):146–157.
40. Severi FM, Rizzo G, Bocchi C, *et al.* Intrauterine growth retardation and fetal cardiac function. *Fetal Diagn Ther.* 2000;15(1):8–19.
41. Shapiro I, Degani S, Leibovitz Z, *et al.* Fetal cardiac measurements derived by transvaginal and transabdominal cross-sectional echocardiography from 14 weeks of gestation to term. *Ultrasound Obstet Gynecol.* 1998;12(6):404–418.

42. Sharland GK, Allan LD. Normal fetal cardiac measurements derived by cross-sectional echocardiography. *Ultrasound Obstet Gynecol.* 1992;2(3):175–181.
43. Sharland GK, Chan KY, Allan LD. Coarctation of the aorta: difficulties in prenatal diagnosis. *Br Heart J.* 1994;71(1):70–75.
44. Tan J, Silverman NH, Hoffman JI, *et al.* Cardiac dimensions determined by cross-sectional echocardiography in the normal human fetus from 18 weeks to term. *Am J Cardiol.* 1992;70(18):1459–1467.
45. Ursell PC, Byrne JM, Fears TR, *et al.* Growth of the great vessels in the normal human fetus and in the fetus with cardiac defects. *Circulation.* 1991;84(5):2028–2033.
46. Van Bergen AH, Cuneo BF, Davis N. Prospective echocardiographic evaluation of atrioventricular conduction in fetuses with maternal Sjögren's antibodies. *Am J Obstet Gynecol.* 2004;191(3):1014–1018.
47. Yoo SJ, Lee YH, Cho KS, *et al.* Sequential segmental approach to fetal congenital heart disease. *Cardiol Young.* 1999;9(4):430–444.
48. Yoo SJ, Lee YH, Cho KS. Abnormal three-vessel view on sonography: a clue to the diagnosis of congenital heart disease in the fetus. *AJR Am J Roentgenol.* 1999;172(3):825–830.
49. Yoo SJ, Lee YH, Kim ES, *et al.* Tetralogy of Fallot in the fetus: findings at targeted sonography. *Ultrasound Obstet Gynecol.* 1999;14(1):29–37.
50. DeVore GR, Falkensammer P, Sklansky MS, *et al.* Spatio-temporal image correlation (STIC): new technology for evaluation of the fetal heart. *Ultrasound Obstet Gynecol.* 2003;22(4):380–387.
51. Gonçalves LF, Lee W, Chaiworapongsa T, *et al.* Four-dimensional ultrasonography of the fetal heart with spatiotemporal image correlation. *Am J Obstet Gynecol.* 2003;189(6):1792–1802.
52. Viñals F, Poblete P, Giuliano A. Spatio-temporal image correlation (STIC): a new tool for the prenatal screening of congenital heart defects. *Ultrasound Obstet Gynecol.* 2003;22(4):388–394.
53. Bhat AH, Corbett VN, Liu R, *et al.* Validation of volume and mass assessments for human fetal heart imaging by 4-dimensional spatiotemporal image correlation echocardiography: in vitro balloon model experiments. *J Ultrasound Med.* 2004;23(9):1151–1159.
54. Chaoui R, Hoffmann J, Heling KS. Three-dimensional (3D) and 4D color Doppler fetal echocardiography using spatio-temporal image correlation (STIC). *Ultrasound Obstet Gynecol.* 2004;23(6):535–545.
55. DeVore GR, Polanco B, Sklansky MS, *et al.* The 'spin' technique: a new method for examination of the fetal outflow tracts using three-dimensional ultrasound. *Ultrasound Obstet Gynecol.* 2004;24(1):72–82.
56. Chaoui R, Heling KS. New developments in fetal heart scanning: three-and four-dimensional fetal echocardiography. *Semin Fetal Neonatal Med.* 2005;10(6):567–577.
57. Devore GR, Polanko B. Tomographic ultrasound imaging of the fetal heart: a new technique for identifying normal and abnormal cardiac anatomy. *J Ultrasound Med.* 2005;24(12):1685–1696.
58. Ghi T, Cera E, Segata M, *et al.* Inversion mode spatio-temporal image correlation (STIC) echocardiography in three-dimensional rendering of fetal ventricular septal defects. *Ultrasound Obstet Gynecol.* 2005;26(6):679–680.
59. Gonçalves LF, Espinoza J, Romero R, *et al.* Four-dimensional fetal echocardiography with spatiotemporal image correlation (STIC): a systematic study of standard cardiac views assessed by different observers. *J Matern Fetal Neonatal Med.* 2005;17(5):323–331.
60. Messing B, Porat S, Imbar T, *et al.* Mild tricuspid regurgitation: a benign fetal finding at various stages of pregnancy. *Ultrasound Obstet Gynecol.* 2005;26(6):606–609; discussion 610.
61. Pooh RK, Korai A. B-flow and B-flow spatio-temporal image correlation in visualizing fetal cardiac blood flow. *Croat Med J.* 2005;46(5):808–811.
62. Shih JC, Chen CP. Spatio-temporal image correlation (STIC): innovative 3D/4D technique for illustrating unique and independent information and diagnosing complex congenital heart diseases. *Croat Med J.* 2005;46(5):812–820.
63. Viñals F, Mandujano L, Vargas G, *et al.* Prenatal diagnosis of congenital heart disease using four-dimensional spatio-temporal image correlation (STIC) telemedicine via an Internet link: a pilot study. *Ultrasound Obstet Gynecol.* 2005;25(1):25–31.
64. Devore G, Sklansky M. Three-dimensional imaging of the fetal heart: current applications and future directions. *Progress in Pediatric Cardiology.* 2006;22:9–29.
65. Gonçalves LF, Espinoza J, Romero R, *et al.* Four-dimensional ultrasonography of the fetal heart using a novel Tomographic Ultrasound Imaging display. *J Perinat Med.* 2006;34(1):39–55.

66. Gonçalves LF, Lee W, Espinoza J, et al. Examination of the fetal heart by four-dimensional (4D) ultrasound with spatio-temporal image correlation (STIC). *Ultrasound Obstet Gynecol.* 2006;27(3):336–348.
67. Paladini D, Vassallo M, Sglavo G, et al. The role of spatio-temporal image correlation (STIC) with tomographic ultrasound imaging (TUI) in the sequential analysis of fetal congenital heart disease. *Ultrasound Obstet Gynecol.* 2006;27(5):555–561.
68. Viñals F, Ascenzo R, Poblete P, et al. Simple approach to prenatal diagnosis of transposition of the great arteries. *Ultrasound Obstet Gynecol.* 2006;28(1):22–25.
69. Volpe P, Campobasso G, Stanziano A, et al. Novel application of 4D sonography with B-flow imaging and spatio-temporal image correlation (STIC) in the assessment of the anatomy of pulmonary arteries in fetuses with pulmonary atresia and ventricular septal defect. *Ultrasound Obstet Gynecol.* 2006;28(1):40–46.
70. Yagel S, Benachi A, Bonnet D, et al. Rendering in fetal cardiac scanning: the intracardiac septa and the coronal atrioventricular valve planes. *Ultrasound Obstet Gynecol.* 2006;28(3):266–274.
71. Messing B, Cohen SM, Valsky DV, et al. Fetal cardiac ventricle volumetry in the second half of gestation assessed by 4D ultrasound using STIC combined with inversion mode. *Ultrasound Obstet Gynecol.* 2007;30(2):142–151.
72. Paladini D. Standardization of on-screen fetal heart orientation prior to storage of spatio-temporal image correlation (STIC) volume datasets. *Ultrasound Obstet Gynecol.* 2007;29(6):605–611.
73. Rizzo G, Capponi A, Cavicchioni O, et al. Fetal cardiac stroke volume determination by four-dimensional ultrasound with spatio-temporal image correlation compared with two-dimensional and Doppler ultrasonography. *Prenat Diagn.* 2007;27(12):1147–1150.
74. Volpe P, Campobasso G, De Robertis V, et al. Two- and four-dimensional echocardiography with B-flow imaging and spatiotemporal image correlation in prenatal diagnosis of isolated total anomalous pulmonary venous connection. *Ultrasound Obstet Gynecol.* 2007;30(6):830–837.
75. Achiron R, Gindes L, Zalel Y, et al. Three- and four-dimensional ultrasound: new methods for evaluating fetal thoracic anomalies. *Ultrasound Obstet Gynecol.* 2008;32(1):36–43.
76. Araujo Junior E, de Bussamra LC, Barros FS, et al. Prenatal diagnosis of Ebstein's anomaly using spatio-temporal image correlation (STIC) and inversion mode. *Arch Gynecol Obstet.* 2008;278(4):387–391.
77. Hata T, Dai SY, Inubashiri E, et al. Four-dimensional sonography with B-flow imaging and spatiotemporal image correlation for visualization of the fetal heart. *J Clin Ultrasound.* 2008;36(4):204–207.
78. Molina FS, Faro C, Sotiriadis A, et al. Heart stroke volume and cardiac output by four-dimensional ultrasound in normal fetuses. *Ultrasound Obstet Gynecol.* 2008;32(2):181–187.
79. Paladini D, Sglavo G, Greco E, et al. Cardiac screening by STIC: can sonologists performing the 20-week anomaly scan pick up outflow tract abnormalities by scrolling the A-plane of STIC volumes? *Ultrasound Obstet Gynecol.* 2008;32(7):865–870.
80. Rizzo G, Capponi A, Muscatello A, et al. Examination of the fetal heart by four-dimensional ultrasound with spatiotemporal image correlation during routine second-trimester examination: the 'three-steps technique'. *Fetal Diagn Ther.* 2008;24(2):126–131.
81. Shih JC, Shyu MK, Su YN, et al. 'Big-eyed frog' sign on spatiotemporal image correlation (STIC) in the antenatal diagnosis of transposition of the great arteries. *Ultrasound Obstet Gynecol.* 2008;32(6):762–768.
82. Tutschek B, Sahn DJ. Semi-automatic segmentation of fetal cardiac cavities: progress towards an automated fetal echocardiogram. *Ultrasound Obstet Gynecol.* 2008;32(2):176–180.
83. Uittenbogaard LB, Haak MC, Spreeuwenberg MD, et al. A systematic analysis of the feasibility of four-dimensional ultrasound imaging using spatiotemporal image correlation in routine fetal echocardiography. *Ultrasound Obstet Gynecol.* 2008;31(6):625–632.
84. Viñals F, Ascenzo R, Naveas R, et al. Fetal echocardiography at 11 + 0 to 13 + 6 weeks using four-dimensional spatiotemporal image correlation telemedicine via an Internet link: a pilot study. *Ultrasound Obstet Gynecol.* 2008;31(6):633–638.
85. Wanitpongpan P, Kanagawa T, Kinugasa Y, et al. Spatio-temporal image correlation (STIC) used by general obstetricians is marginally clinically effective compared to 2D fetal echocardiography scanning by experts. *Prenat Diagn.* 2008;28(10):923–928.

86. Bennasar M, Martinez JM, Olivella A, *et al.* Feasibility and accuracy of fetal echocardiography using four-dimensional spatiotemporal image correlation technology before 16 weeks' gestation. *Ultrasound Obstet Gynecol.* 2009;33(6):645–651.
87. Gindes L, Hegesh J, Weisz B, *et al.* Three and four dimensional ultrasound: a novel method for evaluating fetal cardiac anomalies. *Prenat Diagn.* 2009;29(7):645–653.
88. Hamill N, Romero R, Hassan SS, *et al.* Repeatability and reproducibility of fetal cardiac ventricular volume calculations using spatiotemporal image correlation and virtual organ computer-aided analysis. *J Ultrasound Med.* 2009;28(10):1301–1311.
89. Tonni G, Centini G, Taddei F. Can 3D ultrasound and doppler angiography of great arteries be included in second trimester ecocardiographic examination? A prospective study on low-risk pregnancy population. *Echocardiography.* 2009;26(7):815–822.
90. Turan S, Turan OM, Maisel P, *et al.* Three-dimensional sonography in the prenatal diagnosis of aortic arch abnormalities. *J Clin Ultrasound.* 2009;37(5):253–257.
91. Turan S, Turan OM, Ty-Torredes K, *et al.* Standardization of the first-trimester fetal cardiac examination using spatiotemporal image correlation with tomographic ultrasound and color Doppler imaging. *Ultrasound Obstet Gynecol.* 2009;33(6):652–656.
92. Uittenbogaard LB, Haak MC, Spreeuwenberg MD, *et al.* Fetal cardiac function assessed with four-dimensional ultrasound imaging using spatiotemporal image correlation. *Ultrasound Obstet Gynecol.* 2009;33(3):272–281.
93. Bennasar M, Martinez JM, Gomez O, *et al.* Accuracy of four-dimensional spatiotemporal image correlation echocardiography in the prenatal diagnosis of congenital heart defects. *Ultrasound Obstet Gynecol.* 2010;36(4):458–464.
94. Bennasar M, Martinez JM, Gomez O, *et al.* Intra- and interobserver repeatability of fetal cardiac examination using four-dimensional spatiotemporal image correlation in each trimester of pregnancy. *Ultrasound Obstet Gynecol.* 2010;35(3):318–323.
95. Dan-Dan W, Xiao-Peng D, Wei C, *et al.* The value of spatiotemporal image correlation technique in the diagnosis of fetal ventricular septal defect. *Arch Gynecol Obstet.* 2011;283(5):965–969.
96. Espinoza J. Contemporary clinical applications of spatio-temporal image correlation in prenatal diagnosis. *Curr Opin Obstet Gynecol.* 2011;23(2):94–102.
97. Espinoza J, Lee W, Comstock C, *et al.* Collaborative study on 4-dimensional echocardiography for the diagnosis of fetal heart defects: the COFEHD study. *J Ultrasound Med.* 2010;29(11):1573–1580.
98. Hata T, Tanaka H, Noguchi J, *et al.* Four-dimensional volume-rendered imaging of the fetal ventricular outflow tracts and great arteries using inversion mode for detection of congenital heart disease. *J Obstet Gynaecol Res.* 2010;36(3):513–518.
99. Jantarasaengaram S, Vairojanavong K. Eleven fetal echocardiographic planes using 4-dimensional ultrasound with spatio-temporal image correlation (STIC): a logical approach to fetal heart volume analysis. *Cardiovasc Ultrasound.* 2010;8:41.
100. Rizzo G, Capponi A, Pietrolucci ME, *et al.* Role of sonographic automatic volume calculation in measuring fetal cardiac ventricular volumes using 4-dimensional sonography: comparison with virtual organ computer-aided analysis. *J Ultrasound Med.* 2010;29(2):261–270.
101. Uittenbogaard LB, Haak MC, Peters RJ, *et al.* Validation of volume measurements for fetal echocardiography using four-dimensional ultrasound imaging and spatiotemporal image correlation. *Ultrasound Obstet Gynecol.* 2010;35(3):324–331.
102. Volpe P, Tuo G, De Robertis V, *et al.* Fetal interrupted aortic arch: 2D-4D echocardiography, associations and outcome. *Ultrasound Obstet Gynecol.* 2010;35(3):302–309.
103. Yagel S, Cohen SM, Rosenak D, *et al.* Added value of 3D/4DUS in the off-line analysis and diagnosis of congenital heart disease. *Ultrasound Obstet Gynecol.* 2011;37(4):432–437.
104. Yeo L, Romero R, Jodicke C, *et al.* Four-chamber view and 'swing technique' (FAST) echo: a novel and simple algorithm to visualize standard fetal echocardiographic planes. *Ultrasound Obstet Gynecol.* 2011;37(4):423–431.
105. Zhang M, Pu DR, Zhou QC, *et al.* Four-dimensional echocardiography with B-flow imaging and spatiotemporal image correlation in the assessment of congenital heart defects. *Prenat Diagn.* 2010;30(5):443–448.
106. Dawson D, Lygate CA, Saunders J, *et al.* Quantitative 3-dimensional echocardiography for accurate and rapid cardiac phenotype characterization in mice. *Circulation.* 2004;110(12):1632–1637.

107. Sklansky MS, DeVore GR, Wong PC. Real-time 3-dimensional fetal echocardiography with an instantaneous volume-rendered display: early description and pictorial essay. *J Ultrasound Med.* 2004;23(2):283–289.
108. Yoo SJ, Lee YH, Cho KS. Abnormal three-vessel view on sonography: a clue to the diagnosis of congenital heart disease in the fetus. *AJR Am J Roentgenol.* 1999;172(3):825–830.
109. Yoo SJ, Lee YH, Cho KS, *et al.* Sequential segmental approach to fetal congenital heart disease. *Cardiol Young.* 1999;9(4):430–444.
110. Yoo SJ, Lee YH, Kim ES, *et al.* Three-vessel view of the fetal upper mediastinum: an easy means of detecting abnormalities of the ventricular outflow tracts and great arteries during obstetric screening. *Ultrasound Obstet Gynecol.* 1997;9(3):173–182.
111. Yoo SJ, Lee YH, Kim ES, *et al.* Tetralogy of Fallot in the fetus: findings at targeted sonography. *Ultrasound Obstet Gynecol.* 1999;14(1):29–37.
112. Yagel S, Cohen SM, Achiron R. Examination of the fetal heart by five short-axis views: a proposed screening method for comprehensive cardiac evaluation. *Ultrasound Obstet Gynecol.* 2001;17(5):367–369.
113. Rychik J, Ayres N, Cuneo B, *et al.* American Society of Echocardiography guidelines and standards for performance of the fetal echocardiogram. *J Am Soc Echocardiogr.* 2004;17(7):803–810.

CAPÍTULO 15

ADULTOS COM CARDIOPATIA CONGÊNITA

Fadi G. Hage, MD ◆ Navin C. Nanda, MD

RESUMO

Com a sobrevida cada vez maior de pacientes que têm cardiopatia congênita (CHD) que foi corrigida cirurgicamente durante a infância, muitos adultos com CHD estarão aos cuidados dos cardiologistas clínicos nos próximos anos. Ecocardiografia tridimensional (3DE) pode trazer acréscimo de valor à imagem bidimensional para a avaliação precisa da morfologia dos defeitos septais atriais (ASDs) e da eficácia dos dispositivos percutâneos usados para o fechamento de ASDs ou forame oval patente, para a avaliação abrangente dos ASDs do tipo *ostium primum*, e para a avaliação de fenda isolada da valva mitral e anormalidades de músculos papilares. A 3DE é também valiosa na avaliação do tamanho, forma e localização de defeitos septais ventriculares e da anatomia do tecido circundante, medição do tamanho de um canal arterial patente e avaliação da geometria complexa de anomalias das artérias coronárias. Ela ajuda também na identificação de valva aórtica quadricúspide ou da presença de estenose subaórtica e na avaliação de pacientes com transposição das grandes artérias corrigida na infância, anomalia de Ebstein, janela aortopulmonar, defeito de Gerbode, valva de Eustáquio, *cor triatriatum sinister et dexter* e rede de Chiari.

INTRODUÇÃO

Tratar pacientes com cardiopatia congênita (CHD) é uma das tarefas mais difíceis que enfrenta o cardiologista de adulto, em virtude da complexidade das patologias envolvidas. As condições de CHD em adultos são frequentemente intrincadas, ocasionalmente são difíceis de diagnosticar e necessitam sempre que se forme um plano elaborado de tratamento. O tratamento depende pesadamente de modalidades de imageamento para guiar seu progresso, em vez de exame físico unicamente.[1-4] Ecocardiografia transtorácica bidimensional (2DTTE) tem sido a modalidade de imagem mais amplamente usada para estudo de CHD, particularmente em crianças, conforme enfatizado neste livro.[4] A 2DTTE é especialmente atraente e tem vantagens sobre tomografia computadorizada e imagem de ressonância magnética, porque é inteiramente não invasiva, não usa radiação nociva e não exige cooperação prolongada do paciente. Apesar do seu uso muito difundido e múltiplas vantagens, a 2DTTE sofre em comparação às outras modalidades de imagem pela sua limitada capacidade de visualizar estruturas complexas tridimensionais (3D). Com o desenvolvimento da ecocardiografia transtorácica tridimensional (3DTTE), a ecocardiografia reconquistou sua importância para a avaliação de pacientes com CHD.[5] Com a crescente sobrevida dos pacientes com CHD que recebem correção cirúrgica durante a infância, os cardiologistas clínicos tratarão de números exponencialmente mais altos de adultos com CHD nos próximos anos, e este campo provavelmente se beneficiará dos aperfeiçoamentos atuais na tecnologia de imageamento.[6] Este capítulo resume a aplicabilidade da 3DTTE para o estudo de condições comuns de CHD encontradas na idade adulta.

DEFEITOS SEPTAIS ATRIAIS

Os defeitos septais atriais (ASDs) constituem cerca de 10% de todos os casos de CHD em adultos.[7] Na presença de um ASD, o sangue pode ser desviado do lado esquerdo para o direito do coração, resultando em sobrecarga de volume.[7] ASDs podem ser divididos em quatro tipos; ASD do tipo *ostium secundum*, o mais comum, ocorre na área da fossa oval. ASDs do tipo *ostium primum* são na realidade parte do espectro dos canais atrioventriculares e são geralmente associados a uma valva mitral "fendida". ASDs do tipo seio venoso ocorrem na junção da veia cava superior ou inferior ou do seio coronário com o átrio direito e são frequentemente associados à drenagem anômala das veias pulmonares. ASDs de seio coronário, o tipo menos comum, representam um seio coronário sem teto.[7]

ASDs tradicionalmente têm sido corrigidos cirurgicamente, mas o desenvolvimento recente de dispositivos de fechamento percutâneo introduziu uma alternativa prática.[7] As indicações para reparo percutâneo ou cirúrgico de ASD são as mesmas; entretanto, com reparo percutâneo vários atributos dos ASDs precisam ser avaliados a fim de assegurar elegibilidade para o procedimento, de modo que um dispositivo de fechamento possa ser, com segurança, posicionado com um cateter. Estes incluem a localização do defeito, sua forma e tamanho, e a adequação das suas margens para a colocação desses dispositivos.[7,8] Estes aspectos são mais bem apreciados por uma imagem frontal similar à vista à qual o cirurgião tem acesso intraoperatoriamente. Assim, embora ecocardiografia transesofágica bidimensional (2DTEE) possa suplementar 2DTTE para diagnosticar ASDs, e complemente suas deficiências a este respeito,[8] ela compartilha suas limitações em definir a geometria do defeito e na caracterização do tecido circundante, porque o defeito não é visualizado de frente por 2DTTE ou 2DTEE. Isto é especialmente importante porque os ASDs são conhecidos por terem uma geometria complexa. Portanto, com 2DE se pode medir uma ou duas dimensões do defeito, mas verificar que a dimensão máxima tenha sido medida é impossível, porque o ASD não foi visto em 3D.[9] Agora é apreciado que um ASD nem sempre é um defeito único, mas pode compreender múltiplos pequenos defeitos (padrão de queijo suíço, Fig. 15-1).[10] Outra característica relevante que pode ser deletéria para o posicionamento percutâneo de um dispositivo de fechamento é a presença de pequenos rebordos de tecido, tais que o dispositivo pode-se encravar e danificar outras estruturas, como a aorta. Entretanto, a tecnologia bidimensional (2D) não permite identificação definitiva da orla marginal e seu tamanho, porque o ASD não é visualizado diretamente pela frente. Com 3DTTE, o conjunto de dados 3D piramidal pode ser cortado em qualquer direção, e o defeito pode ser visto frontalmente pela perspectiva atrial direita e a atrial esquerda, assim conferindo à 3DTTE uma vantagem crucial sobre a 2DE (Fig. 15-2).[11]

Em 2004, nosso grupo estabeleceu a precisão, exequibilidade e utilidade da 3DTTE para a avaliação de ASDs.[11] A 3DTTE foi efetuada após completamento do exame padrão com 2DTTE em 12 pacientes com ASDs. Quatro destes pacientes, afinal, foram submetidos a reparo cirúrgico e tiveram 2DTEE intraoperatória com reconstrução 3D. Outros sete pacientes receberam reparo percutâneo usando um Amplatzer Septal Occluder (AGA Medical Corp., Plymouth, Minnesota).[11] Uma imagem frontal foi possível em todos os 12 pacientes. A dimen-

Adultos com Cardiopatia Congênita

Figura 15-1

Exame TTE paraesternal direito 3D em tempo real ao vivo do septo atrial e veias cavas superior e inferior. Exame por Doppler colorido em um paciente mostrando quatro defeitos do tipo *secundum* separados (numerados 1–4) em diferentes níveis do septo atrial. Nesta mulher de 25 anos, quatro ASDs de tipo níveis diferentes do septo atrial puderam ser demonstrados por corte sequencial do conjunto de dados 3D. Só dois destes defeitos podiam ser visualizados por 2DTTE. LA, átrio esquerdo; RA, átrio direito. Reproduzida com permissão de Patel *et al*.[10]

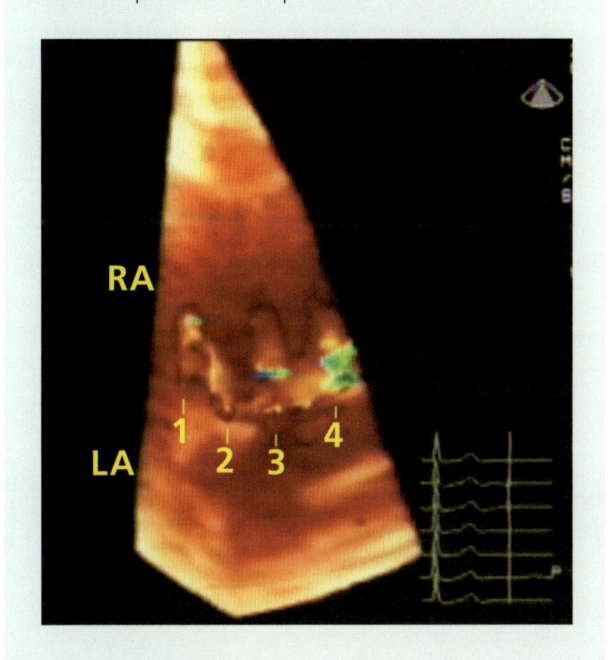

são máxima, circunferência e área medida por 3DTTE concordaram bem com aquelas medidas por reconstrução 3D da 2DTEE em pacientes tratados cirurgicamente e com o balão de dimensionamento naqueles tratados percutaneamente. Impressionantemente, 3DTTE foi capaz de caracterizar o tecido circundando o defeito e medir a margem da orla a fim de avaliar a adequação de usar um dispositivo oclusor.[11] Curiosamente, o tamanho da orla inferior parece ser mais importante que o da orla superior para esta finalidade, porque a ausência de tecido septal atrial na orla atrial é considerada um forte fator de risco para migração do dispositivo e embolização.[12] Raramente, o dispositivo oclusor pode embolizar para dentro da artéria pulmonar, e, nesses casos, é necessário extração cirúrgica.[13] Assim, 3DTTE pode oferecer a vantagem de escolher o balão do tamanho certo a fim de poupar tempo durante o reparo percutâneo e pode caracterizar melhor o tamanho e a proximidade do ASD a outras estruturas, como a aorta, a fim de evitar dano, emboli-

Figura 15-2A e B

Avaliação 3DTTE em tempo real ao vivo de um ASD. As *pontas de setas* apontam um grande ASD de tipo *secundum* visualizado por ambos os aspectos atrial direito (*A*) e esquerdo (*B*). Notar a grande margem de tecido rodeando o defeito. AS, septo atrial; LA, átrio esquerdo; RA, átrio direito. Reproduzida com permissão de Mehmood *et al*.[11]

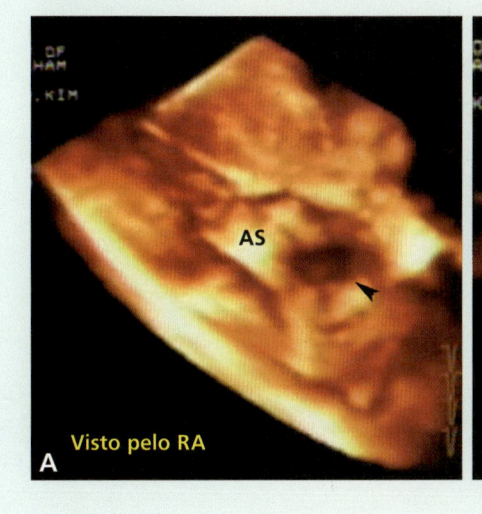

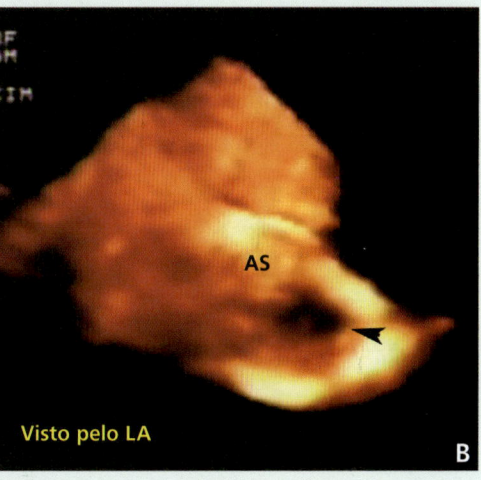

zação e vazamentos residuais. Um forame oval persistente pode, também, ser visualizado com a adição de agente de contraste com soro fisiológico agitado. Além disso, 3DTTE (com e sem Doppler colorido) pode fornecer acréscimo de valor à 2DTTE e 2DTEE para a medição exata de ASDs e forame oval patente.[14] 3DTTE foi capaz de visualizar bem ambos os discos atrial direito e atrial esquerdo do dispositivo de fechamento percutâneo em 3D e a cintura do dispositivo, isto é, a parte que conecta juntos os dois discos. As medidas destes dispositivos obtidas por 3DTTE se correlacionam muito bem com aquelas fornecidas pelo fabricante.[14] Outro aspecto importante do exame 3D é sua capacidade de verificar a posição do dispositivo e revelar se há qualquer *shunting* residual.[14] A 3DTTE pode, também, ser útil para adquirir imagem de migração, embolização ou fratura do dispositivo.[15]

A 3DTTE pode também ser usada para fornecer uma avaliação mais abrangente de ASDs tipo *ostium primum* em comparação à 2DTTE.[16] Este defeito congênito resulta da fusão incompleta dos coxins endocárdicos superior e inferior durante o primeiro trimestre de gestação. O espectro de anormalidades varia de defeitos de canal atrioventricular parciais a completos, com frequentes anormalidades nas valvas atrioventriculares.[7] Com o objetivo de avaliar acuradamente o tamanho de todos os cinco folhetos individuais da valva atrioventricular comum (três folhetos laterais: lateral mural à esquerda, inferior mural e anterossuperior à direita; e dois folhetos em ponte: superior e inferior) e o ASD, é necessário cortar extensamente o conjunto de dados 3D por múltiplas perspectivas e angulações, mas os dados derivados disto superam quaisquer que possam ser obtidos, usando-se 2DTTE (Fig. 15-3).[16,17] Uma vez que estes cinco folhetos não estejam presentes no mesmo plano, assegurar que todos os folhetos sejam levados em consideração é impossível em 2DTTE, e delinear o tamanho e inserção destas valvas com confiança muitas vezes não seja possível. Ademais, com 3DTTE a subclassificação destes defeitos, conforme descrito por Rastelli *et al.*,[18] é possível com mais confiança do que com 2DTTE, porque as inserções cordais e em músculos papilares da valva atrioventricular comum e a extensão do folheto superior em ponte adentro do ventrículo direito podem ser bem delineadas.[16,18] É importante reconhecer que em defeitos septais atrioventriculares anterior e superior, o desvio da aorta

Figura 15-3

A 3DTTE em tempo real ao vivo no defeito septal atrioventricular completo em uma mulher de 67 anos. Imagem frontal da valva atrioventricular comum mostrando todos os cinco folhetos. 1, Folheto superior em ponte estendendo-se para o ventrículo direito; 2, folheto mural lateral; 3, folheto inferior em ponte; 4, folheto inferior mural; 5, inferior anterossuperior. Ao, aorta. Reproduzida com permissão de Singh *et al.*[17]

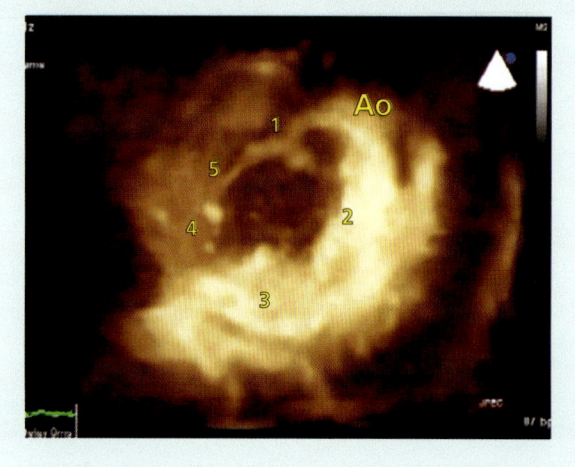

resulta em alongamento e estreitamento do trato de saída ventricular esquerdo e ausência característica do encunhamento da aorta entre os anéis mitral e tricúspide.[16] Além disso, os músculos papilares podem, às vezes, ter arranjos anormais que podem resultar em obstrução subaórtica de um trato de saída ventricular já estreitado.[19] Em defeitos septais atrioventriculares parciais, a 3DTTE pode revelar dois recortes do folheto posterior da valva atrioventricular esquerda, em comparação aos três recortes usuais, e a comissura anterosseptal alargada da valva atrioventricular direita, o que frequentemente não é possível com 2DTTE.[16] Uma fenda na valva mitral pode também estar presente sem outros achados associados. Uma fenda isolada da valva mitral pode ser despercebida por 2DTTE. Embora a fenda mitral aponte para o ventrículo direito em defeitos de canal atrioventricular, em uma fenda isolada da valva mitral, ela aponta para o trato de saída ventricular direito. Com apropriado corte e angulação, a 3DTTE é capaz de fornecer imagens muito úteis da fenda da valva mitral (ou da valva atrioventricular em ASDs do tipo *ostium primum*), possibilitando melhor avaliação do seu tamanho e extensão e interrogação do tecido circundante (Fig. 15-4).[20] Conquanto a 3DTTE seja capaz de verificar os achados vistos em 2DTTE e possibilitar ao ecocardiografista mais confiança no diagnóstico, ela também pode revelar diagnósticos novos não suspeitados em 2DE.[16] A 3DTTE pode revelar anormalidades de músculos papilares, como um músculo papilar anômalo, projetando-se para o trato de saída ventricular esquerdo estreitado e alongado, causando obstrução subaórtica, ou músculos papilares inseridos anormalmente juntos (músculos papilares pareados).[16] Melhor visualização destas estruturas complexas pode ser valiosa para planejamento cirúrgico.

A projeção paraesternal direita pode ser muito útil para a avaliação de um ASD, porque esses pacientes têm muitas vezes aumento ventricular direito, o que abre uma janela ecocardiográfica com um caminho de ultrassom perpendicular ao septo atrial (Fig. 15-1).[11] Por essa razão, embora 3DTTE nem sempre seja útil para diagnosticar pequenos defeitos ou forame oval patente por

Figura 15-4

Avaliação com 3DTTE em tempo real ao vivo de valva mitral fendida isolada. A *ponta de seta* aponta a fenda no folheto anterior da valva mitral vista na posição aberta. A fenda é dirigida para o trato de saída ventricular esquerdo, diferentemente do defeito septal atrioventricular, em que a fenda aponta medialmente. LV, ventrículo esquerdo; PML, folheto mitral posterior; RV, ventrículo direito. Reproduzida com permissão de Sinha *et al.*[20]

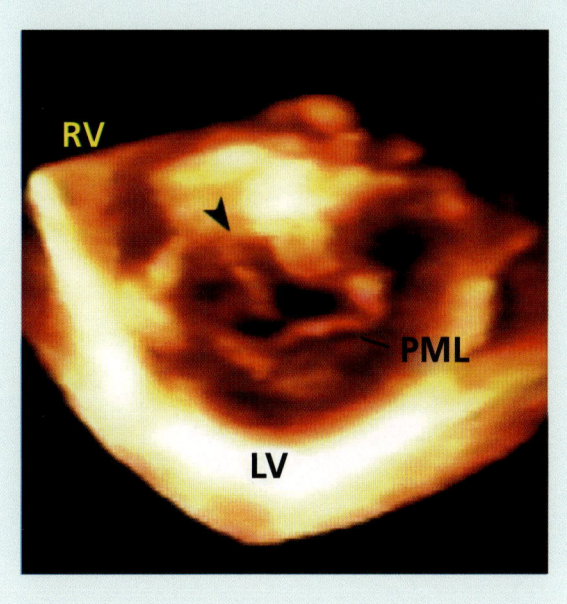

causa da sua resolução limitada, ela é melhor que 2DTTE para a avaliação do tamanho do defeito, forma e caracterização da margem e proporciona uma vantagem após colocação do dispositivo, na avaliação de complicações e *shunts* residuais.

DEFEITOS SEPTAIS VENTRICULARES

Os defeitos septais ventriculares (VSDs) responsabilizam-se por 20% dos casos de CHD em adultos.[21,22] Embora fechamento cirúrgico de VSDs fosse considerado a norma durante décadas, fechamento percutâneo é agora aconselhado como uma alternativa menos invasiva. Mesmo defeitos perimembranosos, que antes não eram suscetíveis a fechamento percutâneo, são agora candidatos a esta conduta menos invasiva em alguns casos. Entretanto, quando essa conduta é contemplada, seleção cuidadosa dos pacientes e as características ecocardiográficas podem ser cruciais para intervenções bem-sucedidas.[22] De uma maneira muito semelhante àquela com ASDs, a 2DTTE é limitada na avaliação de VSDs, porque ela não é capaz de apreciar a complexidade 3D destes defeitos. Com 2DTTE, um plano de corte transversal através do defeito pode ser visto, mas o ecocardiografista nunca está seguro de que este plano está capturando a dimensão máxima do defeito. Com 3DTTE, em contraposição, o defeito e o tecido circundante podem ser inteiramente incluídos no conjunto de dados. Com corte adequado, o defeito pode ser visualizado de frente, e sua circunferência e área adequadamente medidas, e o tecido circundante mais bem caracterizado (Fig. 15-5).[23] Uma vez que o tamanho, a forma e a localização do defeito e a anatomia do tecido circundante sejam relevantes para seleção adequada para correção percutânea, a 3DTTE pode ser considerada a modalidade ideal de imagem para avaliação pré-intervenção porque ela fornece imagens que se assemelham estritamente às imagem intraoperatórias.[24,25] Também é importante que a 3DTTE, diferentemente da 2DTTE, seja capaz de medir o comprimento da margem do VSD ao longo da valva tricúspide, o que é relevante para o

Figura 15-5

Avaliação 3DTTE em tempo real ao vivo de um VSD. A *ponta de seta* aponta um defeito septal ventricular (VS) perimembranoso, visto pela frente. LA, átrio esquerdo; LVOT, trato de saída ventricular esquerdo; MV, valva mitral; RV, ventrículo direito. Reproduzida com permissão de Mehmood et al.[23]

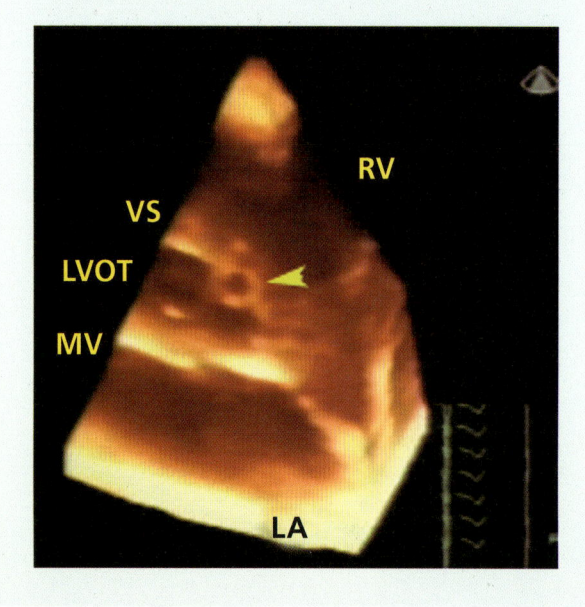

Figura 15-6A-D

Avaliação 3DTTE em tempo real ao vivo de um VSD. VSD Perimembranoso (entrada, *seta*). *A,* Imagem renderizada em volume do ventrículo direito, exibindo o aspecto direito do VSD. A localização do defeito em relação à valva tricúspide (TV) está mostrada. *B,* Imagem cirúrgica do VSD pelo aspecto direito. *C,* Imagem 3D renderizada em volume do ventrículo esquerdo, exibindo o aspecto esquerdo do VSD. A localização do defeito em relação ao trato de saída ventricular esquerdo está mostrada. *D,* Proteção de eixo longo paraesternal mostrando o VSD em relação à valva aórtica e o ventrículo direito. Ao, aorta; LA, átrio esquerdo; LV, ventrículo esquerdo; RA, átrio direito; RV, ventrículo direito. Reproduzida com permissão de Chen *et al.*[25]

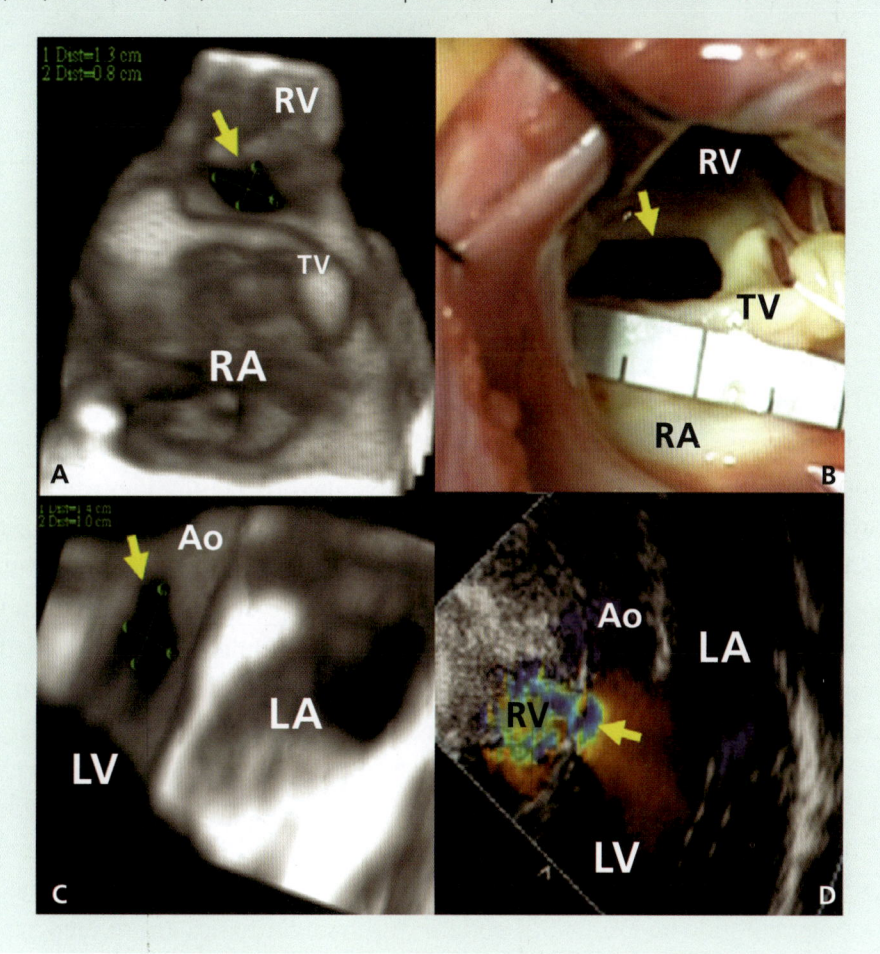

planejamento pré-cirúrgico.[23] Ela pode também mostrar a localização espacial do folheto da valva tricúspide, trato de saída ventricular direito e valva aórtica com relação ao VSD pela perspectiva cirúrgica (Fig. 15-6).[25] Além disso, melhor caracterização anatômica do tamanho do defeito, a proximidade do defeito à valva tricúspide e a adequação da margem do defeito podem melhorar a segurança do posicionamento do dispositivo percutâneo, bem como diminuir a taxa de complicação.[23] A validade destas medições por 3DTTE foi verificada com relação aos padrões cirúrgicos e de 3DTEE, mostrando correlações muito estreitas.[23,25]

CANAL ARTERIAL PATENTE

Embora o canal arterial seja normalmente patente na vida fetal e sirva para desviar sangue do ventrículo direito para a circulação sistêmica, fazendo conexão da artéria pulmonar à aorta torácica descendente, ele geralmente se fecha logo após o nascimento, mas ocasionalmente perma-

> **Figura 15-7**
>
> 3DTTE em tempo real ao vivo em um adulto com PDA. A seção piramidal foi cortada para mostrar a extensão total do PDA *(ponta de seta)* conectando a artéria pulmonar principal (PA) à aorta torácica descendente (DA). A *seta* aponta o apêndice atrial esquerdo. LPA, artéria pulmonar esquerda; LV, ventrículo esquerdo; PV, valva pulmonar. Reproduzida com permissão de Sinha et al.[29]

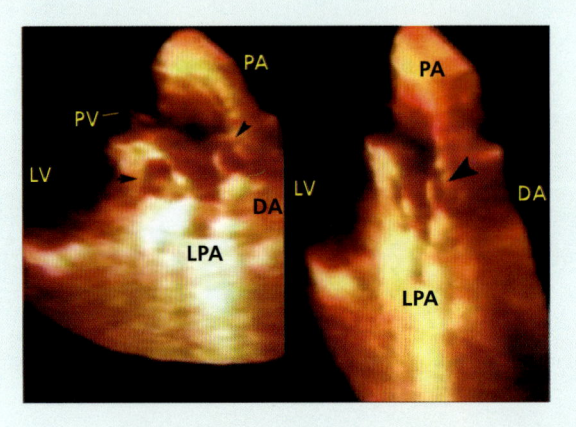

nece patente durante a vida adulta.[26] Conquanto 2DTTE possa ser útil em estabelecer este diagnóstico, ela não é muito confiável para medir o tamanho do defeito e identificar a localização exata da conexão.[27] Imagem de ressonância magnética e tomografia computadorizada podem também ser úteis para estabelecer a presença de canal arterial patente (PDA) em adultos.[28] Com técnicas modernas, quase todos os PDAs podem ser segura e efetivamente fechados, usando-se técnicas percutâneas.[27] Usando 3DTTE, o PDA e suas estruturas circundantes podem ser visualizados em espaço 3D. Corte cuidadoso do conjunto de dados 3D pode delinear a estrutura complexa de um PDA e permitir a medição precisa do seu comprimento e largura. Uma vez que o conjunto de dados inclua as estruturas circundantes, avaliação meticulosa pode revelar as conexões do PDA à artéria pulmonar e à aorta torácica descendente e permitir a medição destas conexões (Fig. 15-7).[29] A proximidade do PDA à origem da artéria pulmonar esquerda pode ser também acuradamente medida (uma consideração importante ao planejar fechamento). Aplicação de Doppler colorido ao exame 3D pode acrescentar confiança em diferenciar estruturas vasculares de artefatos e perdas de ecos. Esta avaliação abrangente dos PDAs é essencial para a seleção apropriada de candidatos para correção percutânea e para a seleção do acesso mais apropriado para fechamento percutâneo. Um exame adequado pode ser também útil em determinar o sucesso do procedimento e pode identificar complicações enfrentadas durante tratamento percutâneo de PDAs.[30]

ANOMALIAS DAS ARTÉRIAS CORONÁRIAS

Anomalias das artérias coronárias ocorrem em mais de 1% da população em geral. Algumas destas anomalias são consideradas benignas, enquanto outras podem resultar em complicações sérias, como infarto do miocárdio e morte súbita.[31] Esta diferenciação prognóstica, que é clinicamente muito importante, foi demonstrada previsível a partir da anatomia das artérias anômalas e sua relação aos grandes vasos.[31] Uma avaliação cuidadosa da complexa geometria pode, assim, ser útil para a avaliação do prognóstico e para dirigir o reparo.

Figura 15-8

Demonstração por 3DTTE ao vivo de origem anômala da artéria coronária esquerda a partir da artéria pulmonar. A *seta* aponta o orifício da artéria coronária anômala, e a *ponta de seta* mostra o defeito no túnel. Ao, aorta; RPA, artéria pulmonar direita; RVOT, trato de saída ventricular direito. Reproduzida com permissão de Ilgenli et al.[32]

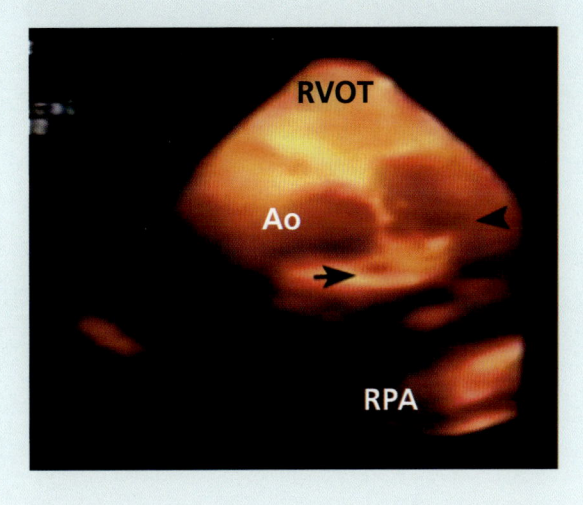

A artéria coronária esquerda pode-se originar anomalamente da artéria pulmonar, caso em que sangue pode fluir retrogradamente da circulação coronariana para a circulação pulmonar de baixa pressão, resultando em isquemia miocárdica e disfunção ventricular esquerda. Esta condição é fatal a não ser que corrigida cirurgicamente. A 3DTTE pode delinear claramente o orifício da artéria coronária anômala e determinar sua localização exata, mas isto não é possível com 2DTTE (Fig. 15-8).[32] Além disso, o orifício da artéria anômala pode ser visualizado frontalmente, seu tamanho medido, e seu tecido circundante caracterizado. Em pacientes que foram submetidos à correção cirúrgica, visualização do túnel conectando a aorta à artéria pulmonar também pode claramente ser feita. Nestes casos, imagem Doppler colorido 3D pode ser muito útil para estabelecer com confiança o orifício da artéria coronária.[32] Com medições cuidadosas da área do orifício e a integral de tempo–velocidade, o volume de *shunt* da esquerda para a direita pode ser estimado. Similarmente, 3DTTE pode ser útil na avaliação de fístula de artéria coronária à artéria pulmonar e outras anomalias de artéria coronária (Fig. 15-9).[33,34]

ESTENOSES AÓRTICA E SUBAÓRTICA

Obstrução do trato de saída ventricular esquerdo foi descrita em múltiplos níveis.[35] Estenose aórtica congênita secundária a uma valva aórtica bicúspide é a mais comum cardiopatia congênita vista em adultos.[36] Os sintomas são semelhantes àqueles vistos com estenose aórtica adquirida, secundária à calcificação dos folhetos, mas geralmente se apresentam mais cedo na vida, por volta da quinta década. Embora uma valva aórtica bicúspide possa resultar em estenose aórtica, regurgitação aórtica ou ambas, quando uma valva aórtica bicúspide é reconhecida em ecocardiografia na ausência de estenose aórtica importante, isto é geralmente acompanhado por redundância nos folhetos da valva aórtica. Isto acontece porque para os folhetos da valva terem fechamento na linha mediana, o comprimento das superfícies opostas dos folhetos da valva seria menor do que a circunferência aórtica, resultando em estenose aórtica grave. Entretanto, se os

Figura 15-9

Detecção por 3DTTE em tempo real ao vivo de fístula da artéria coronária principal esquerda ao ventrículo esquerdo. A entrada da artéria coronária principal esquerda aumentada está denotada por uma *ponta de seta*. LV, ventrículo esquerdo. Reproduzida com permissão de Nanda *et al.*[33]

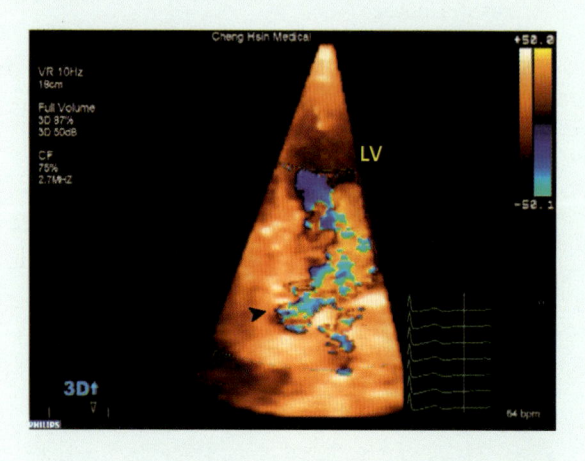

folhetos forem redundantes, isto aumentará o comprimento da superfície nos folhetos e evitará o desenvolvimento de estenose aórtica importante.[37] Estas redundâncias nos folhetos podem ser bem vistas em 3DTTE (Figs. 15-10 e 15-11).[37] Outra causa rara de estenose aórtica é uma valva aórtica quadricúspide, o que pode facilmente passar despercebido em 2DTTE ou erradamente diagnosticado como valva aórtica bicúspide. Todos os quatro folhetos podem ser bem visualizados em 3DTTE, e uma avaliação mais abrangente da gravidade da estenose e regurgitação aórtica pode ser realizada (Fig. 15-12).[37,38]

Obstrução subvalvar é frequentemente dinâmica, conforme visto em cardiomiopatia hipertrófica, mas pode ser também uma obstrução anatômica fixa. Estenose subaórtica fixa é mais frequentemente secundária a uma estrutura membranosa focal que obstrui fluxo no trato de saída

Figura 15-10

3DTTE em tempo real ao vivo. Notar a presença de diversas pregas na valva aórtica bicúspide na posição fechada vista pelo lado ventricular. AV, valva aórtica; LA, átrio esquerdo; RV, ventrículo direito. Reproduzida com permissão de Singh *et al.*[37]

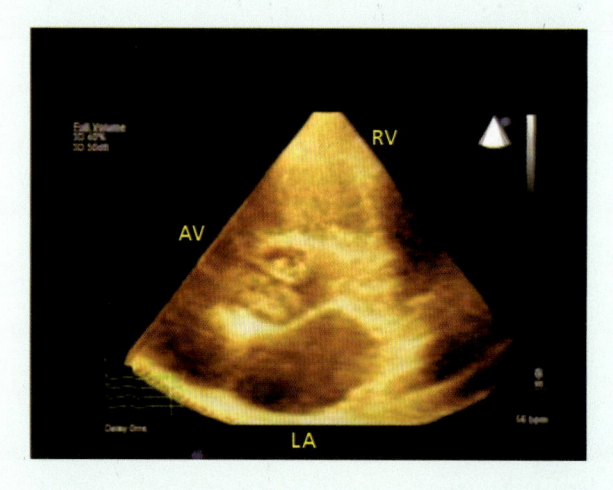

Figura 15-11A e B

Valva aórtica bicúspide. *A*, Valva aórtica bicúspide com folhetos de igual tamanho e fechamento na linha mediana. Uma vez que o comprimento das margens livres dos folhetos aórticas seja igual ao diâmetro da raiz aórtica, e a circunferência da luz aórtica seja mais que 3 vezes o diâmetro, isto resultará em abertura marcadamente restrita dos folhetos da valva na sístole, levando à estenose grave. *B*, Mesma valva que no painel A, mas com múltiplas pregas. A presença destas pregas serve para aumentar substancialmente o comprimento das margens livres dos folhetos, resultando em uma valva aórtica completamente aberta na sístole. AV, valva aórtica. Reproduzida com permissão de Singh *et al.*[37]

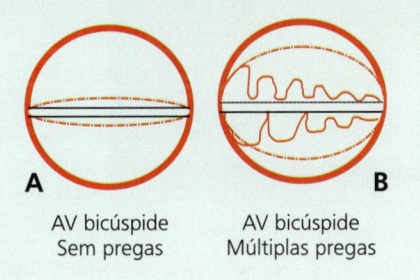

A — AV bicúspide Sem pregas
B — AV bicúspide Múltiplas pregas

ventricular esquerdo, mas ocasionalmente é decorrente de uma lesão difusa do tipo túnel.[35,39] Um alto nível de suspeição deve ser mantido quanto à presença de estenose subaórtica toda vez que altas velocidades forem detectadas no trato de saída ventricular esquerdo pelo fluxo, mas a anatomia da valva parece normal, porque estenose subaórtica individualizada pode, muitas vezes, ser despercebida, e o paciente pode ser erroneamente diagnosticado como tendo cardiomiopatia hipertrófica.[40] De fato, mesmo avaliação hemodinâmica invasiva pode, ocasionalmente, não perceber a presença desta lesão.[41] Tradicionalmente, 2DTEE tem sido aconselhada para a avaliação completa desta lesão.[42,43] A 3DTTE pode complementar exame 2DTTE, mostrando o local exato e a extensão completa da membrana. Além disso, o plano do orifício pode ser visualizado pela frente e, usando-se *software* apropriado, o orifício pode ser planimetrado para calcular sua área e determinar diretamente a gravidade da estenose em vez de depender da medição indireta de gradientes por Doppler, que foram demonstrados grosseiramente inconfiáveis.[43–47] Assim, a 2DTTE pode indicar a presença de obstrução subaórtica significativa em razão da presença de um alto gradiente por Doppler apesar da ausência de obstrução grave, enquanto 3DTTE pode fornecer o diagnóstico correto porque ela confia na avaliação anatômica da gravidade da obstrução (Fig. 15-13).[48] Portanto, a 3DTTE é capaz de evitar muitas das armadilhas tradicionalmente associadas à im-

Figura 15-12

3DTTE em tempo real ao vivo. Uma valva aórtica quadricúspide com quatro folhetos numerados claramente visualizados. AV, valva aórtica; LA, átrio esquerdo; RV, ventrículo direito; TV, valva tricúspide. Reproduzida com permissão de Burri *et al.*[38]

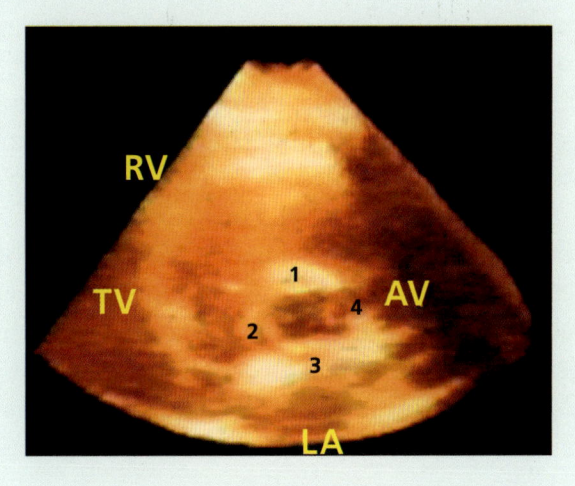

Figura 15-13

A 3DTTE em tempo real ao vivo. Membrana subaórtica individualizada. Membrana subaórtica *(ponta de seta)* e orifício visto pela frente. O orifício mediu 2,29 cm² por planimetria. LA, átrio esquerdo; RA, átrio direito; RV, ventrículo direito. Reproduzida com permissão de Bandarupalli et al.[48]

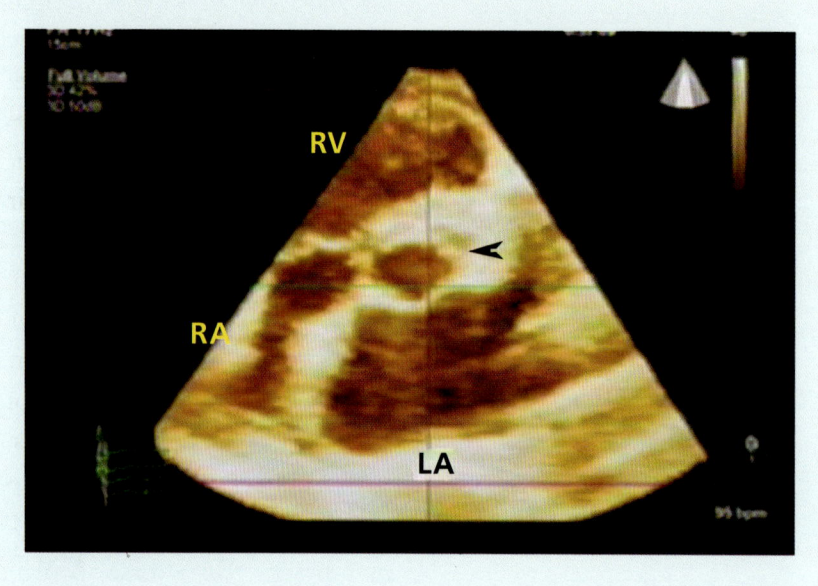

precisão da avaliação por Doppler das lesões obstrutivas, como o fenômeno de recuperação de pressão, bem como a variação local de velocidades. Além disso, a localização anatômica exata da membrana pode ser determinada em relação às estruturas adjacentes, e suas inserções no septo ventricular e no folheto mitral anterior podem ser diretamente visualizadas. Quando o conjunto de dados é cortado a fim de visualizar o orifício pela frente, ele dá o aspecto de uma pequena abertura circular no meio da membrana, o que foi apelidado de aparência de "buraco em um buraco" característica da estenose subaórtica.

TRANSPOSIÇÃO DAS GRANDES ARTÉRIAS

A transposição das grandes artérias (TGA) ocorre em duas formas, dextro e levo (D-TGA e L-TGA, respectivamente). Na D-TGA, há discordância ventriculoarterial pelo fato de que a aorta se origina do ventrículo direito morfológico, enquanto a artéria pulmonar se origina do ventrículo esquerdo morfológico.[49] Para que D-TGA seja compatível com a vida, mistura de sangue entre as circulações pulmonar e sistêmica precisa ocorrer em algum nível, e, portanto, D-TGA é sempre acompanhada por outras lesões, como um ASD, um VSD ou um PDA; caso contrário, outras lesões de *shunt* devem ser criadas para que ocorra sobrevida. Múltiplas cirurgias corretivas foram desenvolvidas para esta lesão, incluindo os procedimentos de Senning e de Mustard, que consistem em redirigir sangue desoxigenado das veias cavas para o ventrículo esquerdo morfológico via um regulador intra-atrial. Uma vez que muitas complicações a longo prazo sejam associadas a estes procedimentos, incluindo vazamentos e obstruções do regulador, regurgitação da valva tricúspide, arritmias, insuficiência ventricular direita sistêmica e morte súbita na vida adulta, operações de troca arterial são agora cada vez mais usadas para corrigir D-TGA.[50] Os cardiologistas de adultos, no entanto, continuam a avaliar pacientes adultos que receberam um reparo de Mustard durante a infância. Ao avaliar pacientes com TGA, portanto, os cardiologistas devem ser conhecedores de todas estas técnicas corretivas e reconhecer as complicações associadas a cada uma delas.

L-TGA pode ser mais bem percebida como uma dupla troca pelo fato de que ela consiste em discordância atrioventricular, bem como ventriculoarterial. Nestes pacientes, o átrio direito está conectado ao ventrículo esquerdo morfológico, que, por sua vez, está conectado à artéria pulmonar, assim preservando o fluxo de sangue desoxigenado do átrio direito para a circulação pulmonar. Similarmente, o átrio esquerdo está conectado ao ventrículo direito morfológico, que, por sua vez, está conectado à aorta; desse modo, sangue oxigenado dos pulmões é fornecido à circulação sistêmica.[49] Portanto não é surpreendente que, muitas vezes, os pacientes com L-TGA não necessitem de cirurgia corretiva. A condição permanece geralmente não diagnosticada até a idade adulta, quando o ventrículo direito falha, porque ele não é projetado para resistir à alta pressão da circulação sistêmica.

Recentemente, um valor de acréscimo da 3DTTE foi demonstrado em pacientes com TGA sobre a 2DTTE convencionalmente usada. Foi mostrado que 3DTTE pode ser usada para fornecer uma avaliação mais abrangente destes pacientes do que 2DTTE e não há necessidade de modalidades de imagem mais invasivas, menos convenientes, como tomografia computadorizada ou imagem de ressonância magnética.[51] Uma vantagem capital da 3DTTE é sua capacidade de interrogar por completo a valva tricúspide. Diversamente da 2DTTE, que, muitas vezes, não consegue visualizar o folheto posterior da tricúspide, a 3DTTE pode claramente visualizar todos os três folhetos da tricúspide (Fig. 15-14). Além disso, a 3DTTE é capaz de revelar áreas de não coaptação dos folhetos que podem causar regurgitação. A gravidade de regurgitação pode ser quantificada melhor com 3DTTE do que com 2DTTE pela medição da *vena contracta* sem fazer pressuposições geométricas a respeito da sua forma, como é feito com a 2DTTE. Quando a valva é visualizada pelo aspecto atrial, prolapso da valva pode ser diretamente visualizado, e o prolapso localizado a um segmento específico de um folheto.[52] A 3DTTE pode revelar uma valva pulmonar bicúspide que pode facilmente ser despercebida por 2DTTE. A 3DTTE também é capaz de examinar completamente a valva pulmonar e o trato de saída ventricular esquerdo pelo corte sequencial destas estruturas para avaliar quanto à obstrução da saída ventricular esquerda por várias perspectivas. Avaliação do próprio regulador atrial é, também, importante para detectar vazamentos e obstruções do regulador *(baffle)*. Com a 3DTTE, o regulador pode ser bem visualizado pela frente como uma prateleira. Vazamentos e obstruções do regulador que são despercebidas em 2DTTE podem ser diretamente visualizados (Fig. 15-15).[51] Assim, a 3DTTE pode ser valiosa para planejamento cirúrgico nestes pacientes ao fornecer uma avaliação abrangente que não é possível com 2DTTE.

Figura 15-14

3DTTE em tempo real ao vivo. D-TGA. Múltiplos defeitos anatômicos estão presentes na valva tricúspide (TV), que está vista pela frente na posição fechada em sístole. Reproduzida com permissão de Enar *et al.*[51]

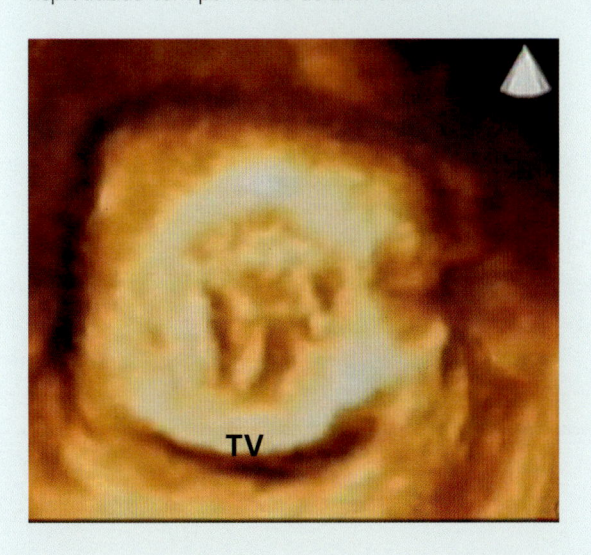

ANOMALIA DE EBSTEIN

O aspecto clássico da anomalia de Ebstein como desvio apical da valva tricúspide é agora reconhecido como sendo secundário à aderência do folheto da tricúspide à parede do ventrículo direito.[53] Uma vez que a 2DTTE forneça apenas limitada visualização da valva tricúspide e seja muitas vezes incapaz de visualizar todos os três folhetos, a 3DTTE mostrou valor acima do exame padrão 2DTTE na avaliação de pacientes com anomalia de Ebstein.[54,55] A 3DTTE consegue avaliar a distribuição e extensão da amarração em todas as três válvulas da tricúspide.[56] Com a 3DTTE, a proeminência das áreas não presas dos folhetos da valva mitral produz uma aparência característica "semelhante a bolhas" que pode ser medida para se estimar os segmentos livres dos três folhetos da valva tricúspide pelo corte sequencial por múltiplas imagens (Fig. 15-16).[56] Uma avaliação completa da extensão dos folhetos amarrados pode fornecer informação que pode ser importante para planejamento cirúrgico, porque a disponibilidade de tecido não aderido da valva tricúspide pode facilitar o reparo da valva tricúspide em vez de substituição.[55,57] Além disso, com o uso de Doppler colorido a 3DTTE pode avaliar a gravidade da regurgitação tricúspide pela medição da área da *vena contracta*. Embora este método confie nos mesmos princípios para a quantificação de regurgitação tricúspide usados por 2DTTE, ele foi demonstrado superior porque a *vena contracta* pode ser visualizada em três dimensões, e sua área verdadeira pode ser medida (a suposição de que ela tem uma forma esférica ou elíptica frequentemente não é válida).[58]

Figura 15-15

3DTTE em tempo real ao vivo. D-TGA. Exame Doppler colorido. A *seta* aponta um defeito no defletor *(baffle)* intra-atrial (B). PVA, átrio venoso pulmonar; SVA, átrio venoso sistêmico. Reproduzida com permissão de Enar et al.[51]

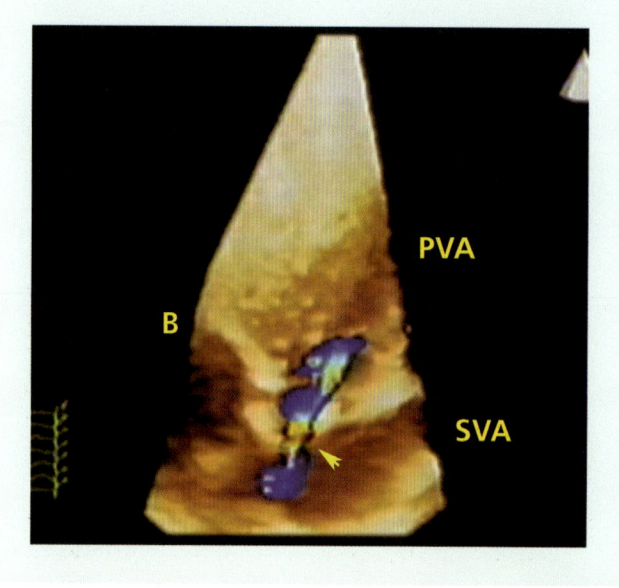

Adultos com Cardiopatia Congênita 271

Figura 15-16

3DTTE em tempo real ao vivo em anomalia de Ebstein isolada. Corte transverso feito no ápice da valva tricúspide mostra uma grande área de não coaptação (N) bem como aderência e aspecto de bolhas dos folhetos anterior *(setas amarelas)* e posterior *(seta preta)* da valva tricúspide. AV, valva aórtica; RV, ventrículo direito. Reproduzida com permissão de Patel *et al.*[56]

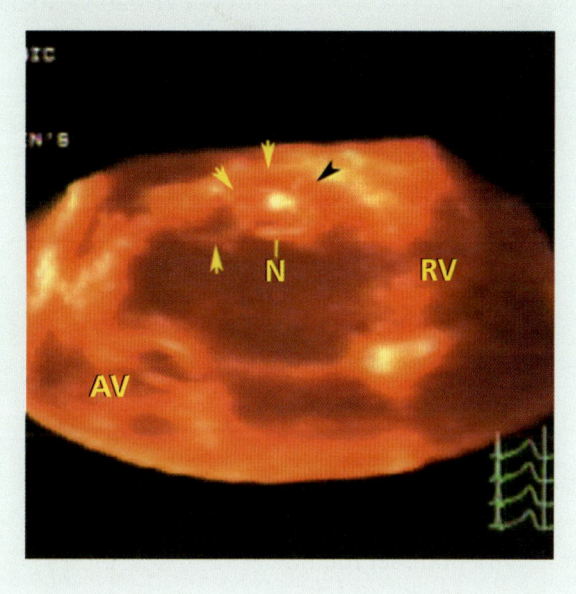

Figura 15-17

3DTTE em tempo real ao vivo em *cor triatriatum sinister*. A *ponta de seta* aponta uma grande abertura na membrana do *cor triatriatum* (M) visualizada frontalmente. As dimensões foram de 3,06 cm × 1,03 cm, e a área foi de 2,3 cm². LV, ventrículo esquerdo; LVO, trato de saída ventricular esquerdo; RV, ventrículo direito. Reproduzida com permissão de Patel *et al.*[62]

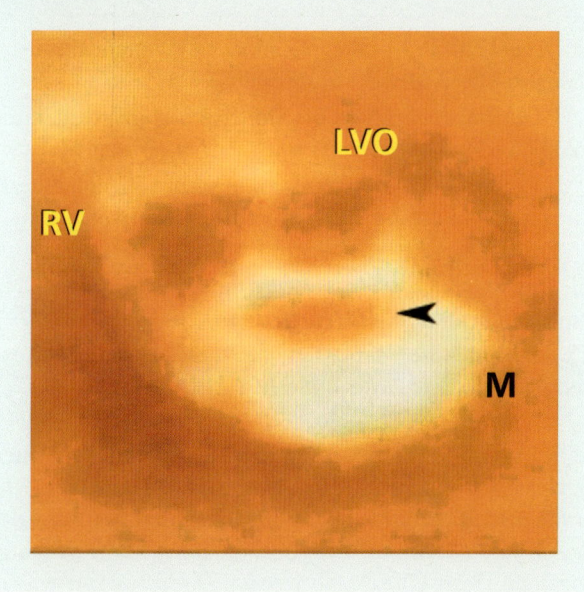

Figura 15-18

3DTTE em tempo real ao vivo da rede de Chiari. *Pontas de setas* apontam algumas das múltiplas aberturas na grande membrana, contornada por *pontos vermelhos*. IVC, veia cava inferior; MV, valva mitral; RA, átrio direito. Reproduzida com permissão de Pothineni et al.[61]

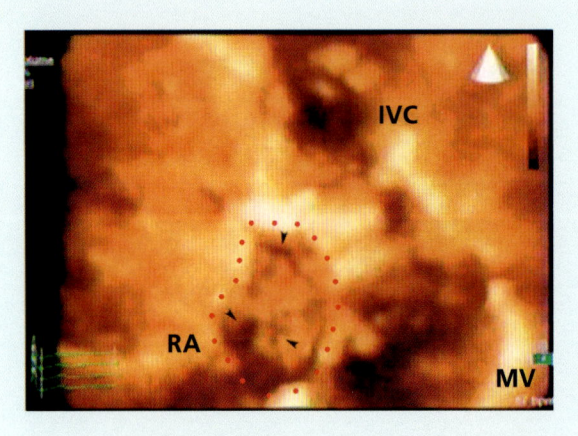

OUTRAS CHDS

A 3DTTE pode ser usada para a visualização de múltiplas lesões de CHD e demonstrou suplementar exames de 2DTTE e fornecer valor acrescido em muitas destas condições. Também foi usada no diagnóstico de uma janela aortopulmonar (uma comunicação entre a aorta ascendente e a artéria pulmonar),[59] um defeito de Gerbode (comunicação ventricular esquerda–atrial direita),[60] uma valva de Eustáquio e sua diferenciação de outras lesões,[61] *cor triatriatum sinister et dexter* (Fig. 15-17)[62] e da rede de Chiari (Fig. 15-18).[61]

REFERÊNCIAS

1. Gutierrez FR, Ho ML, Siegel MJ. Practical applications of magnetic resonance in congenital heart disease. *Magn Reson Imaging Clin N Am*. 2008;16(3):403–435, v.
2. Valente AM, Powell AJ. Clinical applications of cardiovascular magnetic resonance in congenital heart disease. *Cardiol Clin*. 2007;25(1):97–110, vi.
3. Nicol ED, Gatzoulis M, Padley SP, *et al*. Assessment of adult congenital heart disease with multi-detector computed tomography: beyond coronary lumenography. *Clin Radiol*. 2007;62(6):518–527.
4. Pacileo G, Di Salvo G, Limongelli G, *et al*. Echocardiography in congenital heart disease: usefulness, limits and new techniques. *J Cardiovasc Med (Hagerstown)*. 2007;8(1):17–22.
5. Hage FG, Nanda NC. Real-time three-dimensional echocardiography: a current view of what echocardiography can provide? *Indian Heart J*. 2009;61(2):146–155.
6. Warnes CA, Williams RG, Bashore TM, *et al*. ACC/AHA 2008 Guidelines for the management of adults with congenital heart disease: executive summary. A report of the American College of Cardiology/American Heart Association task force on practice guidelines (writing committee to develop guidelines for the management of adults with congenital heart disease) developed in collaboration with the American Society of Echocardiography, Heart Rhythm Society, International Society for Adult Congenital Heart Disease, Society for Cardiovascular Angiography and Interventions, and Society of Thoracic Surgeons. *J Am Coll Cardiol*. 2008;52(23):1890–1947.
7. Moake L, Ramaciotti C. Atrial septal defect treatment options. *AACN Clin Issues*. 2005;16(2):252–266.
8. Chau AK, Leung MP, Yung T, *et al*. Surgical validation and implications for transcatheter closure of quantitative echocardiographic evaluation of atrial septal defect. *Am J Cardiol*. 2000;85(9):1124–1130.

9. Nanda NC, Abd El-Rahman SM, Khatri GK, et al. Incremental value of three-dimensional echocardiography over transesophageal multiplane two-dimensional echocardiography in qualitative and quantitative assessment of cardiac masses and defects. *Echocardiography*. 1995;12(6):619–628.
10. Patel V, Nanda NC, Upendram S, et al. Live three-dimensional right parasternal and supraclavicular transthoracic echocardiographic examination. *Echocardiography*. 2005;22(4):349–360.
11. Mehmood F, Vengala S, Nanda NC, et al. Usefulness of live three-dimensional transthoracic echocardiography in the characterization of atrial septal defects in adults. *Echocardiography*. 2004;21(8):707–713.
12. Dod HS, Reddy VK, Bhardwaj R, et al. Embolization of atrial septal occluder device into the pulmonary artery: a rare complication and usefulness of live/real time three-dimensional transthoracic echocardiography. *Echocardiography*. 2009;26(6):739–741.
13. Dod H, Reddy VK, Bhardwaj R, et al. Embolization of atrial septal occluder device into the pulmonary artery: a rare complication and usefulness of live/real time three-dimensional transthoracic echocardiography. *Echocardiography*. 2009;26(6):739–741.
14. Sinha A, Nanda NC, Misra V, et al. Live three-dimensional transthoracic echocardiographic assessment of transcatheter closure of atrial septal defect and patent foramen ovale. *Echocardiography*. 2004;21(8):749–753.
15. Berdat PA, Chatterjee T, Pfammatter JP, et al. Surgical management of complications after transcatheter closure of an atrial septal defect or patent foramen ovale. *J Thorac Cardiovasc Surg*. 2000;120(6):1034–1039.
16. Singh A, Romp RL, Nanda NC, et al. Usefulness of live/real time three-dimensional transthoracic echocardiography in the assessment of atrioventricular septal defects. *Echocardiography*. 2006;23(7):598–608.
17. Singh P, Mehta A, Nanda NC. Live/real time three-dimensional transthoracic echocardiographic findings in an adult with complete atrioventricular septal defect. *Echocardiography*. 2010;27(1):87–90.
18. Rastelli G, Kirklin JW, Titus JL. Anatomic observations on complete form of persistent common atrioventricular canal with special reference to atrioventricular valves. *Mayo Clin Proc*. 1966;41(5):296–308.
19. Reeder GS, Danielson GK, Seward JB, et al. Fixed subaortic stenosis in atrioventricular canal defect: a Doppler echocardiographic study. *J Am Coll Cardiol*. 1992;20(2):386–394.
20. Sinha A, Kasliwal RR, Nanda NC, et al. Live three-dimensional transthoracic echocardiographic assessment of isolated cleft mitral valve. *Echocardiography*. 2004;21(7):657–661.
21. Hoffman JI, Kaplan S. The incidence of congenital heart disease. *J Am Coll Cardiol*. 2002;39(12):1890–1900.
22. Butera G, Chessa M, Carminati M. Percutaneous closure of ventricular septal defects. State of the art. *J Cardiovasc Med (Hagerstown)*. 2007;8(1):39–45.
23. Mehmood F, Miller AP, Nanda NC, et al. Usefulness of live/real time three-dimensional transthoracic echocardiography in the characterization of ventricular septal defects in adults. *Echocardiography*. 2006;23(5):421–427.
24. Pedra CA, Pedra SR, Esteves CA, et al. Percutaneous closure of perimembranous ventricular septal defects with the Amplatzer device: technical and morphological considerations. *Catheter Cardiovasc Interv*. 2004;61(3):403–410.
25. Chen FL, Hsiung MC, Nanda N, et al. Real time three-dimensional echocardiography in assessing ventricular septal defects: an echocardiographic-surgical correlative study. *Echocardiography*. 2006;23(7):562–568.
26. Campbell M. Natural history of persistent ductus arteriosus. *Br Heart J*. 1968;30(1):4–13.
27. Grifka RG. Transcatheter closure of the patent ductus arteriosus. *Catheter Cardiovasc Interv*. 2004;61(4):554–570.
28. Sharma S, Mehta AC, O'Donovan PB. Computed tomography and magnetic resonance findings in long-standing patent ductus. Case reports. *Angiology*. 1996;47(4):393–398.
29. Sinha A, Nanda NC, Khanna D, et al. Live three-dimensional transthoracic echocardiographic delineation of patent ductus arteriosus. *Echocardiography*. 2004;21(5):443–448.
30. Hlavacek A, Lucas J, Baker H, et al. Feasibility and utility of three-dimensional color flow echocardiography of the aortic arch: The "echocardiographic angiogram". *Echocardiography*. 2006;23(10):860–864.
31. Patel S. Normal and anomalous anatomy of the coronary arteries. *Semin Roentgenol*. 2008;43(2):100–112.

32. Ilgenli TF, Nanda NC, Sinha A, et al. Live three-dimensional transthoracic echocardiographic assessment of anomalous origin of left coronary artery from the pulmonary artery. *Echocardiography*. 2004;21(6):559–562.
33. Nanda NC, Hsiung MC, Miller AP, et al. *Live/Real Time 3D Echocardiography*. Oxford, UK: Wiley-Blackwell; 2010.
34. Mehta D, Nanda NC, Vengala S, et al. Live three-dimensional transthoracic echocardiographic demonstration of coronary artery to pulmonary artery fistula. *Am J Geriatr Cardiol*. 2005;14(1):42–44.
35. Aboulhosn J, Child JS. Left ventricular outflow obstruction: subaortic stenosis, bicuspid aortic valve, supravalvar aortic stenosis, and coarctation of the aorta. *Circulation*. 2006;114(22):2412–2422.
36. Friedman T, Mani A, Elefteriades JA. Bicuspid aortic valve: clinical approach and scientific review of a common clinical entity. *Expert Rev Cardiovasc Ther*. 2008;6(2):235–248.
37. Singh P, Dutta R, Nanda NC. Live/real time three-dimensional transthoracic echocardiographic assessment of bicuspid aortic valve morphology. *Echocardiography*. 2009;26(4):478–480.
38. Burri MV, Nanda NC, Singh A, et al. Live/real time three-dimensional transthoracic echocardiographic identification of quadricuspid aortic valve. *Echocardiography*. 2007;24(6):653–655.
39. Tentolouris K, Kontozoglou T, Trikas A, et al. Fixed subaortic stenosis revisited. Congenital abnormalities in 72 new cases and review of the literature. *Cardiology*. 1999;92(1):4–10.
40. Bruce CJ, Nishimura RA, Tajik AJ, et al. Fixed left ventricular outflow tract obstruction in presumed hypertrophic obstructive cardiomyopathy: implications for therapy. *Ann Thorac Surg*. 1999;68(1):100–104.
41. Hage FG, Zoghbi G, Aqel R, et al. Subaortic stenosis missed by invasive hemodynamic assessment. *Echocardiography*. 2008;5(9):1007–1010.
42. Alboliras ET, Gotteiner NL, Berdusis K, et al. Transesophageal echocardiographic imaging for congenital lesions of the left ventricular outflow tract and the aorta. *Echocardiography*. 1996;13(4):439–446.
43. Agrawal GG, Nanda NC, Htay T, et al. Live three-dimensional transthoracic echocardiographic identification of discrete subaortic membranous stenosis. *Echocardiography*. 2003;20(7):617–619.
44. Baumgartner H, Stefenelli T, Niederberger J, et al. "Overestimation" of catheter gradients by Doppler ultrasound in patients with aortic stenosis: a predictable manifestation of pressure recovery. *J Am Coll Cardiol*. 1999;33(6):1655–1661.
45. Sakthi C, Yee H, Kotlewski A. Overestimation of aortic valve gradient measured by Doppler echocardiography in patients with aortic stenosis. *Catheter Cardiovasc Interv*. 2005;65(2):176–179.
46. Garcia D, Dumesnil JG, Durand LG, et al. Discrepancies between catheter and Doppler estimates of valve effective orifice area can be predicted from the pressure recovery phenomenon: practical implications with regard to quantification of aortic stenosis severity. *J Am Coll Cardiol*. 2003;41(3):435–442.
47. Aghassi P, Aurigemma GP, Folland ED, et al. Catheterization-Doppler discrepancies in nonsimultaneous evaluations of aortic stenosis. *Echocardiography*. 2005;22(5):367–373.
48. Bandarupalli N, Faulkner M, Nanda NC, et al. Erroneous diagnosis of significant obstruction by Doppler in a patient with discrete subaortic membrane: correct diagnosis by 3D-transthoracic echocardiography. *Echocardiography*. 2008;25(9):1004–1006.
49. Warnes CA. Transposition of the great arteries. *Circulation*. 2006;114(24):2699–2709.
50. Skinner J, Hornung T, Rumball E. Transposition of the great arteries: from fetus to adult. *Heart*. 2008;94(9):1227–1235.
51. Enar S, Singh P, Douglas C, et al. Live/real time three-dimensional transthoracic echocardiographic assessment of transposition of the great arteries in the adult. *Echocardiography*. 2009;26(9):1095–1104.
52. Pothineni KR, Duncan K, Yelamanchili P, et al. Live/real time three-dimensional transthoracic echocardiographic assessment of tricuspid valve pathology: incremental value over the two-dimensional technique. *Echocardiography*. 2007;24(5):541–552.
53. Anderson KR, Zuberbuhler JR, Anderson RH, et al. Morphologic spectrum of Ebstein's anomaly of the heart: a review. *Mayo Clin Proc*. 1979;54(3):174–180.
54. Ports TA, Silverman NH, Schiller NB. Two-dimensional echocardiographic assessment of Ebstein's anomaly. *Circulation*. 1978;58(2):336–343.
55. Shiina A, Seward JB, Edwards WD, et al. Two-dimensional echocardiographic spectrum of Ebstein's anomaly: detailed anatomic assessment. *J Am Coll Cardiol*. 1984;3(2 Pt 1):356–370.
56. Patel V, Nanda NC, Rajdev S, et al. Live/real time three-dimensional transthoracic echocardiographic assessment of Ebstein's anomaly. *Echocardiography*. 2005;22(10):847–854.

57. Danielson GK, Driscoll DJ, Mair DD, *et al.* Operative treatment of Ebstein's anomaly. *J Thorac Cardiovasc Surg.* 1992;104(5):1195–1202.
58. Velayudhan DE, Brown TM, Nanda NC, *et al.* Quantification of tricuspid regurgitation by live three-dimensional transthoracic echocardiographic measurements of vena contracta area. *Echocardiography.* 2006;23(9):793–800.
59. Singh A, Mehmood F, Romp RL, *et al.* Live/real time three-dimensional transthoracic echocardiographic assessment of aortopulmonary window. *Echocardiography.* 2008;25(1):96–99.
60. Hansalia S, Manda J, Pothineni KR, *et al.* Usefulness of live/real time three-dimensional transthoracic echocardiography in diagnosing acquired left ventricular-right atrial communication misdiagnosed as severe pulmonary hypertension by two-dimensional transthoracic echocardiography. *Echocardiography.* 2009;26(2):224–227.
61. Pothineni KR, Nanda NC, Burri MV, *et al.* Live/real time three-dimensional transthoracic echocardiographic visualization of Chiari network. *Echocardiography.* 2007;24(9):995–997.
62. Patel V, Nanda NC, Arellano I, *et al.* Cor triatriatum sinister: assessment by live/real time three-dimensional transthoracic echocardiography. *Echocardiography.* 2006;23(9):801–802.

CAPÍTULO 16

ECOCARDIOGRAFIA 3D MATRICIAL TRANSESOFÁGICA

Lissa Sugeng, MD, MPH ♦ Sonal Chandra, MD

RESUMO

A ecocardiografia transesofágica (TEE) desempenha um papel integrante do diagnóstico de doença cardiovascular, na avaliação perioperatória e no direcionamento de procedimentos intervencionistas. A TEE tridimensional oferece uma visualização anatômica única das lesões da valva mitral e pode ajudar na avaliação da gravidade da doença, da progressão, da complexidade do reparo e do sucesso pós-cirúrgico. A 3DE em tempo real (RT3DE) pode ajudar em estimar a adequabilidade da estratégia cirúrgica e na cronologia da cirurgia em reparo de regurgitação mitral. Na estenose mitral, a 3D TEE serve como um meio preciso de quantificar a área do orifício mitral e avaliar características morfológicas e de movimento da MV em pacientes submetidos a reparos de MV. Ela facilita também aquisição de imagem da valva aórtica (AV) e desempenha um papel no fechamento percutâneo investigacional de vazamentos paraprotéticos na AV. Outros papéis incluem quantificação de tamanho e função ventriculares esquerdos e no imageamento de cardiopatia congênita, incluindo defeitos septais atriais e ventriculares.

INTRODUÇÃO

A ecocardiografia transesofágica (TEE) desempenha um papel integrante do diagnóstico de doença cardiovascular, na avaliação perioperatória e no direcionamento de procedimentos intervencionistas. Como resultado da sua proximidade ao coração, a TEE fornece aos clínicos uma superior resolução, e com a adição da ecocardiografia tridimensional (3DE), a visualização de estruturas cardíacas por TEE é ainda mais aperfeiçoada, facilitando melhor compreensão das relações espaciais e possibilitando medições volumétricas da função valvar e ventricular.[1] Ao longo de décadas, a tecnologia evoluiu de um único elemento rotatório para atualmente uma TEE de arranjo matricial 3D totalmente *sampleada* (3D MTEE) capaz de imageamento renderizado em volume e *display* bidimensional biplanar simultâneo em adição à função básica típica de um explorador multiplanar de TEE. O uso de 3D TEE é agora generalizado, inclusive nas práticas perioperatória e percutânea, especialmente em procedimentos percutâneos, como fechamento septal atrial, reparo de valva mitral (MV) e substituição de valva aórtica (AV). Embora 2D TEE permaneça a pedra angular do imageamento cardíaco, visualização 3D tem benefícios reconhecidos. Neste capítulo, discutiremos o uso cada vez maior da 3D MTEE na prática atual.

VALVA MITRAL

A MV é uma estrutura complexa em forma de sela com um anel fibromuscular, folhetos anterior e posterior, uma comissura anterolateral e uma posteromedial, cordas e músculos papilares. O folheto posterior é composto de três ondulações – lateral (P1), médio (P2) e medial (P3) – com segmentos anteriores virtuais correspondentes (A1, A2, A3), conforme visto na Figura 16-1. Esta segmentação do folheto, com base na nomenclatura de Carpentier, é amplamente usada para localizar lesões específicas da MV. Imageamento 2D de rotina da MV requer uma aquisição sistemática da valva por uma posição médio-esofágica com leve retroflexão. Imagens sequenciais obtidas começando com a projeção de quatro câmaras (0°), bicomissural (60°), de duas câmaras (90°–100°) e projeção de eixo longo (120°–150°) necessitam, subsequentemente, de reconstrução mental de imagens para compreender a patologia envolvida (Fig. 16-2A-D); contudo, a 3DE da MV facilita a visualização destas ondulações a partir de uma perspectiva atrial esquerda (LA) e ventricular esquerda (LV). A localização destes planos de corte 2D em uma imagem 3D está demonstrada na Figura 16-2. Há três modos de aquisição 3D, incluindo ângulo estreito, modo *zoom* e aquisição grande angular (Fig. 16-3A-C). Uma imagem 3D da MV é mais bem obtida, utilizando-se o modo *zoom* de aquisição, que minimiza artefatos de movimento decorrentes de movimento translacional, respiração e peristalse esofágica ou arritmias. Em contraste, os modos de volume total ou grande angular têm mais altas frequências de quadros, mas são mais propensos a estes artefatos. Uma vez completada a aquisição de imagem, a MV pode ser vista por uma perspectiva do LA ou "vista do cirurgião" e uma perspectiva ventricular. Embora não haja

Figura 16-1A-D

A MV é observada em uma projeção de quatro câmaras, *A*, e uma projeção a 90° simultânea, *B*, usando imageamento X-planar. Rotação do segundo plano permite avaliação da valva mitral em uma projeção bicomissural a 60°, *C*, e uma projeção de eixo longo a 145°, *D*. A, anterior; LA, átrio esquerdo; P, posterior.

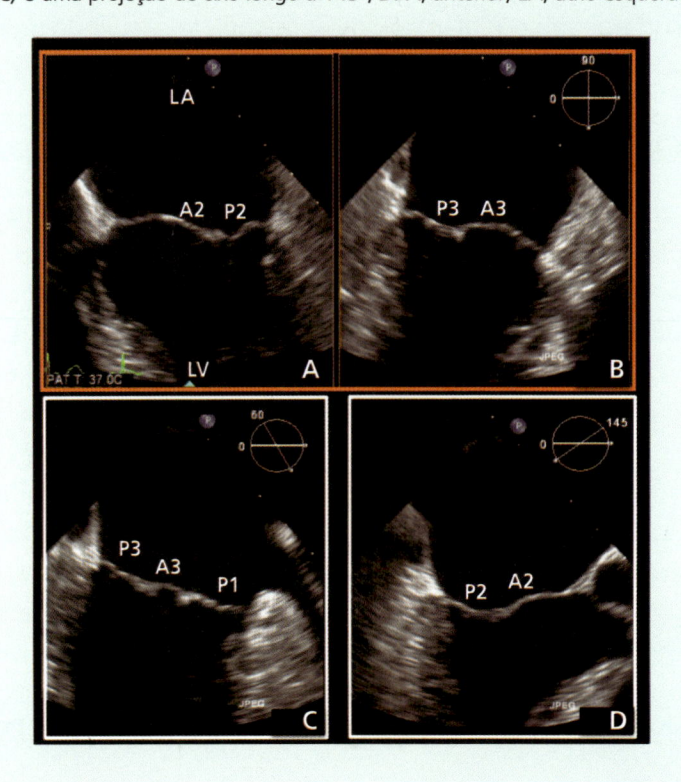

Figura 16-2A e B

A, Imagens bidimensionais da MV (**1–4**) correspondem à localização vista na imagem 3D da MV vista de uma perspectiva atrial esquerda (A). No painel B, as ondulações da MV são visualizadas de uma perspectiva LV.

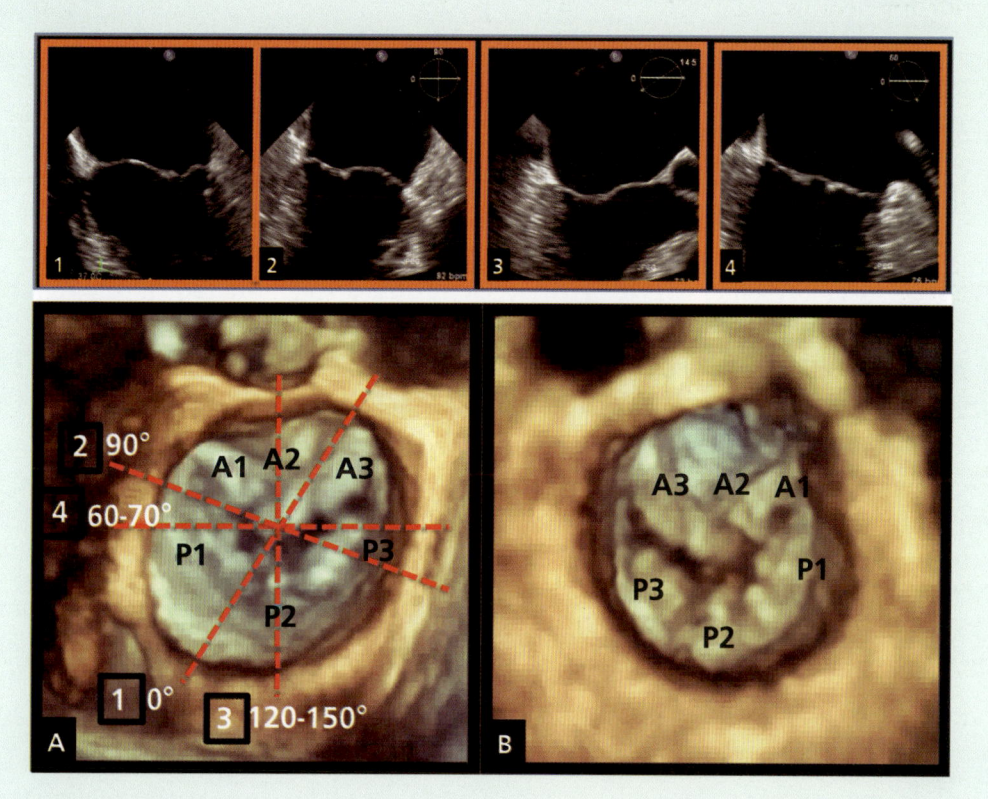

consenso oficial sobre a orientação da MV, a vista cirúrgica é a perspectiva favorecida, contribuindo para uma terminologia compartilhada no diálogo entre o ecocardiografista e o cirurgião. Esta vista é adquirida usando-se o modo 3D com *zoom* na projeção de quatro câmaras médio-esofágica e, a seguir, girando-se a MV para exibir a AV na posição de 12 horas. Anormalidades em qualquer dos componentes do aparelho da MV, incluindo o anel, folhetos, cordas tendíneas e músculos papilares, podem contribuir para um orifício regurgitante ou estenótico. Uma visualização completa dos desarranjos anatômicos é exequível por 3DE e melhora a precisão diagnóstica ao avaliar fisiopatologia de regurgitação mitral (MR) em pacientes com doença isquêmica, degenerativa ou estenótica da MV.

Figura 16-3A-C

Três modos de aquisição: ângulo estreito, A, zoom, B, e ângulo aberto, C.

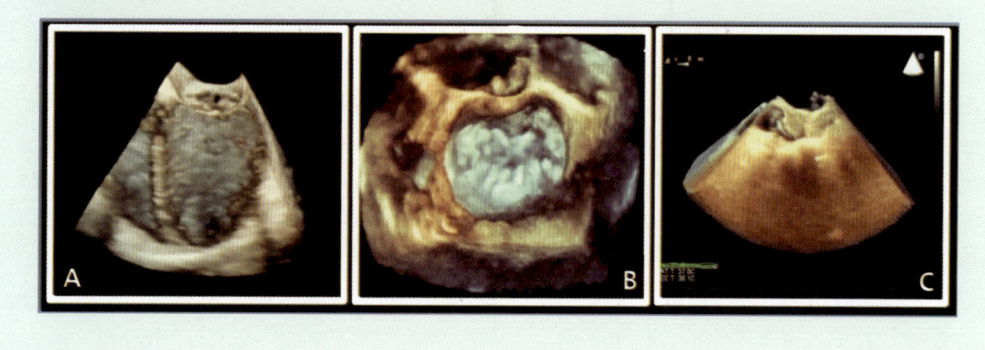

Doença degenerativa da MV é um espectro de manifestações fenotípicas de comprometimento de uma única ondulação a multissegmentar com resultante MR tipo II de Carpentier. Doença degenerativa da MV inclui doença de Barlow e deficiência fibroelástica, com a primeira caracterizada pela presença de excessivo tecido nos folhetos, alongamento ou ruptura de cordas, dilatação do anel, espessamento cordal e possível calcificação de músculo papilar e anel. Em contraste, na deficiência fibroelástica, as cordas podem ser finas com anel brandamente dilatado e um ou mais segmentos prolapsando, geralmente o segmento P2. Identificação de ondulações anormais sempre foi possível com 2D TEE; entretanto, com as imagens dinâmicas do LA ou cirúrgica da 3D TEE, uma diferenciação etiológica específica entre doença de Barlow e deficiência fibroelástica é agora possível independentemente da experiência do operador (Fig. 16-4A e B). Especificamente, a 3D TEE fornece visualização melhorada da morfologia patológica da MV, permitindo delineação reprodutível de segmentos ou ondulações anormais e facilitando avaliação objetiva do mecanismo regurgitante e da etiologia. Embora a 2D TEE seja capaz de identificar a lesão por múltiplas imagens, a 3D TEE se comprovou superior na análise de prolapso segmentar ou formação de onda, particularmente em pacientes com comprometimento comissural, e, o que é muito importante, na determinação da complexidade global das lesões em qualquer nível de *expertise*.[2-5] A complexidade da lesão depende da sua localização, número de segmentos e comprometimento dos dois folhetos.[6] Planejamento pré-cirúrgico faz parte da determinação de se uma valva é adequada para reparo ou se é necessário encaminhamento para um centro com especialização em reparo de MV. A falta de avaliação pré-operatória confiável pode levar a um desequilíbrio entre a complexidade da doença e a perícia cirúrgica, resultando em reparo malsucedido ou conversão em substituição e, assim, em maus resultados em pacientes com doença valvar complexa.[7,8]

Além de prover uma visualização anatômica única das ondas da MV e do anel e das alterações patológicas, usando-se *software* comercialmente disponível, uma multidão de parâmetros da MV pode ser derivada de um conjunto de dados volumétricos da MV, incluindo área anular, relação de diâmetro anteroposterior para intercomissural (circularização do anel), índice de planaridade, dinâmica do anel e extensão da área dos folhetos, formação de onda (*billowing*), ou volume de prolapso (Fig. 16-5). Estas medições objetivas podem ser usadas para avaliar gravidade da doença, progressão, complexidade de reparo e sucesso pós-cirúrgico.[9,10] Movimento anterior sistólico pós-reparo pode ser problemático, e embora não exista nenhum parâmetro isolado que possa confiavelmente predizer sua ocorrência, medidas derivadas com 3D TEE de ângulo mitral-aórtico anormal, presença de excesso de tecido, integridade da geometria subvalvar, volume de onda e desvio da linha de coaptação mitral podem alertar o clínico para sua probabilidade futura.[11]

A forma do anel da MV é bem conhecida com base no estudo que marcou época por Levine *et al*.[12] descrevendo a forma específica de "sela" e também esclarecendo o diagnóstico de prolapso da MV. Evitando rastreamento desajeitado e invasivo de marcador fluoroscópico ou sonomicrometria, a 3DE tem sido instrumento para enfatizar o papel da não planaridade anular e continua a desempenhar um papel em avaliar adequação para próteses customizadas ou outras estratégias de reparo, visando a restaurar ou manter a forma de sela do anel.[13-15] Teoricamente, a manutenção desta forma de sela deve conduzir à redução no esforço sobre os folhetos e, portanto, uma durabilidade melhorada do reparo. As alterações geométricas resultantes da anuloplastia podem ser avaliadas no departamento de cirurgia pós-operatoriamente, usando-se a 3D TEE.[16]

A MR isquêmica resulta de alterações geométricas da MV, especialmente do aparelho subvalvar, que é suscetível à remodelação subjacente do LV. Desvio dos músculos papilares é

> **Figura 16-4A e B**
> No painel A, há degeneração mixomatosa de uma única ondulação com uma corda rota, tipicamente chamada degeneração fibroelástica. A *seta branca* indica a corda rompida. Degeneração mixomatosa multissegmentar comprometendo os folhetos anterior e posterior está mostrada no painel B.

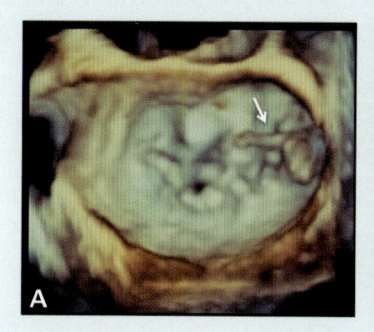

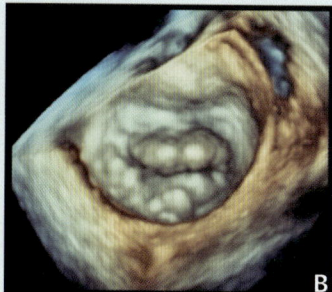

comum, resultando em cordas aderidas e, consequentemente, em má coaptação dos folhetos e, portanto, MR. Os mecanismos exatos aos quais MR é atribuída variam na literatura, com alguns estudos enfatizando remodelação anormal do LV, enquanto outros realçam a importância do posicionamento dos músculos papilares como as razões por trás da cinemática anormal da MV.[17-19] Entretanto, apesar de mecanismos não semelhantes, a redução do anel tem sido a principal solução cirúrgica para redução da MR. A 3DE em tempo real (RT3DE) permite medições volumétricas dinâmicas do aparelho mitral, oferecendo um meio possível de avaliar a adequabilidade de uma estratégia com relação a outra, quer anuloplastia, redução no tamanho LV, ou abordagens

> **Figura 16-5**
> Parâmetros da valva mitral derivados de um conjunto de dados 3D MV. A, anterior; AL, músculo papilar anterolateral; Ao, valva aórtica; P, posterior; PM, músculo papilar posteromedial.

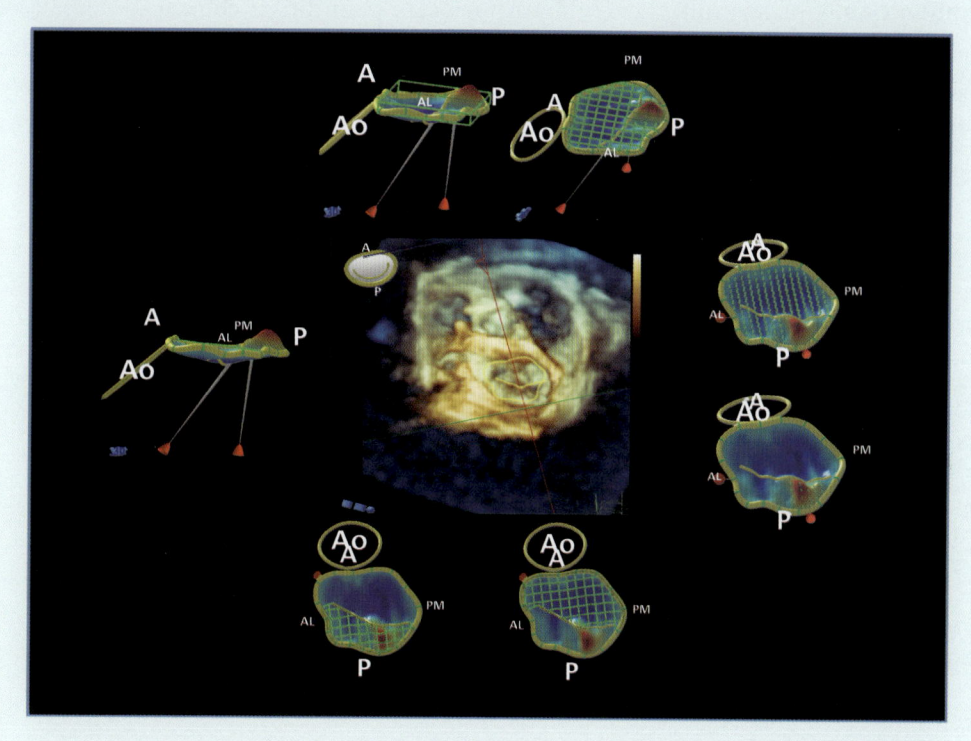

que limitam a amarração.[20] Imagens superiores do aparelho subvalvar, usando a 3D TEE, juntamente com quantificação volumétrica do volume formando tenda e da profundidade de coaptação, são instrumentos para guiar intervenções cirúrgicas.

Uma avaliação acurada da gravidade da MR é essencial para otimizar a cronologia da cirurgia, o que por sua vez tem implicações na sobrevida. Graduação da gravidade da MR com base em abordagens 2D quantitativas, como convergência de fluxo, é limitada pelas pressuposições geométricas a respeito do orifício regurgitante. A 3D TEE possibilitou uma nova abordagem para quantificação de MR, envolvendo medição direta da área do orifício regurgitante (Fig. 16-6).[21] A área anatômica do orifício regurgitante demonstrou melhor correlação com a técnica de convergência de fluxo, quando o orifício era redondo ou menos complexo, desse modo fornecendo percepção das limitações das medições 2D convencionais da *vena contracta* e da área de isovelocidade proximal.[22] Este método evita algumas das pressuposições geométricas e de fluxo que atormentavam as técnicas 2D de convergência de fluxo. A 3D TEE pode-se comprovar útil para quantificar a gravidade em casos de jatos múltiplos ou altamente excêntricos, originando-se de geometria orificial complexa. Medições de gravidade derivadas com 3D TEE são altamente reprodutíveis, assim suportando seu uso quando qualidade ou resolução espacial é um problema com ecocardiografia transtorácica (TTE). Uma discussão detalhada da quantificação de cardiopatias congênitas e adquiridas, usando-se ecocardiografia 3D com Doppler, pode ser encontrada no Capítulo 4.

Estenose mitral

Na estenose mitral, a 3D TEE serve com um meio preciso de quantificar a área do orifício mitral quando a avaliação por TTE é dificultada em pacientes com janelas ultrassonográficas ruins. A simetria da fusão comissural é, também, facilmente vista por uma orientação ventricular, o que nem sempre é obtido com uma janela transgástrica 2D (Fig. 16-7). A 3D TEE serve de instrumento durante valvoplastia mitral percutânea por balão para dirigir colocação de balão e para avaliar a extensão pós-procedimento da divisão comissural, um bom preditor de resultado.[23,24] Além disso, as relações espaciais entre a MV, o apêndice LA, o LA, o septo interatrial e as cordas são facilmente evidentes em 3D TEE. Imagem por Doppler colorido fornece *feedback* instantâneo sobre a presença e gravidade de MR pós-valvuloplastia.

Figura 16-6A-C

MR excêntrica grave é vista em um paciente com degeneração multissegmentar do folheto posterior no painel *A*. No painel *B*, uma imagem atrial esquerda demonstra prolapso grave da ondulação P3, facilmente visto no modelo paramétrico, *C*. O orifício regurgitante é, também, facilmente delineado durante análise da MV (*setas*). A, anterior; AL, músculo papilar anterolateral; Ao, valva aórtica; P, posterior; PM, músculo papilar posteromedial.

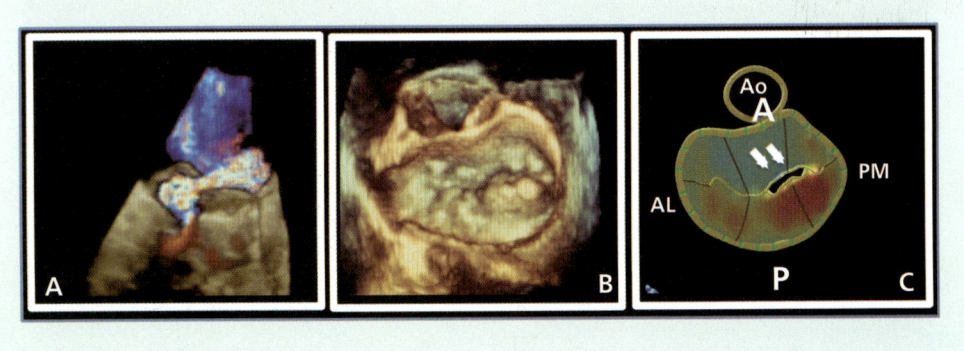

Figura 16-7A e B

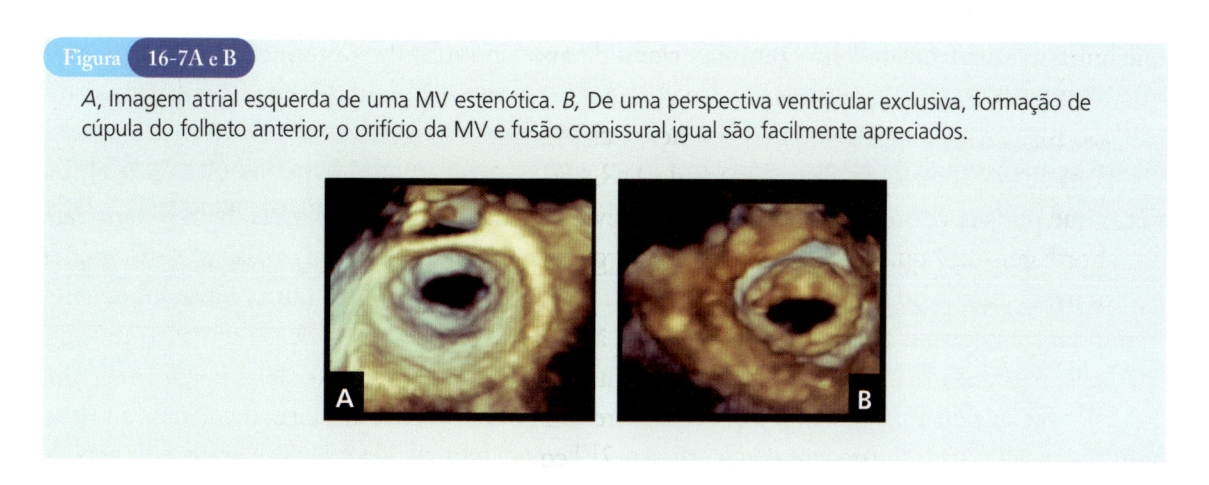

A, Imagem atrial esquerda de uma MV estenótica. *B*, De uma perspectiva ventricular exclusiva, formação de cúpula do folheto anterior, o orifício da MV e fusão comissural igual são facilmente apreciados.

Valva mitral protética

A resolução espacial mais alta da 3D TEE facilita uma avaliação realística das características morfológicas e de movimento em pacientes que receberam reparos de MV. Medição e visualização de área de orifício de MV mecânica por 3D TEE é exequível pelas perspectivas atrial e ventricular, embora a última possa ser mais difícil em razão de reverberações dos componentes altamente reflexivos da prótese. A 3D TEE correlaciona-se bem com área de orifício conforme medida pelo fabricante.[25] Ela é particularmente superior como ferramenta diagnóstica para determinar as características anatômicas, como localização e tamanho, de orifícios regurgitantes paravalvares protéticos.[26-28] As áreas de deiscência após reparo estão geralmente presentes em 3DE como uma área bem demarcada de falta de tecido com margens alisadas e com uma clara separação dinâmica do anel da MV do tecido adjacente durante o ciclo cardíaco. RT3DE combinada com TEE com Doppler de fluxo colorido demonstrou com alta precisão a presença e a gravidade do fluxo regurgitante através dos segmentos descentes, desse modo evitando o diagnóstico errado de áreas de perda de eco como defeitos paravalvares. Conjuntos de dados volumétricos adquiridos, usando-se 3D TEE, podem ser adicionalmente manipulados para medir a largura e comprimento circunferencial de defeitos, que têm implicações não apenas para o tipo de aparelho, mas também para escolha de uma conduta percutânea *versus* cirúrgica.[29] Visualização do trajeto e ponta do cateter, usando RT3D TEE, é especialmente útil para guiar e, eventualmente, colocar o oclusor de encontro a uma prótese em movimento. A imagem frontal do defeito intra ou pós-procedimento faz da 3D TEE uma modalidade desejável de imagem para operadores, efetuando reparo cirúrgico ou percutâneo nestas lesões.[30] Entretanto, embora avaliação visual seja facilmente realizada *on-line*, no presente, medições detalhadas das dimensões do orifício exigem processamento *off-line*.

Reparo ou substituição percutânea de valva mitral

Direcionamento intraoperatório de reparo com clipe de MV por 3D TEE facilita melhor visualização da trajetória do cateter, posicionamento ideal do clipe (imagem com *zoom* na imagem frontal: A2-P2), e orientação dos ramos do clipe, desse modo reduzindo o tempo de procedimento.[31] Pós-procedimento, a presença de estenose mitral pode ser excluída, avaliando-se o duplo orifício por planimetria com 3D TEE.

A 3D TEE em tempo real é também muito útil para o intervencionista, efetuando procedimentos de valva na valva na posição MV. A partir do posicionamento do cateter da prótese até avaliação de diferenças entre pré- e pós-dilatação com balão, a 3D TEE tem dirigido posicionamento bem-sucedido da bioprótese. A 3D TEE serve de instrumento para manobrar o fio-guia através do orifício da valva em vez de através de uma perfuração de folheto, o que poderia levar a uma embolia depois da insuflação do balão.[32]

VALVA AÓRTICA

A AV faz parte de um complexo dinâmico da raiz aórtica, abrangendo desde as inserções basais dos folhetos da valva no ventrículo até a junção sinotubular. Uma AV normal consiste em três folhetos: esquerdo, direito e não coronariana, que são com base na sua relação à origem da artéria coronária. Os folhetos se inserem imediatamente abaixo do seio de Valsalva. Análise 3D detalhada da AV demonstrou que esta região clinicamente definida não tem uma estrutura anular verdadeiramente circular ou individualizada, mas frequentemente é elíptica com uma aparência que se assemelha a uma coroa com três projeções. O complexo da raiz aórtica parece simples, porém é intrincado na sua relação anatômica e mecânica com outras estruturas adjacentes, especificamente a MV.

Imageamento da AV deve ser abrangente, apanhando todos os componentes do complexo da raiz aórtica, especialmente suas inter-relações espaciais e geométricas. Uma aquisição com modo *zoom* ou grande angular com 3D TEE permite medição precisa da raiz aórtica, em qualquer nível ou plano desejado, e desempenha um papel integrante do planejamento para intervenções cirúrgicas e percutâneas na posição aórtica. Uma imagem biplanar e aórtica da AV em um sujeito normal e em um paciente com estenose aórtica grave estão comparadas na Figura 16-8A e B. Avaliação pré-operatória precisa das dimensões do complexo da raiz aórtica é crítica para planejamento cirúrgico e seleção de paciente e para assegurar um procedimento bem-sucedido em pacientes submetidos à implantação de AV percutânea para estenose aórtica grave. Em contraste com medições de anel aórtico derivadas com 2D de projeções sagitais, que fornecem valores subestimados, as medidas derivadas por 3D TEE de projeções sagitais e coronais se correlacionam fortemente com medições aórticas de dupla fonte por tomografia computadorizada.[33] Medidas dos diâmetros coronais usando 3DE foram descritas como sendo significativamente maiores do que medidas obtidas, usando-se 2D TTE ou 2D TEE.[33] É inerente às medidas 2D a pressuposição de que o anel aórtico é circular em vez de elipsoide como demonstrado por tomografia computadorizada e imagem de ressonância magnética.[34–36] A 3D TEE é útil para avaliar reprodutivelmente a distância entre o anel aórtico e os óstios coronarianos com o objetivo de evitar oclusão de óstio coronariano por próteses. Entretanto, calcificação importante pode afetar a qualidade de imagem, quando se usa 3D TEE, limitando a precisão de algumas destas medições. Implantação percutânea de AV (TAVI) é facilmente vista, usando-se imageamento biplanar; todavia, a visualização da valva por uma orientação aórtica demonstra o *stent* com artefato de florescência e má visualização dos folhetos aórticos (Fig. 16-8C). Embora a 3D TEE possa ajudar na avaliação do diâmetro do anel aórtico e a dirigir o procedimento TAVI, avaliação de vazamentos paravalvares permanece difícil e é principalmente quantitativa.

O fechamento percutâneo investigacional de vazamentos paraprotéticos AV está ganhando terreno no tratamento de pacientes que não são julgados candidatos cirúrgicos adequados. Vazamentos pequenos ou clinicamente insignificativas não são infrequentes, mas quando eles são importantes podem ser associados à hemólise, arritmias ou insuficiência cardíaca congestiva.[37] Isto é especialmente difícil em pacientes com altas taxas de mortalidade reoperatória. Desde guiar o

Figura 16-8A-C

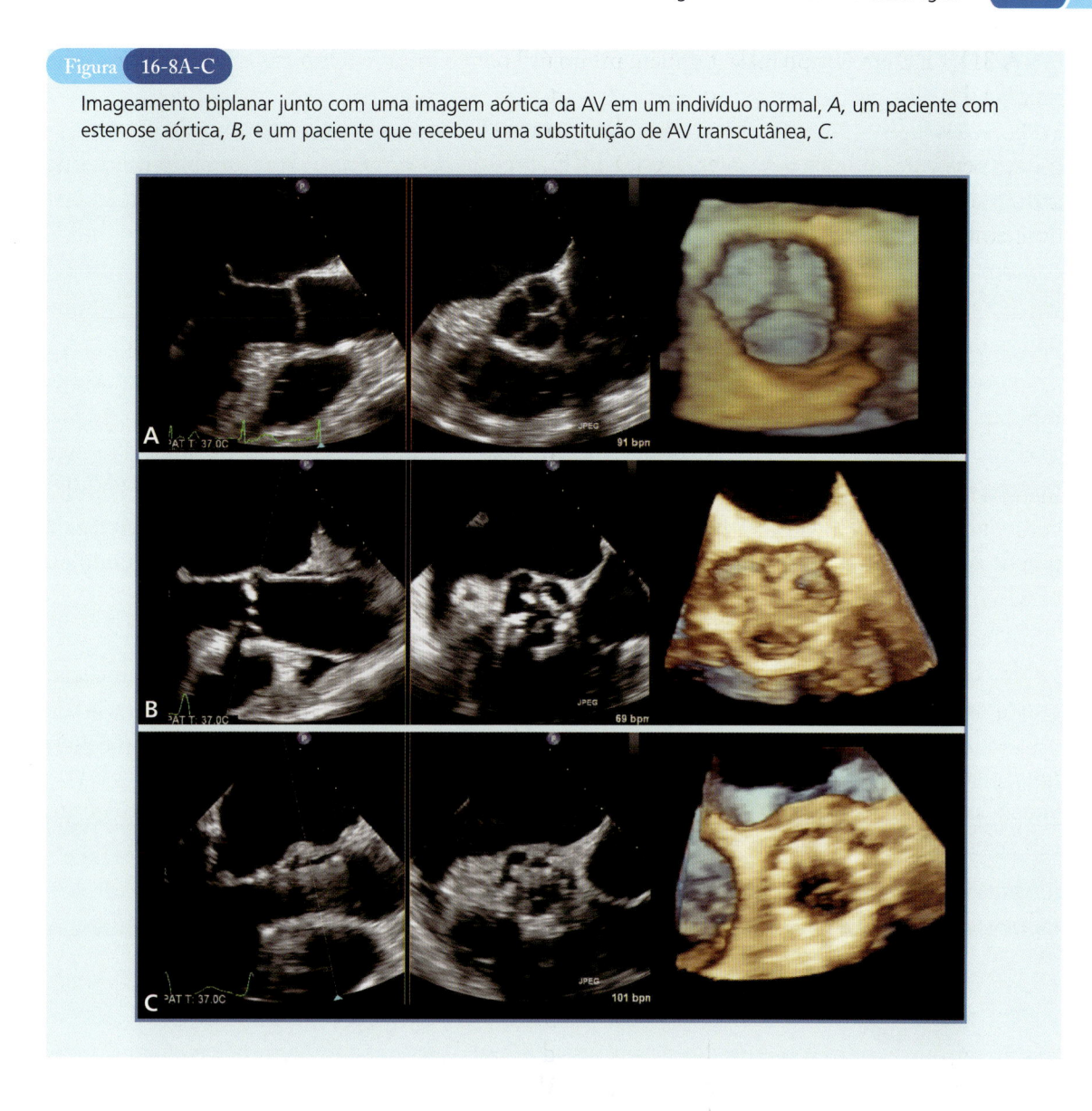

Imageamento biplanar junto com uma imagem aórtica da AV em um indivíduo normal, *A*, um paciente com estenose aórtica, *B*, e um paciente que recebeu uma substituição de AV transcutânea, *C*.

curso de fios-guias até o posicionamento final do aparelho, a 3D TEE pode servir de instrumento no fechamento percutâneo destes orifícios regurgitantes com dispositivos oclusores.

A TEE tridimensional é capaz de delinear os detalhes morfológicos de uma AV apesar da sua propensão a artefatos de perda de sinal. A 3D TEE é superior à 2D TEE em detectar perfurações de valva ao possibilitar imagens anatômicas frontais dos folhetos da valva, desse modo permitindo localização precisa de perfuração da valva.[38] Em pacientes com AV bicúspide, designações morfológicas por 3D TEE se correlacionaram fortemente com achados anatômicos cirúrgicos, o que é útil não apenas para identificar a entidade patológica, mas também para determinar contraindicações à terapia com valva percutânea.[39] A gravidade da estenose aórtica pode ser avaliada por planimetria da área do orifício da AV. A 3D TEE pode desempenhar um papel adjuntivo em determinar o plano de corte transversal ideal que contém o menor orifício da valva para planimetria.[40] Similarmente, a 3D TEE pode ajudar na planimetria da área do orifício regurgitante na regurgitação aórtica. Adicionalmente, tipo e extensão de obstrução nas regiões da saída do LV e supra-aórtica são mais fáceis de visualizar e quantificar, usando-se 3D TEE.[41]

VENTRÍCULO ESQUERDO

Quantificação do tamanho e função do LV e avaliação de anormalidades regionais do movimento da parede são um aspecto essencial da TEE. Função do LV é um determinante capital de morbidade e mortalidade e serve como um meio de estratificar o risco dos pacientes independentemente da causa da disfunção.[42-46] Avaliação qualitativa da fração de ejeção LV ainda é comum apesar da variabilidade inadequada interobservadores. Entretanto, técnicas quantitativas 2D são limitadas pela sua dependência de pressuposições geométricas apesar de cardiomiopatia subjacente, subjetividade de angulação e dificuldade com a definição do endocárdio.[47-49] A dimensão acrescentada confere superioridade sobre a técnica 2D ao permitir quantificação volumétrica (Fig. 16-9A e B). Como ela não está sujeita às pressuposições geométricas da 2DE, a 3DE permite quantificação exata, diferenciação do endocárdio e visualização do ápice. Por essa razão, a 3DE é mais adequada para efetuar medições volumétricas, quando a forma do LV está distorcida por insultos isquêmicos que resultaram em anormalidade regional do movimento da parede ou aneurisma, ou quando há assimetria como consequência de cardiopatia congênita ou cardiomiopatia não isquêmica.

Medições de volume são efetuadas em modo volume total em três a quatro segundos, exigindo que os subvolumes sejam costurados entre si. O sistema semiautomático de quantificação atualmente exige identificação de pontos de referência na MV e ápice, resultando na geração de uma margem endocárdica manualmente corrigível. A 3D TEE é útil perioperatoriamente para quantificar fração de ejeção, capacitando as equipes cirúrgicas a estratificar o risco dos pacientes em conformidade com ela. Ela é incrementalmente útil no departamento de cirurgia em pacientes pós-ventriculectomia. O uso de uma aquisição de volume LV em ângulo aberto facilita caracterização de funções global e regional. Anormalidades regionais do movimento da parede podem ser confirmadas em projeções de eixo curto em adição às projeções de eixo longo padrão. À

Figura 16-9A e B

A, Imageamento biplanar do LV mostra uma projeção de quatro câmaras *(à esquerda, em cima e embaixo)* e projeções simultâneas de três câmaras *(à direita, em cima)* e de duas câmaras *(à direita, embaixo)*. *B*, Quantificação 3D do LV usando um programa de rastreamento de limites semiautomático (Q-Lab, Philips Healthcare, Andover, MA).

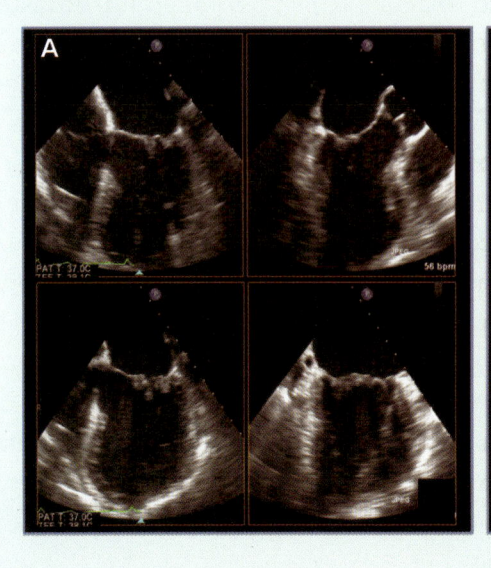

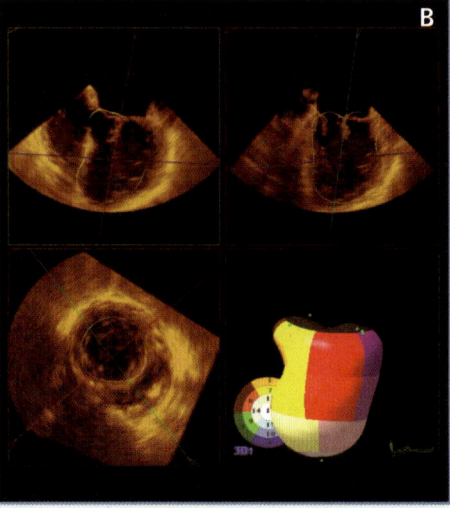

medida que o *software* de detecção de limites *on-line* se torne completamente integrado, ele reduzirá significativamente o tempo despendido em análise *off-line*, melhorando ainda mais o fluxo de trabalho clínico.

VENTRÍCULO DIREITO

Avaliação da função e dimensão ventricular direita (RV) é diagnosticamente desafiador em razão da geometria estrutural complexa do RV, que não se presta facilmente à quantificação. A avaliação volumétrica 2D depende de pressupostos geométricos e é propensa a erros de posicionamento de plano de imagem.[50] O RV tem forma de crescente com uma parede livre de forma convexa e um septo interventricular de forma côncava; ele consiste em uma entrada e um trato muscular apical e de saída que é desprovido de um eixo reto.[51] Alterações na função ou no tamanho do RV têm implicações prognósticas e, por essa razão, necessitam de uma ferramenta diagnóstica que possa superar as limitações de precisão reduzida e de variabilidade que atormentam as avaliações 2D qualitativas convencionais.[52–55] Isto é particularmente relevante durante cirurgia cardíaca, quando alterações perioperatórias na função RV podem ser cruciais e podem, por conseguinte, influenciar o tratamento clínico ou as intervenções cirúrgicas[56,57] Embora imagem de ressonância magnética seja atualmente o padrão ouro para quantificação RV, ela não é adequada para avaliação perioperatória em parte por causa dos seus fortes campos magnéticos. A 3D TTE, utilizando *software* adaptado ao serviço, demonstrou volumes RV comparáveis àqueles mostrados em imagem de ressonância magnética em indivíduos normais; gerou seu próprio conjunto de valores de referência; e confirmou utilidade em estados patológicos, incluindo cardiopatia valvar, hipertensão pulmonar e cardiopatia congênita.[58–61] A 3D TEE fornece volumes do RV comparáveis à TTE e tem o potencial de aumentar o contraste do limite endocárdico; assim, ela pode-se tornar uma ferramenta indispensável para avaliação intraoperatória da função RV durante transplantes cardíacos ortotópicos para tetralogia de Fallot, atresia tricúspide e anomalia de Ebstein.[52,62] A RT3DE tem o potencial acrescido de rastrear alterações de batimento a batimento nos volumes ventriculares, o que pode fornecer a percepção necessária para contratilidade do RV e LV.[63]

CARDIOPATIA CONGÊNITA

Reparos cirúrgicos complicados combinados com dificuldades impostas pelas janelas acústicas tornam a 3D TEE uma modalidade de imagem complementar em pacientes com cardiopatia congênita. As imagens frontais disponíveis, usando-se 3D TEE, permitem uma avaliação abrangente de defeitos dos folhetos das valvas atrioventriculares. Em adição às estruturas valvares, a complexidade global e relações espaciais dos defeitos septais atriais e ventriculares adjacentes podem ser discernidas, usando-se 3D TEE. Reformatações multiplanares facilitam o dimensionamento preciso destes defeitos. Muitos defeitos congênitos não se prestam facilmente a uma avaliação por 2DE. A 3DE facilita estas imagens não obteníveis que, potencialmente, incluem todos os componentes do reparo cirúrgico planejado.[51]

Defeito septal atrial

Fechamento de comunicações interatriais com dispositivo percutâneo tornou-se amplamente aceito como alternativa à cirurgia para prevenção de embolia paradoxal ou *shunting* importante da esquerda para a direita. A 3D TEE tem sido empregada com sucesso não apenas na avaliação do tamanho, tipo, alterações dinâmicas, localização e margens adjacentes de defeitos septais atri-

Figura 16-10A-G

Imageamento biplanar de um ASD tipo *secundum* durante fechamento percutâneo visualiza cruzamento do cateter através do ASD, painéis *A*, *D* e *E*. Usando 3DE, o cateter é visto de uma perspectiva atrial, *D*, e de um ponto de vista atrial direito, *E*. Colocação do dispositivo guiada por imageamento biplanar mostra desalinhamento do aparelho, *B*, e a implantação final, *C*. Este dispositivo de fechamento abrange o septo interatrial inteiro e se aproxima do anel da MV, conforme visto pelo átrio esquerdo, *F*, e pode ser visto pela orientação atrial direita, *G*. LA, átrio esquerdo; RA, átrio direito.

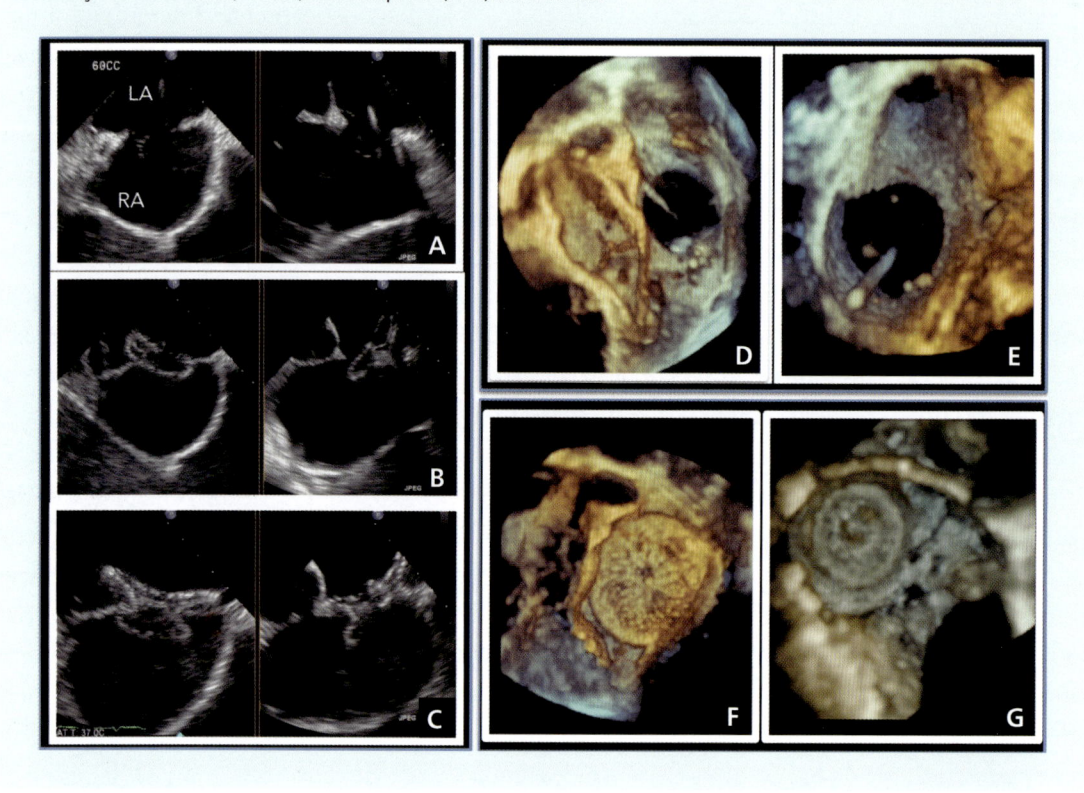

ais (ASDs), mas também na seleção de pacientes para oclusão percutânea.[64-67] Intraoperatoriamente, a RT3DE desempenha um papel importante no direcionamento e na manipulação por cateteres, como visto na Figura 16-10A-C.[68,69] Projeções de imagem podem facilmente ser manipuladas para revelar a relação entre o sistema de aplicação do cateter, incluindo o oclusor, e o defeito.[70] A RT3D TEE é também melhor em definir a forma complexa e as relações espaciais do ASD e as estruturas circunvizinhas, como as valvas, veias pulmonares e grandes vasos.[67,71] A 3D TEE se correlaciona bem com uma técnica invasiva com balão na medição do diâmetro do ASD e fornece uma localização precisa de múltiplos ASDs.[72,73] O uso de RT3D TEE para dirigir a colocação de dispositivo percutâneo de fechamento de ASDs foi bem descrito.

Defeito septal ventricular

O tamanho, o número, a forma e a localização do defeito septal ventricular podem ser visualizados como um guia para planejamento cirúrgico ou para guiar intervenção percutânea para defeitos considerados adequados para fechamento percutâneo. A capacidade da 3DE de avaliar formas complexas de defeitos septais ventriculares faz dela uma técnica ideal para monitorar fechamento de defeitos septais ventriculares.

CONCLUSÃO

Em suma, a 3D TEE se tornou uma parte indispensável da ecocardiografia de rotina, especialmente em situações em que a qualidade de imagem da TTE é comprometida. A tecnologia da 3D TEE é atualmente limitada pela resolução espacial e temporal e se beneficiaria adicionalmente de miniaturização de certos componentes, frequências mais altas e *software* quantitativo automático.

REFERÊNCIAS

1. Sugeng L, Shernan SK, Salgo IS, et al. Live 3-dimensional transesophageal echocardiography initial experience using the fully-sampled matrix array probe. *J Am Coll Cardiol*. 2008;52(6):446–449.
2. Chandra S, Salgo IS, Sugeng L, et al. Characterization of degenerative mitral valve disease using morphologic analysis of real-time three-dimensional echocardiographic images: objective insight into complexity and planning of mitral valve repair. *Circ Cardiovasc Imaging*. 2011;4(1):24–32.
3. Garcia-Orta R, Moreno E, Vidal M, et al. Three-dimensional versus two-dimensional transesophageal echocardiography in mitral valve repair. *J Am Soc Echocardiogr*. 2007;20(1):4–12.
4. Grewal J, Mankad S, Freeman WK, et al. Real-time three-dimensional transesophageal echocardiography in the intraoperative assessment of mitral valve disease. *J Am Soc Echocardiogr*. 2009;22(1):34–41.
5. Pepi M, Tamborini G, Maltagliati A, et al. Head-to-head comparison of two- and three-dimensional transthoracic and transesophageal echocardiography in the localization of mitral valve prolapse. *J Am Coll Cardiol*. 2006;48(12):2524–2530.
6. Omran AS, Woo A, David TE, et al. Intraoperative transesophageal echocardiography accurately predicts mitral valve anatomy and suitability for repair. *J Am Soc Echocardiogr*. 2002;15(9):950–957.
7. David TE. Outcomes of mitral valve repair for mitral regurgitation due to degenerative disease. *Semin Thorac Cardiovasc Surg*. 2007;19(2):116–120.
8. Lee EM, Shapiro LM, Wells FC. Superiority of mitral valve repair in surgery for degenerative mitral regurgitation. *Eur Heart J*. 1997;18(4):655–663.
9. Maffessanti F, Marsan NA, Tamborini G, et al. Quantitative analysis of mitral valve apparatus in mitral valve prolapse before and after annuloplasty: a three-dimensional intraoperative transesophageal study. *J Am Soc Echocardiogr*. 2011;24(4):405–413.
10. Grewal J, Suri R, Mankad S, et al. Mitral annular dynamics in myxomatous valve disease: new insights with real-time 3-dimensional echocardiography. *Circulation*. 2010;121(12):1423–1431.
11. Kim DH, Handschumacher MD, Levine RA, et al. In vivo measurement of mitral leaflet surface area and subvalvular geometry in patients with asymmetrical septal hypertrophy: insights into the mechanism of outflow tract obstruction. *Circulation*. 2010;122(13):1298–1307.
12. Levine RA, Triulzi MO, Harrigan P, Weyman AE. The relationship of mitral annular shape to the diagnosis of mitral valve prolapse. *Circulation*. 1987;75(4):756–767.
13. Watanabe N, Ogasawara Y, Yamaura Y, et al. Quantitation of mitral valve tenting in ischemic mitral regurgitation by transthoracic real-time three-dimensional echocardiography. *J Am Coll Cardiol*. 2005;45(5):763–769.
14. Kaplan SR, Bashein G, Sheehan FH, et al. Three-dimensional echocardiographic assessment of annular shape changes in the normal and regurgitant mitral valve. *Am Heart J*. 2000;139(3):378–387.
15. Kwan J, Shiota T, Agler DA, et al. Geometric differences of the mitral apparatus between ischemic and dilated cardiomyopathy with significant mitral regurgitation: real-time three-dimensional echocardiography study. *Circulation*. 2003;107(8):1135–1140.
16. Mahmood F, Subramaniam B, Gorman JH 3rd, et al. Three-dimensional echocardiographic assessment of changes in mitral valve geometry after valve repair. *Ann Thorac Surg*. 2009;88(6):1838–1844.
17. Otsuji Y, Handschumacher MD, Liel-Cohen N, et al. Mechanism of ischemic mitral regurgitation with segmental left ventricular dysfunction: three-dimensional echocardiographic studies in models of acute and chronic progressive regurgitation. *J Am Coll Cardiol*. 2001;37(2):641–648.
18. Kaul S, Spotnitz WD, Glasheen WP, Touchstone DA. Mechanism of ischemic mitral regurgitation. An experimental evaluation. *Circulation*. 1991;84(5):2167–2180.

19. Yosefy C, Beeri R, Guerrero JL, et al. Mitral regurgitation after anteroapical myocardial infarction: new mechanistic insights. *Circulation*. 2011;123(14):1529–1536.
20. Veronesi F, Corsi C, Sugeng L, et al. Quantification of mitral apparatus dynamics in functional and ischemic mitral regurgitation using real-time 3-dimensional echocardiography. *J Am Soc Echocardiogr*. 2008;21(4):347–354.
21. Chandra S, Salgo IS, Sugeng L, et al. A three-dimensional insight into the complexity of flow convergence in mitral regurgitation: adjunctive benefit of anatomic regurgitant orifice area. *Am J Physiol Heart Circ Physiol*. 2011;301(3):H1015–1024. Epub 2011 Jun 10.
22. Altiok E, Hamada S, van Hall S, et al. Comparison of direct planimetry of mitral valve regurgitation orifice area by three-dimensional transesophageal echocardiography to effective regurgitant orifice area obtained by proximal flow convergence method and vena contracta area determined by color Doppler echocardiography. *Am J Cardiol*. 2011;107(3):452–458.
23. Langerveld J, Valocik G, Plokker HW, et al. Additional value of three-dimensional transesophageal echocardiography for patients with mitral valve stenosis undergoing balloon valvuloplasty. *J Am Soc Echocardiogr*. 2003;16(8):841–849.
24. Fatkin D, Roy P, Morgan JJ, Feneley MP. Percutaneous balloon mitral valvotomy with the Inoue single-balloon catheter: commissural morphology as a determinant of outcome. *J Am Coll Cardiol*. 1993;21(2):390–397.
25. Mannaerts H, Li Y, Kamp O, et al. Quantitative assessment of mechanical prosthetic valve area by 3-dimensional transesophageal echocardiography. *J Am Soc Echocardiogr*. 2001;14(7):723–731.
26. Zamorano JL, Badano LP, Bruce C, et al. EAE/ASE recommendations for the use of echocardiography in new transcatheter interventions for valvular heart disease. *J Am Soc Echocardiogr*. 2011;24(9):937–965.
27. Perk G, Lang RM, Garcia-Fernandez MA, et al. Use of real time three-dimensional transesophageal echocardiography in intracardiac catheter based interventions. *J Am Soc Echocardiogr*. 2009;22(8):865–882.
28. Kronzon I, Sugeng L, Perk G, et al. Real-time 3-dimensional transesophageal echocardiography in the evaluation of post-operative mitral annuloplasty ring and prosthetic valve dehiscence. *J Am Coll Cardiol*. 2009;53(17):1543–1547.
29. Pate GE, Thompson CR, Munt BI, Webb JG. Techniques for percutaneous closure of prosthetic paravalvular leaks. *Catheter Cardiovasc Interv*. 2006;67(1):158–166.
30. Hamilton-Craig C, Boga T, Platts D, et al. The role of 3D transesophageal echocardiography during percutaneous closure of paravalvular mitral regurgitation. *JACC Cardiovasc Imaging*. 2009;2(6):771–773.
31. Biner S, Perk G, Kar S, et al. Utility of combined two-dimensional and three-dimensional transesophageal imaging for catheter-based mitral valve clip repair of mitral regurgitation. *J Am Soc Echocardiogr*. 2011;24(6):611–617.
32. Nunez-Gil IJ, Gonçalves A, Rodriguez E, et al. Transapical mitral valve-in-valve implantation: a novel approach guided by three-dimensional transoesophageal echocardiography. *Eur J Echocardiogr*. 2011;12(4):335–337.
33. Altiok E, Koos R, Schröder J, et al. Comparison of two-dimensional and three-dimensional imaging techniques for measurement of aortic annulus diameters before transcatheter aortic valve implantation. *Heart*. 2011;97(19):1578–1584. Epub 2011 Jun 23.
34. Tops LF, Wood DA, Delgado V, et al. Noninvasive evaluation of the aortic root with multislice computed tomography implications for transcatheter aortic valve replacement. *JACC Cardiovasc Imaging*. 2008;1(3):321–330.
35. Piazza N, de Jaegere P, Schultz C, et al. Anatomy of the aortic valvar complex and its implications for transcatheter implantation of the aortic valve. *Circ Cardiovasc Interv*. 2008;1(1):74–81.
36. Messika-Zeitoun D, Serfaty JM, Brochet E, et al. Multimodal assessment of the aortic annulus diameter: implications for transcatheter aortic valve implantation. *J Am Coll Cardiol*. 2010;55(3):186–194.
37. Pate GE, Al Zubaidi A, Chandavimol M, et al. Percutaneous closure of prosthetic paravalvular leaks: case series and review. *Catheter Cardiovasc Interv*. 2006;68(4):528–533.
38. Thompson KA, Shiota T, Tolstrup K, et al. Utility of three-dimensional transesophageal echocardiography in the diagnosis of valvular perforations. *Am J Cardiol*. 2011;107(1):100–102.

39. Espinola-Zavaleta N, Munoz-Castellanos L, Attie F, et al. Anatomic three-dimensional echocardiographic correlation of bicuspid aortic valve. *J Am Soc Echocardiogr.* 2003;16(1):46–53.
40. Nakai H, Takeuchi M, Yoshitani H, et al. Pitfalls of anatomical aortic valve area measurements using two-dimensional transoesophageal echocardiography and the potential of three-dimensional transoesophageal echocardiography. *Eur J Echocardiogr.* 2010;11(4):369–376.
41. Marechaux S, Juthier F, Banfi C, et al. Illustration of the echocardiographic diagnosis of subaortic membrane stenosis in adults: surgical and live three-dimensional transoesophageal findings. *Eur J Echocardiogr.* 2011;12(1):E2.
42. Dujardin KS, Enriquez-Sarano M, Schaff HV, et al. Mortality and morbidity of aortic regurgitation in clinical practice. A long-term follow-up study. *Circulation.* 1999;99(14):1851–1857.
43. Ling LH, Enriquez-Sarano M, Seward JB, et al. Clinical outcome of mitral regurgitation due to flail leaflet. *N Engl J Med.* 1996;335(19):1417–1423.
44. Moss AJ, Daubert J, Zareba W. MADIT-II: clinical implications. *Card Electrophysiol Rev.* 2002;6(4):463–465.
45. White HD, Norris RM, Brown MA, et al. Left ventricular end-systolic volume as the major determinant of survival after recovery from myocardial infarction. *Circulation.* 1987;76(1):44–51.
46. Wong M, Johnson G, Shabetai R, et al. Echocardiographic variables as prognostic indicators and therapeutic monitors in chronic congestive heart failure. Veterans Affairs cooperative studies V-HeFT I and II. V-HeFT VA Cooperative Studies Group. *Circulation.* 1993;87(Suppl 6):VI65–VI70.
47. Malm S, Frigstad S, Sagberg E, et al. Accurate and reproducible measurement of left ventricular volume and ejection fraction by contrast echocardiography: a comparison with magnetic resonance imaging. *J Am Coll Cardiol.* 2004;44(5):1030–1035.
48. Thomson HL, Basmadjian AJ, Rainbird AJ, et al. Contrast echocardiography improves the accuracy and reproducibility of left ventricular remodeling measurements: a prospective, randomly assigned, blinded study. *J Am Coll Cardiol.* 2001;38(3):867–875.
49. Yu EH, Sloggett CE, Iwanochko RM, et al. Feasibility and accuracy of left ventricular volumes and ejection fraction determination by fundamental, tissue harmonic, and intravenous contrast imaging in difficult-to-image patients. *J Am Soc Echocardiogr.* 2000;13(3):216–224.
50. Aebischer NM, Czegledy F. Determination of right ventricular volume by two-dimensional echocardiography with a crescentic model. *J Am Soc Echocardiogr.* 1989;2(2):110–118.
51. Simpson JM, Miller O. Three-dimensional echocardiography in congenital heart disease. *Arch Cardiovasc Dis.* 2011;104(1):45–56.
52. Fusini L, Tamborini G, Gripari P, et al. Feasibility of intraoperative three-dimensional transesophageal echocardiography in the evaluation of right ventricular volumes and function in patients undergoing cardiac surgery. *J Am Soc Echocardiogr.* 2011;24(8):868–877.
53. Kaul TK, Fields BL. Postoperative acute refractory right ventricular failure: incidence, pathogenesis, management and prognosis. *Cardiovasc Surg.* 2000;8(1):1–9.
54. Sun JP, James KB, Yang XS, et al. Comparison of mortality rates and progression of left ventricular dysfunction in patients with idiopathic dilated cardiomyopathy and dilated versus nondilated right ventricular cavities. *Am J Cardiol.* 1997;80(12):1583–1587.
55. Salehian O, Schwerzmann M, Merchant N, et al. Assessment of systemic right ventricular function in patients with transposition of the great arteries using the myocardial performance index: comparison with cardiac magnetic resonance imaging. *Circulation.* 2004;110(20):3229–3233.
56. Rudski LG, Lai WW, Afilalo J, et al. Guidelines for the echocardiographic assessment of the right heart in adults: a report from the American Society of Echocardiography endorsed by the European Association of Echocardiography, a registered branch of the European Society of Cardiology, and the Canadian Society of Echocardiography. *J Am Soc Echocardiogr.* 2010;23(7):685–713; quiz 86–88.
57. Haddad F, Doyle R, Murphy DJ, Hunt SA. Right ventricular function in cardiovascular disease, part II: pathophysiology, clinical importance, and management of right ventricular failure. *Circulation.* 2008;117(13):1717–1731.
58. Tamborini G, Marsan NA, Gripari P, et al. Reference values for right ventricular volumes and ejection fraction with real-time three-dimensional echocardiography: evaluation in a large series of normal subjects. *J Am Soc Echocardiogr.* 2010;23(2):109–115.

59. Leibundgut G, Rohner A, Grize L, *et al.* Dynamic assessment of right ventricular volumes and function by real-time three-dimensional echocardiography: a comparison study with magnetic resonance imaging in 100 adult patients. *J Am Soc Echocardiogr.* 2010;23(2):116–126.
60. Grewal J, Majdalany D, Syed I, *et al.* Three-dimensional echocardiographic assessment of right ventricular volume and function in adult patients with congenital heart disease: comparison with magnetic resonance imaging. *J Am Soc Echocardiogr.* 2010;23(2):127–133.
61. Nesser HJ, Tkalec W, Patel AR, *et al.* Quantitation of right ventricular volumes and ejection fraction by three-dimensional echocardiography in patients: comparison with magnetic resonance imaging and radionuclide ventriculography. *Echocardiography.* 2006;23(8):666–680.
62. De Simone R, Wolf I, Mottl-Link S, *et al.* Intraoperative assessment of right ventricular volume and function. *Eur J Cardiothorac Surg.* 2005;27(6):988–993.
63. Jenkins C, Bricknell K, Hanekom L, Marwick TH. Reproducibility and accuracy of echocardiographic measurements of left ventricular parameters using real-time three-dimensional echocardiography. *J Am Coll Cardiol.* 2004;44(4):878–886.
64. Balzer J, Kuhl H, Franke A. Real-time three-dimensional transoesophageal echocardiography for guidance of atrial septal defect closures. *Eur Heart J.* 2008;29(18):2226.
65. Ge S. How can we best image congenital heart defects? Are two-dimensional and three-dimensional echocardiography competitive or complementary? *J Am Soc Echocardiogr.* 2010;23(7):722–725.
66. Belohlavek M, Foley DA, Gerber TC, *et al.* Three-dimensional ultrasound imaging of the atrial septum: normal and pathologic anatomy. *J Am Coll Cardiol.* 1993;22(6):1673–1678.
67. Marx GR, Fulton DR, Pandian NG, *et al.* Delineation of site, relative size and dynamic geometry of atrial septal defects by real-time three-dimensional echocardiography. *J Am Coll Cardiol.* 1995;25(2):482–490.
68. Lodato JA, Cao QL, Weinert L, *et al.* Feasibility of real-time three-dimensional transoesophageal echocardiography for guidance of percutaneous atrial septal defect closure. *Eur J Echocardiogr.* 2009;10(4):543–548.
69. Magni G, Hijazi ZM, Pandian NG, *et al.* Two- and three-dimensional transesophageal echocardiography in patient selection and assessment of atrial septal defect closure by the new DAS-Angel Wings device: initial clinical experience. *Circulation.* 1997;96(6):1722–1728.
70. Georgakis A, Radtke WA, Lopez C, *et al.* Complex atrial septal defect: percutaneous repair guided by three-dimensional echocardiography. *Echocardiography.* 2010;27(5):590–593.
71. Franke A, Kuhl HP, Rulands D, *et al.* Quantitative analysis of the morphology of secundum-type atrial septal defects and their dynamic change using transesophageal three-dimensional echocardiography. *Circulation.* 1997;96(Suppl 9):II-323–II-327.
72. Zhu W, Cao QL, Rhodes J, Hijazi ZM. Measurement of atrial septal defect size: a comparative study between three-dimensional transesophageal echocardiography and the standard balloon sizing methods. *Pediatr Cardiol.* 2000;21(5):465–469.
73. Abdel-Massih T, Dulac Y, Taktak A, *et al.* Assessment of atrial septal defect size with 3D-transesophageal echocardiography: comparison with balloon method. *Echocardiography.* 2005;22(2):121–127.

Índice Remissivo

Entradas acompanhadas por um *f* ou *t* em itálico indicam Figuras e Tabelas, respectivamente.

2DE (Ecocardiografia Bidimensional), 49*t*, 138
  aquisição *gated*, 19, 20
    não sequencial, 19
    sequencial, 20
2DSTE (Ecocardiografia 2D de Rastreamento por Pontos), 68
2DTTE (Ecocardiografia Transtorácica Bidimensional), 257
3D MTTE (Ecocardiografia Transesofágica Tridimensional Matricial), 277-289
  AV, 284
  cardiopatia congênita, 287
    ASD, 287
    VSD, 288
  MV, 278
    estenose mitral, 282
    protética, 283
    reparo de, 283
    substituição de, 283
    percutânea, 283
  RV, 287
  LV, 286
3D (Tridimensional), 138
  análise, 67
    de movimento regional, 67
      da parede, 67
    de sincronia, 67
    de *strain*, 67
  exame, 30
    protocolo de, 30
  técnicas, 192
    volumétricas, 192
      quantitativas, 192
3DE (Ecocardiografia Tridimensional), 1, 41, 138, 277
  algoritmo semiautomático, 58*f*
    para medição, 58*f*
      de LVEDV, 58*f*
      de LVEF, 58*f*
      de LVESV, 58*f*
  avaliação ecocardiográfica, 95-114
    de VSD, 95-114
      categorização, 96
      como interrogar, 102
      descrição, 105
      diagnóstico, 105
      septo ventricular normal, 100
  das anomalias complexas do trato de saída, 163-177
    análise, 164, 169, 172
      das valvas semilunares, 172
      de tratos de saída subarteriais, 169
      do cone, 169
      do septo ventricular, 164
    conexões ventriculoarteriais, 173
    e relações espaciais dos grandes vasos, 173
  de ASD, 77-92
    imagens de, 79*f*, 81*f*, 82*f*, 84*f*-86*f*
      de volume total, 84*f*-86*f*
      frontais, 79*f*
      RA, 81*f*, 82*f*
    modalidades de imagens em, 86
      ao vivo, 87
      de volume total, 89
      Doppler de fluxo colorido, 89
      X-planar, 87
      zoom, 89
    papel da, 91
    perspectiva histórica, 78
    projeções de, 80*f*, 83*f*
    protocolo, 90
      TEE, 90
      TTE, 90
    status da, 91
    TEE para, 91
      melhores projeções, 91
    tipos de, 78
  do coração univentricular, 179-192
    análise, 187, 188
      do trato de saída ventricular, 188
      do ventrículo, 187
    junção atrioventricular, 183
    procedimentos paliativos, 189
      de Fontan, 189
      de Glenn, 189
    septo atrial, 180
    técnicas volumétricas, 192
      quantitativas, 192
  em tempo real, 19-26
    de estenose mitral, 35*f*
    de VSD, 35*f*
    instrumentação para, 19-26
      atual, 22
      perspectiva histórica, 19
  estudos para avaliação, 65*t*
    em comparação à CMR, 65*t*
      de FE ventriculares direitos, 65*t*
      de volumes ventriculares direitos, 65*t*
  exame padrão, 31*f*
    posições do transdutor para, 31*f*
  fetal, 225-250
    anomalias cardíacas, 243
    anormalidades cardíacas, 243
    avaliação, 245
      da função cardíaca, 245
    imageamento, 226
    nove planos, 239
      de imageamento topográfico, 239
    tecnologia de aquisição, 227
      aplicações clínicas, 238
      de arranjo matricial, 231
      exibição de imagem, 232
      renderização dos volumes adquiridos, 232
  imagens de, 4*f*, 32*f*
    do apêndice atrial, 4*f*
    planos para descrever, 32*f*
      anatômicos, 32*f*
  planos de corte para, 31*f*
3DR (Reconstrução Tridimensional), 43*t*
3DSTE (Ecocardiografia Tridimensional de Rastreamento por Pontos), 68
  análise *off-line* de, 69*f*
3DTTE (Ecocardiografia Transtorácica Tridimensional), 29
  análise dos VSDs, 168
  em adultos, 257
    com CHD, 257
  em tempo real, 36*f*, 39*f*
  identificação por, 36*f*
    da SVC, 36*f*
      atrás da AO, 36*f*
  imagens de, 35*f*
    de defeito septal, 35*f*
      interventricular, 35*f*
  protocolo, 90
4DE (Ecocardiografia Tetradimensional)
  fetal, 225-250

anomalias cardíacas, 243
anormalidades cardíacas, 243
avaliação, 245
    da função cardíaca, 245
imageamento, 226
nove planos, 239
    de imageamento topográfico, 239
tecnologia de aquisição, 227
    aplicações clínicas, 236, 238
    de arranjo matricial, 231
    exibição de imagem, 232
    renderização dos volumes adquiridos, 232
    STIC, 227
        com transdutor de arranjo mecânico, 227

A

Abordagem Ecocardiográfica tridimensional à análise segmentar sequencial, 1-17
    do coração congenitamente malformado, 1-17
        base, 2
        malformações associadas, 17
Adulto(s)
    com CHD, 257-272
        anomalias, 264, 270
            das artérias coronárias, 264
            de Ebstein, 270
        ASDs, 258
        estenoses, 265
            aórtica, 265
            subaórtica, 265
        outras, 272
        PDA, 263
        TGA, 268
        VSDs, 262
Algoritmo
    semiautomático 3 DE, 58f
        para medição, 58f
            de LVEDV, 58f
            de LVEF, 58f
            de LVESV, 58f
Análise Segmentar
    sequencial, 1-17
        base da, 2
            arranjo atrial, 7
            básica, 5
            importância do método morfológico, 2
            junções, 9, 14
                atrioventriculares, 9
                ventriculoarteriais, 114
                relações ventriculares, 13
        do coração congenitamente malformado, 1-17
            abordagem ecocardiográfica tridimensional à, 1-17
                malformações associadas, 17
Análise
    3D, 67

de movimento regional, 67
    da parede, 67
    de sincronia, 67
    de *strain*, 67
das valvas semilunares, 172
    3DE, 172
        transesofágico, 172
        transtorácico, 172
        considerações gerais, 172
de tratos de saída subarteriais, 169
    considerações gerais, 169
do cone, 169
    3DE, 171
        transesofágico, 171
        transtorácico, 171
        considerações gerais, 169
do septo ventricular, 164
    considerações gerais, 164
    VSDs, 168
        3DE dos, 168
do LV, 61
    em crianças, 61
método de, 56, 62
    aquisição de dados, 62
    de soma de discos, 63f, 64
    manual, 56
    semiautomático, 56, 63f, 64
    de Beutel, 64
off-line, 57f, 69f
    de 3DSTE, 69f
    de dados, 57f
    de RT3DE, 57f
quantitativa, 26
    de 3DE, 26
Anatomia
    básica, 118
    dos AVSDs, 118
        ausência do septo atrioventricular muscular, 120
        desproporção entrada–saída, 119
        fenda entre os folhetos em ponte, 120
        junção atrioventricular arqueada, 122, 123f
        natureza das valvas atrioventriculares, 120, 127, 128
        posição dos músculos papilares, 120
        zona de aposição entre os folhetos em ponte, 120
    brônquica, 8f
        tomografia computadorizada da, 8f
    normal, 209
        da TV, 209
Anel
    aórtico, 151f
    fibroso, 151f
    da MV, 185f
        superposição do, 185f
    mitral, 196f
        forma do, 196f
    supramitral, 204f
        associado, 204f
            com estenose da MV, 204f

tricúspide, 210f
    natureza elíptica do, 210f
Anomalia(s)
    cardíacas, 243
    complexas, 163-177
        do trato de saída, 163-177
            3DE das, 163-177
    das artérias coronárias, 264
    em adultos, 264
Anormalidade(s)
    cardíacas, 243
    congênitas, 197
        da MV, 197
            cavalgando, 198
            com duplo orifício, 200
            displasia, 200
            fenda isolada do folheto anterior, 197
            na transposição corrigida, 202
            prolapso, 200
    do trato de saída, 131
        do LV, 131
    dos músculos papilares, 130
        e cordas, 130
    funcionais, 216
        da TV, 216
Ao (Aorta)
    ascendente, 47f
    e PA, 47f
        relação espacial 3D entre, 47f
    SVC atrás da, 36f
        identificação por 3DTTE da, 36f
Apêndice(s)
    atrial(is), 4f, 8f
        arranjos possíveis dos, 8f
        de 3DE, 4f
        imagens do, 4f
Aquisição
    2D, 20
        sequencial *gated*, 20
    de dados, 62
    de imagem, 29, 212
        da TV, 212
        princípios de, 29
    gated 2D, 19
        não sequencial, 19
        modo de, 23, 24f, 164f, 165f
            de ângulo, 23
                aberto, 23
                estreito, 23
            volume total, 23, 164f, 165f
            zoom, 23
        STIC, 229f, 234f, 244f
            da projeção, 244f
                de quadro câmaras, 244f
            imagem de, 234f
                por Doppler colorido, 229f
                multiplanar, 229f
        tecnologia de, 227
        volumétrica, 22
AR (Regurgitação Aórtica), 43t
Arcada
    mitral, 205f

Arco(s)
    aórtico(s), 168f, 233
        identificar os, 233
            rotação do volume STIC para, 233
        interrompido tipo B, 168f
            com estenose aórtica, 168f
            com VSD desalinhado, 168f
    ductal, 233
        identificar, 233
            rotação do volume STIC para, 233
Arranjo
    atrial, 7
Artéria(s)
    coronária(s), 264, 265f
        anomalias das, 264
            em adultos, 264
        esquerda, 265f, 266f
            fístula da, 266f
            origem anômala da, 265f
ASD (Defeito Septal Atrial), 180
    3D TEE, 287
    3DE de, 77-92
        imagens de, 79f, 81f, 82f, 84f-86f
        de volume total, 84f, 85f, 86f
            imagens de, 79f, 81f, 82f, 84f, 85f, 86f
        frontais, 79f
            imagens de, 79f, 81f, 82f, 84f-86f
        RA, 81f, 82f
            modalidades de imagens em, 86
        ao vivo, 87
            modalidades de imagens em, 86
        de volume total, 89
            modalidades de imagens em, 86
        Doppler de fluxo colorido, 89
            modalidades de imagens em, 86
        X-planar, 87
            modalidades de imagens em, 86
        zoom, 89
            papel, 91
            perspectiva histórica, 78
            projeções de, 80f, 83f
            protocolo, 90
        TEE, 90
            protocolo, 90
        TTE, 90
            status da, 91
        melhores projeções para, 91
        tipos de, 78
    avaliação de, 259f
        3DTTE, 259f
            em tempo real, 259f
    em adultos, 258
    grande, 184f
        após septostomia atrial, 184f
            atresia mitral com, 184f
    tipo *secundum*, 288f
        imageamento de, 288f
            biplanar, 288f
Atresia
    mitral, 166f, 184f
        com grande ASD, 184f
            após septostomia atrial, 184f
    pulmonar, 165f

tricúspide, 10f, 180f, 190f, 191f
    Fontan para, 191f
        em túnel lateral, 191f
    imagens de, 10f
        3D, 10f
    paciente com, 190f
        Fontan clássico de, 190f
AV (Valva Aórtica), 49t
    3D TEE, 284
    bicúspide, 148f, 266f, 267f
        pregas na, 266f
    folhetos, 111
    hipoplásica, 170f
        procedimento para, 170f
            de Konno, 170f
    imageamento da, 285f
        biplanar, 285f
            com imagem aórtica, 285f
    orifício da, 15f
    protética, 170f
    quadricúspide, 267f
Avaliação
    3DTTE, 259f
        em tempo real, 259f
        de ASD, 259f
    ecocardiográfica 3D, 95-114, 117-134,
        195-206, 209-224
        da MV, 195-206
            anormalidades congênitas, 197
            da regurgitação na, 202
            estenose, 203, 206
                lesões associadas à, 203
                qualitativa, 206
                quantitativa, 206
            normal, 196
        da TV, 209-224
            anatomia normal, 209
            anormalidades da, 214
            aquisição de imagem da, 212
        de AVSD, 117-134
            anatomia básica, 118
            de lesões associadas, 123
            imagem, 118
        de VSD, 95-114
            categorização, 96
            como interrogar, 102
            descrição, 105
            diagnóstico, 105
            septo ventricular normal, 100
        qualitativa de fluxo, 42, 46
            por RT3DCDE, 42, 46
                defeitos, 42, 46
                    extracardíacos, 46
                    intracardíacos, 42
AVSD (Defeito Septal Atrioventricular)
    anormalidades, 130, 131
        do trato de saída, 131
            do LV, 131
        dos músculos papilares, 130
        e cordas, 130
    ausência do septo atrioventricular, 120
        muscular, 120
    avaliação ecocardiográfica de, 117-134

3D, 117-134
    anatomia básica, 118
    de lesões associadas, 123
    imagem, 118
completo, 260f
    3DTTE no, 260f
        em tempo real, 260f
comunicação, 124, 125
    interatrial, 124
    interventricular, 125
desbalanceado, 183f
desproporção, 119
    entrada–saída, 119
    conceito de, 119f
dominante, 185f
direito, 185f
fenda, 129
folhetos em ponte, 120
    fenda entre os, 120
    zona de aposição entre os, 120
hipoplasia ventricular, 134
junção atrioventricular, 122, 123f
    arqueada, 122, 123f
músculos papilares, 120
    posição dos, 120
regurgitação, 128
    avaliação de, 128
        com Doppler de fluxo em cores, 128
valva(s) atrioventriculare(s), 120, 127,
    128
    anormalidades da, 127
    esquerda, 128
        com duplo orifício, 128
    natureza das, 120
zona de aposição, 129
AVV (Valva Atrioventricular), 167f
    esquerda, 108f
        tricúspide, 108f
    imagem 3D de, 12f, 13f
        em eixo curto, 12f, 13f

B

Base
    da análise segmentar, 2
        sequencial, 2
            arranjo atrial, 7
            básica, 5
            importância do método
                morfológico, 2
            junções, 9, 14
                atrioventriculares, 9
                ventriculoarteriais, 114
                relações ventriculares, 13
Beutel
    método de, 64
        semiautomático, 64

C

Cardiopatia
    congênita, 287
        3D TEE, 287

ASD, 287
VSD, 288
valvar, 42
avaliação da, 42
RT3DCDE, 42
CHDs (Cardiopatias Congênitas), 41
adultos com, 257-272
anomalias, 264, 270
das artérias coronárias, 264
de Ebstein, 270
ASDs, 258
estenoses, 265
aórtica, 265
subaórtica, 265
outras, 272
PDA, 264
TGA, 268
VSDs, 262
aplicações nas, 42t
da RT3DCDE, 42t
crianças com, 64
análise do RV em, 64
pacientes com, 64
análise do RV em, 64
Chiari
rede de, 272f
3DTTE da, 272f
em tempo real, 272f
CMR (Ressonância Magnética Cardíaca), 44, 55
CMRI (Imagem de Ressonância Magnética Cardíaca), 138
CoA (Coarctação da Aorta), 137, 153, 154f
Comunicação
interatrial, 124
interventricular, 125
Cone
análise do, 169
3DE, 171
transesofágico, 171
transtorácico, 171
considerações gerais, 169
Conexão(ões)
ventriculoarteriais, 173
e relações espaciais dos grandes vasos, 173
análise 3DE das, 176
considerações gerais, 173
cor t. (cor triatriatum), 137, 181f
sinister, 271f
3DTTE de, 271f
em tempo real, 271f
Coração(ões)
com AVSD, 123
lesões associadas em, 123
avaliação de, 123
com desalinhamento, 99f, 100f
do septo de saída muscular, 100f
entre septo de saída, 99f
e o resto do septo ventricular muscular, 99f
congenitamente malformado, 1-17
análise segmentar sequencial do, 1-17

abordagem ecocardiográfica tridimensional à, 1-17
base, 2
malformações associadas, 17
blocos construtivos do, 3f
demonstrando *truncus arteriosus*, 248f
dissecado, 5f
entrecruzado, 187f
com discordância atrioventricular, 187f
com RV pequeno, 187f
esquerdo hipoplásico, 216f
síndrome de, 216f
procedimento de Norwood/Sano para, 216f
fetal, 226f, 232f
normal, 3f, 101f
blocos construtivos do, 3f
imagens 3DE no, 101f
univentricular, 170f, 179-192
3DE do, 179-192
análise, 187, 188
do trato de saída ventricular, 188
do ventrículo, 187
junção atrioventricular, 183
procedimentos paliativos, 189
de Fontan, 189
de Glenn, 189
septo atrial, 180
técnicas volumétricas quantitativas, 192
Coxim
endocárdico, 248f
defeito de, 248f
CS (Seio Coronário), 145f
CT (Tomografia Computadorizada), 138
angiografia, 145f

D

Defeito(s)
avaliação por RT3DCDE dos, 42, 46
extracardíacos, 46
intracardíacos, 42
cardiopatia valvar, 42
PISA por, 46
região de convergência de fluxo, 46
RV, 45
VC, 45
volume do jato, 44
de coxim endocárdico, 248f
septal, 35f
interventricular, 35f
imagens de 3DTTE de, 35f
Degeneração
fibroelástica, 281f
mixomatosa, 281f
de uma única ondulação, 281f
com uma corda rota, 281f
multissegmentar, 282f
do folheto posterior, 282f
Desproporção
entrada–saída, 119
conceito de, 119f

Dextrocardia, 181f
Diástole
fim da, 230f
Displasia
associada, 202f
dos folhetos, 202f
prolapso da MV com, 202f
da MV, 200
da TV, 214
Display
3D, 25
de imagens 3D, 26f
métodos adicionais de, 26f
DKS (Damus-Kaye-Stansel)
cirurgia de, 170f
aortopulmonar, 170f
DOMV (Valva Mitral com Duplo Orifício), 138, 141
imagens 3D de, 142f
DORV (Ventrículo Direito com Dupla Saída), 105f, 185f
com atresia mitral, 166f
com estenose da PV, 166f
com má posição da aorta, 166f
com VSD, 165f, 167f
subaórtico, 165f, 167f
D-TGA (Dextro Transposição das Grandes Artérias), 268
3DTTE, 269f, 270f
em tempo real, 269f, 270f
D-transposição, 246fi
das artérias, 247f

E

Ebstein
anomalia de, 270
em adultos, 270
isolada, 271f
3DTTE em, 271f
malformação de, 218, 219f
da TV, 218
Ecocardiograma
fetal, 238
aplicações clínicas ao realizar, 238
da 3DE fetal, 238
da 4DE fetal, 238
transtorácico, 144f
de anormalidade congênita, 144f
EDV (Volume Diastólico Final), 57, 192f
Encurtamento
cordal, 204
estenose secundária a, 204
da MV, 204
EF (Fração de Ejeção)
ventricular, 56, 62, 65t
direita, 62, 65t
estudos 3DE para avaliação de, 65t
estudos clínicos, 64
métodos de análise, 62
validação, 64
esquerda, 56
aplicação clínica, 57

história, 57
métodos de análise, 56
validação, 57
EROA (Área Efetiva do Orifício Regurgitante), 42, 43*t*
avaliação por 3D da, 45*f*
com Doppler colorido, 45*f*
Estenose
aórtica, 265
em adultos, 265
da MV, 203, 204, 206
e anel supramitral associado, 204*f*
lesões associadas à, 203
PMV, 205
secundária, 204
a encurtamento cordal, 204
a espessamento do folheto, 204
a fusão, 204
supravalvar, 203
mitral, 35*f*, 140*f*, 282
3DE em, 35*f*
congênita, 140*f*
subaórtica, 168*f*, 170*f*, 265
arco aórtico com, 168*f*
interrompido tipo B, 168*f*
em adultos, 265
procedimento para, 170*f*
de Konno, 170*f*
Estudo(s)
3D para avaliação, 65*t*
em comparação à CMR, 65*t*
de EF ventriculares direitos, 65*t*
de volumes ventriculares direitos, 65*t*
de sincronia, 192*f*
e função ventricular, 192*f*
ESV (Volume Sistólico Final), 56, 192*f*
Exame
3D, 30, 31*f*, 37*f*
padrão, 31*f*
posições do transdutor para, 31*f*
protocolo de, 30
supraesternal, 37*f*
3DTTE, 37*f*, 38*f*
paraesternal direito, 38*f*
supraclavicular, 37*f*
Exibição
3D, 25
Explorador (es)
transtorácicos, 22*f*
de arranjo matricial, 22*f*
totalmente sampleados, 22*f*

F

Fallot
tetralogia de, 164*f*, 245*f*
com ausência da PV, 245*f*
Feixe
escaneador, 30*f*
Fenda
da valva atrioventricular, 129
isolada, 197, 199*f*

da MV, 199*f*
do folheto anterior, 197
Fluxo
avaliação qualitativa de, 42, 46
por RT3DCDE, 42, 46
defeitos, 42, 46
extracardíacos, 46
intracardíacos, 42
convergência de, 46
região de, 46
por RT3DCDE, 46
volumétrico, 47, 49*t*
medição por RT3DCDE de, 47, 49*t*
qualitativa, 47
quantitativa, 49
Folheto(s)
anterior, 197
fenda isolada do, 197
da MV, 139
fusão dos, 139
em ponte, 120
fenda entre os, 120
zona de aposição entre os, 120
espessamento do, 204
estenose secundária a, 204
da MV, 204
posterior, 282*f*
degeneração do, 282*f*
multisegmentar, 282*f*
Fontan
clássico, 190*f*
de paciente adulto, 190*f*
com atresia tricúspide, 190*f*
em túnel lateral, 191*f*
para atresia tricúspide, 191*f*
extracardíaco, 191*f*
três cortes de, 191*f*
procedimento de, 189, 190
para o coração univentricular, 189, 190
análise 3DE, 190
considerações gerais, 189
Função
cardíaca, 245
avaliação da, 245
do LV, 61*t*
em crianças, 61*t*
RT3DE para, 61*t*
Fusão
da MV, 139
dos folhetos, 139
estenose secundária a, 204

G

GCS (*Strain* Sistólico Máximo Circunferencial Global), 68
Glenn
procedimento de, 189
para o coração univentricular, 189
análise 3DE, 189
considerações gerais, 189
GLS (*Strain* Sistólico Máximo Longitudinal Global), 68

GRS (*Strain* Sistólico Máximo Radial Global), 68
GS (*Strain* Global), 68

H

Hipoplasia, 181*f*
da TV, 181*f*
ventricular, 134

I

Imageamento
biplanar, 285*f*, 286*f*, 288*f*
da AV, 285*f*
com imagem aórtica, 285*f*
de ASD, 288*f*
tipo *secundum*, 288*f*
do LV, 286*f*
por Doppler, 235
colorido, 235
power, 235
tomográfico, 239
observando os nove planos de, 239
exame do septo interventricular, 243
varredura, 239, 240
de eixo curto sagital, 240
sagital, 240
transversa, 239
Imagem (ns)
3D, 7*f*, 10*f*-14*f*, 26*f*, 118, 213*f*
da TV, 213*f*
de atresia tricúspide, 10*f*
de junções atrioventriculares, 7*f*
display de, 26*f*
métodos adicionais de, 26*f*
em eixo curto, 11*f*, 12*f*, 14*f*
da junção ventriculoarterial, 14*f*
da valva atrioventricular, 12*f*, 13*f*
de LV, 11*f*
aquisição de, 29, 212
da TV, 212
princípios de, 29
de 3DE, 4*f*
do apêndice atrial, 4*f*
em 3DE, 86
modalidades de, 86
ao vivo, 87
de volume total, 89
Doppler de fluxo colorido, 89
X-planar, 87
zoom, 89
renderizada, 26*f*
por superfície, 26*f*
Infundíbulo
subpulmonar, 103*f*
livre, 103*f*

J

Jato Regurgitante
de valvopatia, 43*t*
volume de, 43*t*
uso da RT3DCDE para medir, 43*t*

Junção(ões)
  atrioventricular(es), 7f, 9, 122, 123f, 183, 186
    análise 3DE, 186
    arqueada, 122, 123f
    considerações gerais, 183
    imagens de, 7f
      3D, 7f
  ventriculoarteiral(is), 14
    imagem 3D da, 14f
      em eixo curto, 14f

L

LA (Átrio Esquerdo)
  membrana dividindo o, 143f
LAVV (Valva Atrioventricular Esquerda), 185f
Lesão(ões)
  associadas, 111, 123
    a VSD, 111
    em corações com AVSD, 123
      avaliação de, 123
  obstrutivas, 137-154
    cardíacas, 137t
      esquerdas, 137t
    do lado esquerdo do coração, 137-154
      CoA, 153
      estenose congênita da MV, 139
      LVIF, 138
      LVOT, 146
      membranas atriais esquerdas congênitas, 142
      PVS congênita, 145
      sub-AS, 149
      SVAS, 151
      VAS, 146
L-TGA (Levo Transposição das Grandes Artérias), 268
LV (Ventrículo Esquerdo)
  3D TEE, 286
  análise do, 61
    em crianças, 61
  com dupla entrada, 181f, 182f
  hipoplásico, 246f
  imageamento do, 286f
    biplanar, 286f
  imagem 3D de, 12f
    em eixo curto, 12f
  medição do, 55-70
    quantitativa, 55-70
      função, 55-70
      massa, 55-70
      volumes, 55-70
LV, ver VE
LVIF (Obstrução da Via de Entrada Ventricular Esquerda), 137, 138
LVOT (Obstrução do Trato de Saída Ventricular Esquerda), 137, 146

M

Malformação(ões)
  associadas, 17
    ao coração, 17
    congenitamente malformado, 17
  de Ebstein, 218, 219f
  da TV, 218
Massa
  do LV, 61t
    em crianças, 61t
      RT3DE para, 61t
  ventricular, 56, 59, 62
    direita, 62
      estudos clínicos, 64
      métodos de análise, 62
      validação, 64
    esquerda, 56, 59
      aplicação clínica, 57
      história, 57
      metanálise, 59
      métodos de análise, 56
      validação, 57
Medição
  usando RT3DCDE, 43t, 46t, 47, 49t
    da VC, 43t
    de fluxo volumétrico, 47t, 49t
    quantitativa, 47, 49t
    de regurgitação valvar, 46t
    método da PISA para, 46t
  quantitativa, 55-70
    do ventrículo único, 55-70
      função, 55-70
      massa, 55-70
      volumes, 55-70
    dos RV, 55-70
      função, 55-70
      massa, 55-70
      volumes, 55-70
    dos LV, 55-70
      função, 55-70
      massa, 55-70
      volumes, 55-70
Membrana(s)
  atriais, 142
    esquerdas, 142
      congênitas, 142
  dividindo o LA, 143f
  subaórtica, 268f
    individualizada, 268f
Metanálise, 59, 65
Método(s)
  adicionais, 26f
    de *display* de imagens, 26f
      3D, 26f
  de análise, 56, 62
    aquisição de dados, 62
    de soma de discos, 64
    manual, 56
    semiautomático, 56, 63f, 64
      de Beutel, 64
  de rastreamento, 20f
    eletromagnético, 20f
  sequencial, 21f
    2D, 21f
      múltiplo *gated*, 21f

MLV (Ventrículo Esquerdo Morfológico), 202f
MO (Orifício Mitral), 140f
  estenótico, 140f
MOA (Área do Orifício Mitral), 141
Modo
  de aquisição, 23, 24f
    de ângulo, 23
      aberto, 23
      estreito, 23
    volume total, 23
    zoom, 23
Movimento Regional
  da parede, 67
    análise 3D de, 67
    e sincronia, 67
MR (Regurgitação Mitral), 43t, 279
  excêntrica, 282f
  grave, 282f
MRV (Ventrículo Direito Morfológico), 202f
MS (Septo Membranoso)
  componentes do, 106f
  localização do, 102f
  orifícios no, 108
    que se abrem para o RV, 108
    local do, 108
Músculo(s)
  papilares, 120, 130
    anormalidades dos, 130
    e cordas, 130
    posição dos, 120
MV (Valva Mitral), 49t, 186f, 278f
  3DE, 278
    estenose mitral, 282
    protética, 283
    reparo de, 283
    substituição de, 283
      percutânea, 283
  anel da, 185f
    superposição do, 185f
  avaliação 3DE da, 195-206
    anormalidades congênitas, 197
      cavalgando, 198, 200f
      com duplo orifício, 200
      displasia, 200
      fenda isolada do folheto anterior, 197
      na transposição corrigida, 202
      prolapso, 200
    da regurgitação na, 202
    estenose da, 203, 206
      lesões associadas, 203
      qualitativa, 206
      quantitativa, 206
    normal, 196, 198f
  cavalgamento da, 185f
  com duplo orifício, 201f
    características da, 201f
      2D, 201f
      3D, 201f
  degeneração, 281f
    fibroelástica, 281f

mixomatosa de uma única ondulação, 281*f*
   com uma corda rota, 281f
estenose congênita da, 139
   DOMV, 141
   fusão dos folhetos da, 139
   PMV, 142
estenótica, 283*f*
fendida, 261*f*
   isolada, 261*f*
      avaliação 3DTTE de, 261*f*
imagens da, 279*f*
   2D, 279*f*
parâmetros da, 281*f*
superposição da, 185*f*

N

Norwood/Sano
   procedimento de, 216*f*
      para síndrome de coração esquerdo, 216*f*
         hipoplásico, 216*f*

O

Orifício(s)
   da AV, 15*f*
   duplo, 200
      MV com, 200
   entre os ventrículos, 104
      VSD *versus*, 104
   que se abrem, 98*f*, 106, 108
      para a entrada do RV, 98*f*, 106
         diferenciação dos, 106
      para o RV, 108
         no local do MS, 108

P

PA (Artéria Pulmonar)
   e AO ascendente, 47*f*
      relação espacial 3D entre, 47*f*
PDA (Canal Arterial Patente)
   adulto com, 263, 264*f*
      3DTTE em, 264*f*
         em tempo real, 264*f*
PISA (Área de Superfície de Isovelocidade Proximal), 42, 43*t*
   método da, 46*t*
      para medição por RT3DCDE, 46*t*
         de regurgitação valvar, 46*t*
      por RT3DCDE, 46
Plano(s)
   anatômicos, 32*f*
      para descrever imagens, 32*f*
      de 3DE, 32*f*
   de corte, 31*f*
      para 3DE, 31*f*
PMV (Valva Mitral em Paraquedas), 137, 138, 142, 205
   deformidade de, 184*f*
PR (Regurgitação Pulmonar), 43*t*
Procedimento(s)
   de Konno, 170*f*
      para estenose subaórtica, 170*f*
      para valva aórtica hipoplásica, 170*f*
   Norwood/Sano, 216*f*
      para síndrome de coração esquerdo, 216*f*
         hipoplásico, 216*f*
   paliativos, 189
      para o coração univentricular, 189
      de Fontan, 189
      de Glenn, 189
Projeção(ões) Ecocardiográfica(s)
   de quatro câmaras, 244*f*
      aquisição por STIC da, 244*f*
   do coração, 235*f*, 241*f*
      de cinco câmaras, 235*f*
      de quatro câmaras, 235*f*
         renderizada, 235*f*
      fetal, 241*f*
   padrões, 34
      apicais, 34
      de eixo longo, 34
         paraesternal esquerda, 34
      paraesternal, 37
         direita, 37
      subcostal, 38
      supraclavicular, 37
      supraesternal, 37
   tridimensionais em tempo real, 29-39
      normais, 29-39
         do sistema cardiovascular, 29-39
            uma abordagem sistemática, 29-39
Prolapso
   da MV, 200, 202*f*
      com displasia associada, 202*f*
      dos folhetos, 202*f*
   da TV, 214
PV (Valva Pulmonar), 49*t*
   ausência da, 245*f*
      tetralogia de Fallot com, 245*f*
PVS (Estenose da Veia Pulmonar), 137, 138
   congênita, 145

R

RAA (Apêndice Atrial Direito), 185*f*
Rabdomioma, 246*fi*
Rastreamento
   eletromagnético, 20*f*
   método de, 20*f*
RAVC (Conexão Atrioventricular Direita)
   ausência da, 10*f*
RAVV (Valva Atrioventricular Direita), 185*f*
RBBB (Bloqueio de Ramo Direito), 67
Reconstrução(ões)
   multiplanar, 26
      análise 2D por, 26*f*
      de volume 3D. 26*f*
   de 3DE, 26
Rede
   de Chiari, 272*f*
      3DTTE da, 272*f*
      em tempo real, 272*f*
Região
   de convergência de fluxo, 46
      por RT3DCDE, 46
Regurgitação
   avaliação de, 128
      com Doppler de fluxo em cores, 128
   da MV, 203*f*
      VC e, 203*f*
   na MV, 202
      avaliação da, 202
Relação(ões)
   ventriculares, 13
Reparo
   de MV, 283
RPV (Veia Pulmonar Direita), 145*f*
RT3DCDE (Ecocardiografia Tridimensional com Doppler Colorido em Tempo Real), 41-50
   aplicações da, 42*t*
      nas CHDs, 42*t*
   avaliação qualitativa de fluxo, 42, 46
      defeitos, 42, 46
         extracardíacos, 46
         intracardíacos, 42
   limitações, 50
      direções futuras, 50
   medição usando, 43*t*, 46*t*, 47, 49*t*
      da VC, 43*t*
      de fluxo volumétrico, 47*t*, 49*t*
         qualitativa, 47*t*
         quantitativa, 49*t*
      de regurgitação valvar, 46*t*
         método da PISA para, 46*t*
   uso para medir volume da, 43*t*
      de jato regurgitante, 43*t*
      de valvopatia, 43*t*
RT3DE (Ecocardiografia Tridimensional em Tempo Real), 55, 138, 277
   análise por, 68
      de *strain*, 68
   dados de, 57*f*
      análise *of-line* de, 57*f*
   do LV em crianças, 61*t*
      para função do, 61*t*
      para massa, 61*t*
      para volumes, 61*t*
RV (Ventrículo Direito), 35*f*, 55, 62
   3D TEE, 287
   análise do, 64
      em crianças, 64
         com CHD, 64
      em pacientes, 64
         com CHD, 64
   EF do, 63*f*
      medição do, 63*f*
         método de soma de discos para, 63*f*
   entrada do, 98*f*
      orifícios que se abrem para dentro da, 98*f*
   funcionando mal, 217*f*
      dilatado, 217*f*
         com aderência da TV, 217*f*

índices do, 63f
　medição dos, 63f
　　método semiautomático para, 63f
　medição do, 55-70
　　quantitativa, 55-70
　　　função, 55-70
　　　massa, 55-70
　　　volumes, 55-70
　saída do, 109
　　defeitos que se abrem para a, 109
　volumes do, 63f
　　medição de, 63f
　　　método de soma de discos para, 63f
RV (Volume Regurgitante), 42
　por RT3DCDE, 44
RVOT (Trato de Saída Ventricular Direito), 165f

S

S2 *(septum secundum)*, 82f, 185f
SDI (Índice de Dessincronismo Sistólico), 67
Seção
　coronal, 33f
　　oblíqua, 33f
　sagital, 33f
　transversa, 34f
Septo
　atrial, 180, 183
　　análise com 3DE, 183
　　considerações gerais, 180
　atrioventricular, 120
　　muscular, 120
　　　ausência do, 120
　interventricular, 243
　　exame do, 243
　ventricular, 100, 102, 109f
　　como interrogar o, 102
　　　com 3DE, 102
　　muscular, 109f
　　　desalinhamento entre septo atrial e, 109f
　　normal, 100
Septostomia
　atrial, 184f
　　com grande ASD após, 184f
　　atresia mitral com, 184f
Sincronia
　análise 3D de, 67
Síndrome
　de coração esquerdo, 216f
　　hipoplásico, 216f
　　　procedimento de Norwood/Sano para, 216f
Sístole
　fim da, 230f
STIC (Correlação de Imagem Espaço-Temporal), 227
　4D, 236
　　do coração fetal, 236
　　　exame de triagem ecocardiográfico, 236
　　　aplicações clínicas do, 236

aquisição por, 244f
　da projeção, 244f
　de quadro câmaras, 244f
imagem de, 234f
por Doppler colorido, 229f
　multiplanar, 229f
volume, 233
　rotação do, 233
Strain
　análise de, 67, 68
　3D, 67
　por RT3DE, 68
Sub-AS (Estenose Subvalvar da Valva Aórtica), 137, 149
Substituição
　percutânea, 283
　de MV, 283
SV (Volume Sistólico), 56
SVAS (Estenose Aórtica Subvalvar), 137, 151
　congênita, 152f
SVC (Veia Cava Superior)
　identificação da, 36f
　　atrás da AO, 36f
　　　por 3DTTE, 36f
SVMR (Anel Mitral Supravalvar), 137, 138

T

TDI (Imagem de Doppler Tecidual), 68
Técnica(s)
　3D volumétricas, 192
　　quantitativas, 192
Tecnologia
　de aquisição, 227
　　aplicações clínicas, 236, 238
　　de arranjo matricial, 231
　　exibição de imagem, 232
　　renderização dos volumes adquiridos, 232
　　STIC, 227
　　　com transdutor de arranjo mecânico, 227
TEE (Ecocardiografia Transesofágica), 29, 277
　3D, 90, 91, 168
　　análise dos VSDs, 168
　　imagem de volume total, 169
　　　pelo estômago médio, 169
　　para ASD, 91
　　　melhores projeções, 91
　　protocolo, 90
　　dos ASDs, 77
　exame 3D, 38f
　　paraesternal direito, 38f
Tetralogia
　de Fallot, 164f, 245f
　　com ausência da PV, 245f
TGA (Transposição das Grandes Artérias) em adultos, 268
TMSV (Tempo para Volume Sistólico Mínimo), 192f

Topologia
　ventricular, 5f, 6f
　　de mão direita, 5f, 6f
TR (Regurgitação Tricúspide), 43t
Transdutor
　posições do, 31f
　　para exame, 31f
　　　padrão 3DE, 31f
Transposição
　corrigida, 202, 219, 222f
　　MV na, 202
　　na MV morfológica, 202f
　　TV na, 219, 222f
Trato(s) de Saída
　do LV, 131
　　anormalidades do, 131
　identificar os, 233
　　rotação do volume STIC para, 233
　subarteriais, 169
　　considerações gerais, 169
　ventricular, 188
　　análise do, 188
　　　3DE, 189
　　considerações gerais, 188
Tronco(s)
　arteriais, 7f, 16f
　　anatômicos, 7f
　　características dos, 7f
Truncus arteriosus
　coração demonstrando, 248f
TTE (Ecocardiografia Transtorácica), 65t, 78, 282
　exame paraesternal direito, 38f, 259f
　　3D, 38f, 259f
TUI (Imageamento Ultrassônico Tomográfico), 233, 247f, 249f
TV (Valva Tricúspide), 49t
　aderência da, 217f
　avaliação 3DE da, 209-224
　　anatomia normal, 209
　anormalidades da, 214
　　displasia, 214
　　funcionais, 216
　　malformação de Ebstein, 218
　　na transposição corrigida, 219
　　prolapso, 214
　　TV cavalgando, 224
　aquisição de imagem da, 212
　cordas da, 186f
　　cavalgamento das, 186f
　displásica, 215f
　hipoplasia da, 181f
　imagem da, 212
　　aquisição de, 212
　　em ciclo cardíaco, 210f
　　　alteração de diâmetro, 210f
　　　de cada segmento da, 210f
　patologia da, 211f

U

UAV (Valva Aórtica Unicúspide Estenótica), 148f

V

Valva(s)
　atrioventricular(es), 120, 127, 128
　　anormalidades da, 127
　　esquerda, 128
　　　com duplo orifício, 128
　　fenda da, 129
　　natureza das, 120
　　zona de aposição da, 129
　semilunares, 172
　　análise das, 172
　　　considerações gerais, 172
Varredura
　3D, 228f
　　estática, 228f
　　　do tórax fetal, 228f
　de eixo curto sagital, 240
　sagital, 240, 242f, 243f
　　projeção, 240
　　　de arco aórtico, 240
　　　de eixo curto ao nível dos grandes vasos, 240
　　　de eixo longo caval, 240
　　　do arco ductal, 240
　transversa, 239
VAS (Estenose Aórtica Valvar), 146
VC (Vena Contracta)
　avaliação por 3D da, 45f
　　com Doppler colorido, 45f
　regurgitação, 203f
　　da MV, 203f
　medição da, 43t
　　usando RT3DCDE, 43t
　por RT3DCDE, 44
Ventrículo
　análise do, 187, 188
　　3DE, 188
　　considerações gerais, 187
　único, 55-70
　　medição quantitativa do, 55-70
　　　função, 55-70
　　　massa, 55-70
　　　volumes, 55-70
　　EF do, 66
Volume(s)
　de jato, 43t, 44
　　por 2DE, 44f
　　por RT3DCDE, 44
　regurgitante, 43t
　　de valvopatia, 43t
　　　uso da RT3DCDE para medir, 43t
　do LV, 61t
　　em crianças, 61t
　　RT3DE para, 61t
　ventriculares, 56, 62, 65t
　　direitos, 62, 65t
　　　estudos 3DE para avaliação de, 65t
　　　estudos clínicos, 64
　　　métodos de análise, 62
　　　validação, 64
　　esquerdos, 56
　　　aplicação clínica, 57
　　　história, 57
　　　métodos de análise, 56
　　　validação, 57
VSD(s) (Defeito Septal Ventricular), 65, 164
　3D TEE, 288
　3DE de, 35f
　análise ecocardiográfica dos, 168
　　3D, 168
　　transesofágico, 168
　　transtorácico, 168
　avaliação, 95-114, 262f, 263f
　　3D, 95-114
　　　categorização, 96
　　　como interrogar, 102
　　　descrição, 105
　　　diagnóstico, 105
　　　septo ventricular normal, 100
　　3DTTE em tempo real, 262f, 263f
　desalinhado, 168f, 185f
　　arco aórtico com, 168f
　　　interrompido tipo B, 168f
　em adulto, 262
　fechamento espontâneo, 113
　lesões associadas, 111
　que se abrem, 109
　　para a saída do RV, 109
　　lesões associadas, 111
　tamanho do, 113
　　avaliação do, 113
　tipo 1, 96f
　　características fenotípicas do, 96f
　tipo 2, 97f
　tipo 3, 98f
　versus orifícios, 104
　　entre os ventrículos, 104
VTI (Integral de Velocidade Tempo), 43t, 45

Z

Zona de Aposição
　da valva atrioventricular, 129